现代血液病与肿瘤学研究

相 峰 高 磊 张 麒 主编

吉林科学技术出版社

图书在版编目（CIP）数据

现代血液病与肿瘤学研究 / 相峰，高磊，张麒主编
. -- 长春：吉林科学技术出版社，2022.4
ISBN 978-7-5578-9262-3

Ⅰ．①现… Ⅱ．①相… ②高… ③张… Ⅲ．①血液病
－诊疗②肿瘤－诊疗 Ⅳ．①R552②R73

中国版本图书馆 CIP 数据核字(2022)第 091580 号

现代血液病与肿瘤学研究

主　　编　相　峰　高　磊　张　麒
副 主 编　宋立友
出 版 人　宛　霞
责任编辑　许晶刚
幅面尺寸　185mm×260mm
字　　数　675 千字
印　　张　27.5
印　　数　1-1500 册
版　　次　2022年4月第1版
印　　次　2023年3月第1次印刷

出　　版　吉林科学技术出版社
发　　行　吉林科学技术出版社
地　　址　长春市福祉大路5788号
邮　　编　130118
发行部电话/传真　0431-81629529 81629530 81629531
　　　　　　　　　81629532 81629533 81629534
储运部电话　0431-86059116
编辑部电话　0431-81629518
印　　刷　三河市嵩川印刷有限公司

书　　号　ISBN 978-7-5578-9262-3
定　　价　98.00元

版权所有　翻印必究　举报电话：0431-81629508

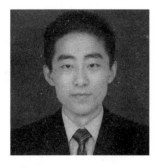

相峰，主治医师，硕士研究生，毕业于山东中医药大学，山东省疼痛医学会微创神经脊柱专业委员会委员，山东省医学会骨科专业委员会快速康复协作组委员，枣庄市医学会脊柱外科分会委员，枣庄市医学会关节外科学分会委员，枣庄市中西医结合学会骨科分会委员兼秘书，枣庄市中医药学会骨伤分会委员。曾在山东省中医院、山东省千佛山医院、文登整骨医院学习、进修。擅长退行性、创伤性脊柱与关节疾病的诊治，微创椎间孔镜技术，颈、腰椎后路开放手术，经皮椎体成形术，人工髋、膝关节置换术，脊柱、四肢创伤骨折手术，微创关节镜手术，骨肿瘤手术等。

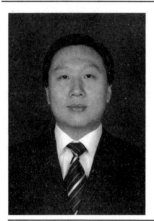

高磊，男，1976年12月出生，汉族。单位：济宁市中心血站；主治医师，1997年济宁医学院临床医学专业毕业。擅长血液成分单采，血浆置换与单采治疗，输血相关细胞治疗，输血治疗质量管理。发表论文3篇，参编著作2部。

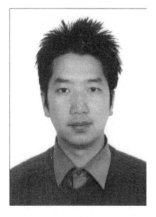

张麒，1997年9月-2002年7月，昆明医科大学临床医学系本科。2012年6月-2014年6月，南开大学-澳大利亚弗林德斯大学硕士；2019年10月至今中国第二十批援乌干达医疗队工作；2015年6月-2016年6月普洱市江城县医院下乡；2005年6月-2006年6月云南省丽江市石鼓镇卫生院下乡；2002年7月-2019年4月云南省肿瘤医院腹部外科工作。

前　言

　　随着环境污染的加剧，人们生活方式的改变和精神压力的增加，各种类型的肿瘤和血液疾病在人群中的发病率呈普遍增高的趋势，成为严重威胁人们生命安全的多发病和常见病。为满足临床医务工作者掌握相关疾病最新诊治方法的需要，我们特组织一批专家学者共同编写了本书。

　　本书较全面、系统地阐述了临床常见肿瘤的诊断及治疗，重点突出了肿瘤的各种治疗方法。同时，对采血、输血及常见血液疾病的诊疗也做了简要论述。本书内容新颖，观点独特，具有科学性、先进性、规范性和实用性，循序渐进，易于学习、理解和掌握，使医务工作者能够更准确、完整和全面地认识疾病的诊断技术与治疗方案，为临床工作打下坚实的基础。

　　在编写过程中由于时间仓促，书中难免存在不足之处，恳请各位读者能够批评指正，以期再版时予以改进、提高，使之逐步完善。

目　　录

第一章　采血与输血

第一节　血液采集

一、献血者招募

(一)血液的生理

血液由血细胞和血浆两种成分组成。其中血细胞包括红细胞、白细胞、血小板,这些是血液中的有形成分,约占血液总容量的 40%～50%。血浆约占血液总量的 55%～60%,血浆中 91%～92% 是水分,其余 8%～9% 为各种血浆蛋白、化学物质、凝血因子及新陈代谢物质。血液中所有成分都经历着新生、成熟、衰老、死亡的新陈代谢过程。红细胞平均寿命为 120 天,白细胞寿命为 9～13 天,血小板寿命为 8～11 天。

各类血细胞均起源于造血干细胞。造血干细胞主要存在于骨髓,在正常情况下,骨髓也可释放少量造血干细胞进入外周血液中,但外周血液中造血干细胞数量只有骨髓浓度的 1% 左右。若采用适当的方法将骨髓中造血干细胞释放到外周血,可使外周血中造血干细胞的含量提高到数十倍甚至数百倍,此时在外周血中可获得足够数量的造血干细胞,用于外周血干细胞移植。

血液被人们誉为"生命之河",具有运输各种物质,调节酸碱平衡,参与免疫防御功能,并能维持细胞内、外间平衡并起到缓冲作用。因而,输血能改善血流动力学,提高携氧功能,维持氧化过程;补充血浆蛋白,维持渗透压,保持血容量,改善机体生化功能;纠正凝血功能障碍,达到止血目的等。

正常人体血液约占体重的 7%～8%,即每公斤体重有 70～80mL 血液,一个 50kg 体重的人约有血液 4000mL。一般情况下,这些血液并不是全部参与到血液循环中,约有 1/5～2/5 贮存于肝、脾、肺和皮下毛细血管中。在人们从事剧烈活动或失血时,这些贮备的血液会立即释放出来,参与到血液循环中,以维持人体正常的生理功能。

人体外周血中红细胞数和血红蛋白含量相对稳定,主要与骨髓的红细胞增殖有关。正常的红细胞在骨髓中经早、中、晚幼红细胞连续发育形成成熟红细胞,加上外周血的全部红细胞共同组成红细胞系统。红细胞在其生存期中,因在血循环的生物物理学与生物化学环境内运行,胞膜逐渐丧失,最终导致血球形变。这时细胞表面积/容量之比例降低,细胞内血红蛋白浓度增高,代谢耗竭,预示衰老的到来,最终被网状-巨噬细胞系统所消除而自然衰亡。在正常人体中,每天约有总数的 0.8%红细胞衰亡,同时又有同样数量的红细胞生成。

红细胞的重要生理功能是运输氧气和二氧化碳,由红细胞中的血红蛋白来完成。我国健康成人男性每立方毫米血液中含有 450 万~550 万个红细胞,女性为 380 万~460 万个。血红蛋白含量为男性每 100 毫升血液中含有血红蛋白 13.5~15.7g,女性每 100 毫升血液中含有血红蛋白 11.3~13.7g。

白细胞为无色、有核的细胞,在血液中一般呈球形。白细胞可分为中性粒细胞、嗜酸性粒细胞、嗜碱性粒细胞、单核细胞和淋巴细胞五类。各类白细胞均参与机体的防御功能。中性粒细胞在循环血液中停留 8 小时左右即进入组织,4~5 天后即衰老死亡。若有细菌入侵,中性粒细胞在吞噬细菌后发生"自我溶解",与破坏的细胞和组织碎片共同形成脓液。单核细胞在血液中停留 2~3 天,然后进入组织,并发育成巨噬细胞,在组织中可生存 3 个月左右。

血小板是一个多功能的细胞,其主要功能是生理止血。它来源于骨髓巨核细胞。血小板进入血液后,其寿命为 7~9 天,正常人体内血小板数为(100~300)×10⁹/L。

(二)献血的意义

1.输血是临床上重要的治疗手段

如外伤性出血、产后大出血、严重烧伤、各种血液病等都需要靠输血来救治。目前,由于血液还不能经人工合成,临床医疗用血只能通过献血者献血的方式来获取。因此,献血是以互相帮助为原则,由健康人献出适量血液,去挽救他人生命的一种高尚行为。

2.定期献血有利于身心健康

人体血液具有旺盛的新陈代谢能力,即便不献血,正常人体每时每刻都会有一定量的血细胞衰老、死亡。一次献血 200~400mL,只占全身血液总量的 5%~10%左右,通过机体的自我调节,血容量很快就能得到补充。人体失血后,血浆中的水分和无机盐类在 1~2 小时内迅速由组织液透入血管内,同时,贮存在肝、脾内的血液会代偿性地释放,也可进行补充调节。一天左右血浆蛋白浓度得到恢复,红细胞在两周左右也得到恢复。定期献血有助于血液的更新,维持和促进造血功能,有利于身体健康。另外,献血者基于利他主义的动机献血,乐于奉献,向不知名的患者赠送生命礼物,具有道德优越感和成就感,有利于心理健康,这也就是通常所说的"施比受更幸福"。

3.无偿献血是社会文明的体现

1998 年 10 月 1 日《中华人民共和国献血法》(以下简称《献血法》)颁布实施,明确规定我国实行无偿献血制度。1948 年国际红十字会向世界各国提出要求:医疗用血要来源于无偿献血。1975 年世界卫生组织通过决议,敦促成员国加快自愿无偿献血的发展。现在,世界上许多国家已达到医疗用血全部或大部分来自无偿献血。无偿献血不仅能保障医疗用血的需要与安全,而且还是一种"我为人人,人人为我"的社会共济行为,是弘扬团结、友爱、互助的传统美德,建设社会主义精神文明的具体表现。无偿献血事业的发展程度是社会文明程度的标志之一。

（三）献血的类型

1.以献血的动机来分类

（1）家庭互助或替代献血：家庭互助或替代献血形式被许多国家普遍采用。在一些国家，医院要求患者家属献血或提供一定数量的献血者。有时，患者家属会付钱或用其他报酬的形式来感谢献血者。在此献血类型中有两种基本形式。第一种形式是家庭成员或替代献血者捐献的血液归入血库，需要时供应临床，受血者输注的不是家庭成员或替代献血者的血液。第二种形式是所谓的"定向献血"。献血者受特殊要求给指定的患者献血。由于亲属之间输血容易发生移植物抗宿主病，此病一旦发生，其死亡率高达90%以上，因此，世界卫生组织全球艾滋病项目和世界血液安全机构强烈反对定向献血的形式。世界卫生组织在1989年明确提出："如果采用家庭互助或替代献血形式，血液必须存入血站，不能直接给指定的患者输注。"

此类型献血的优点：当自愿无偿献血者数量不足时，家庭互助或替代献血可以帮助缓解供血不足的情况，另外，献血者一旦意识到自己的血可用来拯救患者的生命，他们将来可能会变成自愿无偿献血者。

此类型献血的缺点：

①增加了患者或亲属的压力和负担。

②家庭成员很可能明知自己不适合献血而迫于压力去献血，如健康状况不佳或有经血传播疾病的危险。

③单纯的家庭互助和替代献血由于血型或数量问题而不能完全满足患者的需要。

④如果家属成员中无合格的献血者或不愿献血，患者家属可能会去寻找有偿供血者。

（2）有偿供血：有偿供血是指为了获得金钱或其他报酬而献血的献血者。

此类型献血的缺点：

①付钱给供血者会破坏无偿献血和血液安全的体系，给血液安全带来威胁。

②很多有偿供血者来自贫困地区，他们受金钱驱使而供血，他们的健康状况可能不佳，缺乏营养或有经血传播疾病的危险，有可能不按规定时间频繁供血，给他们自身的健康和受血者的安全带来危害。

③影响和谐社会的建立。

（3）无偿献血：自20世纪50年代初期，有学者报告了关于输血传播了肝炎的论述，人们开始意识到输血能挽救生命，也能传染疾病。尤其是艾滋病的暴发，引起了全世界对经血传播疾病的极大关注。因此，全球发起了从"源头"上解决安全血液问题的呼吁，也就是提倡"无偿献血"来解决临床用血的来源。自愿无偿献血者是指"自愿提供自身的血液、血浆或其他血液成分而不获取任何经济报酬的人"。也就是说，为救治他人，自愿捐献血液或血液成分而不收取钱或其他报酬，称为无偿献血。报酬不包括徽章、证书或小纪念品，补偿为献血者而为献血支付的交通费，献血过程中为献血者提供的餐点。

据世界卫生组织关于血液安全的全球数据库（2008）的报告，在全球62个国家中，有100%或者接近100%（99.9%以上）的血液供应是来自自愿无偿献血，而在2002年仅39个国家。全球有40个国家中，自愿无偿献血所占比例不足25%。世界卫生组织的目标是到2020年实现全球所有国家的血液供应均来自自愿无偿献血。

无偿献血的优点：

①无偿献血者不以经济利益而献血，没有任何压力，故其捐献的血液可能更加安全；

②无偿献血者可能更愿意经常性献血，这对建立稳固的献血者队伍，保证充足和安全的血液供应有利。

③固定的无偿献血者每次献血时都经过了检测，并经常受到血液安全重要性的教育，更不易传播疾病。

2.以献血的方式来分类

（1）献全血：一次献血 200～400mL，可以全血形式供临床使用，也可将其分离为血液成分，供给临床使用。

（2）献成分血：献成分血是指通过血液分离机对血液成分进行分离采集，目前主要有单采血浆，单采血小板等。

3.特殊献血

（1）HLA献血：献血者与患者人类白细胞抗原（HLA）相合，所献血液专供此患者使用，称为 HLA 献血。

（2）稀有血型献血：我国汉族人群中 Rh（D）抗原阴性者约占 0.3%，通常称为稀有血型。另外，其他低频率抗原者也称为稀有血型。

（3）缺乏抗原献血：由缺乏 IgA 抗原的人献血，专供含有 IgA 抗体阳性患者使用，称为 IgA 献血。

（4）试剂献血：献血者血液中红细胞具有特殊的血型物质或血清中含有特殊的抗体，提取红细胞或血清用于制备血型检测试剂。

（5）特异抗体献血：某些含有特异抗体如麻疹、白喉、铜绿假单胞菌、乙肝、D 抗体的献血者，其血浆可以制备特异性免疫球蛋白，供临床使用。

（6）造血干细胞献血：通过特定的细胞分离机单独采集分离外周血造血干细胞，提供给患者治疗用。

（7）自体献血：在自身健康允许的情况下，采集血液或血液成分，于体外保存，在手术中或手术后需要时再回输给自己。自体输血是最安全的输血形式，可避免经输血传播的疾病及同种免疫反应，同时可节约用血。

（四）安全献血

事实表明，无偿献血并不能完全保障每个献血者捐献的血液都是安全的。一些人借献血的名义进行健康检查，有些人未意识到血液安全的重要性或责任意识较淡薄或认为血液通过检测可完全避免经血传播疾病，这些人群中可能也有高危人群。如果检测不到位或窗口期的感染，病毒没有被检查出来，就可能将带病毒的血液输到患者身上。安全的血液挽救生命，不安全的血液危害生命与健康，血液安全面临严峻挑战。因此，需要加强安全献血的宣传教育，提高公民安全献血的意识，规范并严格执行献血者的选择程序，构筑血液安全的第一道防线。

目前，血液安全面临更加严峻的挑战。根据 2009 年 11 月 30 日我国卫生部公布的最新艾滋病疫情评估报告，我国艾滋病疫情正从高危人群向一般人群扩散，性传播是主要的传播途径，男男同性传播上升尤其明显，成为新发感染的重要途径，其中在学生中发现的艾滋病病毒感染者和患者数量呈逐年上升趋势。2009年我国新发现的艾滋病病毒感染者和患者中,约40%是医疗机构在接诊时发现的。其中一个重要原因是多数患者自认为不是高危人群,想不到自己会感染。迹象表明,高危行为并不只局限于高危行业,在各行业的一般人群中同样存在高危行为,且年轻人居多。男男同性恋和有多个性伴侣是主要高危行为,一般人群向高危人群转换不可预测,是一个动态关系,多次献血者或固定献血者也可能存在高危行为,同样存在新感染HIV问题。这些现象大大增加了血站选择安全献血者的难度,也是当前血液安全面临的主要挑战。

加强血液安全宣传教育,引导公民安全献血,要注重从血液生理知识和无偿献血知识方面宣传教育,努力引导健康适龄公民参加无偿献血,以满足日益增长的临床用血需要,另一方面要时刻提醒公民注意安全献血,做一个对受血者和社会负责任的献血者。

总而言之,做好安全献血的宣传教育,应注意以下几点:

(1)要高度重视艾滋病疫情流行趋势对血液安全的影响,在公民中全面树立安全献血观,主要内容包括不安全血液的危害性、做一名负责任的献血者、什么是高危行为、什么是窗口期感染、如何进行献血后回告等。

(2)要加强与新闻媒体的沟通和协作,增加安全献血内容,如在宣传材料、广播、报纸、电视、网络上的宣传要强调安全献血,让每位献血者都能意识到做一名负责任献血者的重要性。

(3)安全献血宣传教育要做到广覆盖,根据我国无偿献血先进省(市)的表彰要求,在我国15~55周岁公民中,对无偿献血的知晓率,城市居民要达到85%以上,农村居民要达到75%以上,在校青少年要达到95%以上,广覆盖是宣传提高公民安全献血意识的基础。

(4)在献血场所明示不安全献血的危害性,在各献血点(车)、献血屋的醒目位置上,标明献血须知,提醒有高危行为的人一定要主动放弃献血。

从低危人群中采集安全血液是一项复杂的、艰巨的系统工程。虽然我国现已实现了临床用血百分之百来自公民的自愿无偿献血,但这只是无偿献血的初级阶段,目前我国公民安全献血的意识还比较薄弱,安全献血宣传还不够到位,献血者中HIV病毒携带者的比例有逐年上升趋势。因此,确保从低危人群中采集血液任重道远。

(五)献血者教育、动员和招募

血液安全和血液充足是采供血机构一直以来期望达到的目标。要实现这一目标,依然面临着许多挑战,需要政府的强有力领导,需要社会各界的大力支持,需要采供血机构的不懈努力。采供血机构要以"低危人群"为招募对象,建立健全无偿献血工作的长效机制和应急机制,持续开展无偿献血的宣传教育活动,普及无偿献血知识,积极营造"血液安全从我做起"的社会氛围,促进人们成为固定自愿无偿献血者,努力实现由随机献血向固定和预约献血转移,由一次偶然献血向多次重复献血转移,保障充足的血液供应,构筑起"血液安全"的第一道屏障。

安全的献血者是保证血液安全的第一道重要防线,具有健康生活方式的定期献血者所献出的血液是最为安全的血液。世界卫生组织号召"血液安全从我做起",倡导健康生活方式,鼓励定期献血。国际上一般认为至少献过三次血并保持每年献血一次的人被看作是定期献血者。

1.估算血液需求量

临床血液需求量因各地经济社会和医疗技术发展水平不同而存在较大的差异。据世界卫生组织估计,从世界各地情况看,献血率达到人口1%以上通常即可满足本国对安全血液的基本需要,在拥有较先进卫生系统的国家中,所需献血率要高些,一些发达国家需要有4%~5%的献血率才能满足临床用血需要。据世界卫生组织关于血液安全的全球数据库(2008)报告,高收入国家的全血献血率中位数为36.4/1000人(13.3~64.6),中等收入国家为11.6/1000人(1.65~36.2),低收入国家为2.8/1000人(0.4~8.2)。

为预计满足临床医疗用血需要的献血人数,应先估算临床用血需求量,才能合理地安排献血者招募和血液采集计划,避免血源过剩、浪费或不足。

一般有两个方法估算血液需求量:

方法1:根据一段时间内某一限定地理区域内临床用血的历史情况,分析其发展趋势,结合临床用血影响因素的变化情况,综合估算下一阶段临床用血的需求量。

方法2:1971年世界卫生组织提出每年每个急诊床位需使用6.7单位血液。以医院急诊床位数乘以6.7来估算每年该医院所需血液的单位数。

2.献血者教育的目标

(1)促进潜在献血者了解献血的意义,了解献血是一项极其重要的挽救生命的行为。

(2)促进人们行为的改变,使之成为无偿献血者,进而成为固定的自愿无偿献血者。

(3)确保潜在献血者了解血液安全的重要性,促使他们在健康状况不佳或有经血传播疾病危险时退出献血。

3.献血者教育的内容

(1)无偿献血的意义,血液的生理知识,献血是否影响健康,献血是否会感染疾病,哪些人可以献血,哪些人不可以或暂时不能献血,献血前、中、后的注意事项等。

(2)不安全血液的危害性,艾滋病的流行趋势,什么是高危行为,什么是窗口期感染,什么是自检不合格退出或延期献血,什么是保密性弃血,如何进行献血后回告等。

(3)血站的公益性属性。

4.献血者教育、动员和招募的方法

不同的招募对象因其社会经济状况、受教育程度、接受信息渠道等种种情况的不同,应针对性地采取献血者教育、动员和招募的方法。只有这样才能做到有的放矢,确保献血者招募活动取得预期的效果。随着人们生产生活方式和意识形态的不断变化,献血者教育、动员和招募的方法也应不断调整和改进,比如新媒体微博的产生,为群众提供了更有效沟通互动的平台,其在宣传教育上所取得的作用也将日趋凸显。

一般而言,献血者教育、动员和招募的主要方法有:

(1)通过报纸、杂志、刊物、广播、电视、电影、网络、电话、短信等形式开展献血者教育、动员和招募工作。

(2)编写献血宣传画、宣传资料和小册子、简报、专刊,制作幻灯片、录像片、电视片等来宣传献血知识、国内外献血动态、表彰献血新人新事。

(3)在城市、乡村繁华地带的公共场所、交通要道、街头人口密集处设置献血的宣传板、广告、图片等。

（4）组织文艺宣传,电视专场讲座演讲、座谈等形式宣传无偿献血先进事迹。

（5）利用各种重大节日、纪念日,如世界献血者日,开展献血咨询、知识竞赛等活动。

（6）献血的表彰和奖励。卫生部、中国红十字总会、解放军总后勤部卫生部每两年对无偿献血先进城市和个人进行表彰,各省、市也可举办相应的表彰奖励活动,使无偿献血者受到全社会的尊敬。

（7）召开专家、学者座谈会,对经血传播疾病的危害性进行广泛宣传,倡导无偿献血和安全献血,保障血液安全,保护受血者的健康。

（8）邀请社会知名人士为无偿献血工作做形象代言,现身说法,引导市民参加献血。

（9）进机关、单位、高校、社区等招募团体献血者献血,使其成为献血淡季和应急献血的重要保障。

5.献血者教育、动员和招募效果的评估

为验证献血者教育、动员和招募的方法是否有效,需要对招募活动进行评价,这对于持续改进献血者招募工作是非常重要的。针对开展评价而言,首先必须设置一些可用来衡量招募效果的统计学指标。比如说每年的献血人次、定期献血者比例、献血者中带有经输血传播传染病的人数、应急献血招募时献血者的响应度等。在一个周期结束后,对预先设置的指标进行回顾性分析,以此来评估献血者教育、动员和招募的效果。此外,应对每次献血者教育、动员和招募的活动做好记录,以便对每次活动的预期效果进行监控。简单地说,能够保持充足和安全的血液供应就可以认为献血者教育、动员和招募工作取得了成功。

评估献血者教育、动员、招募工作的效果如何,可以参考以下指标。

（1）无偿献血人数是否增加。

（2）再次献血或定期献血人数是否增加。

（3）每年每人平均献血次数是否增加（在规定的献血时间范围内）。

（4）由于有经血传播疾病而不得不排除献血的献血者人数是否减少。

（5）血液短缺或告急的次数或天数是否减少。

二、献血者选择

（一）献血前咨询

献血者选择包括了献血前咨询、健康检查和健康评估等一系列过程,每一环节都至关重要,旨在保障献血者本人的健康和受血者的安全。献血前咨询是献血者选择的一个重要组成部分。献血前咨询主要是要告诉潜在献血者有关献血的健康条件和不能献血的危险行为以及对献血者是否有经血传播疾病的危险作出评估。同时要解释血液安全的重要性,什么是危险行为,鼓励献血者在自检不合格或有经血传播疾病的危险时主动退出献血。

千万不能臆断献血者知道什么是危险行为。有时,一张简单的宣传单就足以让献血者知道为什么他们处于危险中,并将对接受他们血液的人构成危害。然而,对新的献血者来说可能需要做更深一步的交流,他们可能不知道诸如"卖淫"、"注射吸毒"这样的名词,以及为什么有多个性伙伴的人是危险的,他们可能也不知道什么是 HIV 的"窗口期"以及经血传播疾病的症状。对以上问题要用简单明了的语言来说明,并确认他们是否明白了你所讲的内容。为了保证献血者讲真话,交流应在非公开场合且有充分的时间来进行,同时向献血者保证谈话内容和资料将得到严格保密。

血站要建立和完善献血前谈话机制,对每位献血者进行献血前谈话。与献血者充分交流,履行告知义务,消除献血者血液检测万能论等误解,帮助献血者认识窗口期和高危行为,确保献血者充分理解安全的血液可以拯救他人的生命,不安全的血液会危害受血者的身体健康和生命安全,高危行为可能导致血液具有传染性等血液安全信息,并确保献血者获得和理解献血后保密性弃血的途径和意义。对重复献血者也必须进行献血前谈话,因为,我们不能保证献血者一直都没有高危行为。在与献血者交流过程中一定要有友好态度,表达出我们的真诚,做到认真倾听献血者的表述,同时注意把握潜在献血者的献血动机,观察潜在献血者的诚实度,用我们的真诚换取潜在献血者的诚实。只有在空间上保证献血者献血前咨询的私密性,在时间上保证与献血者交流的充分性,在情感上取得献血者的充分信任,在信息上准确有效地传递血液安全知识,才能最大限度地保证献血者咨询的有效性。

做好献血前咨询工作,筑牢血液安全第一道防线,需要高素质的员工。血站要不断加强员工的教育与培训,全面提高员工的血液质量意识、道德水平和业务技能,增强与高危潜在献血者的交流沟通技能,以提高对高危潜在献血者的甄别和屏蔽能力。

献血者往往认为自己感觉没病就是身体健康,但这并不一定。工作人员有必要使献血者懂得为什么他们应该提供准确且完整的健康状况以及药物使用的情况。他们要了解到,如果他们不这样做,不仅有可能危害自己的健康,而且也可能危害受血者的健康。因此,有必要让献血者了解一些血液生理知识和献血者健康检查的要求。

如果献血者明白了提供真实、确凿和完整的健康状况资料是为了他们自己的利益,这等于再次让他们放心,觉得对血站工作来说,他们的健康和受血者的健康同样重要。如果他们不相信血站的工作人员会关心他们的健康,那么他们将不可能成为固定的献血者。

取得献血者健康状况的一个最简单的方法是在献血者每次来献血时填写一张健康状况调查表。使用健康状况调查表有以下优点:

(1)有助于系统地收集到每一位献血者的病史情况。

(2)可避免工作人员在提问时遗漏某些重要的问题。

(3)在工作人员倾听献血者叙述时,提醒他们观察献血者的症状。

(4)便于工作人员作出接受献血、延期献血或永久退出献血的决定。

取得献血者健康状况应尽可能在非公开场所进行。如果献血者担心有人会听到他们的谈话,就有可能隐瞒一些重要情况。同时必须让献血者相信血站对取得的所有情况将严格保密。献血者健康记录应由献血者和检查者共同签名并标注日期。

献血前咨询中还应向献血者解释对他们的血液将要做的检测项目及其意义。对传染病检测来说,还应告诉他们检查结果中阳性和阴性的含义,为献血者对阳性结果的出现做一个心理准备。

献血前应征得献血者的知情同意并签字。献血者须明确表示对于血站将要采取的行动清楚且同意,包括献血过程及血液采集操作、可能发生的献血不良反应、对血液标本的处理、对血液的检测和使用等。献血者有权对献血过程及操作提出疑问,有权拒签献血知情同意书。

(二)自检不合格退出和延期献血

自检不合格退出是指献血者由于意识到自己有危险行为并可能损害受血者或由于他们自己的健康状态不佳而决定退出献血。动员献血者在自检不合格时主动退出或延期献血对选择安全献血者和保障献血者健康非常重要。如性工作者、同性恋者或两性人、注射吸毒者,与固定性伴侣之外的人发生无防御措施性关系的人或者与以上这些人有性关系的人都需被鼓励主动退出献血。延期献血是指献血者等到条件符合后再来献血。

在献血前咨询中应让献血者了解有关献血的健康条件和血液安全等献血知识以及确定其是否适合献血,营造血液安全的公共意识,促使那些不宜献血者主动退出或延期献血,并给予鼓励。当献血者被延期献血时,无论是暂时的还是永久的,都应努力消除其疑虑,向其解释原因。

(三)献血者健康检查

为进一步了解献血者的健康状况,保障献血者的身体健康和受血者的安全,必须给每个献血者进行健康检查。献血者健康检查的项目一般有血压、脉搏、体重、血红蛋白、体重和身高的参数、皮疹或淋巴结是否肿大、是否有注射毒品针眼等。一些血站为减少血液的报废,在献血前增加了乙肝表面抗原和转氨酶等检测。献血者健康检查的项目及要求须遵照国家相关规定。2002年3月1日我国颁布的《献血者健康检查要求(GB18467)》中对献血者健康检查的项目和要求做了明确的规定。

健康检查应由受过专门训练的医护人员来进行。献血者健康检查程序的每一部分都应有条不紊地进行,不能为了赶时间草草了事,即使有其他献血者正急于要去献血也不能这样。因而,必须有足够的受过训练的工作人员在场,以确保有足够的时间接待每一位献血者。

(四)献血资格评定

经过献血前咨询和健康检查,工作人员要以不影响献血者健康和受血者安全为原则,综合判断献血者是否可献血。具体判断依据可遵照国家相关规定,如国家颁发的《献血者健康检查要求》。献血资格评定结论有三种:第一,可以献血,即各项检查均符合献血者健康检查的要求;第二,延期献血,待不能献血的因素消除后方可献血;第三,不能献血,献血可能会影响献血者本人的身体健康或其血液可能危害受血者的安全。

献血者健康评估和献血资格判定完成后应由献血者和检查者共同签名并标注日期。

(五)献血后回告和保密性弃血

有时献血者明知自己的血液不安全,但有可能迫于外部压力等因素,还是不愿主动退出或延期献血。因此,请献血者告诉血站将他们所献的血液处理掉是非常重要的,这称为保密性弃血。血站要让每位献血者知道不安全血液的危害性,提供献血后回告的渠道,让有高危行为的献血者知道保密性弃血处理的途径和意义。

如果献血者进行献血后回告的人数较少,其可能原因是血站对献血后的回告宣传不够,献血者没有回告意识,一些献血者不知道献血后的回告渠道,个别献血者或存有侥幸心理,认为血站有严格的检测手段,甚至想通过献血来检测自己的血液情况。因此,建立和完善保密性弃血的机制十分重要。

（1）血站要为献血者提供多种回告渠道，如电话、短信、即时通讯、邮箱、网站等，保证回告渠道畅通。

（2）血站要建立疑点献血者的电话回访制度，就是献血服务一线工作人员对现场无法屏蔽但却存有疑点的献血者，要及时把情况反馈到血站内，由血站内专职人员与有疑点的献血者进行电话回访，确认其是否有高危行为，并做出是否按保密性弃血处理的决定。

（3）血站要严格授权，专人定时查看，确保回告事件能及时查阅，并对每个回告事件进行认真反馈。

血站应制定所有员工都必须执行的制度，当献血者要求废弃他们所献的血液时，必须替他们严格保密。

（六）献血屏蔽

献血屏蔽是指根据献血者既往献血记录的核查、献血前咨询、健康检查和血液筛查等情况，使不宜献血的献血者永久或暂时屏蔽献血。献血屏蔽是保障血液安全和献血者健康的关键环节。有效实施献血屏蔽需要以完善的献血屏蔽措施、高素质的工作人员、有责任感的献血者和翔实的献血记录为基础。献血屏蔽的操作往往通过计算机信息系统来实现。计算机信息系统有利于保存和提取献血者记录，包括献血屏蔽的记录，为献血屏蔽的实施提供便利。

为避免献血者误解，工作人员应向被屏蔽的献血者解释献血屏蔽的原因，并取得其理解和支持。

三、血液的采集技术

（一）血液采集的环境要求

献血场所是为献血者提供献血前健康征询、健康检查和血液采集等献血服务的专用场所。献血场所分为固定献血场所、临时献血场所和献血车三种类型。献血场所宜选择附近没有污染源、交通便利、人流量大、方便献血者的地方。献血场所设置献血者健康征询与检查区、血液采集区、献血后休息区和血液存放区。献血者健康征询与检查区应具有私密性，以便能对献血者进行保密性征询和正确体检。献血场所必须整洁、卫生、安全，而且其选址、布局、人员、设施配置符合《献血场所配置要求》（WS/T401—2012）的规定。为保证献血服务工作的用电需求，应配备应急照明设施。配备室内温度调节和空气消毒设施，室内温度和空气质量应符合《室内空气质量标准》（GB/T18883）规定的要求，采血区域空气的细菌菌落总数应符合《医院消毒卫生标准》（GB15982—2012）规定的Ⅲ类环境标准的要求。根据实际需要配备相应的灭火器材、装备和个人防护器材。应配备医用给氧设施和简易急救箱。固定献血场所应配备给排水及洗手设施，临时献血场所、献血车附近宜有水源供应。

1.固定采血站（点）环境要求

固定采血站（点）是召集献血者参加献血的不变动的采血点，如血液中心、中心血站、中心血库或位于社区中心的固定采血屋等。采血的环境应当优美、雅致、清洁卫生，让人感到舒适、轻松，让心理紧张的献血者感到放松。

采血环境以采血室为界可分为内环境和外环境。采血室的室外可以建成花园式庭院,地上种植草坪,且无土裸露,栽培常见的常青树,长大后枝繁叶茂,夏天绿树成荫,使人心旷神怡,使献血者的交感神经放松,减轻压力。按采血流程设计相应工作间,有明显的标示牌,献血者可根据标示牌有秩序地流动。工作间外墙配置献血宣传画、献血知识等宣传栏目。外环境的人流、物流应分开,避免交叉感染,工作人员的流动与献血者流动方向也应分开。采血室内装修和布置要朴素、文雅、色调清淡。采血的场所有良好的采光,尽量采用自然光,光照适度,避免阳光直射。房间应该通风良好,温度适宜。在室内可安装音响、电视机等影音设备,在献血过程中播放影视节目以转移献血者精神注意力,消除献血者恐惧感。内、外环境禁止人员喧哗,减少机器的轰鸣声和震动声。凡常规采血使用的物品、器械都要保持清洁干净、定期消毒并安放在固定位置。室内空气及所用器材要定期消毒并采样抽检,进行细菌培养,培养结果不得超标。一经发现就要进行完全、彻底的消毒。

2.流动采血点的环境要求

流动采血点是指血站组织人员去一些远离固定采血站的临时采血点,如高校、工厂或大的、偏远的社区活动中心和繁华街区的采血车等。流动采血工作能为远离固定采血点的献血者提供方便,并且通过流动采血活动的宣传、开展,会增加无偿献血的人数。组织流动采血工作应设计周全,安排合理。由于采血点的选择、各种仪器的运送、车辆的安排以及经费等问题,比组织固定采血站工作复杂得多。

采血点的选择是组织流动采血工作的重要环节之一。一个合适的采血地点,既可以获得高的采血量,又可以降低采血成本。流动采血工作通常在一些高校、乡村会议室或者社区中心、工厂和商业繁华区的流动采血车等地方进行。虽然流动采血点的条件相对较差,但也必须达到规定的要求。采血前必须布置好采血场所,保证有清洁的水源供应、方便的公厕条件、充足的光线、舒适的休息条件,要确保环境的干净整齐。

工作人员必须携带好仪器、设备和材料,保存好每次流动献血活动的记录,为将来选择采血点提供参考。

(二)采血器材准备

1.采血容器

采用一次性密闭多联塑料血袋系统,一般选用三联(或四联)血袋,包含一个含有全血保养液的首袋,用于全血的采集,一个含有红细胞添加液的子袋及一个或两个以上空的转移袋,用于成分血的制备,各个塑料单袋通过二通或三通塑料管道连接成密闭系统,袋与袋之间一般采用折通管或夹片控制血液的互通。

血液离体后,会发生一系列细胞的、化学的、酶学等改变。血液保养液是血液采集后储存的液体环境,对血液及其成分的质量和功能至关重要。常用的血液保养液有 ACD 保养液、CPD 保养液及 CPDA 保养液等。血液保养液以抗凝剂、葡萄糖、磷酸盐、腺嘌呤等为主要成分,用于防止血液凝固并维持血液各成分生物活性和生理功能的制剂,延长血液及血液成分的有效期。

2.器具

献血场所应配备采血椅、采血秤、热合机、储血冰箱(或血液保存箱)、血压计、听诊器、体重秤、体温计、止血钳、条形码阅读器,根据工作需要配备生化分析仪、血细胞计数仪、血小板振荡保存箱、加样器、离心机等,其数量应满足工作要求。

3.材料

献血场所应配备饮料、点心、医用消毒剂、医用手套、血型检测试剂、血红蛋白检测试剂、乙型肝炎病毒金标试剂、ALT检测试剂、一次性采血袋、一次性采血针(或注射器)、止血带、标本管、献血条形码、无菌纱布、无菌棉签、绷带、医用胶布、医疗废物专用包装袋和容器、接触血源性病原体个人防护用品,急救药品、末梢采血针、末梢血收集用毛细管、创口贴等。临时献血场所和献血车应有免洗手消毒剂。根据工作需要配备血液成分单采机专用耗材、离心管及乙肝病毒表面抗原、丙氨酸氨基转移酶、血常规等检测试剂和耗材。

(三)献血者的核对

为了防止采血过程中人为的或技术性差错,对每一步骤都要有严格的检查核对制度。将献血者本人相貌与其有效身份证件原件中姓名、性别、年龄、血型信息进行核对。检查体检表中体检日期及体检合格证(章),观察献血者面色是否苍白,肘窝部是否有新穿刺痕迹,合格者方可献血。

1.核对献血者身份

将献血者本人相貌与其有效身份证件原件核对。有效身份证件包括居民身份证、居民社会保障卡、驾驶证、军(警)官证、士兵证、港澳通行证和台胞证以及外国公民护照等。

2.登记献血者身份信息

核查献血者身份无误后,将献血者身份信息录入血液管理信息系统(BMIS)。

3.查询既往献血史

询问献血者和查询 BMIS 有无既往献血史。如献血者曾献血,献血间隔期应符合要求(全血献血间隔不少于 6 个月,单采血小板后再献全血间隔不少于 4 周),不处于被暂时或永久屏蔽状态。

(四)静脉穿刺的准备和选择

1.采血人员准备

(1)采血人员准备:采血人员调整好心理与情绪,进入献血者服务工作状态,情绪稳定,工作热情,说话和气,态度和蔼,耐心细致。

(2)器材检查:塑料血袋有无渗漏,抗凝剂是否浑浊。

(3)身份核对:在静脉穿刺前,应核对献血者身份。

(4)献血者沟通与评估:在血液采集过程中应当加强与献血者的沟通,尤其是进行每一项主要操作之前,应当与献血者沟通并取得配合。询问献血者的既往献血经历、近日休息等情况,评估出现献血不良反应的可能性和不适合献血的情况。观察献血者面部表情和肢体语言,是否处于紧张、害怕甚至恐惧状态。如发现这些不利情况,则不急于采血,做好宽慰工作,待献血者解除思想顾虑,充分放松后开始准备采血。

2.穿刺静脉的选择

通常选择肘正中静脉、头静脉、前臂正中静脉、贵要静脉等,要求静脉清晰可见、粗大、充盈饱满、弹性好、较固定、不易滑动。静脉的选择注意以下几点:①选择上肢肘部清晰可见、粗大、充盈饱满、弹性好、较固定、不易滑动的静脉。②常选择的静脉主要有肘正中静脉、头静脉、前臂正中静脉、贵要静脉等。③用食指指腹上下左右触摸,确定其位置、粗细和弹性,评估并确定穿刺位点和路径。④使用止血带可使静脉充盈,便于触及和穿刺。

3.穿刺部位的选择

用食指指腹上下左右触摸,确定其位置、粗细和弹性,评估并确定穿刺位点和路径;使用止血带可使静脉充盈,便于触及和穿刺。穿刺部位应选择无损伤、炎症、皮疹、皮癣、瘢痕的皮肤区域。

(五)血液采集流程

(1)用无菌棉拭蘸取适量消毒剂,以穿刺点为中心,自内向外螺旋式旋转擦拭,消毒面积不小于 6cm×8cm,作用 1～3 分钟,宜消毒 2～3 遍。

(2)采血者将止血带准备好并扎在献血者上臂,让献血者手紧握拳。

(3)采血者打开穿刺针,取下护针帽,一只手绷紧皮肤,用另一只手拇、食、中三指持穿刺针的针柄部位,将针头斜面向上或稍侧与皮肤呈 30°～50°刺入皮肤,当针头刺入皮肤后改变角度呈 10°左右平稳刺入静脉,针尖入静脉后须沿静脉方向前进 0.5～1cm 左右,然后固定针头位置。用消毒敷贴盖好穿刺孔,并将其固定。开动摆动器,慢慢摇动采血袋。

(4)让献血者间断地做松握拳动作。采血者在血袋及体检表上盖采血者印章,在献血者的一份血袋、献血记录和复检的血样管上采用唯一的条码进行标识。

(5)采血过程中注意采血量,观察献血者的面色、表情,如有异常及时处理。

(6)当血量达到要求时,嘱咐献血者松拳,同时用止血钳在距针尾 2～3cm 处夹住,松开止血带。

(7)用无菌棉球按好穿刺点,拔出采血针后,嘱咐献血者用 3 个手指压住针刺点 3～5 分钟,避免血液渗入皮下。

(8)采血结束时,再次核对献血者身份、血袋、血液标本和相关记录,确保准确无误。护理人员扶献血员离开采血区域至休息厅休息,告知献血者献血后注意事项,领取献血证和纪念品,无异常后方可离开。

(9)血液采集后,由专门人员将血袋与止血钳之间的塑料导管热合封口并热合数段,供复查血型和交叉配血用。

(10)将全血及成分血按每袋上的条形码及编号分别输入管理系统后运往发血室、成分分离室,血标本送交化验室复检。

(六)质量控制

1.采血前的质量控制

(1)血液采集环境的要求:固定采血站采血,房间通常保持通风、清洁,采血前要用紫外线灯照射消毒 30 分钟。采血器具应有固定摆放位置,在采血前应将各种采血器材准备充分并进行核查。流动采血室应将采血房间彻底清扫,擦拭干净,所用采血器材放在适当位置,关闭门窗实施消毒,消毒可喷雾有效消毒剂或用移动式紫外线灯照射。

(2)采血前血袋的检查

①产品标识正确。

②塑料采血袋的采血针、采血管、输血插口必须连成一个完整的密闭系统,保证采集、分离、输注和储存血液时其内腔不与外界空气相接触。

③检查血袋外观,袋体应无色或微黄色,无明显杂质、斑点、气泡。塑料采血袋内外表面应平整,在贮存期内不应有粘连。塑料采血袋热合线应透明、均匀。采血管和转移管内外表面光洁,不应有明显条纹、扭结和扁瘪。袋中的抗凝保存液及添加液应无色或微黄色、无浑浊、无杂质、无沉淀。

④血袋的标签应字迹清晰,项目齐全。

⑤处于有效期内。

(3)穿刺部位选择与消毒

①穿刺部位应选择无损伤、炎症、皮疹、皮癣、瘢痕的皮肤区域;静脉要求清晰可见、粗大、充盈饱满、弹性好、较固定、不易滑动。

②所用消毒剂应当符合相应的国家标准要求,一般选用含碘消毒剂,对碘过敏者可选用其他消毒剂;消毒剂应处于有效期内,并标明启用日期。

③不应触摸已消毒的皮肤,不应靠近已消毒的皮肤讲话。

2.血液采集中的质量控制

(1)应在穿刺部位上 6.5～7cm 处扎止血带,松紧适宜。过松则达不到血管充盈的目的,过紧则造成深部动脉供血不足。

(2)血液开始流入采血袋后,立即将其与抗凝剂轻匀混合。宜采用连续混合采血仪。如果采用手工混合,应当至少每 90 秒混合 1 次,充分混匀。

(3)静脉穿刺成功后,如果使用带留样袋的采血袋,松开留样袋夹子,使最先流出的血液流入留样袋,约 15～20mL,用作血液检测标本。夹闭留样袋夹子,松开阻塞件下端止流夹,使血液流入采血袋。如果使用不带留样袋的采血袋,松开夹子,使血液直接流入采血袋。固定针头位置,用敷料保护穿刺点。

(4)维持静脉穿刺点与血袋的落差,保持血流通畅。嘱献血者做握拳和松手动作,以促进静脉回流。血流不畅时,及时调整针头位置。当不易观察血流时,应注意观察穿刺部位有无异常及血袋重量是否递增。

(5)应当对采血时间进行控制。200mL 全血采集时间＞5 分钟或 400mL 全血采集时间＞10 分钟,应给予特殊标识,所采集的全血不可用于制备血小板。200mL 全血采集时间＞7 分钟或 400mL 全血采集时间＞13 分钟,所采集的全血不可用于制备新鲜冰冻血浆。

(6)天冷时血管收缩,不容易看到,不可急于采血。可让献血员进休息室充分休息,饮用热水,血管局部加热,拍打局部,使血管充盈,方可采血。

(7)采血量达到要求时,嘱献血者松拳,松开止血带,合闭止流夹,用创可贴、消毒棉球或纱布轻按静脉穿刺点,拔出针头后即加重按压,用弹力绷带包扎,松紧度适中。

3.血液采集后的质量控制

(1)嘱献血者在献血者休息处用茶点,休息 10～15 分钟。

(2)一次只能对来源于同一献血者的一份血袋、标本管和献血记录进行标识。经核对后,将唯一性条形码标识牢固粘贴在采血袋、标本管、转移袋、血袋导管、献血记录单上。

（3）宜在标本管与留样针/静脉穿刺针分离前开始标识,对采血袋和标本管的标识应当连续完成,不应中断。

（4）宜在标本管与留样针/静脉穿刺针分离前核查采血袋、血液标本、献血登记表,所标识的献血条形码应一致。

（5）应当印制献血后注意事项,并将其发给每位献血者。内容主要有:①穿刺点上的敷料应保留至少 4 小时。②多补充水分,食用易消化的食物和水果,避免饮酒,保证充足的睡眠。③献血后 24 小时内不剧烈运动、高空作业和过度疲劳。④工作人员的联系方式,如果存在献血前没有如实告知的可能影响血液安全的高危行为或者献血后感觉明显不适或异常,请其及时联系工作人员。

（七）血液采集后的保存与运输

采集的全血绝大多数用于制备成分血的起始血液即原料血。需要的条件包括血液运输专用箱、运血车等。在血液储存和运输过程中,坚持冷链要求,以保证血液的质量。冷链是指为了保证血液及血液制品的质量,从采集到用血的整个过程中,始终使其处于恒定的低温状态的一系列整体冷藏方案、专门的物流网络和供应链体系。冷链应遵循"3T"原则,即温度、时间、储存耐性。全血采集后应根据制备成分血品种的不同,尽快在合适的温度下保存与运输,并制备为成分血。需要制备浓缩血小板的全血,室温或 20～24℃保存与运输,其他全血在 2～6℃条件下储存,2～10℃运输。

（八）献血者献血后的生理恢复

献血者献血后的生理恢复与献血量、性别、献血间隔时间、个体差异、献血者营养状况及所献血液成分等因素相关。健康者按规定献全血或血液成分,能较快地恢复到正常生理水平,不但不会影响身体健康,而且还会促进血液新陈代谢。

1.血容量的恢复

健康人的血液约占体重的 8%,约为 4000～5000mL,且总量是相对恒定的。一次献血 200～400mL,只占总血量的 5%～10%,献血后献血者适当饮水,有利于补充血容量。献血后体内贮存于脾脏、肝脏等内脏里的血液释放到外周血,经 1～2 小时即可恢复血容量,丢失的血浆蛋白由肝脏加速合成进行补充。

2.红细胞、血红蛋白的恢复

献血后红细胞的减少与献血量有关,一次献血 200mL,男性红细胞平均下降 0.3×10^{12}/L,血红蛋白平均下降 7g/L,女性分别为 0.39×10^{12}/L 和 7～15g/L。献血后血液中网织红细胞增多,一般 4～9 天达到高峰,平均网织红细胞可达 1.2%,说明骨髓增生活跃。若献出 200mL 全血,红细胞及血红蛋白恢复至献血前水平需要 7～10 天,通常男性较女性恢复稍快一些。

3.白细胞、血小板的恢复

外周血白细胞的平均寿命约 7～14 天,血小板约为 7～9 天,因其生存期较短,更新换代快,献血后几天就可以恢复到原来的水平。现在的血细胞分离机可以在短期内多次大剂量地采集白细胞或血小板而不影响身体健康。因此,献 200mL 或 400mL 全血对白细胞、血小板的影响是很小的。

4.血流动力学与血液流变学的变化

献血 400mL 对献血者动脉压无显著影响。采血后短时间内,心脏每分钟血液输出量与每搏输出量均下降 25%～28%,同时外周阻力增加 35%～39%,采血 4 天后,心脏每分钟血液输出量恢复至采血前的 97.71%,总外周阻力也恢复到 98.84%,说明这些指标基本恢复采血前水平。献血后全血黏度、血浆黏度、血细胞比容等均较献血前有所下降,说明采血后血液流变学有所改善,有利于血液流动和氧气的运输。

四、献血者保留

建立一支数量充足的、安全的固定无偿献血者队伍是献血者招募和保留工作的终极目标,是血液安全和血液充足供应的基本保障。做好献血者保留工作,还可降低献血者招募的成本,应对血液的短缺,减少血站工作的压力。所有的献血服务工作都必须围绕这一目标来开展。世界卫生组织、国际红十字与红新月联合会、国际输血协会等组织鼓励各国积极提倡定期献血,以保证血液的安全与充足供应。

(一)献血者流失的原因

献血者流失是指献血者在献血一次或几次后不再献血。对于献血者的流失,血站应分析流失的原因,制定改进的措施。再次招募流失的献血者也非常重要,流失的献血者也可转变为定期献血者。

献血者流失的原因主要有:

(1)献血者在献血过程中有不愉快的感受。献血者在献血过程中产生不愉快感受的原因很多,比如不卫生、不安全的环境;献血过程中长时间的等候;对献血者的个人信息缺乏保密性;对献血者延期献血或永久不宜献血的原因未能做出很好的解释;工作人员不友好不礼貌的行为表现;漠不关心献血者的感受,特别是对那些害怕献血的献血者;轻率地去评论那些健康评估后不能献血的或延期献血的献血者;工作时与其他工作人员闲聊而无视献血者;工作人员给人不耐烦的印象;没有对献血者表示感谢或其他类似的表示等。血站应充分重视献血者的感受,不愉快的献血感受是献血者流失的主要原因。

(2)献血者对无偿献血的制度有疑虑,认为血站或医院利用献血者无偿献出的血液去牟取暴利。

(3)献血者认为献血可能会影响自身健康或感染疾病。

(4)献血者自身的原因。比如,因工作调离本地区或学生毕业离开本地区;工作或学习忙,没时间;因身体健康原因不适合献血;忘了献血或认为有其他人献血,不差我一个。

(5)血站方面的原因。比如献血分布点太少,导致献血不方便;没有献血者再动员的措施。

(二)树立血站良好的形象

无偿献血作为人类社会文明进步的标志,是创造和谐社会、救死扶伤的具体体现。1998年 10 月,我国《献血法》颁布实施,旨在保证医疗临床用血的需要和安全,保障献血者和用血者的身体健康,发扬人道主义精神,促进社会主义物质文明和精神文明建设。《献血法》第八条规定"血站是采集、提供临床用血的机构,是不以营利为目的的公益性组织",第十一条规定"无偿献血的血液必须用于临床,不得买卖"。由此可见,我国血站的法律定位决定了血站的存在和发展目的是为公众服务的,属于公益性事业单位,主要任务是通过向医疗机构提供安全的血液来维护和增进全民健康,促进人的全面发展,而不是通过提供血液获取经济收益。

目前,我国无偿献血事业刚刚起步,无偿献血的知识和理念还没有充分普及,一些市民对我国实行无偿献血的制度和血站的公益性质存在一些疑虑,比如有人认为"血站利用献血者无偿献出的血液来牟取暴利",这种疑虑直接导致了部分市民不参加献血或不再参加献血,甚至动员其他人不要献血,严重影响了无偿献血工作。因此,强化血站的公益性质,树立良好的血站形象,营造良好的社会氛围对于无偿献血工作健康发展至关重要。

(三)提供优质的献血服务

献血服务工作的水平直接影响到献血者是否愿意再次来献血。如果献血者献血时感到不满意,就很有可能不会再来献血,并可能阻止其他固定来献血的献血者和潜在献血者。血站的每个工作人员都有责任为献血者提供优质的服务,让献血者感到愉快。另外,血站应为献血者提供安全、卫生、便利的献血条件,同时也为献血服务工作人员提供良好的工作条件,充分调动工作人员的积极性。

献血者的建议和意见对于改进献血服务工作至关重要。血站应通过多种途径主动收集和认真研究献血者对献血服务工作的意见和建议,寻求改进的机会。同时,血站应向社会公开献血者反馈、抱怨与投诉的方式和途径,积极受理献血者反馈、抱怨与投诉,定期进行分析总结,采取切实可行的改进措施。同时也要制定献血者满意度调查的办法,持续监控献血服务质量。

(四)关爱献血者

1.献血者的表彰和奖励

为发扬人道主义精神,推动我国无偿献血事业的进一步发展,表彰在无偿献血工作中作出突出贡献的单位和个人,卫生部、中国红十字总会在1999年10月12日颁布了《全国无偿献血表彰奖励办法》。为进一步完善表彰奖励办法,2009年12月卫生部、中国红十字会总会、解放军总后勤部卫生部印发了《全国无偿献血表彰奖励办法》(2009年修订),自2010年1月1日起执行。1999年12月24日,卫生部、解放军总后勤部卫生部和中国红十字会总会在北京人民大会堂隆重举行第六届全国无偿献血表彰大会,共表彰了无偿献血先进城市48个,颁发无偿献血促进奖18个,无偿献血金杯奖611名(献血3400毫升以上)。2011年2月22日,在2008—2009年度全国无偿献血表彰大会上,卫生部、解放军总后勤部卫生部和中国红十字会总会对荣获"无偿献血奉献奖"的112347名个人(其中:金奖34333人、银奖19580人、铜奖58434人),"无偿献血促进奖"的80个单位和13名个人,"无偿献血先进省(市)奖"的9个省和240个市(区),"无偿献血先进部队奖"的18个部队单位以及"无偿捐献造血干细胞奉献奖"616名个人予以表彰。

《献血法》第十四条规定:"公民临床用血时只交付用于血液采集、储存、分离、检验等费用。具体收费标准由国务院卫生行政部门会同国务院价格主管部门制定。无偿献血者临床需用血时,免交前款规定的费用;无偿献血者的配偶和亲属临床用血时,可以按以省、自治区、直辖市人民政府的规定免交或者减交前款规定的费用。"也就是说,无偿献血者及其配偶和亲属需要用血时可减免费用,这也就是"我为人人,人人为我"的具体体现。

2.人性化情感关怀

无偿献血是救死扶伤的高尚行为,无偿献血者应受到全社会的尊重。血站是献血者与受血者之间爱心传递的桥梁,血站应为献血者创造安全、卫生、舒适的献血环境,工作人员应为献血者提供温馨、优质的献血服务,并诚挚地感谢每一位献血者,赞赏其献血救人的高尚行为。另外,血站可建立献血者联谊组织,让广大献血者参与其中,给予献血者更多的关怀,增强其归宿感。还可在献血者生日时或在特殊的节日,向献血者送上祝福。

2004 年,世界卫生组织、国际红十字会和红新月会联合会、国际输血协会和国际献血者联合会共同倡导将每年的 6 月 14 日确定为"世界献血者日",6 月 14 日是因发现 ABO 血型而获得诺贝尔奖的奥地利科学家卡尔·兰德斯坦纳的生日。在这一天,全世界举行各种庆祝活动,通过媒体宣传,感谢那些无私奉献的无偿献血者。

(五)保护献血者隐私

保密工作是献血服务中很重要的一个组成部分。献血者所提供的信息涉及个人隐私,在未征得献血者书面同意的情况下,血站及其工作人员不能将献血者的个人信息提供给其他人,必须替献血者保密。如对献血者所提供的信息不能保密,献血者对血站的信任就不会存在。

在献血服务过程的所有阶段,都必须尊重献血者的隐私权,严格保护献血者的个人信息。

1.在献血服务工作中应保密的内容

(1)在献血者选择和血液采集过程中献血者所提供的信息,包括谈话的内容。

(2)献血记录的内容,包括献血者的个人资料,病史,献血者健康检查和评估的结果等。

2.保护献血者个人资料的意义

(1)献血者会更加信任血站的工作人员,更愿意详细地说出自己的健康状态和一些曾有过的危险行为。

(2)献血者更愿意再来献血,可能成为定期献血者。

(3)献血者可能会说服其他人成为献血者。

(4)因为献血者对血站产生信任,使献血者的招募工作更有效。

3.保密工作做不好所导致的常见后果

(1)献血者不再翔实地提供他们健康状况及有过的危险行为,增加了血液的不安全性。

(2)由于对血站不信任,一些适合献血的人不愿意再次献血。

(3)献血者可能会受到一些伤害。

(4)可能引起献血者与血站之间的法律纠纷。

4.献血者个人资料的保密措施

(1)在固定、流动献血场所的设计上需有一定的空间,以保证献血者和工作人员的谈话不被别人听到。

(2)任何人不得未经献血者书面同意而向其他人泄露献血者的个人资料。

(3)献血者的姓名不能在血袋上出现,也不能在样品管上出现。

(4)献血者的血液检查结果为阳性时,要由血站专门人员通知献血者本人。

(六)献血者再动员

献血者再动员是献血者招募和保留工作中的重要环节。有时,献血者献血后不再献血可能是因为忘了再献血或认为不需要他再献血。因此,非常有必要对献血者进行再动员。献血者再动员对于增加定期献血者的数量至关重要。随着定期献血者队伍的不断壮大,血液安全和充足的血液供应将得到进一步保障。

为做好献血者再动员工作,必须先做好献血记录的登记和保存工作。对于献血者再动员而言,最重要的记录是献血者的个人详细情况和献血者选择等献血相关记录。个人详细情况主要包括献血者姓名、性别、工作单位、家庭住址、联系电话和 E-mail 等。可根据献血者记录资料定期以各种方式(短信、电话、信函、E-mail)邀请献血者再次献血。为便于实现以上目标,可建立一个献血后追踪和再动员的信息系统,经常动员献血者定期献血。

另外.献血者以前的献血体验对于献血者再动员的效果起到决定性影响。如何能让献血者再次献血,必须注意献血服务工作的重要性,为献血者提供优质的献血服务。工作人员热情的接待、熟练的静脉穿刺技术、精心的护理、诚挚的感谢、隐私的保护、耐心的回访,都可让献血者感到愉快、放心,献血者再动员的效果就会更好。当然,每一次献血时都必须提供优质的献血服务。

五、献血不良反应、并发症及处理

(一)献血不良反应、并发症的诱发因素

按《献血者健康检查要求》(GB18467—2011)严格筛选符合献血条件的健康人,通常都能很好地完成献血。但个别献血者由于受生理、心理、采血环境以及采血操作技术等因素的影响,可能会在献血中、献血后一定时间内出现头晕、目眩、恶心呕吐、面色苍白、出冷汗、四肢无力等不适症状。虽然这些症状持续时间不长,基本上无须治疗即可自行恢复,但会在人群中造成严重的恐惧心理,影响群众献血的积极性。因此针对献血反应发生的原因进行预防,避免发生献血反应具有十分重要的意义。引起献血不良反应的因素主要有:

1.精神因素

这是发生献血不良反应的最重要因素。由于缺乏献血知识,初次献血者容易产生思想顾虑,心理恐惧,看见他人献血或发生不良反应,自己就十分紧张,尚未采血或刚刚采血就发生晕厥,这完全是由精神因素引起的,对于多次献血者则发生率较低。对精神紧张者,为了消除其精神紧张,应加强有关献血知识的宣传,使其懂得献血常识(献血前后注意事项),创造安静、舒适的环境,采血人员用鼓励性语言进行心理疏导,做好解释工作,给献血者以心理安慰。除宣传献血常识外,在采血的整个过程中采血工作人员一定要主动根据不同年龄、职业、文化水平选择不同的话题与献血者交谈以转移献血者的注意力,从而减轻紧张、恐惧心理。

2.空腹或饥饿状态献血

因献血者在较长时间未进食,多有相对血容量不足。若此时献血会出现一过性血糖过低,出现低血糖反应,表现为软弱无力、头晕、脸色苍白、皮肤冰冷、大汗、恶心、呕吐甚至昏厥。对空腹献血者先让其去进餐后再来献血或者让其喝些糖水、牛奶,补充可迅速提高血糖的糕点,然后献血。

3.献血前过度疲劳,睡眠不足

人体在疲劳或不适的时候,机体处于相对于正常情况下比较敏感且脆弱的状态,此时献血会对机体产生消极影响。对于这类献血者应耐心解释,劝他们不要在身体不适、过度疲劳、睡眠不足等机体处于应激状态时献血,可在休息好以后或者感觉身体状态好时再献血。

4.献血环境不理想

人员拥挤,声音嘈杂,空气污浊,气温较高,献血等候时间过长,均可使献血者心情烦躁,引起献血反应。应保证采血点清洁、干净,禁止人员喧哗和其他噪音,冬季做好保温,夏季做好防暑降温措施,营造一个光线充足、安静、整洁、温暖适宜的献血环境,使献血者感到温馨、快乐、身心放松,有助于减少献血反应。

5.医护人员服务态度欠佳

采血人员语言生硬,不热情,穿刺技术不够熟练,穿刺疼痛等刺激使献血者产生一定的情绪反应和生理变化。采血工作人员应注重语言行为艺术,怀着崇敬的心情接待献血者,态度友好,热情周到,最大限度地满足献血者的心理需求。

6.献血者体位因素

由于采血点空间小,献血者献血时多采取坐位,致使下肢肌肉及静脉张力降低,血液蓄积于下肢,回心血量减少,心排血量减少,收缩压下降影响脑部供血可引起献血反应;献血者献血后起站过急、过猛以及迅速转换体位,血液沉积于下肢,回心血量减少,血压下降从而造成脑供血不足也可导致献血反应。因此采血完毕,嘱咐献血者不要急于变换体位,在原位休息3～5分钟后再慢慢起来,以减少直立性低血压引起的献血反应。

(二)献血不良反应、并发症的处理

一旦发生献血不良反应,应立即中止献血,积极对症处理献血反应。献血不良反应发生的时间可以分为献血前、中、后;不良反应的症状按范围分为全身表现和局部表现;根据程度分为轻度、中度及重度。

1.轻度献血反应

主要症状为紧张焦虑、呼吸和心跳加快、面色苍白伴有轻度出汗、眩晕或连续的呵欠及恶心呕吐,此时献血者神志清楚。

处理:发生轻度反应,必须马上停止献血,使献血者平卧,抬高双腿、头低位以增加血液供应,给献血者一杯糖水让其在凉爽、空气清新的地方充分休息即可缓解症状。可用手指掐人中穴或合谷穴,必要时也可给吸入芳香氨醋,但要适度。

2.中度献血反应

除轻度症状外,尚有胸闷、恶心、呕吐、皮肤湿冷、心悸等。此时献血者脉搏减慢,浅表呼吸,出现短暂或长时间无知觉。

处理:发生中度反应,必须立即停止献血。让献血者抬高双腿,头低位,侧卧防止呕吐,保持室内空气凉爽、空气清新,清醒后给献血者喝些浓糖水,指导献血者进行慢而深的呼吸。定期观察献血者的表情和检测其脉搏和血压,全过程要有人陪同。若仍有呕吐,可用些镇静药或针灸治疗。

3.重度献血反应

有明显的脑缺血症状,晕厥、抽搐、失去知觉、持续性低血压、心动过缓等。晕厥较常见,较重者有意识丧失、抽搐及大小便失禁。

处理:发生晕厥应立即停止献血,使献血者平卧,抬高双脚,头低位,松开衣领及腰带以保持呼吸畅通。将献血者移至空气凉爽、清新的环境中,与其他献血者隔离,防止影响其他献血者献血及意外事故的发生。经常测量献血者脉搏和血压,用手指掐人中穴或合谷穴,如抽搐超过5分钟,应做医疗急救,可给予低流量吸氧。备用急救药品,如1‰肾上腺素、葡萄糖注射液、地塞米松等进行对症处理。向症状解除后的献血者解释所发生的一切,消除献血者的疑虑,婉转地告诉献血者以后不要再献血。

4.局部不良反应

(1)血肿:由于穿刺时位置不佳,使穿刺部位肿胀、疼痛、血流不畅或拔针后未及时对穿刺部位有效止血。处理:采血中出现血肿应立即停止采血,拔出针头,用无菌棉球紧压穿刺点,将手臂抬高至心脏水平以上,持续15分钟以上减少血肿发生。采血后出现血肿应继续压迫采血部位10~15分钟以上;24小时内冷敷,用冷开水毛巾湿敷穿刺点周围肿胀处,每3~5分钟更换一次冷毛巾,共做30分钟;24小时后热敷,方法基本与冷敷相同,注意控制水温,防止烫伤。一般血肿后淤血在15天后基本吸收。

(2)感染:由于消毒不严格或化学物质等原因引起局部感染、蜂窝织炎、碘过敏等。早期可行热敷或根据各种不同病变采取相应处理。

(3)其他:血流不畅、误刺动脉、损伤神经等,这些情况极为罕见,但一旦发生应及时处理防止进一步的发展。

此外,还可能出现一些极为罕见的如心功能紊乱、惊厥、既往疾病的复发或加重等。还应注意短时间内反复多次献血可导致失血性贫血。采血时应安排有急救知识的医护人员在场。献血不良反应应记载在献血记录中,作为以后是否适宜再献血的参考。

献血不良反应影响大,关系到整个无偿献血事业顺利的发展。应加强医护人员的责任心,提高服务意识,确保献血者献血前接待亲切温馨,献血过程轻松愉快,献血结果健康安全。尽可能有效防止献血反应的发生,有利于保护献血者的健康,还有利于组织发动更多的无偿献血者,从而更好地促进无偿献血工作蓬勃、健康、持续地发展。

(高 磊)

第二节 血液及血液成分的制备和保存

血液是一种流体组织,由血浆和血细胞组成,在人体内不断循环流动。正常人血液约占体重的7%~8%,相对密度(俗称:比重)1.050~1.060,pH7.35~7.45。血浆是血液中的液体成分,包括水、电解质、血浆蛋白、凝血因子等。血细胞是血液的有形成分,如红细胞、白细胞和血小板。通过物理或化学方法可以把全血分离制备成高纯度、高活性的单一成分,以便临床合理输血治疗,有效达到治疗或缓解疾病的目的。成分输血的开展能最大限度地实现一血多用、节约血液资源,同时也可提升医疗供血、用血单位的输血技术水平。

一、全血的采集和保存

(一)全血的采集

全血是指采用特定的方法将符合要求的献血者体内一定量外周静脉血采集至塑料袋内,与一定量的保养液混合而成的血液制剂。

全血理论上讲含有血液的全部成分,包括血细胞及血浆成分。但基于所用的保养液,将致血液中某些成分丢失,但增加了保养液的成分;血液离开人体,其成分将随时间、保存条件及血液保护剂的不同而发生变化;同时全血的成分含量还受献血者个体差异的影响。全血的贮存时间长短主要取决于保养液和保存条件。随着贮存时间的延长,全血中的有效成分(红细胞、白细胞、血小板、凝血因子等)会逐渐减少或失活,相关成分功能(如 2,3-DPG、ATP、红细胞变异能力、携氧能力等)逐渐降低甚至丧失;而一些有害成分(氨、游离血红蛋白、血钾、细胞碎片、泛素等)又会逐渐增加。

全血可按容量(mL)或单位进行计量,国外常将 450mL 全血计量为 1 单位;我国将 200mL 全血计量为 1 单位,即 1 单位全血为 200mL 全血。

全血可直接应用于临床输注,同时又可以作为血液成分制备的原料。全血的采集质量直接影响着全血本身和后续所制备的相关血液成分的质量。

全血采集多在血站(血液中心、中心血站)内进行,随着无偿献血工作的推广和方便献血者献血需要,现在采血(献血)场所是多元化的,目前,将献血场所分为三类:固定献血场所(设置血站内、血站外的固定献血室)、临时献血场所(在机关、厂矿企业、社区、学校、医院等单位临时设置的献血场所)和献血车(流动采血车、流动献血屋)。所有的采血场所均应符合国家相关要求,一般应包括献血登记、血源管理、等候区、体检室、采血室、休息室、抢救室、检验室等,各区域应相对独立,人流、物流、信息流流向合理,具体按《献血场所配置要求》(WS/T401-2012)执行。

我国已全面使用一次性密闭式无菌塑料血袋采集系统,采用开放式采血方式。此方式有助于提高采血效率和加强采血者与献血者的交流以减少献血不良反应的发生。

1.献血(采血)场所配置

献血场所的人员、设施、设备和器具、关键物料的配备按有关规定执行,所有物品、器材均应达到使用要求,按相关要求进行场所、物品消毒。

2.采血人员准备

采血人员调整好心理与情绪,进入献血者服务工作状态,情绪稳定,工作热情,说话和气,态度和蔼,耐心细致周到。熟悉采血技术操作规程,尤其应注意关键控制点和近期变更的操作步骤。采血人员着工作制服,不佩戴戒指、手镯(链)等饰物。采血人员保持手卫生,具体操作按照《医务人员手卫生规范》(WS/T313-2009)的规定执行。

3.采血器材准备

(1)采血器材清单:建立采血器材卡片,列出采血所需的全部器材。采血人员按卡片准备和核查采血器材的种类和数量。采血器材的数量与预计采血量相适宜。一次性使用物品在有效期内且包装完好。采血器材准备工作应有专人复核。

(2)血袋质量检查:①无破损、无渗漏,无污染,抗凝剂和保养液无变色;②处于有效期内;③宜采用具有留样袋的血袋。

(3)标本管准备:①带有分离胶用于检测病毒核酸的标本管;②用于酶联免疫吸附法(ELISA)、丙氨酸转氨酶(ALT)和血型检测的标本管。

(4)皮肤消毒剂:一般选用含碘消毒剂,对碘过敏者可选用其他消毒剂;所用消毒剂应当符合相应的国家标准要求;处于有效期内。

(5)采血仪(秤):开启并检查采血仪(秤),检查证实处于正常状态。

(6)热合机:开启并检查热合机,证实处于正常状态。

(7)健康征询物料:体重磅秤、血压计、听诊器、献血者健康情况征询表、献血宣传资料等。

(8)快速检测设备、试剂与物料:ALT快速检测仪、ALT快速检测条、硫酸铜溶液(或血红蛋白快速检测仪)、乙型肝炎表面抗原(HBsAg)快速检测条、ABO血型试剂与反应板、扎指针等。

(9)其他器材:各种标签、电脑、扫描枪、血液保存冰箱(运输箱)、洗手液、各种记录表格、纪念品、献血证、抢救器材与药品等。

4.献血者准备

应加强宣传无偿献血知识,特别是对献血者应注意精神和饮食的细心询问和观察,建议并要求献血者献血前一晚应有充足的睡眠,献血当日早餐应为清淡饮食、餐量与平时相同;献血前可适当或鼓励饮用糖水、温水或饮料。献血者应认真、如实填写"献血者健康情况征询表"中的相关内容,并签名。血站应为献血者提供私密性强的环境,切实做好献血者隐私保护、个人信息保密。

5.献血者健康征询

应严格认真核对献血者身份信息;问询献血者健康状况,进行必要的体格检查;询问献血者的既往献血经历、近日休息等情况,评估出现献血不良反应的可能性和不适合献血的情况,解答献血者提问。

6.献血者快速检测

对献血健康征询符合《献血者健康检查要求》(GB18467-2011)的献血者,再次核对献血者身份信息;选择献血者无名指进行皮肤消毒,应用扎指针扎刺,取血进行 ABO 血型、Hb、ALT、HBsAg 快速检测。

7.血液采集

在静脉穿刺前,应核对献血者身份。在血液采集过程中应当加强与献血者的沟通,尤其是进行每一项主要操作之前,应当与献血者沟通并取得配合。观察献血者面部表情和肢体语言,是否处于紧张、害怕甚至恐惧状态。如发现这些不利情况,则不急于采血,做好宽慰工作,待献血者解除思想顾虑,充分放松后开始采血。

应选择无损伤、炎症、皮疹、皮癣、瘢痕的皮肤区域为穿刺部位。选择上肢肘部清晰可见、粗大、充盈饱满、弹性好、较固定、不易滑动的静脉,通常选择的静脉主要有肘正中静脉、头静脉、前臂正中静脉、贵要静脉等;使用止血带可使静脉充盈,便于触及和穿刺。

用无菌棉拭蘸取适量使用皮肤消毒剂,以穿刺点为中心,自内向外螺旋式旋转涂拭,消毒面积不小于 6cm×8cm。消毒作用 1～3 分钟,消毒 2～3 遍。待消毒剂干后行静脉穿刺。

静脉穿刺成功后,如果使用的带留样袋的采血袋,松开留样袋夹子,使最先流出的血液流入留样袋,约 15～20mL,用作血液检测标本。夹闭留样袋夹子,松开阻塞件下端止流夹,使血液流入采血袋。如果使用不带留样袋的采血袋,松开夹子,使血液直接流入采血袋。

维持静脉穿刺点与血袋的落差,保持血流通畅。嘱献血者做握拳和松手动作,以促进静脉回流。血液开始流入采血袋后,即将其与抗凝剂轻匀混合。宜采用连续混合采血仪。应当对采血时间进行控制,一般情况下,采血 200mL 需要 3 分钟,采血 400mL 需要 6 分钟。200mL 全血采集时间＞5 分钟或 400mL 全血采集时间＞10 分钟,应给予特殊标识,所采集的全血不可用于制备血小板。200mL 全血采集时间＞7 分钟或 400mL 全血采集时间＞13 分钟,所采集的全血不可用于制备新鲜冰冻血浆。注意与献血者进行交流,观察献血者面容、表情,及时发现并处置献血反应。

采血结束和献血者休息与观察。采血量达到要求时,嘱献血者松拳,松开止血带,合闭止流夹,用创可贴/消毒棉球/纱布轻按静脉穿刺点,拔出针头后即加重按压,用弹力绷带包扎,松紧度适中。嘱献血者在献血者休息处用茶点,休息 10～15 分钟。如出现献血不良反应,按相应程序处理。

发给献血者无偿献血证和纪念品,表示感谢,鼓励定期献血。

8.留取标本与热合

检测结果用于判定血液能否放行的标本只能在献血时同步留取,不得在献血者健康检查时提前留取。将标本管内促凝剂或抗凝剂与血液充分混匀。

血袋及血液标本标识,一次只能对来源于同一献血者的一份血袋、标本管和献血记录进行标识。经核对后,将唯一性条形码标识牢固粘贴在采血袋、标本管、转移袋、血袋导管、献血记录单上。

在标本管与留样针/静脉穿刺针分离前开始标识,对采血袋和标本管的标识应当首先连续完成,不应中断。宜在标本管与留样针/静脉穿刺针分离前核查采血袋、血液标本、献血登记表,所标识的献血条形码应一致。宜采用计算机程序进行核查。

分段热合血袋导管,以供交叉配血、血型复查和血液标本保存使用。血袋应保留注满全血的导管至少 35cm。

(二)全血的保存

采集后的血液应按照要求进行暂存。全血采集后应尽快在合适的温度下保存。

全血保存时间的长短主要取决于保养液。全血保存液由保存 24 小时逐渐发展至现在可以保存 35 天,所用的抗凝剂主要有以下几种:

(1)柠檬酸钠溶液,1914 年首先发现柠檬酸钠与血液中的钙作用可形成可溶性的螯合物;研发出第一个血液保存液,它由柠檬酸盐与葡萄糖组成;1918 年发现冷藏可以延长血液保存时间,开始用柠檬酸钠作为血液抗凝剂保存血液,实现了间接输血法的诞生,这是输血发展历史上的一大进步。单纯柠檬酸钠由于不含葡萄糖,保存期仅为 5 天。

(2)柠檬酸-柠檬酸钠-葡萄糖保存液(ACD),从 1943 年第二次世界大战中开始使用该抗凝剂,在柠檬酸钠-葡萄糖保存液中加入柠檬酸。葡萄糖是正常红细胞酵解过程中的必需底物,其主要功能是氧化供能,延长红细胞的保存期,保存期可延长至21天。柠檬酸还可延缓保存中红细胞脆性的增加。

(3)柠檬酸-柠檬酸钠-磷酸二氢钠-葡萄糖保存液(CPD),1957年有人在ACD保存液中加入磷酸盐,使其pH有所提高(5.63),成为CPD保存液(柠檬酸盐-磷酸盐-葡萄糖),由于加入磷酸盐后pH的提高,使2,3-DPG下降速度减慢,保存1周后2,3-DPG不变,保存2周后仅下降约20%。

(4)柠檬酸盐-磷酸盐-葡萄糖-腺嘌呤(CPD-A),该保存液是在CPD的基础上增加了腺嘌呤,可以促进ATP的生物合成,有利于红细胞活性的维持,大大延长血液保存期,从原来的21天延长到35天。还有对部分配方进行稍加修改的改良保存液。各种保存液的有效期均是指红细胞在保存期其输入到人体24小时后红细胞仍有70%以上存活率所对应的时间。常见的各种血液保存液配方及保存时间见表1-2-1。

表 1-2-1　血液保存液配方(g/L)及保存时间

保存液	柠檬酸钠 $C_6H_5O_7Na_3 \cdot 2H_2O$	柠檬酸 $C_6H_5O_7 \cdot H_2O$	无水葡萄糖	磷酸二氢钠	腺嘌呤	比率(保养液 mL/血 mL)	保存天数
ACD-A	22.0	8.0	24.5	—		1.5：10	21
ACD-B	13.2	4.8	14.7	—		2.5：10	21
CPD	26.3	3.27	25.5	2.22	—	1.4：10	21
CP2D	26.3	3.27	51.1	2.22	—	1.4：10	21
CPDA-1	26.3	3.27	31.8	2.22	0.275	1.4：10	35
CPDA-2	26.3	3.27	44.6	2.22	0.550	1.4：10	42

由于全血含一定量的抗凝剂(保养液),保存温度2~6℃仅是红细胞的最佳保存温度,在此条件下,血液中凝血因子、白细胞、血小板等有效成分会很快失活。白细胞寿命只有5天,其中粒细胞死亡最快,淋巴细胞最慢。血小板在24小时内至少有50%丧失功能,48小时更为显著,72小时后其形态虽然正常,但已失去止血功能。全血保存在4℃超过24小时后仅含有少量的有功能活性的血小板和稳定的凝血因子(FⅡ、FⅦ、FⅨ、FⅩ)及纤维蛋白原。热不稳定性凝血因子FⅤ和FⅧ随时间延长而逐渐降低,FⅧ(抗血友病因子)保存24小时后活性丧失可达50%,FⅤ保存3~5天也丧失活性可达50%。全血保存至21天时FⅤ的含量降低到正常水平的30%,而FⅧ降低到仅15%~20%水平。所以,4℃保存5天的全血,基本成分是红细胞、血浆蛋白和稳定的凝血因子。随着保存时间的延长,各种血液成分的生理生化指标会发生改变,即所谓的贮存损伤。一般情况下这些贮存损伤引起的变化对受血者不会带来明显的临床影响,但应用于幼儿和新生儿受血者需特别注意。

全血保存时,其中各种成分的变化说明“全血不全”,即全血中各种成分包括红细胞在内的各种成分的生物活性、生理功能随保存时间的延长,均有不同程度地衰减,起不到它们在循环中的生理作用。因此,国内外均把全血作为制备血液成分的原料,将全血及时分离制备成各种血液成分。

二、红细胞的制备和保存

血液成分制备的原则是采用手工或血细胞分离机方法将全血中各种血液成分制备成体积小、浓度高、纯度好的统一规格的有效治疗成分。

无论是手工法还是血细胞分离机方法，血液成分制备的原理多利用离心、过滤、磁材料等物理的方法来分离，最常应用的是利用各种血液成分相对密度的差异，通过离心分层而得到浓度、纯度较高的单一成分。血液成分的相对密度分别是：血小板1.030～1.060，淋巴细胞1.050～1.078，粒细胞1.080～1.095，红细胞1.090～1.111，血浆1.025～1.030。采用全自动血细胞分离机单采某种血液成分可得到比手工法纯度更高、剂量更大的单一成分。

手工法制备血液细胞成分最常用的是使用多联塑料血袋和大容量低温离心机来完成的。

多联塑料采血袋是用于血液成分制备的原料全血采集的容器，也是各种血液成分制备的容器。它的使用经历了几十年的发展过程。常用的采血袋有二联袋、三联袋和四联袋等。

由于多联塑料采血袋在设计上做到了多个塑料单袋相连成密闭无菌系统，包括有采集全血的首袋、有添加液的子袋及1～2个空的卫星袋。在首袋使用的多是保养液，既能抗凝又有利于红细胞的保存。在成分分离制备过程中，大部分保养液随血浆分离而去，不利于红细胞的保存，为了克服这一问题，在采血多联袋中有一红细胞添加液联袋。制备血液成分时，将全血在采集到多联袋系统的首袋（含保养液的袋子）后，通过控制离心可将全血分成不同的层面：血浆在最上层，呈浅黄色；红细胞在最下层，呈红色；白细胞（含粒细胞、淋巴细胞等）为一灰白色的膜层（简称白膜层），悬浮在红细胞上层；在白膜层之上和血浆下层（下部分）为血小板层。基于不同的离心力，血小板分层可不同，同时不易观察，血小板常处在血浆层内。利用挤压的方法，将它们一一分到与首袋密闭相连的其他袋子中，再根据制备需要进一步离心制备得到较纯的单一成分。

血液成分制备时需要将多联袋装在设定的离心机中并在一定的条件下，进行离心，然后采用挤压等方法制备出各种血液成分。一般需采用大容量低温离心机，离心机半径、离心转速、离心时间、离心温度、离心加速强度及离心刹车强度等均影响血液成分的分离效果。

离心力（RCF）计算公式为：

$$RCF(\times g) = 28.38 \times R \times (rpm/1000)^2$$

RCF为相对离心力（×g）；R代表离心半径（英寸），1英寸＝2.54cm；rpm代表每分钟转速。

或根据以下简单公式：

$$RCF = 0.0000118 \times RN^2$$

RCF为相对离心力（×g）；R代表离心半径（cm）；N代表每分钟转速（rpm）。

血液成分手工制备和保存还需要其他设备，包括：速冻冰箱−50℃、−20℃以下低温冰箱、高频热合机、血小板保存箱（22±2）℃、冷沉淀融化箱、4℃恒温水浴制备冷沉淀装备、净化台（100级，开放采血袋使用，多联袋可不需要净化台）、分离支架或分浆夹或全自动成分分离器、托盘天平（精确度为1g）或自动电子平衡秤、电子秤及无菌接口机，以及各种塑料血袋和止血钳、离心用平衡物等。

血液成分手工制备一般应注意的事项为：

（1）收集已采全血的多联袋，在进行血液细胞成分制备前，应检查采血袋的热合部位是否漏血，各种标签是否齐全等。

（2）检查离心桶内壁是否光滑，有无遗留的硬物、尖锐物，如采血袋上封闭管路的硬塑卡子等。

（3）根据制备各种血液成分的要求，按不同规格型号的离心机，经实验摸索，设定不同转速、时间、温度进行离心。最高离心力不能超过 $5000 \times g$。

（4）将多联袋规整地放入离心桶（最好先将离心桶置于离心套杯中）内，用平衡物平衡血袋。将平衡后盛有血袋离心桶（杯）对称放入离心机内。必须将所有的平衡物和多联袋上的连接塑料管盘放入离心桶中，防止因塑料管路缠绕而造成的损坏。

（5）开动离心机前，如配有稳压器应先开稳压器，再开动离心机，提前使温度达到设定温度。根据不同的分离要求设定时间、转速、升降速率等。

（6）开动离心机后，注意转速变化，观察有无异常噪声、气味、振动等。在未达到预定转速之前不要离开离心机。待离心机停稳后，打开离心机盖和防护盖，轻轻取出离心桶（杯），注意机器停止转动之前不得打开离心机盖（现在绝大部分离心机均有自动防护锁）。

（7）血液经离心后轻轻取出，进行外观检查。观察离心后血袋、塑料管有无渗漏，离心桶中有无血痕，如有破损应查找渗漏点。凡当血袋破漏者，血液应报废处理，并对离心桶进行有效的消毒处理。

（8）应观察离心后各种血液成分的分层情况，若血液成分分层不清，血脂严重，以及血细胞比容太低等不合格者，应重新离心或不再用于成分制备。

（9）每天工作结束前必须擦拭离心机内部，晾干离心仓，并清洁整理台面、地面。

红细胞是血液的主要成分之一，占全血总量的 40% 以上。由于全血的缺点，绝大多数临床输血不再使用全血，临床输血以输注红细胞制剂为主，比例可达 98% 以上，而且多数使用已滤除白细胞的悬浮红细胞制剂。红细胞制剂常见有浓缩红细胞、悬浮红细胞、去白细胞红细胞、洗涤红细胞、冰冻红细胞、年轻红细胞、辐照红细胞等。国外近年来开展单采红细胞制剂（如在美国，可从一个献血者单采 2 单位红细胞或 1 单位红细胞和 1 单位血浆），我国部分单位有开展。

下面分别介绍常见的红细胞制剂的制备和保存等。

（一）浓缩红细胞

浓缩红细胞（CRBC）也称为压积红细胞或少浆全血，是将采集的全血中大部分血浆在全封闭的条件下分离后剩余的部分所制成的红细胞成分血。浓缩红细胞可以在全血有效保存期内任何时间分离出部分血浆制备而成。一般推荐用二联塑料采血袋采集的全血制备浓缩红细胞。

1.制备方法

（1）用二联袋（装有保养液的主袋和一空转移袋）采集 200mL 或 400mL 全血于主袋内。

（2）将二联袋在 $2 \sim 6$ ℃低温离心机内离心，离心力 $3400 \times g$，离心 8 分钟，沉淀红细胞。

(3)轻轻取出离心后的全血,在低温操作台上用分浆夹将大部分血浆分入空的转移袋内。

(4)用高频热合机切断塑料袋间的连接管,制备成浓缩红细胞制剂。

2.浓缩红细胞的保存

浓缩红细胞含有全血中全部红细胞、白细胞、大部分血小板和少量血浆,具有补充红细胞的作用。浓缩红细胞制剂的保存与全血相同,温度为2～6℃,保存期与全血相同。含ACD-B、CPD保养液的浓缩红细胞保存期为21天,含CPDA-1保养液的浓缩红细胞保存期为35天。

(二)悬浮红细胞

悬浮红细胞(SRBC)又称添加剂红细胞,将全血中的大部分(90%)血浆在全封闭的条件下分离后并向其中加入红细胞添加液制成的红细胞成分血。悬浮红细胞是目前国内临床应用最广泛的一种红细胞制剂,适用于大多数需要补充红细胞提高携氧能力的患者。一般采用三联袋方法制备悬浮红细胞。

1.制备方法

采集血液的容器为塑料袋,我国每次采血1U(200mL全血)、1.5U(300mL全血)或2U(400mL全血)。三联袋一般主袋内含有抗凝剂柠檬酸盐-葡萄糖(ACD)或柠檬酸盐-磷酸盐-葡萄糖(CPD),红细胞保存液袋和空袋。

将全血采集于三联袋的主袋内,在适宜条件下暂存和运输后送达成分血液制备间。制备时先将全血与抗凝剂充分混合后,在一定时间内(如需制备新鲜冰冻血浆,则应在6小时内)分离制备。具体方法为:

(1)用带有红细胞保存液(如MAP)的三联袋(或四联袋)采集全血。将装有全血的三联袋在大容量冷冻离心机内离心,温度2～6℃,离心力3400×g,离心时间为7分钟。

(2)轻轻取出离心后的血袋悬挂于分离支架上或放入压浆板内,折断管道内塑料卡子,将上层不含血细胞的血浆分入空的转移袋内,注意不能有红细胞混入,用塑料卡子将血浆袋封闭。

(3)将与红细胞保存液相连的管道上的塑料卡子折断(或打开),把末袋中的保存液加入主袋红细胞内,使红细胞与保存液充分混匀。

(4)用高频热合机切断塑料袋间的连接管,封闭红细胞悬液袋上的所有管道,制成悬浮红细胞。

2.保存

悬浮红细胞制剂是含有全血中全部的红细胞、一定量白细胞、血小板、极少量血浆和保存液的混悬液。红细胞添加液种类较多,如MAP(甘露醇,腺嘌呤-磷酸盐)、SAGM(生理盐水-腺嘌呤-葡萄糖-甘露醇)、CPDA-1、AS-1、AB-3、AS-5等。一般保存在(4±2)℃,含CPDA-1、MAP、SAGM保养液的红细胞保存期为35天;含AS-1、AS-3、AS-5保养液的红细胞为42天。

(三)去白细胞红细胞

去白细胞红细胞分为两种,浓缩去白细胞红细胞和悬浮去白细胞红细胞。浓缩去白细胞红细胞(CLRBC)与悬浮去白细胞红细胞(SLRBC)的制备有两种方法:方法一是对采集的全血进行过滤,后再按浓缩红细胞、悬浮红细胞制备方法制备的;方法二是对浓缩红细胞、悬浮红细胞进行过滤所得。大多数患者因输血、妊娠、移植等,体内产生白细胞抗体,这些抗体大部分属于人类白细胞抗原(HLA)系统的同种抗体,当再次输入全血或其他含有白细胞的血液成分时,极有可能产生免疫性发热输血反应。有反复输血史和妊娠史的患者,再次输血时,有的会出现严重的发热性非溶血性输血反应(FNHTR)。各种血液成分中均含有的一定数量的白细胞,因此,去除全血或成分血制剂中的白细胞可减少发生输血不良反应的风险。一般认为去除后的白细胞低于每袋 $5×10^8$,可避免因白细胞抗体所致的 FNHTR,白细胞降至每袋 $5×10^6$ 可以预防 HLA 抗体所致的同种免疫和与白细胞携带病毒有关疾病的传播。

1.制备方法

去除白细胞的方法很多,其效果依据方法不同而异,过滤法因滤除效果好,简单易行,适宜规模化开展,在血液成分分离制备中得到广泛采用。

血液过滤器有近几十年的发展历史,经历了三代的发展。滤器按其使用分两种:一种可供血站使用;另一种供医院患者床边使用。前者为在线式白细胞过滤系统,在采集全血后即可对其过滤处理,减少了因保存过程中白细胞破坏以及炎症因子产生、释放所带来的输血不良反应发生的风险。后者因过滤时间的关系,其效果仍存在缺陷,一般不建议在医院进行操作。白细胞滤器的操作步骤按生产厂家的要求和使用说明进行,将全血或悬浮、浓缩红细胞经去白细胞滤器过滤即制成相应的去白细胞全血和去白细胞红细胞制剂。

现以血站型白细胞过滤器为例介绍过滤器的使用步骤(实际操作时应严格按照生产厂家的操作说明书进行,并注意使用时间和温度)。

(1)使用含白细胞滤器的采血多联袋采集全血。

(2)打开去白细胞滤器前血袋导管夹,悬挂全血袋,血液的在自身重力作用下,以(5~50)mL/min流速自动流入白细胞过滤器下端血袋中。

(3)血液过滤完后,关上血袋夹。

(4)打开旁路夹和血袋夹,将下端血袋中的空气排出。

(5)用高频热合机在滤器下方热合血袋导管并离断。

2.保存

目前,采用过滤法的白细胞滤器多为第三代产品,减除白细胞可达99%,一般可使白细胞降低至每袋 $1.0×10^6$~$1.0×10^5$,红细胞回收率大于90%,血小板回收率大于85%。

悬浮去白细胞的红细胞制剂应保存在 2~6℃,含 CPDA-1、MAP、SAGM 保养液的红细胞保存期为 35 天;含 AS-1、AS-3、AS-5 保养液的红细胞为 42 天。

浓缩去白细胞红细胞制剂应保存在 2~6℃,含 ACD-B、CPD 保养液的红细胞保存期为 21 天,含 CPDA-1 保养液的红细胞保存期为 35 天。

(四)洗涤红细胞

洗涤红细胞(WRBC)是在无菌条件下,将保存期内浓缩红细胞或悬浮红细胞等制剂用生理盐水洗涤,去除绝大部分非红细胞成分,并将红细胞悬浮在生理盐水中即为洗涤红细胞。一般用生理盐水反复洗涤,可以降低白细胞和血小板,去除血浆蛋白的良好方法。制备洗涤红细胞时的血浆清除率应≥98%,白细胞清除率应≥80%,红细胞回收率应≥70%。

1.制备方法

(1)封闭盐水联袋式洗涤法(手工法):用三联生理盐水袋或四联生理盐水袋洗涤红细胞

时,使用无菌接口机连接红细胞袋和生理盐水袋。

四联袋洗涤红细胞:四联袋为 4 个容积为 300mL(或 350mL)的单袋,用塑料管道相连的密闭系统。每袋内装有 100～150mL 注射用生理盐水,各袋之间用导管夹夹住,彼此不相通。

①将连接管与红细胞袋相连,使首袋内的盐水缓慢流入红细胞袋内,边加盐水边混匀,后将中间塑料管用导管夹夹住。

②将 5 个袋子按要求放入离心机内离心。

③离心后将血袋轻轻取出,悬挂于支架上或放入分浆夹中,把上清液和白膜层分入转移袋中(废液袋),热合并切断相连接的导管,弃去废液袋。

④依次反复洗涤红细胞至少 3 次。

⑤最后一次挤出上清液及残余白膜后注入生理盐水制成洗涤红细胞。

(2)机器洗涤法:自动细胞洗涤机所采用全封闭系统,具有安全性好,洗涤时间短、洗涤质量高等优点。选择适用于血细胞洗涤设备所规定的储存期以内的红细胞制剂,按照细胞洗涤设备操作说明书进行洗涤制备。

2.保存

手工洗涤红细胞可以去除红细胞制剂中 80%～90% 的白细胞和 99% 以上的血浆蛋白;使用机器洗涤后的红细胞制剂中,白细胞可减至 $5\times10^9/L$ 以下,几乎不含有任何血浆蛋白。

由于洗涤方法和条件不同,对洗涤红细胞的保存也不相同。国内规定,洗涤红细胞制剂的保存温度为 4～6℃,自制备好后尽早输注,最好在 6 小时内输用,一般不超过 24 小时。

(五)冰冻红细胞

冰冻红细胞(FRBC)又称为冰冻解冻去甘油红细胞(FTDRBC),是采用甘油作为冰冻保护剂深低温保存,根据需要再进行解冻、洗涤去甘油处理的红细胞制剂。冰冻红细胞是长期保存红细胞的一种理想方法。

1.制备方法

目前,常用的主要有两种方法:高浓度甘油慢冻法和低浓度甘油超速冷冻法。两种方法都是以浓缩红细胞为材料。

(1)高浓度甘油慢冻法:甘油的最终浓度 40%,红细胞冰冻及保存温度为 -70～-86℃。因输注前洗脱甘油的方法不同,可分为盐水洗涤法和糖浆洗涤法。

①盐水洗涤法:

a.甘油化:按全血采集方法采集全血 200mL,按浓缩红细胞的制备方法制备浓缩红细胞 100mL,并在无菌条件下,将其转移至专用的三联袋,先按 10mL/min 的速度加入复方甘油溶液 100mL,后再按 20mL/min 加入复方甘油溶液 60mL,整个过程中一定要加甘油充分振荡混匀,甘油加入好后在室温中静置平衡 30 分钟,后置于 -80℃ 深低温冰箱冻存。

b.解冻:冰冻红细胞解冻器具:40℃ 水浴箱、无菌空袋、9% NaCl 1 袋、706 代血浆 1 瓶、生理盐水 2～3 袋、分浆夹、不锈钢支架、挂钩、无菌接口机。

于输注前将贮存的冰冻红细胞从深低温冰箱取出,放入 37～40℃ 恒温水浴中缓慢摇动,融化到全部解冻。

c.按 $1740\times g$,4℃ 离心已融解的冰冻红细胞 12 分钟,挤出上清液。

d.洗涤脱甘油:先加9%NaCl 80mL,速度10mL/min,同时振摇,加完后平衡5分钟,以同前速度再加706代血浆100mL,4℃,1740×g离心7分钟,去上清液;加入706代血浆100mL,再加0.9%NaCl 150～200mL,3400×g离心9分钟,去上清液;加入0.9%NaCl 150～200mL混匀红细胞,3400×g离心9分钟去上清液;最后快速加入0.9%NaCl 100mL混匀制成红细胞悬液供临床输注。同时留供配血用的标本约3mL。

②糖液洗涤法:又名团聚法,原理为存在于血浆中的γ-球蛋白与红细胞膜上的脂蛋白在pH 5.2～6.1时量可逆性结合,当加入非电解质的蔗糖时,如果糖、葡萄糖、蔗糖等由于离子强度减小,离子间引力减小,与脂蛋白结合的球蛋白之间又可结合,使红细胞聚集成团块。当加入电解质如生理盐水等时,离子间引力增加,可使球蛋白之间的结合断开或当升高pH,也可使γ-球蛋白与红细胞膜上的脂蛋白之间的结合断开,所以红细胞又呈悬浮状态。

a.甘油化:向200mL全血分离后余下的100～120mL红细胞中缓慢加入等容积的甘油化试剂,大约10分钟,并不断摇荡混匀,室温静置平衡30分钟后放入−80℃低温冰箱保存。

b.解冻:同盐水洗涤法。

c.洗涤脱甘油:边搅拌边加入与甘油化红细胞等体积的50%的葡萄糖,再加入蔗糖溶液,等待红细胞聚集沉淀后去除上清液。再用10%蔗糖溶液500mL反复洗涤2次,除上清液。加入生理盐水混匀,离心去除上清液,再加入生理盐水100mL制成细胞悬液。

(2)低浓度甘油超速冷冻法:美国纽约血液中心首先建立。浓缩红细胞加入等体积28%甘油化溶液,快速1.5～2.0分钟冷冻并保存在−196℃液氮中。输注前从液氮中取出,立即在45℃水浴中振荡快速解冻,利用细胞分离机或标准离心机分次洗涤,加16%甘露醇生理盐水300～350mL离心去上清液,加0.9%NaCl或0.2%葡萄糖的生理盐水1000～2000mL离心去上清液。加等体积的0.9%NaCl或0.2%葡萄糖的生理盐水悬浮。

2.保存

冰冻红细胞最大优点是可以长期保存,高浓度甘油冷冻的红细胞可以保存3年;低浓度甘油超速冷冻的红细胞可以保存10年以上。高浓度甘油冷冻的红细胞在−80℃保存,超低温冰箱即可保存,广为人们所接受。

一般冰冻红细胞洗涤后在2～6℃保存,24小时内输注。

(六)年轻红细胞

年轻红细胞(YRBC)是一种具有较多的网织红细胞、酶活性相对较高、平均细胞年龄较小的红细胞成分。年轻红细胞的存活期明显长于成熟红细胞,半存活期为44.9天,而成熟红细胞仅为29天。因年轻红细胞,输入患者体内可相对延长存活期,所以对长期依赖输血的贫血患者、重型珠蛋白生成障碍性贫血患者疗效较好。国外大多采用血液细胞分离机制备。

1.制备方法

(1)离心、特制挤压板法:采集全血400mL于三联袋主袋内,离心力可选择1670×g、1960×g、2280×g分别离心5分钟。将离心后的主袋放入特制挤压板上,先分出上层血浆(含血小板、白细胞),再分离红细胞袋上层约100g的红细胞至收集袋,即可获得2U年轻红细胞。

(2)离心分离钳法:采集全血400mL,4℃ 2900×g离心10分钟,去除上层200mL血浆,其余部分血浆与红细胞充分混匀,移入无菌空袋,置于离心桶内以4℃ 3500×g离心30分钟。

用分离钳将红细胞上层 45％和底部 55％分开,将上部的红细胞与白膜层和部分血浆混匀,移入另一无菌空袋即为 2U 年轻红细胞,余下为年老红细胞 1 单位;将 100mL 保存液分别移入年轻红细胞和年老红细胞各 50mL。

(3)血细胞分离机法:用 Aminco 和 IBM2997 型连续流动血细胞分离机制备,把浓缩红细胞引入分离机的加工袋中,生理盐水洗涤 2 次,再收集最先流出的红细胞,收集量为原来的一半,即为年轻红细胞。

(4)血细胞分离机采集法:应用血液细胞分离机的年轻红细胞采集程序,对献血者进行年轻红细胞采集。

2.保存

年轻红细胞制剂的保存与全血相同,温度为 2~6℃。含 ACD-B、CPD 保养液的年轻红细胞保存期为 21 天,含 CPDA-1 保养液的年轻红细胞保存期为 35 天。

(七)辐照红细胞

辐照红细胞(IRBC)是用射线照射灭活活性淋巴细胞的红细胞制剂,用来预防 TA-GVHD 的发生。

血液成分制剂中能引发输血相关性移植物抗宿主病(TA-GVHD)的主要成分是白细胞群,特别是淋巴细胞群。绝大部分红细胞血液成分中都含有足够量的能使易感受血者发生 GVHD 的淋巴细胞。患者出现 GVHD 有 3 个先决条件:①受体与供体之间组织相容性不同;②移植物(所输注的血液成分)中存在免疫活性细胞;③宿主无法清除这些免疫活性细胞。

采用辐照血液的方法则可灭活血液制剂中的活性淋巴细胞,达到预防 TA-GVHD 的目的。常用 γ 射线辐照红细胞等血液成分。红细胞制剂经 γ 射线照射后,淋巴细胞则完全失去活性或死亡。辐照后的红细胞并没有放射活性,因此,对受体无任何放射损伤作用。国外应用 γ 射线照射血液日益增多,有的国家应用率已高达 95％。

1.辐照红细胞的制备

血液制剂的辐照剂量是以其对被照射物质的吸收剂量来计算,吸收剂量取决于照射量。血液制剂的最佳辐照剂量是完全消除供血者淋巴细胞的有丝分裂能力而不破坏其他血液细胞功能。

1993 年,美国 FDA 把照射中心的靶剂量定为 25Gy,其他部位的剂量不得低于 15Gy。欧洲学术委员会制定的照射剂量范围是 25~40Gy,英国规定的剂量范围是 25~50Gy。我国要求的照射剂量为 25~35Gy。

实际操作时应按照不同厂家提供辐照仪说明书要求进行。每次进行血液辐照处理时,应放置辐照剂量测试条,以观察辐照剂量是否达标,如剂量不达标,成分应按未辐照成分供临床使用,但保存期同经辐照的成分。

2.保存

美国 FDA 规定红细胞辐照后保存不超过 28 天,最好尽快输注,输后体内恢复率应＞75％;红细胞制剂保存的总时间不能超过未辐照的红细胞制剂保存时间。欧洲会议则推荐红细胞的辐照应在采血后 14 天内进行,并且辐照后红细胞的保存时间应在辐照后 14 天内。我国还未修订血液制剂制备与保存标准,可参照国外标准执行。通常情况下,血液辐照后宜尽快使用,不宜长时间贮存。

红细胞悬液经辐照后,对红细胞的功能有一定影响,随时间延长,红细胞2,3-DPG、ATP、pH的变化不大,但K^+含量在一周内迅速升高。

三、血小板的制备和保存

血小板是血液有形成分中相对密度最小的,密度约为1.040,用离心法可以从全血中分离血小板。目前,血小板制剂的制备方法有两种:一种是手工法,制备出的血小板为浓缩血小板制剂,并可进行多人份汇集保存和输注;另一种方法是用血细胞分离机从单一献血者体内进行直接采集,制备的血小板称为单采血小板,可从单一献血者采集1或2个成人治疗剂量的血小板。美国规定一个治疗剂量为$\geqslant 3.0 \times 10^{11}$。我国规定一个治疗单位(剂量)为$\geqslant 2.5 \times 10^{11}$。血小板均可进行进一步处理,以获得更为高质量和安全的血小板制剂,如去除白细胞、辐照等处理,可得到相应的血小板制剂。

(一)浓缩血小板

浓缩血小板(PC)制剂是将室温保存的多联袋内的全血,于采血后在一定时间内(通常6小时内)在20～24℃的全封闭条件下将血小板分离出来并悬浮在血浆内所制成的成分血,已有研究表明,全血采集后室温20～24℃放置后再制备血小板,可得到更高产率。制备浓缩血小板有三种模式:一种为富血小板血浆法(PRP),新鲜采集的全血于4～6小时内分离PRP,再进一步分离为PC。另一种为白膜法,从白膜中经第二次离心后提取血小板。美国多采用PRP法,欧洲则多用白膜法。在我国则两种方法均有采用。第三种方法为机分法,采集全血后,用专业血细胞分离器分离浓缩血小板。

1.浓缩血小板的制备

(1)白膜法:

①全血采集于四联袋内。

②将400mL全血放入离心机内,20～24℃ 3100×g离心10分钟。

③血液离心后,分出上层血浆,留下约20～30mL血浆,然后将剩余血浆连同白膜层及白膜层下1.5cm的红细胞(约60mL)挤入第3袋。

④热合封闭并切断连接主袋与第2袋之间的塑料管。

⑤将第3、4袋置20～24℃ 280×g离心6分钟。

⑥第3袋上层悬液挤入第4袋即为血小板浓缩液。

(2)PRP法:

①用三联袋或四联袋采集全血于主袋内。

②全血采集4～6小时内,20～24℃ 1100×g离心7分钟或700×g离心10分钟,使红细胞、白细胞基本下沉,大部分血小板因比重较轻而保留于血浆中为PRP层,约可获得全血中70%以上的血小板。

③将上层PRP分入转移空袋内。

④热合机热合切断主袋与末袋之间的连接塑料管。

⑤把装有 PRP 的次空袋协同另一转移袋重度离心,20～24℃ 3400×g 离心 10 分钟。

⑥分离上层少血小板血浆进入转移袋内。留下 40～60mL 血浆即为制备的浓缩血小板,约可获得全血中 60％以上的血小板。

⑦在 20～24℃ 静置 1～2 小时,使血小板自然解聚重新悬浮形成悬液,置 20～24℃血小板振荡器中保存。

(3)机分法:

①将全血采集于四联袋主袋内。

②将 400mL 全血放入离心机后,20～24℃ 2100×g 离心 14 分钟。

③开启血细胞分离机的电脑,启动分离血小板的程序,按仪器操作说明进行。

④分离结束后,设备自动热合,同时取下富有血小板层挤入 2 号转移袋进行第二次离心,20～24℃ 280×g 离心 10 分钟。

⑤将第二次离心后的血袋置于悬挂架上,进行分离,取下分离好的血小板,热合称重,一般约 80～90mL。

2.浓缩血小板的保存

PC 可在 20～24℃ 振荡条件下保存 1～5 天,保存天数依据所使用的血小板专用保存袋而定。

常采用多人份汇集浓缩血小板并进行白细胞过滤的方式,汇集后 PC 的保存期在美国规定为 4 小时,欧洲为 6 小时。我国虽未有明确规定,但汇集的多人份 PC 仍应尽早使用,保存不得超过 6 小时。

PC 的质量还与保存介质有一定关系,通常情况下,制备 PC 采用献血者本身血浆作为保存介质,国外开发出合成的无机盐溶液作为血小板添加液(PASs),一方面可以替代 PC 中 2/3 的血浆,减少输注血浆蛋白所导致的输血不良反应,延长血小板的保存时间,另一方面可为病毒灭活技术提供更好的处理平台。PASs 于 1980 年首先开发出来,随后逐渐进行改进。使用 PASs 对血小板保存质量和患者输注均有益。PASs 配方使用名称各异,有人建议进行统一命名。绝大多数 PASs 使用醋酸作为血小板的营养剂,血小板在保存期间氧化代谢过程中会产生碳酸氢盐,因此,醋酸可起到缓冲作用。有些 PASs 使用葡萄糖,则可能由于代谢过程产生乳酸对保存浓缩血小板的 pH 维持起到不利影响。还有些配方加入其他缓冲物质,如磷酸盐,维持中性 pH 的作用。研究发现,镁和钾离子对血小板活化起抑制作用。相对于血浆介质,缺少镁和钾离子的 PASs 对 PC 的保存时间明显缩短,加入这两种离子后,浓缩血小板的保存时间与血浆介质相似或甚至更长。Thrombosol(TS)是一种抑制血小板活化的第二信使调节剂混合物,包含阿米洛利、硝普钠和腺苷,可以延长血小板保存期。目前,采用 PASs 可以替代 70％的血浆,进一步的研究需寻找更好的配方、减少血浆比例,有利于病原体灭活,延长保存时间,同时还需进行大量的临床应用评估。国外已有商品化的手工血小板制备耗材,包括进行白细胞去除和核黄素/光化学法病毒灭活处理,使临床血小板制剂的使用更为安全、有效。国内还未有成功上市的 PASs 及其病毒灭活处理系统。

血小板的保存方式还有 4℃ 低温保存和冰冻保存等,但这些方式迄今还未正式得到我国卫生行政部门的批准,应用有限。

(二)单采血小板

使用血细胞分离机采集献血者的血小板所制成的血小板制剂,称之为单采血小板制剂。由于单采血小板是从单一个体用全自动血细胞分离机采集而来,通常又称为机采血小板。单采血小板制剂具有纯度高、质量好等优点,可以从单个献血者体内采集1个或2个成人治疗剂量的血小板($\geqslant 2.5 \times 10^{11}$血小板),且白细胞残留量低。

1.单采血小板对献血者的要求

献血者除符合捐献全血的健康要求外,还需符合以下要求:

(1)采前血小板计数在$(150 \sim 450) \times 10^9$/L,血细胞比容$>0.36$。血小板计数达到$\geqslant 250 \times 10^9$/L时,体重$>60$kg,可以进行采集2个血小板治疗剂量($\geqslant 5.0 \times 10^{11}$血小板)。单采血小板后,献血者的血小板仍应$\geqslant 100 \times 10^9$/L。

(2)单采血小板采集过程需要持续$1 \sim 1.5$小时,要求献血者静脉必须充盈良好。

(3)献血前1天最好多饮水,当日必须吃早餐,宜清淡饮食,如稀饭、馒头。

(4)要求献血者在献血前1周不得服用阿司匹林、吲哚美辛(消炎痛)、保泰松、布洛芬、维生素E、双嘧达莫(潘生丁)、氨茶碱、青霉素及抗过敏类药物。

(5)单采血小板献血间隔时间为不少于2周,一年不超过24次,因特殊配型需要,经医生批准,最短间隔时间不少于1周;单采血小板后与全血献血间隔时间不少于4周;全血献血后与单采血小板献血间隔不少于3个月。

2.采集血小板

血细胞分离机通常分为两类:连续性单采和非连续性单采。连续性血细胞分离机以美国汾沃为代表的CS3000Plus、Amicus、Cobe公司的Spectra、Trama和费森尤斯的Com.tec等,用机器采集出献血者血液,通过离心分离出需要的成分,并将不需要的部分回输给献血者,整个过程连续不断进行,机器与献血者之间有两条管道相通,一根为采血管路,另一根为血液回输管路。非连续性血细胞分离机以美国血液技术公司的MCS和PCSPlus等为代表,用机器先采集出全血后,通过离心分离出需要的血液成分,再将不需要的成分回输给献血者。机器上只需要一根管道与献血者相连,既用于血液采集,又用于血液回输。不同型号的血细胞分离机,具有不同的操作程序,具体应根据仪器厂商的操作说明进行,严格执行各型血细胞分离机的使用规程,选择血小板采集程序并设定相应的参数。采集完成后,取出产品轻轻摇动$3 \sim 5$分钟,静置1小时使血小板解聚并混匀,贴好标签,放入血小板保存箱保存。美国规定1个治疗剂量的单采血小板计数应$\geqslant 3.0 \times 10^{11}$。我国规定单采血小板计数应达到$\geqslant 2.5 \times 10^{11}$/袋,白细胞混入量$\leqslant 5.0 \times 10^5$/袋,红细胞混入量$\leqslant 8.0 \times 10^9$/袋。

3.单采血小板的保存

保养液为ACD-A及经开放和(或)采用普通血袋的单采血小板($125 \sim 200$mL)保存期为24小时;未经开放处理并采用血小板专用保存袋的单采血小板($250 \sim 500$mL)保存期可达$5 \sim 7$天。

血小板的保存方式还有4℃低温保存、血小板添加剂和冰冻保存等,但这些方式国内还未得到许可应用,国外有许可应用的。

（三）辐照血小板

辐照对血液成分有一定影响。血小板辐照处理采用的辐照剂量与辐照红细胞一致。无论是手工分离制备的浓缩血小板制剂，还是单采血小板制剂，经辐照后，血小板计数、pH、聚集功能、ATP释放功能、低渗休克反应等指标均无显著差异，IL-1β、IL-6、IL-8和TNF-α等细胞因子水平会降低。辐照对血小板功能的影响很小，允许血小板可在有效保存期内任何时间以25～35Gy以下剂量辐照。血小板辐照后宜尽快使用。

四、血浆的制备和保存

血浆是指抗凝全血经离心去除细胞有形成分后的淡黄色液体，含有水、电解质、激素、蛋白质、凝血因子等。临床所用的血浆可由单采或经全血制备其他成分如RBC和PC时分离出来。目前，国内常用的血浆制剂，根据制备方法、来源、凝血因子含量等的不同分为两类：新鲜冰冻血浆和普通冰冻血浆，进一步处理加工后，可制备成病毒灭活血浆、去冷沉淀凝血因子血浆等。

（一）血浆制剂的制备

1.新鲜冰冻血浆制备

在全血采集后6小时内，在全封闭的条件下，将分离出的新鲜液体血浆经速冻后并保存于-20℃以下冰箱即为新鲜冰冻血浆，有效期为1年。可用二联袋、三联袋和四联袋来制备。

（1）二联袋制备浓缩红细胞时：将全血在2～6℃经第1次以5000×g、强离心7分钟，用分浆夹或全自动血液成分分离器将血浆分入空的转移袋，热合连接管，将血浆立即放入-50℃速冷箱或血浆快速冷冻机内快速冷冻血浆，再把血浆放入-20℃冰箱冷贮。

（2）三联袋制备悬浮红细胞时：将全血在2～6℃经第1次强离心将血浆分入第2袋；将第3袋红细胞保养液加入第1袋；血浆再经第2次强离心，上清血浆分入第3袋中，立即速冻并冷贮存。

（3）三联袋制备红细胞、浓缩血小板时：将全血经第1次以1220×g、轻离心5分钟，制备富含血小板血浆（PRP）和浓缩红细胞；热合连接管分开红细胞袋后，再次将PRP袋经强离心，制备血小板浓缩液和乏血小板血浆（PPP）；血浆立即速冻并冷贮存。

（4）四联袋制备红细胞、浓缩血小板和白细胞时：将全血经第1次强离心将血浆分入第2袋；将含有一定量血浆及白膜层分入第3袋；将第4袋红细胞保养液加入第1袋；第3袋及另一空袋再次轻离心，制成浓缩血小板；血浆立即速冻并冷贮存。

2.普通冰冻血浆制备

（1）新鲜冷冻血浆保存1年以后，由于凝血因子活性的降低，可改为普通冰冻血浆。

（2）制备冷沉淀后所得的血浆在-20℃以下冰箱冰冻并保存，在我国也称为普通冰冻血浆，但实际上这种类型的血浆所含凝血因子很少，使用时应注意相对应的临床适应证。

（3）全血采集后无法在6小时内进行新鲜冰冻血浆制备时，按照新鲜冰冻血浆的制备方法进行血浆制备，此血浆在-20℃以下冰箱冰冻并保存，本法所制备的血浆称为普通冰冻血浆。

3.单采血浆制备

利用血细胞分离机采集血浆,已成为血浆来源的一条重要途径。采集原理和方法与单采血小板相类似。单采血浆在 6 小时内速冻并冷贮存,制成新鲜冰冻血浆。采集方法按血细胞分离机的操作手册进行。

4.病毒灭活血浆制备

对血浆采用病毒灭活处理的目的是为了杀灭血浆中可能含有的病毒,提高血浆输注的安全性。目前,血液病原体灭活是输血领域的研究热点,但国内得到批准使用的血浆病毒灭活方法和材料批准并不多,国内广泛使用的仅有亚甲蓝光化学法血浆病毒灭活技术。国内外血浆病毒灭活的方法是成熟的,但其他血液成分(主要是血液细胞成分)病毒灭活的方法仍处在研发阶段。

亚甲蓝(MB)是一种光敏剂,可以与病毒的核酸以及病毒的脂质包膜相结合,在高强度可见光的作用下发生光化学反应,使病毒核酸(DNA 或 RNA)断裂、包膜破损,从而达到病毒灭活效果。MB 法存在不足,只能灭活包膜病毒,如 HBV、HCV、HIV 等,而对非包膜病毒如HAV、B19 病毒等无效;且目前仅采用单一血袋进行处理,程序较烦冗。光照处理后的血浆经病毒灭活装置配套用输血过滤器过滤可除去残留的亚甲蓝,且可以同时去除血浆中残留的白细胞,因此,病毒灭活血浆在进行病毒灭活的同时,还滤除了白细胞。

普通冰冻血浆、新鲜冰冻血浆在低于 37℃进行融化成液体血浆,液体血浆可以直接使用,按无菌要求将病毒灭活器与血浆袋连接,倒置悬挂血浆袋,打开管路夹,使血浆流过亚甲蓝片(亚甲蓝添加元件),夹住下端管路夹,作用 5 分钟,打开下端管路夹,使血浆全部流入处理袋,热合并去除原血浆袋,将含有亚甲蓝的血浆袋置于病毒灭活处理仪中,按病毒灭活处理仪的操作手册启动光源,进行光照处理,达到处理时间后,关闭光源,取出血浆袋并倒置悬挂,打开过滤器的管路夹,去除光照后的亚甲蓝,血浆全部过滤后,关闭管路夹,在离血浆袋 10cm 处热合管路并离断,将经病毒灭活处理的血浆快速冷冻,在－20℃以下冰箱冰冻并保存,保存期 1 年。

(二)血浆制剂的保存

新鲜液体血浆和新鲜冷冻血浆含有全部凝血因子,包括不稳定的 V 因子和 VIII 因子。国内一般不将新鲜液体血浆直接提供临床使用,而是将新鲜液体血浆速冻保存作为新鲜冰冻血浆。新鲜冰冻血浆于－20℃以下冰箱保存可达 1 年,其后可转为普通冰冻血浆,可再保存 3 年(自采血时起共 4 年保存期)。病毒灭活血浆的保存期与普通冰冻血浆相同。冰冻血浆应轻拿轻放,可放入塑料袋并用纸盒包装后保存。

各类冰冻血浆使用前于 37℃水浴(湿式法或干式法)中迅速融化,防止纤维蛋白析出。融化后的血浆应立即经输血滤网过滤输注。融化后的血浆不应再冰冻保存。普通液体血浆因制备处于非封闭状态,在 2～6℃冷藏箱内可暂存,24 小时内必须输用。

五、冷沉淀的制备和保存

冷沉淀凝血因子以往简称冷沉淀,是新鲜血浆快速冰冻并置－80℃冻存 2 周后在 1～5℃条件下不溶解的白色沉淀物,其被加热至 37℃时呈溶解的液态。它是由美国科学家在 1964—

1965年期间发现的,主要含有Ⅷ因子、纤维蛋白原、vonWillebrand因子(vWF)以及纤连蛋白(FN)等组分。

(一)冷沉淀的制备方法

1.Pool方法

将新鲜液体血浆快速冰冻后置−80℃冻存,冰冻保存2周后,取出,置于4℃冰箱或恒温冷室过夜,血浆融化后,经离心血浆袋底部不融化白色胶状物,即为冷沉淀。

2.水溶融化法

(1)将新鲜液体血浆快速冰冻后置−80℃冻存,冰冻保存2周后,取出,置室温5分钟,待双联袋间连接的塑料管变软后,用金属棒把原料浆袋上端小孔串联在一起,10袋(或20袋)为一组,悬吊在水浴槽的摇摆架上(空袋用金属钩,悬挂在水浴槽的上方)。向水浴槽加入自来水和相应量的温水或冰块调至16℃。当加入血浆袋后,启动摇摆装置,使血浆袋在水浴中摇摆30分钟后温度调至4℃。若发现温度降至3℃以下,加适量温水,使其维持在4℃。当血浆袋内血浆全部融化时(约60～90min/200mL),加足够量的冰块,使水浴温度降至0～2℃。

(2)融化后的血浆袋于2℃,2500×g离心15分钟,使冷沉淀下沉于塑料袋底部。

(3)离心后立即将上层血浆(去冷沉淀凝血因子血浆)分入空袋内,留下约30mL血浆与冷沉淀于袋内即为冷沉淀制剂。

(4)将制备好的冷沉淀凝血因子应尽快(1小时内)置于速冻冰箱进行速冻,后再转移至−20℃以下冰箱贮存,保存期1年。

3.虹吸法

将新鲜液体血浆快速冰冻后置−80℃冻存,冰冻保存2周后,取出,置室温5分钟,待双联袋间连接的塑料管变软后进行制备。将新鲜冰冻血浆置于2～6℃恒温水浴槽,浸没于水中。另一空袋悬于水浴槽外,且位置低于冰冻血浆袋,两袋之间形成一定的高度落差。冰冻血浆融化时,上清血浆随时被虹吸入空袋中,冷沉淀留在冰冻血浆中。待融化后仅有30mL冷沉淀和血浆时,将冷沉淀和冷上清袋之间的导管热合分离并离断。

(二)冷沉淀的保存

将制备好的冷沉淀凝血因子尽快(1小时内)置于速冻冰箱快速速冻,后再转移至−20℃以下冰箱贮存。保存期为自采集日起12个月。冷沉淀融化后应尽早输注,医院临用前于37℃水浴中融化,融化后尽快使用或室温保存6小时内输注,不得再次冰冻或冷藏。冷沉淀发出和运输时应注意保温使其保存冰冻状态。

六、造血干细胞制备技术

造血干细胞(HSC)是一群原始细胞,存在于骨髓、外周血及脐带血中,是机体各种血细胞的共同来源。HSC具有自我更新和分化为各种血细胞的能力,植入足够数量后能使机体的正常造血功能得到恢复和重建。

根据造血干细胞来源,造血干细胞移植可分为骨髓移植、外周血干细胞移植和脐带血干细胞移植。根据移植物来源又可分为自体移植和异体移植。异体移植是对患有恶性肿瘤的受血者先用放射治疗或大剂量化学药物治疗,使其免疫系统受抑制,再输入献血者的造血干细胞,使其植入受血者的骨髓内,并继续分化增殖,从而受血者的所有血细胞和免疫细胞均由植入的干细胞生成。

由于受到采集和使用等方面的限制,目前,广泛采用的移植干细胞,大多源于外周血。近年来,脐带血干细胞移植快速发展,在国内应用较为普遍。骨髓移植由于采集过程烦琐、一次采集剂量不足等原因,目前,已很少用,所以本节不再介绍。

(一)外周血干细胞

正常人外周血中存在少量造血干细胞,称为外周血干细胞(PBSC)。近几十年,随着对造血干细胞特性及造血与调控的深入研究,人们对移植免疫学的认识逐层深入,血细胞分离机及多种造血细胞生长因子被广泛应用,使得自体及异体 PBSC 移植迅速成为目前主要的造血干细胞移植技术。通过细胞成分分离技术采集的 PBSC 具有以下优点:①采集无须住院,不需麻醉,术后无明显疼痛,痛苦小,被采集者耐受性好;②通过 PBSC 动员后,细胞成分分离法所采集的干细胞较骨髓多;③外周血干细胞移植(PBSCT)术后,白细胞和血小板比骨髓移植后恢复快;④可根据干细胞需要量多次采集 PBSC,而骨髓一般不能多次采集;⑤自体 HSC 移植时,PBSC 较易采集,且肿瘤细胞污染较少。

1.外周血干细胞的动员

造血干细胞动员是指将造血干细胞/祖细胞从骨髓中动员到外周血的过程。正常情况下,干细胞处于骨髓、外周血、脾脏及干细胞池的动态平衡之间。由于外周血干细胞数量较少,仅为骨髓中干细胞的 1/10~1/100,为保证外周血干细胞移植的有效剂量,采集之前必须把造血干细胞从造血部位动员到循环池中。

外周血干细胞动员的方法大致有 3 种:骨髓抑制性化疗法、造血生长因子诱导法及化疗与生长因子联合应用法。

(1)骨髓抑制性化疗法:是最早用于外周血干细胞动员的方法,许多抗肿瘤药物具有动员外周血干细胞的作用,动员效果与药物剂量及骨髓抑制程度呈正相关,常用有环磷酰胺和阿糖胞苷。环磷酰胺(CY)化疗后出现短暂的骨髓抑制,外周血干细胞会出现反弹性增加,巨系祖细胞(CFU-GM)峰值高于化疗前 10~18 倍。

(2)造血生长因子诱导法本法:已被广泛应用于外周血干细胞移植中。粒系集落刺激因子(G-CSF)和粒系-巨噬集落刺激因子(GM-CSF)能使巨系祖细胞增高 60 倍。动员方案为 G-CSF 10~12μg/(kg·d),GM-CSF250μg/(m²·d),均为皮下注射,连续 4~8 天。一般在第 4 天或第 5 天起开始采集。G-CSF 外周血细胞动员疗效好,不良反应轻,是用于健康献血者较好的外周血细胞动员方法。

(3)化疗与生长因子联合应用:利用这一方法进行外周血干细胞动员一般先对患者进行化疗,结束给予 G-CSF 或 GM-CSF 皮下注射,直至干细胞单采结束。例如环磷酰胺和粒系-巨噬集落刺激因子联合使用可增加 60~550 倍(人峰值)。目前,联合方法是获得充足移植量的最有效方法。

2.外周血干细胞的采集

(1)采集时机:外周血干细胞的采集时机应根据外周血白细胞计数及分类计数、CD34$^+$细胞等的结果来确定。一般情况下,肿瘤患者大剂量化疗+造血生长因子动员 PBSC 时,外周血白细胞>$1.0×10^9$/L、血小板>(20～50)×10^9/L、CD34$^+$细胞>1‰时开始采集,根据血象的恢复速度连续或隔日采集,至血象达到高峰时止,一般采集 1～3 次。

健康供者用 G-CSF 动员时,虽在 4～6 小时即可见白细胞增多,但血中 CD34$^+$细胞只有在3 天后才持续增加,在用 G-CSF 5～6 天时达峰值,其后即使继续用 G-CSF,血中 CD34$^+$细胞数量逐渐下降,故采集时间应在动员后 5～6 天,多数 1 次即能采够,少数需于次日再采 1 次。为避免血中白细胞过高可能引起的不良反应,在白细胞>$70×10^9$/L 时,应减少 G-CSF 剂量。

(2)采集方法:外周血干细胞的采集方法与成分血的单采术类似,即用血细胞分离机分离采集外周血的单个核细胞组分。多采用分离淋巴细胞的程序分离。一般情况下行大静脉穿刺即可,外周静脉穿刺困难(尤其是小儿)时需中心静脉穿刺。

采集成人时的血流速度为 50～60mL/min,每次分离 4～6 循环(约 3～4 小时),分离血液的总容积 9L,依据情况连续或隔日采集。对儿童采集时的血流速度和分离的总容积依年龄和体重而定。

(3)采集质量指标:采集、输注足够数量的造血干/祖细胞是保证外周血干细胞移植成功的重要环节,因此,采集结束时应对采集的 PBSC 进行准确评价,常用的质量指标包括:处于DNA 合成期的单个核细胞(MNC)数、CD34$^+$细胞计数。按患者体重计算,自体移植 MNC>$2×10^8$/kg,异体移植 MNC>$4×10^8$/kg 或者 CD34$^+$细胞≥$2×10^6$/kg。

3.外周血干细胞的纯化

对恶性淋巴细胞造血疾病和某些实体肿瘤患者,在施行自体 PBSC 移植过程中有因肿瘤细胞污染而复发率增加的可能。异体 PBSC 移植中,由于存在能导致 GVHD 的细胞,致患者发生移植后 GVHD,使死亡率升高。因此,纯化干细胞对于提高移植成功率是非常重要的。造血干细胞主要存在于 CD34$^+$细胞群,目前,发现 CD34$^+$细胞中几乎含有所有的集落形成细胞(CFU-GM、BFU-E、CFUmix、GFU-BC)、具有多分化潜能的干细胞和未分化的前驱细胞。CD34$^+$细胞在正常骨髓中占有核细胞的 1％～5％,占外周血稳定期 MNCs 的 0.01％～0.1％,动员期的 0.5％～5％。从干细胞中分离纯化 CD34$^+$细胞的方法很多,目前,实验室研究应用较多的有 CD34$^+$单克隆抗体(McAbs)与免疫技术相结合,如免疫磁珠法,Fenwal Isolex^{TM}50,300,亲和层析柱等方法,比较有效地纯化 PBSC 中的 CD34$^+$干细胞,获得较高纯度的 CD34$^+$细胞,相对降低肿瘤细胞的污染。

(二)脐带血干细胞

脐带血(UCB)是胎儿娩出后残留在胎盘及脐带中的血液,体积约为 50～200mL,脐带血中含有大量造血干细胞,采集方便而且对母体和胎儿无危险,可供儿童或体重较轻的成年人移植。

1.脐带血干细胞采集

脐带血采集简单,应在胎盘娩出后 15 分钟内采集,脐带血量取决于胎儿血液循环和胎盘血流的分布。在胎盘娩出过程中早期夹闭脐带进行采集,可充分利用子宫收缩的挤压作用,采集更多的脐带血,一般能采集 90mL 以上,而较晚夹闭脐带,只能采集 60mL 左右。脐带血是在胎儿娩出、夹闭脐静脉后进行的,所以其采集过程对新生儿并无明显影响。

2.脐带血干细胞的处理

脐带血采集后可用肝素、CPD 或 ACD 抗凝，一般的采血袋 20mL CPD 可保存 170mL 脐血，25mL CPD 可保存 200mL 脐血。脐带血的组成与外周血相似，含有大量红细胞、白细胞、血小板。因脐血库需要冷冻保存的脐带血量较大，为节约空间，应去除红细胞后保存，经处理后脐血干细胞的回收率可达 90％。

（高　磊）

第三节　临床输血

一、合理用血

合理用血是指输注安全的血液制品，仅用于治疗引起患者死亡或处于严重情况，而又不能用其他方法有效预防和治疗的疾病。要做到合理用血，在临床输血前一定要明确输血适应证，可输可不输的，坚决不输；对于确实需要输异体血的患者，进行输血必要的综合评价和风险评估，充分权衡输血利弊，严格掌握输血指征，在恰当的时机选择正确的血液制品和合适的剂量输注给患者；尽量输去白细胞的成分血，采用新型白细胞滤器，滤除其中的白细胞；应用细胞因子如促红细胞生成素、G-CSF、GM-CSF 等以减少输血；有条件者输注辐照的红细胞或血小板等，减少输血传播病毒的危险，提高临床输血安全性。另外，应积极开展围术期血液保护、术前储备自体血、术中急性等容血液稀释、术中/术后血液回收等措施，大力推广各种自体输血技术，不断加强患者血液管理。

科学合理使用血液或血液制剂的有效举措之一是依据患者病情需要进行成分输血。血液成分制剂的原料主要来自全血。全血（WB）是指将人体一定量的血液采集入含有抗凝保存液的血袋中，不作任何加工的一种血液制剂。我国规定 200mL 全血为 1 个单位。全血的有效成分主要是红细胞、血浆蛋白和部分稳定的凝血因子，其主要功能为携带氧气和维持渗透压。全血输注主要用于同时需要补充红细胞和血容量的患者，如产后大出血、大手术或严重创伤等引起的急性失血量超过自体血容量 30％并伴有明显休克症状时，在补充晶体液和胶体液的基础上，可输注全血；新生儿溶血病患儿需要换血治疗可应用全血。适用于各种成分输血的情况均应视为全血输注的相对禁忌证。

二、全血输注

全血（WB）是指将人体一定量的血液采集入含有抗凝保存液的血袋中，不作任何加工的一种血液制剂。我国规定 200mL 全血为 1 个单位。全血的有效成分主要是红细胞、血浆蛋白和部分稳定的凝血因子，其主要功能为载氧和维持渗透压。目前，全血主要用于分离血液成分的原料，各种纯度高、疗效好的血液成分制剂已基本上取代全血的临床应用。

（一）适应证和禁忌证

临床需用全血应严格掌握适应证,主要是同时需要补充红细胞和血容量的患者,各种原因如产后大出血、大手术或严重创伤等引起的急性失血量超过自体血容量的 30% 并伴有明显休克症状时,在补充晶体液和胶体液的基础上,可输注全血。

适用于各种成分输血的情况均应视为全血输注的相对禁忌证。

（二）剂量及用法

1.剂量

剂量视病情而定,需根据输血适应证、年龄、患者一般状况以及心肺功能等决定。60kg 体重的成人每输入 1 单位全血约可提高血红蛋白 5g/L;儿童按 6mL/kg 体重输入,大约可提高血红蛋白 10g/L。新生儿溶血病需要换血时,应根据病情选择合适的血液成分制剂,若应用全血进行换血治疗时应注意掌握出入量平衡。

2.用法

全血输注时应用标准输血器,最好使用白细胞过滤器,特殊患者还应进行血液辐照处理,以减少输血不良反应。输全血的速度应根据患者具体情况进行调整。通常,开始时输血速度应较慢,一般为 5mL/min,数分钟后可适当调快,1 单位全血多控制在 30~40 分钟输完较适宜。严重急性失血患者输血速度可加快,婴幼儿、心功能不全以及老年患者输血速度应减慢。

三、红细胞输注

红细胞输注是根据患者具体病情,选择不同类型红细胞制剂进行输血治疗,其主要目的是补充红细胞,纠正贫血,改善组织氧供。红细胞输注适用于循环红细胞总量减少致运氧能力不足或组织缺氧而有临床症状的患者,也可用于输注晶体液/胶体液无效的急性失血患者,不应用于扩充血容量、提升胶体渗透压、促进伤口愈合或改善患者的自我感觉等。红细胞输注是现代成分输血水平的最主要标志之一。在输血技术水平较高的国家和地区,红细胞输注率在 95% 以上。

临床上输注红细胞应根据患者具体情况具体分析,不同患者对氧的需求存在显著的个体差异,其输注决定应结合临床评估而不仅根据实验室数据。血红蛋白浓度在决定是否需要输注红细胞中有重要的参考价值,但不是决定性指标,不能仅凭实验室检查如血细胞比容、血红蛋白浓度等来指导红细胞输注,应综合考虑患者一般情况和创伤程度、手术、预计失血量及速度、贫血原因及其严重程度、代偿能力等因素,充分权衡输血利弊,决定是否输注红细胞并选择合适类型的红细胞制剂等。

（一）浓缩红细胞输注

浓缩红细胞(CRBC)也称为压积红细胞,与全血相比,主要是去除了其中的大部分血浆,但具有与全血相同的携氧能力,而容量只有全血的一半,其中的抗凝剂、乳酸、钾、氨亦比全血少。浓缩红细胞应用于心、肝、肾功能不全的患者较全血安全,可减轻患者的代谢负担。由于浓缩红细胞过于黏稠、临床输注困难、无红细胞保存液,现在采供血机构已较少提供。

（二）悬浮红细胞输注

悬浮红细胞(SRBC)又名添加剂红细胞,是目前国内应用最广泛的红细胞制剂。它是从全血中尽量移除血浆后制成的高浓缩红细胞,并加入专门针对红细胞设计的添加剂,使红细胞在体外保存效果更好,静脉输注流畅,一般不需要在输注前另外加入生理盐水稀释。其保存期随添加剂配方不同而异,一般可保存21～42天。

悬浮红细胞的适应证广,适用于临床大多数贫血需要补充红细胞、提高携氧能力的患者:①外伤或手术引起的急性失血需要输血者;②心、肾、肝功能不全需要输血者;③血容量正常的慢性贫血需要输血者;④儿童的慢性贫血等。

（三）去白细胞红细胞输注

去白细胞红细胞是在血液采集后应用白细胞过滤器滤除白细胞后制备的红细胞制剂,白细胞清除率和红细胞回收率都很高,输血不良反应少,在发达国家已逐渐替代悬浮红细胞。

去白细胞红细胞主要用于:①需要反复输血的如再生障碍性贫血、珠蛋白生成障碍性贫血、白血病等患者;②准备做器官移植的患者;③由于反复输血已产生白细胞或血小板抗体引起非溶血性发热反应的患者。

（四）洗涤红细胞输注

洗涤红细胞已去除80%以上白细胞和99%血浆,保留了至少70%红细胞。输注该制品可显著降低输血不良反应的发生率。洗涤红细胞主要用于:

(1)输入全血或血浆后发生过敏反应的患者。

(2)自身免疫性溶血性贫血患者。

(3)高钾血症及肝、肾功能障碍需要输血的患者等。

（五）冰冻红细胞输注

冰冻红细胞又称冰冻解冻去甘油红细胞,是利用高浓度甘油作为红细胞冷冻保护剂,在−80℃下保存,需要使用时再进行解冻、洗涤去甘油处理后的特殊红细胞制剂,目前,主要用于稀有血型患者输血。该制品解冻后应尽快输注。

（六）年轻红细胞输注

年轻红细胞大多为网织红细胞,其体积较大而比重较低,故可用血细胞分离机加以分离收集。它主要用于需要长期反复输血的患者,使输血间隔延长,减少输血次数,从而减少或延缓因输血过多所致继发性血色病的发生。

（七）辐照红细胞输注

辐照红细胞不是单独的红细胞制剂,而是对各种红细胞制剂进行辐照处理,杀灭其中有免疫活性的淋巴细胞,达到预防输血相关性移植物抗宿主病(TA-GVHD)的目的。辐照红细胞主要适用于有免疫缺陷或免疫抑制的患者输血、新生儿换血、宫内输血、选择近亲供者血液输血等。

（八）剂量及用法

1.剂量

根据病情而定,成年患者如无出血或溶血,1单位红细胞制剂可提高血红蛋白5g/L。原则上无需提高血红蛋白浓度至正常水平,以能改善和满足组织器官供氧即可,通常提高血红蛋

白浓度到 $80\sim100g/L$。洗涤红细胞在洗涤过程中损失部分红细胞,输注剂量应比其他类型红细胞制剂大一些。有人推荐儿童剂量为增加血红蛋白(xg/L)所需要的血量(mL)=0.6x×体重(kg);另有人认为,婴儿按 $10mL/kg$ 输注红细胞可使血红蛋白浓度提高约 $30g/L$。

2.用法

根据病情决定输注速度,通常红细胞输注速度宜慢,不宜太快。成年人输注 1 单位红细胞制剂不应超过 4 小时或按 $1\sim3mL/(kg \cdot h)$ 速度输注。心、肝、肾功能不全,以及年老体弱、新生儿及儿童患者,输注速度宜更慢或按不超过 $1mL/(kg \cdot h)$ 速度输注,以免发生输血相关性循环超负荷(TACO),而急性大量失血患者应加快输血速度。输注红细胞制剂时,除必要时可以加入生理盐水外,不允许加入任何药物。

四、血小板输注

血小板输注主要用于预防和治疗血小板数量或功能异常所致出血,以恢复和维持机体正常止血和凝血功能。目前,我国规定手工法由 $200mL$ 全血制备的浓缩血小板(PC)为 1 个单位,所含血小板数量应 $\geqslant2.0\times10^{10}$;血细胞分离机采集的单个供者浓缩血小板(SDPC)规定为单采血小板 1 个单位(袋),即为 1 个治疗量,所含血小板数量应 $\geqslant2.5\times10^{11}$。单采血小板于 $(22\pm2)℃$ 振荡条件下可保存 5 天。手工制备的血小板混入的白细胞和红细胞则较多;而单采血小板浓度高、纯度高、白细胞和红细胞含量少,输注后可快速提高血小板计数,显著降低血小板输注无效发生概率。

(一)适应证

临床医师应根据患者的病情、血小板的数量和功能以及引起血小板减少的原因等因素综合考虑是否输注血小板。据美国血库协会(AABB)调查发现:超过 70% 的血小板输注是预防性的;只有不足 30% 为治疗性输注,用于止血目的。

1.预防性血小板输注

预防性血小板输注可显著降低血小板计数低下患者出血的概率和程度,特别是减少颅内出血和内脏大出血的危险性,降低死亡率,具有显著的临床疗效。若血小板计数低下并伴有血小板破坏或消耗增加的因素如感染、发热、败血症、抗凝剂治疗、凝血功能紊乱(如 DIC)、肝衰竭等,发生出血的危险性则更大。因此,预防性血小板输注在血小板输注中占主导地位,但仅限于出血危险性大的患者,不可滥用。

各种慢性血小板生成不良性疾病如再生障碍性贫血、恶性血液病、大剂量放化疗后、造血干细胞移植后等引起的血小板减少,输注血小板使之提高到某一水平,防止出血。当血小板计数低于 $5\times10^9/L$ 时,无论有无明显出血都应及时输注血小板,预防发生颅内出血。若血小板计数低下患者须手术或侵入性检查,血小板计数 $\leqslant50\times10^9/L$ 者须预防性输注血小板,同时应考虑手术部位(是否利于压迫止血)和手术大小,脑部或眼部手术须提高患者血小板计数 $>100\times10^9/L$。

2.治疗性血小板输注

治疗性血小板输注用于治疗存在活动性出血的血小板减少患者:

(1)血小板生成减少引起的出血。

(2)大量输血所致的血小板稀释性减少,血小板计数低于 $50\times10^9/L$ 伴有严重出血者。

(3)感染和弥散性血管内凝血(DIC):严重感染特别是革兰阴性细菌感染者,血小板计数低下是常见并发症,可能由于血小板寿命缩短或骨髓造血受抑或两者兼而有之。若血小板计数降至极低水平并引起出血,则需输注血小板且起始剂量应加大。对于 DIC 首先应针对病因治疗,若是血小板计数降低引起的出血,应输注血小板。

(4)特发性血小板减少性紫癜(ITP):ITP 患者体内存在针对血小板的自身抗体,在体外可与多数人血小板起反应。ITP 患者输注血小板后血小板寿命显著降低,甚至使低下的血小板计数降至更低,因此,ITP 患者输注血小板应严格掌握指征:①脾切除等手术的术前或术中有严重出血者;②血小板计数低于 $20\times10^9/L$ 并伴有出血可能危及生命者。若输注前应用静脉注射免疫球蛋白可延长输入血小板的寿命。

(5)血小板功能异常所致严重出血:有的患者,如巨大血小板综合征、血小板病等,虽然血小板计数正常,但功能异常。当这些患者出现威胁生命的严重出血时,需要及时输注血小板以控制出血。

(二)禁忌证

肝素诱导性血小板减少症(HIT)和血栓性血小板减少性紫癜(TTP)均为血小板输注的禁忌证。HIT 是药物诱导的免疫性血小板减少症,常引起严重血栓,故不应输注血小板。TTP 患者血小板计数极低,可能是由于血栓形成消耗造成大量血小板所致,输注血小板可能加重TTP,除非有威胁生命的出血,否则是禁忌使用的,因为血小板输注后可促进血栓形成而使病情加重,因此,可通过血浆输注、血浆置换和药物等治疗 TTP。

(三)剂量及用法

1.剂量

血小板输注的剂量和频率取决于个体情况,视病情而定。成人预防性输注血小板时,推荐使用一个治疗量,若不出现血小板输注无效,这将使体内血小板计数增加 $20\times10^9/L$。当血小板用于治疗活动性出血,可能需要更大剂量;年龄较小的儿童($<20kg$),输注 $10\sim15mL/kg$ 直至一个治疗量的血小板;年龄较大的儿童,输注一个治疗量的血小板。若患者存在脾大、感染、DIC 等导致血小板减少的非免疫因素,输注剂量要适当加大。

2.用法

血小板输注要求:①ABO 血型相合;②Rh 阴性患者需要输注 Rh 阴性血小板;③血小板输注应用过滤器(滤网直径 $170\mu m$);④严禁向血小板中添加任何溶液和药物;⑤输注前要轻摇血袋、混匀,以患者可以耐受的最快速度输入;⑥因故未能及时输注不能放冰箱,可在室温下短暂放置,最好置于血小板振荡箱保存。

(四)特制血小板制剂

1.移除大部分血浆的血小板

适用于不能耐受过多液体的儿童及心功能不全患者,也适用于对血浆蛋白过敏者。

2.洗涤血小板

将单采血小板通过洗涤去除血浆蛋白等成分,防止血浆蛋白引起的过敏反应,增强输注效果,适用于对血浆蛋白过敏者。

3.去白细胞血小板

在单采血小板过程中、血小板贮存前或输注时滤除白细胞,可大大降低其中的白细胞含量,预防发热性非溶血性输血反应、HLA 同种免疫和亲白细胞病毒,如巨细胞病毒(CMV)、人类亲 T 细胞病毒(HTLV)的感染,主要适用于需要反复输注血小板和有 HLA 抗体而需要输注血小板的患者。

4.辐照血小板

输注前应用 γ 射线进行辐照,灭活其中有免疫活性的淋巴细胞而不影响血小板功能,大大降低 TA-GVHD,主要适用于有严重免疫损害的患者。

(五)血小板输注疗效评价

许多因素影响血小板输注效果,因此,需进行正确评价。对于治疗性血小板输注,评价输注有效性的最重要指标就是临床止血效果,应观察、比较输注前后出血速度、程度的变化;而对于预防性血小板输注,应确认不会产生血小板减少性出血,常用的实验室检查指标包括校正血小板计数增加值(CCI)和血小板回收率(PPR)。

五、血浆输注

血浆制品主要有新鲜冰冻血浆(FFP)和普通冰冻血浆(FP)两种。其主要区别是 FFP 中保存了不稳定的凝血因子 V、Ⅷ活性。近年来,为减少输血传播疾病的风险,各种经病毒灭活的血浆逐渐应用于临床。

(一)新鲜冰冻血浆输注

1.适应证

新鲜冰冻血浆(FFP)是由抗凝的新鲜全血于 6 小时内在 4℃ 离心将血浆分出,并迅速在 −50℃ 以下冰冻成块制成。FFP 常用的规格有每袋 200mL、100mL 和 50mL。FFP 含有全部凝血因子,一般每袋 200mL 的 FFP 内含有血浆蛋白 60～80g/L,纤维蛋白原 2～4g/L,其他凝血因子 0.7～1.0IU/mL。FFP 在 −20℃ 以下可保存 1 年,1 年后成为普通冰冻血浆。

FFP 主要用于补充体内先天性或获得性各种凝血因子缺乏:①单个凝血因子缺乏如血友病,无相应浓缩制剂时可输注 FFP;②肝病患者获得性凝血功能障碍;③大量输血伴发的凝血功能紊乱;④口服抗凝剂过量引起的出血;⑤血栓性血小板减少性紫癜;⑥免疫缺陷综合征;⑦抗凝血酶Ⅲ缺乏;⑧DIC 等。

2.禁忌证

FFP 输注的禁忌证:①对于曾经输血发生血浆蛋白过敏患者,应避免输注血浆,除非在查明过敏原因后有针对性地选择合适的血浆输注;②对血容量正常的年老体弱患者、重症婴幼儿、严重贫血或心功能不全的患者,因有易发生循环超负荷的危险,应慎用血浆。

3.剂量及用法

(1)剂量:FFP 输注剂量取决于患者具体病情需要,一般情况下凝血因子达到 25% 的正常水平基本能满足止血要求。由于每袋 FFP 中含有的凝血因子量差异较大,因此,输注 FFP 补充凝血因子时,动态观察输注后的止血效果对决定是否需要增加用量十分重要。一般成年患者的首次输注剂量为 200～400mL。儿童患者酌情减量。

(2)用法:FFP 在 37℃水浴中融化,不断轻轻地摇动血袋,直到血浆完全融化为止。融化后在 24 小时之内用输血器输注,输注速度为 5～10mL/min。对于老年人、心肾功能不全者和婴幼儿患者应减慢输注速度。

(3)注意事项:①融化后的 FFP 应尽快输注,以免血浆蛋白变性和不稳定的凝血因子失活。②输注 FFP 前不需做交叉配合试验,但最好与受血者 ABO 血型相同。如果在紧急情况下无同型血浆,可输注与受血者 ABO 血型相容的血浆:AB 型血浆可安全地输给任何型的受血者;A 型血浆可以输给 A 型和 O 型受血者;B 型血浆可输给 B 型和 O 型受血者;O 型血浆只能输给 O 型受血者。③输注 FFP 前肉眼检查为淡黄色的半透明液体,如发现颜色异常或有凝块不能输注。④FFP 不能在室温下放置使之自然融化,以免大量纤维蛋白析出。⑤FFP 一经融化不可再冰冻保存,如因故融化后未能及时输注,可在 4℃暂时保存,但不能超过 24 小时。⑥目前 FFP 有滥用趋势:将其用于扩充血容量、提升白蛋白浓度、增加营养、增强免疫力、消除水肿、加快愈合等不合理临床应用。

(二)普通冰冻血浆输注

普通冰冻血浆(FP)主要包括从保存已超过 6～8 小时的全血中分离出来的血浆、全血有效期以内分离出来的血浆、保存期满 1 年的 FFP。普通冰冻血浆在－20℃以下可保存 5 年。FP 主要用于因子 Ⅴ 和 Ⅷ 以外的凝血因子缺乏患者的替代治疗。

六、冷沉淀输注

冷沉淀(Cryo)又称为冷沉淀凝血因子,是新鲜冰冻血浆在低温下(约 2～4℃)解冻后沉淀的白色絮状物,是 FFP 的部分凝血因子浓集制品。Cryo 在－20℃以下保存,有效期从采血之日起为 1 年。每袋 Cryo 是由 200mL FFP 制成,体积为(20±5)mL,主要含有≥80IU 凝血因子 Ⅷ、150～200mg 纤维蛋白原(Fg)以及 F ⅩⅢ、纤连蛋白(FN)、血管性血友病因子(vWF)等。Cryo 主要用于补充 F Ⅷ、vWF、纤维蛋白原、F ⅩⅢ 等。由于 Cryo 制备过程中缺乏病毒灭活,导致输注后感染病毒风险增加,在一些发达国家已较少应用。但由于制备工艺较为简单、成本低,目前,Cryo 在我国临床应用还较多,使用时应严格掌握适应证,不可滥用。

(一)适应证

1.儿童及轻型成年人甲型血友病

甲型血友病的治疗主要是补充 F Ⅷ,冷沉淀是除 F Ⅷ 浓缩剂外的最有效制剂之一。

2.先天性或获得性纤维蛋白原缺乏症

对严重创伤、烧伤、白血病和肝衰竭等所致的纤维蛋白原缺乏,输注冷沉淀可明显改善预后。

3.先天性或获得性 FⅩⅢ 缺乏症

由于冷沉淀中含有较丰富的 FⅩⅢ,故常用作 FⅩⅢ 浓缩剂的替代物。

4.血管性血友病(vWD)

vWD 表现为血浆中血管性血友病因子(vWF)缺乏或缺陷。因冷沉淀中含有较高的 F Ⅷ

和 vWF,所以 vWD 替代治疗最理想制剂是冷沉淀。

5.获得性纤连蛋白缺乏症

纤连蛋白(FN)是重要的调理蛋白。在严重创伤、烧伤、严重感染、血友病、大手术、DIC、恶性肿瘤、皮肤溃疡和肝衰竭等疾病时,血浆纤连蛋白水平可明显下降。冷沉淀可用于这些获得性纤连蛋白缺乏症患者。

6.先天性或获得性凝血因子Ⅷ缺乏症

获得性凝血因子的缺乏常见的疾病如严重的肝病、尿毒症、DIC、重症创伤、手术后出血等,由于冷沉淀中含有较丰富的 FⅧ,故常用作 FⅧ浓缩制剂的替代物。

(二)禁忌证

冷沉淀输注的禁忌证是除适应证以外的其他凝血因子缺乏症。

(三)剂量及用法

1.剂量

冷沉淀输注的常用剂量为 1~1.5U/10kg 体重,存在剂量依赖性特点,即初次治疗效果较差者,增大剂量重复使用,可获得较好的效果。

2.用法

冷沉淀在 37℃水浴中完全融化后必须在 4 小时内输注完毕。输注冷沉淀时,应采用标准输血器静脉滴注。由于输注冷沉淀时袋数较多,可事先将数袋冷沉淀集中混合在一个血袋中静脉滴注,也可采用"Y"形输液器由专人负责在床边进行换袋处理。以患者可以耐受的速度快速输注冷沉淀。冷沉淀选择 ABO 同型或相容输注。

3.注意事项

(1)冷沉淀中不含凝血因子Ⅴ,一般不单独用于治疗 DIC。

(2)冷沉淀融化后应尽快输注,在室温放置过久可使 FⅧ失活,因故未能及时输用,不应再冻存。

(3)冷沉淀融化时温度不宜超过 37℃,以免 FⅧ失活。若冷沉淀经 37℃加温后仍不完全融化,提示纤维蛋白原已转变为纤维蛋白则不能使用。

(4)制备冷沉淀的血浆,虽然经过严格的 HBsAg、抗-HCV、抗-HIV 及梅毒血清学等病原学检测,但依然存在漏检的可能,又没有进行病毒灭活处理。因此,随着输注次数的增加,发生输血传播疾病的风险不断增高。尤其是遗传性凝血因子缺乏的患者,终生需要相应因子替代治疗。例如,血友病 A 患者出血的治疗,每次至少需要输注多个供者血浆制备的冷沉淀,长期反复输注可能需要接受数以千计的供者血浆,发生输血传播疾病的概率则增加千倍。因此,对凝血因子缺乏患者的治疗,首选相应因子浓缩制剂。目前,国内已有 FⅧ浓缩剂、纤维蛋白原制品等生产。对于血友病 A 患者,首选 FⅧ浓缩剂;纤维蛋白原缺乏患者,选择纤维蛋白原制品。这些凝血因子制品在生产过程中有可靠的病毒灭活处理工艺,使发生输血传播疾病的风险大大降低。

七、粒细胞输注

粒细胞的制备方法有血液成分单采机单采粒细胞和手工制备两种方法,其所含的粒细胞数量随制备方法不同而异:手工法由 200mL 全血制备的为 1 单位,约 20～30mL,其中仅含粒细胞 0.5×10^9 个;单采粒细胞每单位约 200mL,平均含有粒细胞 1.5×10^{10} 个。目前,临床上使用的多为单采粒细胞制品。

(一)适应证

粒细胞输注的不良反应和并发症多,其适应证要从严掌握。一般认为,应在同时满足下列三个条件,且充分权衡利弊的基础上进行粒细胞输注:

(1)中性粒细胞数量绝对值低于 $0.5\times10^9/L$。

(2)有明确的细菌感染。

(3)经强有力的抗生素治疗 48 小时无效。

另外,如果患者有粒细胞输注的适应证,但预计骨髓功能将在几天内恢复,则不需要输注粒细胞。

(二)禁忌证

(1)对抗生素敏感的细菌感染患者或感染已被有效控制的患者。

(2)预后极差,如终末期癌症患者不宜输注粒细胞,因粒细胞输注不能改善其临床症状。

(三)剂量及用法

1.剂量

每天输注一次,连续 4～5 天,每次输注剂量大于 1.0×10^{10} 个粒细胞,直到感染控制、体温下降、骨髓造血功能恢复为止,如有肺部并发症或输注无效时则应停用。

2.用法

(1)制备后应尽快输注,以免减低其功能,室温保存不应超过 24 小时。

(2)由于粒细胞制品中含有大量红细胞和血浆,因此,应选择 ABO、RhD 同型输注,输注前必须做交叉配合试验。

(3)为预防 TA-GVHD 发生,必要时应在输注前进行辐照处理。

3.注意事项

(1)不宜使用白细胞过滤器对浓缩粒细胞进行过滤来预防 CMV 的传播,而应通过选择 CMV 抗体阴性的供者来避免。

(2)临床输注粒细胞的效果不是观察白细胞计数是否升高,而是观察体温是否下降、感染是否好转。因为粒细胞输入体内后很快离开血管,到达感染部位或者先到肺部,然后进入肝脾。

八、血浆蛋白制品输注

血浆蛋白制品有数十种,目前,常用的有白蛋白、免疫球蛋白、纤维蛋白原浓缩剂、FⅧ浓缩剂、凝血酶原复合物浓缩剂、FⅨ浓缩剂、纤维蛋白胶和抗凝血酶浓缩剂等。

(一)白蛋白制品输注

白蛋白是临床常用的血浆容量扩张剂,是从健康人血浆中应用低温乙醇法或利凡诺法,并经 $60℃10$ 小时加热处理以灭活其中可能存在的病毒而制备的。白蛋白制品于 2～6℃保存,有效期 5 年,使用安全,储存稳定,在临床应用最普及。输注白蛋白的主要作用是提高血浆胶体渗透压,血浆白蛋白浓度与胶体渗透压成正比。

1.白蛋白制品输注的适应证及禁忌证

(1)适应证:

①低蛋白血症:低蛋白血症患者输注白蛋白制品,补充外源性白蛋白,提高血浆白蛋白浓度和胶体渗透压,可以减轻水肿和减少体腔积液。

②扩充血容量:用于休克、外伤、外科手术和大面积烧伤等患者扩容。

③体外循环:用晶体液或白蛋白作为泵的底液,可以减少术后肾衰竭的危险。

④血浆置换:在去除含病理成分的血浆同时也去除了其中的白蛋白,常需要使用一定量的白蛋白溶液作为置换液,特别是对于血浆置换量大或伴有严重肝肾疾病患者。

⑤新生儿溶血病:白蛋白能结合游离胆红素,阻止游离胆红素通过血脑屏障,预防胆红素脑病。白蛋白制品适用于新生儿溶血病患者,但使用时应注意白蛋白的扩容作用。

(2)禁忌证:对输注白蛋白制品有过敏反应者、心脏病、血浆白蛋白水平正常或偏高等的患者应慎用。

2.用法

白蛋白制品应单独静滴或用生理盐水稀释后滴注。白蛋白的输注速度应根据病情需要进行调节,需要紧急快速扩容时输注速度应较快。一般情况下,血容量正常或轻度减少时,5%白蛋白输注速度为 2~4mL/min,25%白蛋白输注速度为 1mL/min,儿童及老年人患者输注速度酌情减慢。

(二)免疫球蛋白制品输注

免疫球蛋白(Ig)是机体接受抗原(细菌、病毒等)刺激后,由浆细胞产生的一类具有免疫保护作用的蛋白质。它能特异地与刺激其产生的抗原结合形成抗原-抗体复合物,从而阻断抗原对人体的有害作用。目前,作为血液制品生产和应用的免疫球蛋白主要成分是 IgG,其含有主要的 4 种 IgG 亚型成分。常用的免疫球蛋白制品主要有丙种球蛋白、静脉注射免疫球蛋白和特异性免疫球蛋白。

1.丙种球蛋白

丙种(γ)球蛋白也称正常人免疫球蛋白,是由上千人份混合血浆中提纯制得,主要含有 IgG,而 IgA 和 IgM 含量甚微。其含有抗病毒、抗细菌和抗毒素的抗体。仅用于肌内注射,禁止静脉注射。

2.静脉注射免疫球蛋白

静脉注射免疫球蛋白(IVIG)是采用胃酶消化、化学修饰、离子交换层析等进一步处理制备的适宜静脉输注的免疫球蛋白,多为冻干粉剂,可配制成 5%或 10%溶液使用,主要用于免疫缺陷性疾病、病毒、细菌感染疾病等治疗。

3.特异性免疫球蛋白

特异性免疫球蛋白是用相应抗原免疫后、从含有高效价特异性抗体的血浆中提纯制备的。其主要适应证包括:

(1)预防某些病毒感染,如高效价乙型肝炎免疫球蛋白(HBIg)、狂犬病免疫球蛋白。

（2）预防细菌感染,如破伤风免疫球蛋白。

（3）抑制原发性免疫反应,如 RhD 的同种免疫预防可用抗 RhD 免疫球蛋白。

（4）其他用途:抗胸腺免疫球蛋白治疗急性再生障碍性贫血的有效率可以达到 50%。

目前,国内已能生产和制备特异性免疫球蛋白包括抗牛痘、抗风疹、抗破伤风、抗狂犬病、抗乙型肝炎和抗-RhD 免疫球蛋白等。对免疫球蛋白制品过敏者应慎用。

（三）凝血因子Ⅷ浓缩剂输注

凝血因子Ⅷ浓缩剂又称抗血友病球蛋白（AHG）,是从 2000～30 000 个供者的新鲜混合血浆中分离、提纯获得的冻干凝血因子浓缩剂,主要适用于治疗 FⅧ缺乏引起的出血和创伤愈合,如血友病 A、vWD 和 DIC 等。与冷沉淀相比,FⅧ浓缩剂活性高,储存、输注方便,过敏反应少,使用前需加注射用水或生理盐水进行稀释。近年来基因重组 FⅧ制品也开始应用于临床。

（四）凝血因子Ⅸ浓缩剂输注

FⅨ是由肝脏合成的正常凝血途径中重要的凝血因子之一。FⅨ缺乏见于各种疾病,如血友病 B、肝衰竭等,可表现明显的出血倾向。凝血因子Ⅸ浓缩剂主要用于补充 FⅨ,其适应证包括血友病 B、维生素 K 缺乏症、严重肝功能不全和 DIC 等。对血栓性疾病和栓塞高危患者等禁用,对存在 FⅨ抗体的患者也应慎用。

（五）凝血酶原复合物浓缩剂输注

凝血酶原复合物浓缩剂（PCC）是依赖维生素 K 的凝血因子Ⅱ、Ⅶ、Ⅸ、Ⅹ的混合制品,是混合人血浆制备的冻干制品。PCC 主要适用于先天性或获得性凝血因子Ⅱ、Ⅶ、Ⅸ、Ⅹ 缺乏症,包括血友病 B、肝病、维生素 K 缺乏症、DIC 等的治疗。

（六）纤维蛋白原制品输注

纤维蛋白原由肝细胞合成,正常人血浆中纤维蛋白原含量约为 2～4g/L。当肝脏受到严重损伤或机体营养不良时,其合成减少。机体维持有效止血的纤维蛋白原水平应≥0.5g/L,但需要进行大手术或有大创伤时则应保持≥1.0g/L。纤维蛋白原浓缩剂适应证主要包括:①先天性无或低纤维蛋白原症;②获得性纤维蛋白原缺乏症,如肝病;③DIC;④原发性纤溶症等。

（七）纤维蛋白胶

纤维蛋白胶（FS）是从人血浆中分离制备的具有止血作用的止血黏合剂,是一种由人纤维蛋白原与凝血酶组成的止血凝胶制品。因具有不透气、不透液体、能生物降解、促进血管生长和形成、局部组织能生长和修复等优点而广泛应用于外科创面止血。

（八）抗凝血酶浓缩剂输注

抗凝血酶（AT）浓缩剂是采用肝素琼脂凝胶亲和层析技术从血浆中分离纯化制备的血浆蛋白制品,适用于先天性和获得性 AT 缺乏患者,包括遗传性 AT 缺乏或功能缺陷症、外科手术中预防深静脉和动脉血栓形成、肝硬化和重症肝炎、血液透析和肾病综合征、DIC、骨髓移植和化疗导致继发性 AT 缺乏等。

（九）活化蛋白 C 制品

近年来,基因工程制备的人活化蛋白 C 制品已经面世,其药理作用机制主要是灭活体内 FⅤa和 FⅧa,限制凝血酶的形成,改善与感染相关的凝血通路发挥抗血栓作用。其适应证主要有：①死亡危险高的成人严重感染；②DIC；③血栓性疾病。重组人活化蛋白C最常见的不良反应是出血，常见部位是胃肠道和腹腔内。

（十）基因重组活化凝血因子Ⅶ

基因重组活化凝血因子Ⅶ（rFⅦa）是采用基因工程技术制备的具有活性的凝血因子制品，其主要作用机制是在凝血的起始阶段，rFⅦa与组织因子在细胞表面结合，导致少量凝血酶的产生，然后凝血酶激活因子Ⅴ、Ⅷ、Ⅺ和血小板，放大凝血反应，最终导致凝血酶的大量产生。此外，药理剂量的rFⅦa可以在活化血小板表面直接激活FⅩ，该过程无需组织因子的参与。目前，全球范围内rFⅦa的主要用途包括：①有抗体的血友病A和B的出血；②外科手术止血；③肝移植；④心外科；⑤前列腺手术；⑥脑出血；⑦创伤止血；⑧上消化道出血；⑨其他包括血小板减少、抗凝药物过量、产后大出血等。

（十一）其他血浆蛋白制品

目前在临床应用的血浆蛋白制品还有α_2-巨球蛋白、纤连蛋白、α_1-抗胰蛋白、血管性血友病因子浓缩剂等。

九、特殊疾病输血

临床需要输血的患者，可能存在各种特殊情况。在制订输血方案时，应该根据具体病情需要和输血目的，在充分权衡输血利弊前提下，选择合适的血液成分制品和剂量。

（一）大量输血

大创伤、大出血及大手术常需要大量输血，换血也属于大量输血。它是指12～24小时内快速输入相当于受血者本身全部血容量或更多的血液，常见于快速失血超过机体代偿机制所致的失血性/低血容量性休克、外伤、肝移植等。除了输入红细胞外，患者往往还输入了其他类型的血液制品。

1.定义

大量输血主要包括以下情况：①以24小时为周期计算，输注血液量达到患者自身总血容量以上；②3小时内输注血液量达到患者自身总血容量50％以上；③1小时内输入多于4单位红细胞制剂；④失血速度＞150mL/min；⑤失血1.5mL/(kg·min)达20分钟以上。

2.原则

大量输血时要求合理搭配成分输血，并根据实际情况进行调整。其治疗的优先顺序为：补足血容量，以维持组织灌注和供氧；治疗失血原因，使用适合的血液制品纠正凝血紊乱，控制出血。根据临床出血、止血情况和有关实验室检查，确定需要输注的红细胞、血小板、冷沉淀、新鲜冰冻血浆（FFP）或其他凝血因子制品的时间和剂量。术中有大量出血时，如符合自体血回输条件，可选用自体血液回输机回输血液。

(1)红细胞输注：在使用晶体液、胶体液充分扩容抗休克治疗的基础上或同时紧急输注2～4单位悬浮红细胞，以快速缓解组织供氧不足。临床输注红细胞同时进一步分析输血方案和进行更详细的输血前检查，必要时根据病情需要选择更合适的红细胞制剂。稍后需要输注的红细胞制剂，多数情况下要进行复温处理，以减少库存低温对患者的影响。有条件情况下，选用能满足临床输血速度要求的可过滤微聚体的输血器。

（2）血小板输注：大量出血使血小板同时丢失，再加上大量输入保存的全血、红细胞和大量输液可发生稀释性血小板减少，当血小板计数低于 $50×10^9$/L 时应输注血小板。

（3）新鲜冰冻血浆输注：输血量达到受血者总血容量的 2 倍时，其凝血因子降至出血前的 30％以下。当 PT 和 APTT 超过正常对照的 1.5 倍时，特别是肝功能障碍的患者，应输注一定量的新鲜冰冻血浆，以补充丧失的血浆蛋白和多种凝血因子，特别是一些不稳定的凝血因子。

（4）冷沉淀输注：输血量达到受血者自体血容量的 1.5 倍，其纤维蛋白原降至 1.0g/L 以下时，可输注冷沉淀治疗。

（5）其他血液制品输注：在大量输血中，使用重组活化凝血因子Ⅶ（rFⅦa）具有明显的止血作用。对于肝功能障碍或维生素 K 缺乏的患者可应用凝血酶原复合物浓缩剂（PCC）以减少出血。

在大量输血中，指导成分输血治疗应尽可能参考实验室结果，但不能延迟输血，国外经验为：①每输入 4 单位红细胞，输入 2 单位新鲜冰冻血浆（FFP）；②每输入 8 单位红细胞，输入一个治疗剂量的单采血小板；③输入第 16 单位红细胞时，输入 10 单位冷沉淀；④当血中钙离子浓度<1.0mmol/L 时应注意补充，优先选择氯化钙，因为其有效钙离子浓度是葡萄糖酸钙的 3 倍。

大量输血的死亡三联症包括酸中毒、低体温和凝血紊乱，采用正确的大量输血方案可以降低死亡三联症，在输血过程中要对并发症保持警惕并及时处理。

（二）肝移植患者输血

肝移植是治疗终末期肝病的最有效手段，如重型肝炎、肝硬化等是肝移植的主要适应证。肝移植是器官移植中最复杂的手术之一，手术中失血量大，充足和适合的血液供应是保证手术成功的重要因素。

1. 术前备血

肝移植的输血量常常是超大量的，往往达到受者的一个血容量，甚至 3～5 个或更多，其特点就是用血量大、个体差异性大。备血多少应根据受者身体一般情况、残余肝功能、凝血功能状态、手术术式等诸多情况综合确定。一般情况下，要求供者与受者的 ABO 血型是相合的。现在，在供体紧缺的情况下，也进行 ABO 血型不相合的肝脏移植。

2. 合理应用成分输血

终末期肝病患者凝血、抗凝血和纤溶系统都受到不同程度的影响，表现出复杂多变的异常，包括血小板数量减少和功能异常、纤维蛋白原质和量的异常、依赖维生素 K 的凝血因子（FⅡ、FⅦ、FⅨ、FⅩ）缺乏和功能受损、弥散性血管内凝血和原发性纤维蛋白溶解功能亢进等改变。多种血液成分的组合是肝移植输血的最佳选择，其数量视患者的临床状况、手术难易而定。在肝移植围术期，若血小板计数 $50×10^9$/L 以上，血红蛋白在 80g/L 以上，PT、APTT 在正常对照的 1.5 倍之内，纤维蛋白原在 1.0g/L 以上，无需进一步处理。

（1）新鲜冰冻血浆输注：接受肝移植的受者，常有多种凝血因子的缺乏，根据个体不同情况予以补充新鲜冰冻血浆，剂量为 10～20mL/kg 体重。

（2）单采血小板输注：对于肝移植患者，若血小板计数<$50×10^9$/L 需进行治疗性血小板

输注,同时必须纠正其他引起出血的因素,如血容量不足、低体温和贫血等。

(3)红细胞输注:一般血红蛋白(Hb)<70g/L以下时,即应考虑输血治疗。

(4)冷沉淀输注:冷沉淀主要含有纤维蛋白原、FⅧ、FⅩⅢ、纤连蛋白、血管性血友病因子五种成分,对纠正因纤维蛋白溶解功能亢进造成的严重渗血有较好的疗效,可以根据情况每次给予10单位,必要时可以重复使用。

(5)其他血浆蛋白制品输注:

①纤维蛋白原输注:由于合成减少及消耗增多,肝移植患者多有血浆纤维蛋白原(Fg)水平降低。Fg含量低于1.0g/L时,应开始给予补充纤维蛋白原制剂,一般每输入2gFg,可提高血浆Fg0.5g/L。

②凝血酶原复合物浓缩剂(PCC)输注:PCC含有依赖维生素K的凝血因子,即FⅡ、FⅦ、FⅨ、FⅩ,其输注可改善患者血液的低凝状态。一般PT超过正常对照值的2倍时,可给予PCC 20U/kg体重。

③应用重组的活化凝血因子Ⅶ(rFⅦa):rFⅦa在肝移植术中的应用被大量报道,其机制是血管损伤局部组织因子暴露,rFⅦa可以与其形成复合物,该复合物在活化血小板表面通过激活FⅩ和FⅨ产生凝血酶。

英国输血协会规定:肝移植术中应通过输注单采血小板将血小板数量维持在(50~100)×10^9/L;输注新鲜冰冻血浆(15mL/kg)将PT、APTT维持在正常对照的1.5倍以内;输注冷沉淀或纤维蛋白原制剂使纤维蛋白原维持在1.0g/L以上。

3.注意事项

(1)肝移植围术期定期监测实验室指标:术前、术中、术后定期监测血常规、血气分析,电解质、凝血指标及中心静脉压等。及时、密切监测凝血指标的改变对于肝移植术中合理用血及成分输血起着重要作用。通过测定血细胞比容(Hct)指导红细胞输注,血小板计数指导血小板输注,PT和APTT指导新鲜冰冻血浆的应用,纤维蛋白原测定指导冷沉淀和纤维蛋白原制剂的应用,血栓弹力图全面监测凝血状态、指导新鲜冰冻血浆和血小板等的应用。

(2)肝移植术中应注意体温、酸碱平衡和电解质紊乱:体温过低可减慢凝血速度和凝血因子的合成,加快纤维蛋白溶解,引起可逆的血小板功能障碍并延长出血时间;低钙血症、酸中毒均可影响凝血功能。因此,术中应注意维持体温和水电解质平衡。

(3)肝移植期间需适当补钙:肝移植期间需要大量输血,在无肝期柠檬酸代谢能力大大减弱;柠檬酸堆积和钙离子络合物增加,从而引起低血钙,血流动力学改变和心肌抑制,因此,在肝恢复功能前,需适当补钙以避免低血钙发生。

(4)应用自体血液回输:目前肝移植手术普遍采用洗涤式自体血液回输,但肝脏肿瘤患者术中不宜采用自体血液回输。

(5)免疫性溶血:肝移植患者可发生免疫性溶血,是由受者的抗体与所输红细胞的抗原或受者的红细胞抗原与供者器官起源的抗体之间发生反应所致。后者可发生于ABO血型不合肝移植,其中最常见的是接受O型肝脏的A型患者,供体来源的浆细胞可产生抗-A而导致移植后7~10天发生溶血。因此,学者们推荐:对于这类肝移植患者,在外科手术期间或以后的输血支持中,应用与器官供者ABO血型相同的红细胞。

（6）肝移植生存率与输血的关系：肝移植术后并发症的增加以及生存率的降低与大量输血有关。输血量大的患者恢复慢，住院时间长；输血量越少，存活率越高；故减少输血是改善肝移植术预后的重要手段。

（三）弥散性血管内凝血患者输血

弥散性血管内凝血（DIC）是一种发生在许多疾病基础上，由致病因素激活凝血及纤溶系统，导致全身微血栓形成，凝血因子大量消耗并继发纤溶亢进，引起全身出血及微循环衰竭的临床综合征。以血液中过量蛋白酶生成、可溶性纤维蛋白形成和纤维蛋白溶解为特征。通常将 DIC 的病理生理过程分为高凝血期、消耗性低凝血期和继发性纤维蛋白溶解亢进期三个时期。临床上常表现为广泛出血、微循环障碍、多发性栓塞、微血管病性溶血性贫血以及原发病的临床表现。

DIC 的治疗原则包括：①病因治疗，消除诱因：积极治疗原发病、消除诱发因素是终止 DIC 病理生理过程的最关键措施，对 DIC 治疗措施的正确选择有赖于对 DIC 原病及其病理过程的正确认识；②抗凝治疗：阻止血管内凝血，抑制微血栓形成，肝素是当前最主要的抗凝治疗药物，适用于 DIC 早期、中期，禁用于晚期及原有出血疾病；③支持治疗；④替代治疗，由于 DIC 患者存在广泛的血管内凝血，大量凝血因子和血小板被消耗，因此，必须补充相应的血液成分，包括输注血小板、新鲜冰冻血浆、冷沉淀、纤维蛋白原等。一般认为，在血液处于高凝状态时，不宜输血，因为这样会加重 DIC 的病程，如有必要应在肝素化的基础上进行。在高凝血期之后的消耗性低凝血期，在病因治疗和抗凝治疗的基础上应及时补充被消耗的血小板和凝血因子等血液成分，使其恢复或接近于正常水平。

1.红细胞输注

当失血量超过自体血容量的 20%～30%，血红蛋白低于 80g/L，同时伴明显的贫血症状或活动性出血时，无论 DIC 的病理过程是否得到控制，都可输注红细胞，以提高携氧能力，改善组织氧供。

2.血小板输注

由于广泛的血管内凝血，血小板被大量消耗，当血小板计数低于 $50×10^9/L$ 时，应在肝素充分抗凝的基础上输注血小板。如果病因尚未去除，输注的血小板剂量宜适当加大。一般成人最少输注一个治疗量的单采血小板，每日或隔日 1 次。

3.新鲜冰冻血浆、冷沉淀输注

新鲜冰冻血浆、冷沉淀在补充凝血因子的同时提供了更多的血液凝固基质，有加重血管内凝血、促进 DIC 发展的可能，因此，应在充分抗凝的基础上方可使用。消耗性低凝期是补充新鲜冰冻血浆或冷沉淀的最佳时机，应动态观察 DIC 实验室指标变化和充分了解临床症状变化的情况下，选择适当时机输注这些血液成分。

4.抗凝血酶浓缩剂输注

抗凝血酶可以中和过多的凝血酶，阻断或调节血管内凝血过程。肝素的抗凝作用就在于能增强抗凝血酶的生物活性。当抗凝血酶水平下降到正常值的 50% 以下时应补充抗凝血酶浓缩剂，否则影响肝素的疗效。

5.其他血浆蛋白制品输注

在 DIC 的综合治疗中,凝血酶原复合物浓缩剂(PCC)的应用极为有效,为观察治疗效果,应定时监测 FⅡ、FⅦ、FⅨ、FⅩ 的活性,并依据检测的结果予以及时调整药物剂量。另外,还可应用活化蛋白 C 制品等。

总之,DIC 是一种复杂的病理过程,临床表现多样,去除诱因、治疗原发病是关键措施,根据临床表现恰当给予输血治疗和应用肝素对其有非常明显的疗效,是目前广泛应用的治疗方法。

(高　磊)

第四节　输血安全与管理

一、输血安全

(一)输血安全的意义

输血是临床治疗的重要组成部分,是抢救患者的重要手段之一。那么输血也应与其他临床诊疗措施一样,必须做到安全和有效。如果患者通过输血起到了一定的治疗效果,但由于输注的血液制品存在质量问题或不当输血导致发生输血不良反应,发生经输血感染上病毒或其他传染病,甚至危及患者的生命,使输血治疗失去了意义。因此,怎样预防和控制输血传播疾病是目前输血治疗的重大挑战。据报道,全世界艾滋病感染者中,通过输血和血液制品感染者占 5%～10%。我国艾滋病感染者中,经输血感染者占 0.2%。由输血引起疾病传播的报道逐渐增多,输血安全问题已成为医疗卫生界乃至全社会关注的热点之一。输血安全问题包括两个方面:一是输血传播传染病病原体(如病毒、细菌、螺旋体和原虫);另一是输血相关的免疫性不良反应(如同种异体抗体的存在可引起发热性非溶血性输血不良反应)、输血后紫癜、输血后呼吸衰竭等。下面我们主要讨论和输血传播疾病的相关输血安全问题。经输血传播的病毒及其引起的相关疾病见表 1-4-1。

表 1-4-1　经输血传播的病毒及其引起的相关疾病或感染

病原体名称	简称(缩写)	引起的输血相关疾病或感染
乙型肝炎病毒	HBV	乙型肝炎,HBV 感染
丙型肝炎病毒	HCV	丙型肝炎,HCV 感染
丁型肝炎病毒	HDV	丁型肝炎,HDV 感染
戊型肝炎病毒	HEV	戊型肝炎,HEV 感染
庚型肝炎病毒	HGV(GBV-C)	庚型肝炎,HGV/GBV-C 感染
巨细胞病毒	CMV	巨细胞病毒感染(CMV 感染)
E-B病毒	EBV	传染性单核细胞增多症,EBV 感染

续表

病原体名称	简称(缩写)	引起的输血相关疾病或感染
人类细小病毒 B19	HPVB19	再生障碍性贫血危象, 传染性红斑,胎儿肝病
人类免疫缺陷病毒	HIV-1/2	艾滋病(HIV 感染)
1 型和 2 型人类嗜 T 淋巴细胞 病毒Ⅰ型和Ⅱ型	HTLV-I/Ⅱ	人 T 细胞白血病(ATL)
	HTLV	相关脊髓病(HAM)
热带痉挛性下肢瘫(TSP)		
西尼罗病毒	WNV	脑炎、脑膜炎、脑膜脑炎、 急性弛缓性麻痹、WNV 感染
人类疱疹病毒 8	HHV-8	Kaposi 肉瘤,HHV-8 感染

通过多年来持续不断的努力,输血安全在全球范围已取得了显著的提高,如美国,实施病毒核酸筛选后经输血传播的相关病毒的危险概率为百万分之几或更低。

但据有关研究结果看,在我国现行血液安全措施条件下,仍存在输血传染 HIV、HCV 和 HBV 的残余风险,即使和欧美发达国家(如美国)全面实施血液的 NAT 检测前相比,都有不小的差距,见表 1-4-2。

表 1-4-2 我国输血传染 HIV、HCV、HBV 的残余风险与美国的比较

		HIV	HBV	HCV
美国	NAT 检测前残余危险度 1/50 万	1/50 万	1/6.3 万	1/10 万
	NAT 检测后残余危险度 1/200 万	1/200 万	1/64 万	1/200 万
中国	NAT 检测前残余危险度	1/18.5 万	1/(0.12 万~0.15 万)	1/6.3 万

＊我国 2015 年末血液筛查核酸检测基本覆盖全国,目前还没有 NAT 检测后残余危险度的研究资料

为提高输血的安全性,需要我们在血液安全的公众教育、组织动员低危自愿无偿献血者、血液安全新技术(如病原体检测和病原体去除/灭活)的研究和应用及临床科学合理用血等多方面付出更大努力。

(二)影响输血传播病毒危险性大小的相关因素

了解影响输血传播病毒危险性大小的相关因素,对有针对性地采取降低输血传播相关病毒措施有重要意义。

1.人群中病毒阳性率

我国现阶段实行的无偿义务献血,献血者来自一般人群,若人群中病毒阳性率高,参加献血的人群中病毒阳性率必然会相对高。如 HBV 广泛流行,全世界人口半数以上被 HBV 感染过。我国人群中 40%~60%感染过 HBV,8%~10%为 HBsAg 携带者;我国 HCV 抗体阳性率为 3.2%。因此将 HBV、HCV 规定为血液、血制品常规检验。

2.病毒的感染力

经血液传播的各类病毒尽管都可通过输血传播,但病毒的感染力方面存在差异,这必然影响到病毒经血液传播危险概率的大小,如牙刷或剃刀上污染了带有乙肝病毒的少量血液、注射

器针头上带有 HIV 病毒感染者微量血液,但这些微量污染血液都可能通过皮肤或黏膜的伤口造成病毒传播或感染。因此一旦将污染这些病毒的血液输给患者必然导致感染,危险性极大。

3.病毒感染的临床后果

决定输血传播病毒危险大小的一个重要因素是病毒感染的临床后果。现已确定可经输血传播的病毒很多,若病毒不仅可以通过输血传播,而且可以引起感染的受血者发病,应考虑采取血液检测等预防措施。如 HBV、HCV、HIV 都会导致严重的临床后果,使患者身体损伤,甚至危及生命。相反,近年来发现 TTV、庚肝病毒(HGV/GHBV-C)是可经血液传播的病毒,但经过多年研究,大多数学者认为尽管这两个病毒可以经血液传播,但感染人体后大多数感染者并没有造成明显的肝细胞损伤及明显的肝炎症状,因此认为没有必要进行常规的血液检测。

4.人群对病毒的免疫水平

人群对病毒的免疫水平也是决定病毒经血液传播危险大小的重要因素之一。如果人群对病毒免疫水平高,则输血传播病毒造成危害的危险就小;若人群对某一病毒的免疫力低,大多数人感染后将会发病则该病毒输血传播危险大。如巨细胞病毒(CMV)可经血传播,一旦感染发病可造成严重后果,尽管献血者阳性率较高(有关资料显示在发达国家经济地位高的人群 CMV 阳性率为 40%~80%,在发展中国家抗体阳性率高达 90%~100%),但由于人群免疫水平高,多数成人具有 CMV 的中和抗体,即使成人经输血输入 CMV 也不会感染发病,因此 CMV 不属于威胁输血安全的主要病毒。一般没有必要进行血液常规检查,若新生儿或免疫受损的患者需要输血,则应提供无 CMV 病毒污染的血液。

5.检测病毒的水平和质量

血液检测是排除病毒阳性血液、提高血液安全性的重要措施。而检测血液病毒的水平和质量是影响血液检测结果准确性的重要因素。影响检测水平和质量的因素有两个:一个是检测技术和试剂,为提高血液检测结果的准确性需不断研究、应用新的检测技术,使检测水平和质量有明显提高,如 HIV 的检测,第一代试剂窗口期为 45~56 天,第三代试剂窗口期已缩短到 22 天,而目前推广使用的核酸检测技术将窗口期缩短至 11 天。另外,检测的质量管理也是重要因素,检测的质量管理包括试剂、仪器、人员和检测的室内质控及室间质量评估。只有做好质量管理才能获得尽可能理想、可靠的检验结果,将应该检出的病毒阳性血液检出并排除。

6.血液制品的种类

病毒在血液的各种成分中分布不均匀,在血液制品中的病毒分布也明显不同,因此各种血液成分制品和血浆蛋白制品的病毒危险程度是不一样。有的成分如红细胞,病毒分布相对较少,因此危险性相对也小;有的成分如白细胞、低温沉淀物、血浆,病毒分布多,危险性相对较大。传播输血相关病毒危险性大的血液制品为病毒高危制品,如抗血友病球蛋白制品属于病毒高危制品,法律规定此类制品必须经过验证的病毒灭活方法处理,若应用未经病毒灭活处理的病毒高危制品造成病毒感染是要负法律责任的。临床输血液和血液制品时应尽可能应用病毒危险较小的制品。

7.血液制品的输注形式和剂量

血液制品的输注形式和使用剂量也是影响经输血感染病毒危险大小的因素。如肌内注射丙种球蛋白一直是安全的制品,从来没有发生注射该制品导致患者感染病毒的病例。20 世纪

80 年代初期,临床开始应用静脉注射免疫球蛋白,使用剂量从原来肌内注射制品的每次 1 克以下,提升到一次几克甚至更多,结果发生一些患者输注后感染丙肝的病例。现在该制品制备过程中必须按要求进行病毒灭活处理。

8.临床输血

尽管目前输血已非常安全,但输血仍有可能发生一系列不良反应与相关疾病的传播,因此在考虑对患者输血时,应当权衡利弊,严格掌握输血适应证。避免一切不必要的输血,同是应用成分输血来减少患者的输血风险,在条件允许情况下开展自身输血。临床合理输血的水平会影响输血的总体安全水平。

(三)输血安全的战略和措施

输血安全已成为医疗卫生工作中的一个重要问题,并引起全球的高度关注。世界卫生组织(WHO)一贯重视输血安全工作,血液安全已被 WHO 列为全球卫生工作七项重点工作之一。为了全面推动和加强全球的安全输血工作,WHO 制定了如下血液安全战略:①建立国家协调的采供血机构系统并实施全面质量管理。②仅从低危人群中的无偿献血者采集血液。③对所有捐献的血液进行输血传播性疾病的检测。④血型定型、相容性试验、血液成分制备和血液制品的保存和运输中执行《良好的实验室管理规范》(GLP)。⑤通过临床合理输血减少不必要的输血,提高输血安全。因此,作为 WHO 成员国的中国也在全力以赴,全面实施 WHO 制定的血液安全战略。

1.国家协调的采供血机构体系

建立采供血机构体系是保证血液安全的组织基础。我国相继出台了《中华人民共和国献血法》《采供血机构设置规划指导原则》《血液制品管理条例》《全血及成分血质量要求》《医疗机构临床用血管理办法》等一系列法律法规及规范标准,加强采供血机构的设置、建设和管理。

2.无偿献血是保证输血安全的前提和基础

从低危人群中的自愿无偿献血者采集血液是保证输血安全的重要战略,是保证输血安全的前提和基础。可造成血液漏检的原因包括人为差错、病毒变异、病毒感染后人体免疫反应异常和检测窗口期。资料证明,在检测的质量管理基本到位的情况下,人为差错、病毒变异和人体免疫反应异常已不是导致检测漏检的主要原因,90%左右的血液检测漏检并导致输血后患者感染病毒的意外是由窗口期问题引起的,窗口期成为导致检测漏检并威胁血液安全的主要原因。因此提高血液的安全性,就要解决因窗口期漏检的问题。现在,除通过新技术的应用缩短检测窗口期外,还应该通过减少献血者群体中处于病毒感染窗口期人的比例来减少因窗口期导致的漏检。无偿献血者由于整体素质高,有稳定收入,存在高危行为(同性恋、性乱交、嫖娼和静脉吸毒等)的情况少,新感染病毒的概率低,因而处于窗口期的概率低,所以无偿献血者被归为低危献血者,从他们身上采集的血液安全性好。国外研究报告表明,在其他条件相同的情况下,无偿献血者血液安全系数比有偿献血者高 5~10 倍。另外无偿献血中无经济因素,如果献血者在了解到因某些情况他(她)不宜献血时,他们会主动配合。因此,从这些人中采集血液对于保证血源的质量有重要作用。

3.严格检测和规范制备血液制品,提高输血安全性

为提高血液和血液制品的安全性,需对每一份捐献的血液进行输血传播性疾病的检测。

在输血发展史中,每次引进新的针对某种主要的经输血传播的病毒的检测,就会显著减少相关病毒经血传播的危险。如 20 世纪 60 年代末开始实施血液的 HBsAg 检测显著减少了经血传播乙型肝炎的危险。对献血者血液进行严格筛选,大大提高了血液质量和安全性,但因为在病毒感染初期,人体尚未产生相应抗体或抗体水平甚低,未达到检出水平或因受实验方法、试剂敏感性和准确性的限制及人为差错的影响;某些可引起输血传播的病毒、微生物,尚无检测方法或根本还没发现。因此还不能完全控制病毒传播。要确保血液制品的质量,在检测和制备血液制品过程中还必须通过全面质量管理来保证检测结果的可靠性,包括人员、仪器、试剂和操作质量。

4.临床合理用血

输血的安全性和有效性取决于两个要素。首先,血液和血液制品是安全的,剂量上能满足临床需要;其次,临床合理应用血液和血液制品。因此临床合理输血,对减少患者经输血感染病毒危险大小有重要影响,仅给确定需要输血的患者输血;在必须输血时,首先考虑输成分血,临床输血应采取缺什么补什么的原则,减少不必要的血液成分输入,减少经输血传播疾病的危险;推行自体输血,自体输血的最大益处就是可以避免因输注同种异体血液与血液成分导致输血传播性疾病的危险性,一般认为自体输血是比较安全的。

二、临床输血管理组织结构与功能

(一)医院用血管理委员会及其职能

为规范临床输血的管理,加强临床用血指导,使医疗用血更安全、更科学、更合理。国家卫生和计划生育委员会负责全国医疗机构临床用血的监督管理。县级以上地方人民政府卫生计生行政部门负责本行政区域医疗机构临床用血的监督管理。

1.组织管理

根据《医疗机构临床用血管理办法》规定,二级以上医院和妇幼保健院应当设立临床用血管理委员会,负责本机构临床合理用血管理工作。主任委员由院长或者分管医疗的副院长担任,成员由医务部门、输血科、麻醉科、手术室、开展临床输血治疗的主要科室、检验科、质控科、护理部门、院感科等部门负责人或相关专家组成。医务、输血部门共同负责临床合理用血日常管理工作。不具备条件设置输血科或者血库的医疗机构,应当安排专(兼)职人员负责临床用血工作。临床输血管理委员会设主任 1 人,副主任 2~3 人,委员若干人,秘书 1~2 人,任期一年。临床输血管理委员会每年应召开一次以上的工作会议,若遇到特殊情况,可由主任委员或副主任委员召集临时会议,常设机构在医务处(科或部)。

2.医院输血委员会的功能和职责

(1)指导功能:贯彻临床用血管理相关法律、法规、规章、技术规范和标准,制订和审核医院临床用血管理的规章制度,负责医院临床输血的规范管理与技术指导。

(2)监督功能:对临床输血全过程实施监督,定期监测、分析和评估临床用血情况,对临床用血不良事件,提出处理和改进措施。

(3)审批功能:负责审批输血科制订的医院临床用血计划。

（4）培训功能：开展输血技术人才、质量管理人才的培训工作。

（5）推广功能：指导并推行输血新理念、新方法及输血新技术的实施。

（6）宣传功能：开展无偿献血、互助献血的宣传与教育。

（二）输血科（血库）

1.设置要求

医疗机构应根据有关规定和临床用血需求设置输血科或血库。设置要求：三级综合医院、三级肿瘤医院、三级心血管病医院、三级血液病医院等用血量较大的各类医院应设置输血科；三级中西医结合医院、三级儿童医院、三级传染病医院、二级肿瘤医院、二级综合医院等可设置血库，用血量小的医疗机构可与检验科同设安排专（兼）职人员负责临床用血工作。

（1）人员：输血科（血库）的规模可根据医院床位数或医院年用血量及救治患者对象来决定。一般人员与床位之比为1∶（100～150）。三级医院输血科一般要求专职人员8人以上；血库专职人员2人，按工作量增加专/兼职人员。

（2）人员技术职称：输血科、血库从业人员应毕业于输血、检验、医疗、护理等专业，并具有国家认定的卫生专业技术资格。由高、中、初不同职称人员按一定比例组成，三级医院至少配备一名主任医（技）师，二级医院至少配备一名副主任医（技）师以上人员，其他各级医院输血科（血库）至少配备一名医学专业。

（3）科室设置：医院输血科（血库）应设置在邻近用血较多的手术室或病区。并符合国家相关标准及生物安全要求，房屋应光线充足，空气流通，清洁干燥，大小至少应具备充足的工作空间。一般应单独设置工作区和生活区，工作区根据实际工作需要设置有贮血室、血型鉴定与配血室、安全输血相关检测实验室、自身输血采集室、资料档案室、污物暂存处置室等，生活区根据实际工作需要设置有学习室、办公室、值班室等。

（4）设备：一般有4～6℃贮血冰箱，－30℃低温冰箱，显微镜，台式离心机，37℃和56℃水浴箱、各种规格的离心机、显微镜及实验室常规配置等。

2.医院输血科（血库）的功能和职责

输血科最基本的功能是就是保证临床血液制品的供应和用血安全，负责临床用血的技术指导和技术实施，建立临床用血质量管理体系，确保贮血、配血和其他科学、合理用血措施的执行。负责制订临床用血计划；负责确定年度输血品种和数量，负责血液预订、入库、储存、发放工作；负责输血前相容性检测，有条件的输血科开展特殊血清学检测；协同临床严格掌握输血适应证和禁忌证，分析研究和处理不良反应与并发症，为临床合理用血提供咨询；参与推行自体输血、血液保护及输血新技术；参与开展血液治疗相关技术；承担医疗机构交办的与临床用血有关的其他任务。

（1）血液库存管理：主要包括制订用血计划、安全贮血量、血液制品分型分品种贮存和质量观察及实施冷链监控管理。用血计划是指根据血液库存量和用血患者血液需求量决定血站供血的血型种类和血液数量，包括年度用血计划、月用血计划和周用血计划。一方面输血科做好与血站的信息沟通，及时掌握血液的供应信息；另一方面根据血液供应预报信息，按血型和种类及时调整血液库存的数量，并按照供应情况分血型对需要输血治疗的患者进行合理安排。

（2）输血相关血液学检测

①开展输血前相容性检测：血型鉴定（ABO 血型正反定型，RhD 血型定型）、抗体筛查和交叉配血试验等。

②特殊血清学检测：疑难血型鉴定、疑难配血试验、抗体效价测定、不规则抗体筛查和特异性鉴定、血小板抗体检测、新生儿溶血病的相关免疫学试验、HLA 相容性检测、输血不良反应及相关疾病监控等。

（3）发血相关核查：取血者与发血者应严格执行"双查双签"制度，共同认真查对科别、姓名、住院号、血型、血类、贮血量、输血日期、交叉配合结果和血液质量，以确保输血安全。

（4）推广输血新技术：积极推进自体输血，防止输血传播性疾病的发生；积极推进输血新方法、新技术的开展，合理、安全用血，保护血液资源。

（5）参与临床输血会诊：参与临床输血方案的制订，为临床合理用血提供咨询服务。

（6）参与临床用血不良事件的调查：遇有输血出现不良反应时，输血科工作人员要配合临床分析查找原因，做好患者的治疗和处置，避免临床用血不良事件的发生。

（7）协助临床开展血液治疗相关技术：随着输血技术的发展，输血从过去的输注治疗逐渐演变为成分输血、血浆置换术、治疗性血细胞成分去除术、自身输血以及干细胞移植等新的综合模式。

（8）无偿献血宣传：充分利用自身专业知识及患者用血环节，及时科学地向有关人员宣传和解释血液有关政策法规、输血相关知识及无偿献血常识，推动输血事业的不断发展。

（9）教学与科研：开展临床用血的教学和科学研究工作。

三、输血环节质量控制

（一）血液预订、入库、贮存管理

1.血液预订管理

（1）血液预订：根据各血型血液品种的平均日用血量、安全血液库存量、最佳血液库存量、最高血液库存量及实际库存量进行比较，确定补充血液库存的品种和数量，通过电话、传真或网络向供血机构预订，并确定送（取）血时间。科学的血液计划能保证临床用血工作有序运行，有效应对突发事件和临床紧急抢救用血。在临床用血需求和采供血机构血液供应之间起着缓冲作用，调节需求与供应的矛盾。

（2）血液预订管理要点

①用血计划：是指根据血液库存量和临床用血需求量制订的用血量计划，包括年度用血计划、月用血计划和日用血计划。

②安全血液库存量：指库存的各型血液的最低贮存量，其数量是能满足医疗机构向血站发出抢救用血申请后，到血站将血液送达或取回血液，并完成血液相容性检测的时间段内抢救的血液需求量。安全库存量一般不少于 3 天常规医疗用血量。

③最佳血液库存量：血液保存随着时间的延长，血液中的一些有效成分如 2,3-二磷酸甘油酸、三磷酸腺苷等含量逐渐减少，而一些细胞代谢成分如血钾、血氨则逐渐增加，因此血液在贮

存较短的时间内用于临床输注,能更好地达到输血治疗效果。血液库存管理,最重要的是优化血液库存,缩短血液贮存时间,提高用出率。最佳血液库存量一般为7天常规医疗用血量。

④择期用血评估:主要针对手术用血,是根据手术备血量、治疗用血量和血液贮存时间等因素进行测算,确定由血站调配的血液数量.平衡医院血液库存的评估方式。

⑤用血调控:一方面是根据临床申请用血的各病种对血液贮存时间要求,调配相应血液。原则是输血治疗效果的前提下,按采血日期先进先出;另一方面医疗机构根据血站的预警级别及库存血量,及时向临床用血科室发出预警,在保证正常的医疗秩序和医疗安全的前提,采取限制临床择期手术或暂缓慢性贫血患者的治疗用血等措施进行有效调控。

2.血液入库及贮存管理

(1)血液入库及贮存:血液贮存是输血科基本功能之一,输血科在血站将血液送达后,应尽快对血站供血进行核对,并按国家标准进行验收,按不同血液品种的贮存条件分血型贮存,并做好贮存条件的监控和出入库的统计记录,办理入库手续,尽量缩短血液在室温状态下暴露时间。

(2)血液入库及贮存管理要点:血液入库前要认真核对验收。核对验收内容包括:运输条件、物理外观、血袋封闭及包装是否合格,标签填写是否清晰齐全(供血机构名称及其许可证号、供血者姓名或条形码编号和血型、血液品种、容量、采血日期。血液成分的制备日期及时间,有效期及时间、血袋编号/条形码,贮存条件等)。

(3)要认真做好血液出库、核对、领发的登记:血液相关资料需保存10年。分别按A、B、O、AB血型将全血、血液成分贮存于血库专用冰箱不同层内或不同专用冰箱内,并有明显的标识。特别注意不同的血液成分保存条件和保存期均有不同,如:红细胞成分要在2~6℃保存不超过35天,新鲜冰冻血浆在-20℃以下保存一年,普通冰冻血浆在-20℃以下保存四年,冷沉淀在-20℃以下保存一年,血小板要求20~24℃振荡保存1~5天等。严格控制在规定温度内保存,可避免因保存不当而造成血液报废;血液及血液制品在储存过程中,要每天定时做冰箱温度记录及监控,若为人工监控,应至少每4小时监测记录温度1次;若使用自动温度监测管理系统时,也应至少每日人工记录温度2次,2次记录间隔为8小时以上。

(4)建立并实施血液出入库统计程序:血液库存、患者用血、血液入库、血液出库的详细信息。通过库存统计确定血液预订的种类和数量。

(二)血液贮存的温度监控

输血科应建立并实施血液温度监控程序,血液储存设备应有温度控制(或自动控制)记录和温度异常报警装置,温度监控主要分两大类:一是冰箱自备的温度显示和温度记录纸;另一是单独安装自动化实时温度持续监控系统。血液储存设备的温度监控记录至少应保存到血液发出后1年,以保证可追溯性。

(三)发血管理

建立并实施发血管理程序,内容包括:

1.输血记录单

根据交叉配血结果,确定血液是相合与不相合或相容与不相容。填写输血记录单后核对发血。相合则可随时发血,相容则应根据临床患者输血治疗的迫切程度和国家规范规定及本医疗机构临床用血管理规定架构下决定是否相容性发血,此属应急用血管理范畴。

2.发血前核对

接到取血单后,按照输血记录单上血液相关信息从贮血冰箱中取出相对应的血液成分。取出前首先通过肉眼认真观察血浆与红细胞分界来判断血液有无溶血现象,确认无误后取出血液检查是否存在凝血块或有肉眼可见的细菌污染表现;检查血袋有无渗漏;认真核对血袋标识是否清晰,与输血记录单(发血单)是否完全对应。再次核对与受血者血型及与既往血型(电脑里存档)是否一致。输血科的工作人员与取血的医护人员双方共同检查,检查无误后共同签名,并记录发血时间。将血液及输血记录单(发血单)一起放入专用运送箱(有保温功能的)内发出。

血液发放前输血科应做目视检查,凡有下列情形之一的,一律不得发出:①标签破损或遗失、字迹不清。②血袋有破损、渗漏。③血液中有明显凝块。④血浆层进行性变色、混浊度增加或呈乳糜状或暗灰色。⑤血浆中有明显气泡、雾状物、絮状物或粗大颗粒。⑥未摇动时血浆层与红细胞的界面不清或交界面上出现溶血现象。⑦红细胞呈紫红色或玫瑰色,外观呈稀泥状。⑧红细胞层表面出现绒球状物。⑨超过贮存期限或其他需查证的情况。

冰冻血浆与冷沉淀凝血因子发放前需在冰冻血浆解冻箱内融化后方可发往临床。

3.发血后事项

血液发出后一律不得退回;受血者和供血者的血样还应保存在 $2\sim6℃$ 冰箱 7 天,凡输血后需要再配血的,应重新抽取血样做交叉配血试验;输血后的医护人员应将血袋交回输血科 $2\sim6℃$ 保存至少一天,然后按照医疗废物管理的有关规定处理;输血结束后的医护人员要及时填写输血反应记录卡,于 24 小时送回输血科(血库),输血科(血库)工作人员及时做好相关记录并按要求向血液中心(中心血站)反馈。

(四)用血过程管理

为确保临床安全有效输血,应建立覆盖输血全过程的输血管理程序。

1.输血治疗决策

临床医师在决定为患者输注异体血液制品治疗时,除结合临床指征外还应综合考虑如下几个方面的因素:临床整体治疗进程的时限;对该患者最合适的治疗方法,输血是否为唯一可选择的决定;是否有其他有效方法替代异体输血;输血治疗的缺陷和血液成分疗法的潜在危害;血液成分的质量和安全性如何;输血危险的风险能否被避免或减少到最小;血液成分的剂量是多少;应该如何管理和监控血液成分;患者是否已完全知晓医疗决定,潜在的益处和风险,患者是否拒绝输血等。

2.输血知情告知

建立并实施输血告知程序,签署《输血治疗知情同意书》。内容至少包括:输血目的、输血方式的选择、输血品种、风险、患者或受委托人是否同意等。患者接受输血治疗享有知情权,因此在决定输血治疗前,主治医师应向患者或其亲属履行告知义务,说明输注同种异体血液有可能发生输血不良反应和经血传播的疾病,征得患者或其亲属同意并在《输血治疗知情同意书》上签名后方可输血。因抢救生命垂危的患者需要紧急输血,且不能取得患者或者其近亲属意见的,以患者最大利益原则决定输血治疗方案,报医疗机构医务部门或主管领导批准后实施,备案并记入病历。知情权应遵循的原则是:首先,输血是自愿的,患者有权拒绝输血;其次,患者有权知道输血的必要性、风险及可能的替代方法(如自体输血)。

3.输血申请单

《临床输血申请单》应由主治医师填写,经主治医师以上主管医师核准签字,连同受血者血标本在预定输血日期前送交输血科(血库)备血。填写内容至少包括:受血者姓名、性别、年龄、病案号、科别、病区、床号、临床诊断、输血目的、继往输血史、妊娠史、受血者属地、预定输血成分、预定输血量、预定输血日期,受血者血型、血红蛋白、HCT、PLT、ALT、HBsAg、Anti-HCV、Anti-HIV1/2、梅毒,申请医师签字、主治医师审核签字、申请日期等。

4.输血申请单的审核

建立并实施输血申请的审核程序。输血科应对输血申请单进行审核,内容包括受血者个人信息、血型、临床诊断、输血指征、目的等。如果发现属于不合理输血或有其他疑问时,应当及时与临床联系。

5.血液成分的选择

根据临床输血目的确定最适当的血液成分用于最需要的患者,同时根据病种选择相应库存时间的血液,对库存时间无要求的病种输血时,按采血日期采用先进先出的原则,避免血液过期而造成浪费。

6.发血与领血

建立并实施发血与领血程序。领血人持取血单到输血科(血库)取血,发血人将核对完毕的输血记录单和相应血液成分移交给领血者,领血人认真核对相关内容全部无误后双方在输血记录单上签字,领出血液。

7.临床核对与输血

(1)取血回病房后应当立即把血液送到临床输血护士手中,并做好交接手续。取回的血应尽快输用,不得自行贮血。

(2)输血前由两名医护人员核对交叉配血报告单及血袋标签各项内容,检查血袋有无破损、渗漏,血液颜色是否正常,准确无误方可输血。

(3)输用前将血袋内的成分轻轻混匀,避免剧烈震荡。血液内不得加入任何药物,如需稀释只能用静脉注射用生理盐水。

(4)开始输血时,由两名医护人员携带病历共同到患者床旁核对,确认与输血记录单相符,再次核对后,用符合标准的输血器进行输血。

(5)输血过程中应先慢后快,再根据病情和年龄选择适宜的输注速度,并严密观察受血者有无输血不良反应,如出现异常情况应及时处理:减慢或停止输血,用静脉注射生理盐水维持静脉通路;立即通知值班医生和输血科(血库)值班人员,及时检查、治疗和抢救,并查找原因,做好记录。

(6)输血的时间限制:全血或红细胞应该在离开冰箱后30分钟内开始输注,常温下需4小时内输注完毕(室内温度过高要适当缩短时间);血小板收到后尽快输注,1个治疗量的单采血小板要在20分钟内输完;新鲜冰冻血浆和冷沉淀凝血因子融化后尽快输注,以患者可以耐受的较快速度输注,一般200mL血浆在20分钟内输完,1U冷沉淀凝血因子在10分钟之内输完。

（7）输血完毕，医护人员应认真填写输血反应回访单，对有输血反应的回访单应立即送达输血科（血库）保存，医护人员将输血记录单贴在病历中。

8.输血病历记录

输血完成后，主管医师应对输血相关情况在病历中进行详细记录。包括输血时间、输注血液的血型、成分种类、血量、输注过程是否顺利、有否输血反应等。病程记录中应对输血疗效进行描述。护理记录中负责护士应对血液输注进行记录和签字。

9.输血指征控制及效果评价

输血指征控制是通过对申请单的审核、输血前相关检测项目及输注后输血效果指标的监测，对临床输血的恰当程度和患者输注效果的管理过程，目的是节约血液资源，控制输血风险。

（五）临床输血相容性检测管理

输血相容性检测是临床输血前一个关键环节，质量水平直接决定输血安全，高质量的检测能最大限度地减少输血风险。检测结果决定临床是否进行输血治疗，其结果的正确性决定临床输血治疗能否成功。为确保输血安全有效，根据临床诊断和治疗情况选择适宜的相容性检测项目和方法。常规选择输注全血、红细胞、白细胞、血小板、血浆等成分应进行 ABO 血型和 RhD 血型同型相容性检测。

1.建立和实施检测项目组合管理程序

相容性检测组合项目是依据预定输血成分决定的以及根据检测结果确定的继续增加的检测项目。其各种检测组合如下：

（1）申请含有红细胞成分项目组合：受血者 ABO 正反定型、RhD 血型测定、抗体筛检；供血者 ABO 血型正反定型复核、RhD 血型复核；主次侧交叉配血。

（2）申请血浆项目组合：受血者 ABO 正反定型、RhD 血型测定；供血者 ABO 血型反定型复核；次侧交叉配血。

（3）申请血小板项目组合：受血者 ABO 正反定型、RhD 血型测定；供血者 ABO 血型反定型复核，血小板血清学交叉配血。

（4）当抗体筛查结果阳性时，进行抗体鉴定，同时对供血者进行阳性抗体对应的抗原测定，抗原阴性的供血者与受血者进行主次侧交叉配血。

（5）当 ABO 正反定型不符时，进行疑难血型鉴定（含亚型），正定型增加抗 A1 和抗 H，反定型增加 A_2、O 细胞进行检测，确定血型后选择相同或交叉配血相容的血液进行输血。

2.建立和实施受血者血标本采集与送检标准操作规程

包括患者采血前准备，标本采集、运送、接收与储存等影响检测质量的相关环节都需建立操作规程。

3.建立受血者血液检测实验的血标本采集程序

根据受血者情况制订血液检测实验血标本采集时限。包括确定输血后，医护人员持输血申请单到病床旁当面核对患者姓名、性别、病案号、病区床号、血型、试管标签；实施血标本采集时再次核对试管标签。由医护人员或专门人员将受血者血标本与输血申请单送交输血科（血库），双方进行逐项核对并签收。

4.建立标本的接收和保存管理程序

包括标本的标识、状态、与申请单是否一致、重抽血液标本的条件,标本的保存条件及时限等。输血科(血库)只能接收完整、准确和标识清晰的血标本,必须确认输血申请单的所有识别信息与血标本标签内容一致,当发现不一致或有疑问,必须另外抽取血标本。

5.建立和实施输血前相关检测管理程序

选择正确的检测项目和方法,确保检测条件、人员、操作、设备、结果判读以及检测数据传输等符合要求。

6.建立和实施血液相容性检测的程序

为确保输血安全有效,应根据临床诊断和治疗情况选择适宜的相容性检测项目和方法。常规选择输注全血、红细胞、血小板、血浆等成分应进行 ABO 血型和 RhD 血型同型相容性检测。

(1)预期输血的患者应进行 ABO、RhD 血型检测。输血前受血者应再次进行 ABO 正定型、反定型、RhD 血型复核检测。

(2)交叉配血前应对受血者血标本进行抗体筛选检测,当受血者、供血者血标本抗体筛选检测均为阴性时,可采用盐水交叉配血方法。若未进行供血者或受血者抗体筛选检测,交叉配血试验必须采用能检出不完全抗体的配血方法。

7.建立和实施与检测项目相适应的室内质量控制程序

以保证检测结果达到预期的质量标准,应包括:质控品的技术规则定义、质控品常规使用前的确认、实施质控的频次、质控品检测数据的适当分析方法、质控规则的选定、试验有效性判断的标准、失控的判定标准、调查分析、处理和记录。

8.参与和实施室间质量评价

输血科(血库)应参加经卫生部认定的室间质量评价机构组织的输血前相关血液检测室间质量评价。

(1)输血科(血库)参加室间质量评价应当按常规检测方法与常规检测标本同时进行,不得另选检测系统,保证检测结果的真实性。输血科(血库)对于室间质量评价不合格的项目,应当及时查找原因,采取纠正措施。

(2)输血科(血库)应当将尚未开展室间质量评价的检测项目与同级别或上级别的输血科(血库)的同类项目进行比对或者用其他方法验证其结果的可靠性。检测项目比对有困难时,输血科(血库)应当对方法学进行评价,包括准确性、精密度、特异性、稳定性、抗干扰性、参考范围等,并有质量保证措施。

9.建立和实施检测报告签发的管理程序

对检测报告的责任人及其职责、检测结果分析、检测结论判定标准和检测报告的时间、方式和内容等做出明确规定。

(1)检测结果的分析和检测结论的判定应由经过培训和评估可以胜任并得到授权的技术人员进行。

(2)签发报告前,应对整个检测过程以及关键控制点进行检查,以确定检测过程的正确性和有效性。

（3）检测报告应完整、明晰。检测报告至少应包括检测实验室名称、受血者血标本信息、送检时间、检测项目、检测日期、检测方法、检测结论、检测者签名、复核者签名和签发时间。

10.建立和实施检测后标本的保存管理程序

检测后标本的保存时间应符合国家有关规定,建立标本的保存记录。

11.建立和实施标本的销毁程序

按国家的相关规定对标本进行销毁,并保存标本的销毁记录。

（高　磊）

第二章　临床常见血液病

第一节　缺铁性贫血

当机体对铁的需求与供给失衡,导致体内储存铁耗尽,继之红细胞内铁缺乏,不能满足正常红细胞生成的需要,最终引起缺铁性贫血(IDA)。缺铁性贫血是铁缺乏症的最终阶段,表现为小细胞低色素性贫血。膳食中铁不足是婴儿及儿童铁缺乏症最常见的病因;月经失血或妊娠是青年妇女最常见的病因;高龄人群主要由慢性失血引起。铁缺乏症与缺铁性贫血在全球是最常见的营养性和血液性疾病,全世界受累人群约 20 亿。在育龄妇女有婴幼儿中的发病率很高。在多数发展中国家,约有 2/3 的儿童和育龄期妇女缺铁,其中 1/3 患有缺铁性贫血。发达国家中亦有约 20% 的育龄妇女和 40% 的孕妇患缺铁性贫血。

一、病因和发病机制

铁的吸收和排泄保持动态平衡,如出现负铁平衡的情况则可导致缺铁。缺铁是一个渐进的过程。缺铁早期称为铁耗减阶段。此期的特点是铁储备降低而血清铁正常。如缺铁继续发展则进入隐性缺铁期,其特点为铁储备耗竭,但血红蛋白仍在正常范围。

1.铁摄入不足和需求增加

饮食中的含铁量大致与其所含热量相关。以混合饮食为例,维持铁平衡,成年男性应含 $5\sim10mg$ 铁,女性应含 $7\sim20mg$ 铁。如无吸收障碍或需求增加,饮食因素并非缺铁主因。育龄妇女因月经丢失、妊娠及哺乳铁需求量增加,每次月经丢失 $20\sim40mg$ 的铁,胎儿体重每增加 1000g 需母体供给 80mg 的铁,哺乳期每日丢失 $0.5\sim1.0mg$ 的铁,如饮食供给不足,则易造成缺铁性贫血。婴幼儿生长迅速而铁储备量较少,作为主食的各种乳类(包括)乳汁均又含铁甚少,如喂养不合理也易发生缺铁性贫血。

2.铁吸收障碍

饮食中铁的生物利用度变化颇大。除血红素铁外,其他铁形式均需转变为亚铁形式才能被吸收。铁的转变和吸收受诸多因素(如肠道环境、饮食内容和还原物质)的影响。胃酸有助于二价铁和食物铁的吸收。胃酸缺乏、胃切除术后、慢性萎缩性胃炎及其他胃肠道疾病可造成铁吸收障碍,从而引起缺铁性贫血。

3.铁丢失过多

慢性失血是缺铁性贫血最常见的病因。失血 1mL 丢失铁 0.5mg。慢性失血的原因众多,包括消化道出血、反复鼻出血、月经过多、频繁献血、出血性疾病等。消化道是慢性失血的好发部位,如消化性溃疡、胃肠道恶性肿瘤、胃肠道憩室、痔、肠息肉、溃疡性结肠炎及钩虫病等。消化道慢性失血有时表现隐匿或部位难以确定,应尽力查找。慢性或反复的血管内溶血,如阵发性睡眠性血红蛋白尿症、人造心脏瓣膜和疟疾时,铁随血红蛋白尿排出,从而造成缺铁。缺铁性贫血除血红蛋白合成减少外,铁依赖性酶类的活性亦降低。其他微量元素如铜有助于铁的吸收,故铜缺乏可加重缺铁。

二、病理生理

(1)铁为人体必需的微量元素。人体内铁总量 3～5g(男性约为 50mg/kg,女性为 40mg/kg),其中 62.1％为血红蛋白铁,31.0％为储存铁,4％为肌红蛋白铁。

(2)人体内铁主要来自食物,在十二指肠和空肠上段黏膜吸收。食物中的铁只有 10％被吸收,成人每天应在食物中摄取 1～2mg 铁。

(3)黏膜吸收的铁进入血液与转铁蛋白结合,随血液进入骨髓及全身组织以用于细胞活动。

(4)多余的铁以铁蛋白和含铁血黄素形式储存于骨髓、肝和脾的单核-巨噬细胞中以备用。

(5)正常人每日自胃肠道、泌尿道及皮肤上皮细胞丢失的铁约 1mg,育龄妇女每日排出铁 1.5～2mg,妊娠期全程约丢失铁 2mg/d。每 100gHb 约含铁 340mg。

(6)成人男性每日铁的需要量约 1mg;育龄妇女及发育期青少年铁的需要较多,为 1.5～2mg/d;哺乳期需增加铁 0.5～1mg/d;月经周期及量正常的妇女,约需铁 1.5mg/d。

(7)每日摄入铁和消耗铁达到平衡。此平衡丧失可引起缺铁,继之红细胞内铁减少,最终出现 IDA。

三、临床表现

1.病史与体征

缺铁性贫血的初始症状很隐匿,病程进展缓慢,患者可以很好地适应这种状态,而可能使治疗延误。

(1)贫血的表现:头晕、头痛、面色苍白、乏力、易倦、心悸、活动后气短、眼花及耳鸣等。其中疲劳最常见,即使是潜在的铁缺乏(缺铁但不贫血)也可导致疲劳。

(2)组织缺铁的表现:发育迟缓、体力下降、智力低下、容易兴奋、注意力不集中、烦躁、易怒或淡漠、异食癖和缺铁性吞咽困难(Plummer-Vinson 综合征)。

(3)对生长的影响:铁缺乏可以影响婴儿的生长,缺乏纠正后可以恢复。

(4)对神经、肌肉系统的损害:即使是轻度的缺铁性贫血,也可以影响肌肉的性能。运动最大负荷量、心率、血浆乳酸水平都和贫血的程度成反比。在铁缺乏时,机体抵御寒冷的能力会下降。偶尔有些患者有神经痛、麻木感。

(5)对上皮组织的影响:长时间的铁缺乏可以造成上皮组织结构或功能的特征性缺陷,特别是指甲、舌咽、口腔、胃肠。在缺铁的患者中,指甲会变脆、易碎或出现纵脊,这些表现不特异,更具特征性的表现是指甲变扁、变平,最终产生凹面,形成"匙状甲"。口腔改变以舌乳头萎缩最常见,表现为舌灼痛,可自发或者在进食时发生,占舌 2/3 的丝状乳头最先萎缩并完全消失,严重者菌状乳头也可受累,使舌面完全光滑呈白色蜡状。这些通常在给予铁剂治疗 1～2 周后得到逆转;还可出现口角炎,表现为口角溃疡或皲裂,但在缺铁时不太特异,也可发生在维生素 B_2 和维生素 B_6 缺乏时。

(6)免疫和感染:铁缺乏和感染的关系很复杂。铁缺乏至少可以导致免疫应答的两个异常:淋巴细胞介导的免疫缺陷和巨噬细胞吞噬细菌的能力下降。细胞免疫缺陷的证据包括 T 细胞数量下降多达 35％,辅助性 T 细胞和抑制性 T 细胞都受到影响。

(7)异食癖:是铁缺乏的重要症状。

(8)生殖、泌尿系统:月经过多是铁缺乏的常见原因。

(9)骨骼系统:在长期缺铁性贫血的儿童中可以发现颅骨类似于珠蛋白生成障碍性贫血或慢性溶血性贫血的改变,板障变厚,外板变薄。另外,长骨的改变值得注意,尤其是掌骨和趾骨,髓质扩张,皮质变薄。这种改变可能是由于骨发育时红髓扩张导致。

(10)体征:皮肤、黏膜苍白,毛发干燥,指甲扁平、失去光泽、易碎裂,反甲或脾大。

2.实验室检查

确诊铁缺乏需依靠多项实验室检查。其中测定血清铁、铁蛋白和总铁结合力最重要,其他检查包括测定骨髓铁、红细胞游离原卟啉和血清转铁蛋白受体。

(1)血常规:①小细胞低色素性贫血(MCV＜80fl,MCHC＜32％)。②血涂片示红细胞染色浅淡,中心淡染区扩大并和贫血程度成正比,重则为环形,网织红细胞正常;红细胞大小不等,这是铁缺乏的重要早期信号。铁剂治疗效果通过网织红细胞、血红蛋白含量的变化在 4 日内就可以看出来,比血液学的其他指标都要早。网织红细胞正常或轻度增多,网织红细胞的血红蛋白含量是铁缺乏的一个早期敏感指标。③白细胞数量一般正常,但患病时间长者可轻度减少。新近的大出血患者中性粒细胞可轻度增高,偶尔可以在外周血中发现中幼粒细胞。④血小板计数正常,亦可增加至正常水平的 2 倍,铁剂治疗后恢复正常。

(2)骨髓象:有核细胞增生明显活跃;幼红细胞增多,早幼红和中幼红比例增高,染色质颗粒致密,胞浆少;成熟红细胞中心浅染区扩大;粒系、巨核系多正常。铁染色:铁粒幼细胞极少或消失,细胞外铁缺少。

(3)血清铁(SI)和总铁结合力(TIBC)测定:血清铁降低,＜8.95μmol/L(50μg/dL),总铁结合力增高,＞64.44μmol/L(360μg/dL),故转铁蛋白饱和度降低,＜15％。

(4)血清铁蛋白(SF)测定:血清铁蛋白降低,＜12μg/L。尽管血清铁蛋白并不总是和铁的储备呈线性关系,但血清铁蛋白水平是反应储存铁的单个的最好指标,是在无并发症时低于 12μg/L。在感染或炎症性疾病如类风湿关节炎,血清铁蛋白通常较高,但通常低于(50～60)μg/L。所有铁缺乏的血清检验中,血清铁蛋白测定最重要,低血清铁蛋白可以肯定铁缺乏。但此检验灵敏度较低,测出的值在正常范围内并不能排除铁缺乏。

(5)红细胞游离原卟啉(FEP)测定:红细胞游离原卟啉(FEP)增高,＞4.5μg/gHb,表示血红素的合成有障碍,见于缺铁或铁利用障碍(如慢性疾病)。

（6）转铁蛋白受体（sTfR）：根据铁需要量调节，与缺铁的程度呈正相关，在储存铁耗竭时迅速降低，不受年龄、性别、妊娠、炎症、感染、肝病等的影响，是储存铁耗竭的最敏感指标。在鉴别缺铁性贫血和由慢性疾病引起的贫血很有用。特别是转达铁蛋白受体片段和血清铁蛋白的比值大小为 1.5，说明当前铁缺乏，＜1.5 极有可能是因为慢性炎症性贫血所致。

四、诊断和鉴别诊断

铁性贫血的诊断包括 2 个方面：确立是否系缺铁引起的贫血和明确引起缺铁的病因。

低色素型贫血尚可见于珠蛋白生成障碍性贫血、血红蛋白病和铁粒幼细胞性贫血等，慢性病贫血常有低铁血症，铁粒幼红细胞常减少，都需注意鉴别。

五、治疗

1.病因治疗

缺铁性贫血的治疗原则是补充足够的铁直到恢复正常铁储存量，以及去除引起缺铁的病因。

2.口服铁剂

是治疗缺铁性贫血的首选方法。口服铁剂的种类很多，如硫酸亚铁（每片 0.3g，含元素铁 60mg）、富马酸亚铁（每片 0.2g，含元素铁 66mg）、葡萄糖酸亚铁（每片 0.3g，含元素铁 34.5mg）、10％枸橼酸铁铵（每毫升含元素铁 20mg）、右旋糖酐铁（每片 25mg，含铁量 35％）、多糖铁复合物（力蜚能，每胶囊 150mg，含铁量 46％）和琥珀酸亚铁（每片 0.1g，含铁量 35％）等。口服铁剂有效者网织红细胞在治疗后 3～4 天即开始上升，第 10 天达高峰，随后血红蛋白上升，一般需要治疗 2 个月左右，血红蛋白恢复正常。贫血纠正后至少需要继续治疗 3 个月或使血清铁蛋白恢复到 50μg/L 以补足储存铁，否则易复发。

3.注射铁剂常用右旋糖酐铁

注射铁剂总量可按下列公式计算：铁的总剂量（mg）＝[150－患者血红蛋白（g/L）]×患者体重（kg）×0.33。静脉注射铁剂不良反应多且有严重不良反应，宜慎重。

六、预防

积极治疗慢性出血灶。对早产儿、孪生儿、妊娠期妇女、胃切除者及反复献血者，应预防性口服铁剂。

（高　磊）

第二节　再生障碍性贫血

再生障碍性贫血（AA）简称再障，是指骨髓增生低下和外周血全血细胞减少，但不伴骨髓异常浸润和骨髓网硬蛋白增多。欧洲和北美地区，获得性再障发病率约为百万分之二，而东南亚地区高 2～3 倍。10～25 岁和 60 岁以上人群为本病的两个发病高峰年龄,男女发病无差异。

一、病因

大多数获得性再障是免疫介导的造血破坏的结果,约 10％的病例存在编码端粒酶成分 TERC 或 TERT 基因突变。目前认为继发性再障可能和以下因素有关:

1.药物

一种和药物剂量有关,系药物的毒性作用,引起的骨髓抑制是可逆的,如各种抗肿瘤药物、甲氨蝶呤、白消安、雌激素等。还有一种是药物的特异性反应,与剂量无关,常见的有氯霉素、砷、金制剂等。

2.病毒感染

肝炎病毒、微小病毒 B19 等。

3.辐射

长期接触 X 线,放射性核素等。

4.化学毒物

抗肿瘤药物、苯以及其代谢产物、酚类,杀虫剂、农药均可抑制骨髓。

5.免疫因素

再障可继发于胸腺瘤、系统性红斑狼疮和类风湿关节炎等,患者血清中可找到抑制造血干细胞的抗体。

二、发病机制

1.造血干细胞减少或缺陷

许多再障患者用正常人造血干细胞成功地骨髓移植显示出干细胞异常或缺陷是其发病的原因之一。骨髓 CD34$^+$细胞较正常人明显减少,体外长期培养再障的骨髓细胞呈现出造血不良表现。长期培养 AA 的启动细胞(LTC-IC)明显减少或缺乏,CFU-GM,CFU-E 形成能力较正常显著降低。

2.T 细胞功能异常亢进

细胞毒性 T 细胞直接杀伤和淋巴因子介导的造血干细胞过度凋亡引起骨髓衰竭是再障的主要发病机制。

再障存在天然免疫紊乱。再障骨髓 CD4$^+$T 细胞上 TOLL 样受体(TLR)上调,CD8$^+$T 细胞上杀伤细胞免疫球蛋白样受体(KIR)上调。TLR 活化后触发细胞因子的释放,诱导 T 或 B 细胞免疫中共刺激因子的生成,TLR 活化后可诱发 Thl 型 T 细胞免疫亢进。

特异性免疫紊乱。免疫抑制治疗如抗淋巴细胞球蛋白/抗胸腺细胞球蛋白(ALG/ATG)联合环孢霉素 A(CsA)治疗再障的良好临床疗效证实了本病发生的异常免疫损伤理论。介导异常免疫的 T 淋巴细胞分泌可溶性的造血负调控因子 IFN-y,激活 Thl 型细胞进一步分泌

IFN-γ、IL-2、TNF-α 等细胞因子,这些造血负调控因子通过诱导造血干细胞表面 Fax 表达增高,在促凋亡因子的协同作用下通过 Fas/FasL 途径导致造血干细胞凋亡;IFN-γ 在再障病理生理过程中发挥关键性的作用;$CD8^+$ T 细胞内 IFN-γ 水平的变化与免疫抑制治疗的疗效相关,并为再障复发的可靠预测指标之一。

调节性 T 细胞缺陷。调节性 T 细胞(Tregs)是以细胞表面表达 CD4 和 CD25,细胞内表达转录因子 FOXP3 为特征,通过抑制自身反应性 T 细胞而抑制自身免疫的发生和发展。转录因子 NFAT1 与 FOXP3 启动子结合后诱导其表达。再障患者均有 Tregs 的降低,FOXP3 蛋白和 mRNA 水平也明显降低,NFAT1 蛋白水平低至测不出。$CD4^+ CD25^+$ Treg 细胞在诱导和维持自身免疫耐受性和阻止自身免疫中起着重要作用。Tregs 能够抑制和调节 $CD4^+$ 和 $CD8^+$ T 细胞的活化和增殖,起到负调节作用。有研究发现再障患者的 Tregs 细胞数量明显减少,Treg 细胞缺乏与自身免疫性骨髓衰竭明显有关。再障治疗后获缓解者,其 Tregs 的输注可改善淋巴细胞输注诱发的全血细胞减少。T 细胞内的 mTOR/S6 信号转导途径活化可能参与难治/复发再障的发病。

T-bet 表达增加。T-bet 选择性地表达于 Th1 细胞,T-bet 在再障中表达上调,T-bet 蛋白与 IFN-γ 启动子区结合,是 IFN-γ 基因强有力的转录激活剂,诱导 IFN-γ 的产生。在 Th1 细胞的分化中起决定性作用。T-bet 还能将分化中的效应性 Th2 已完全分化的 Th2 细胞逆转为 Th1,产生大量的 IFN-γ,抑制 Th2 型细胞因子(如 IL-4、IL-5 等)的产生。

B 细胞功能紊乱。再障主要与 T 细胞功能紊乱有关,但同样也发现了自身抗体。Hirano 等发现 39% 的再障患者存在抗 kinectin 抗体,正常人及其他自身免疫性疾病中未检出该抗体,可能该抗体为再障所特有。Feng 等发现抗地西泮结合相关蛋白 1(DRS-1)抗体与再障免疫机制关联,携带 DRS-1 抗体的再障患者对 IST 治疗效果较好,在 PNH^+ 的再障患者中 DRS-1 抗体检出率为 38%。约 37% 的再障患者可检测到抗膜突蛋白抗体,该抗体可影响造血细胞的功能和活力。有认为,抗膜突蛋白抗体、PNH 克隆和抗 DRS-1 三种指标的联合检测对评估再障的免疫发病机制有帮助。

3.造血微环境支持功能缺陷

造血微环境包括基质细胞及其分泌的细胞因子,起支持造血细胞增殖及促进各种细胞生长发育的作用。已发现再障骨髓成纤维细胞集落形成单位(CFU-F)和基质细胞产生的集落刺激活性(CSA)降低。中国医学科学院血液学研究所观察到再障骨髓基质细胞萎缩、脂肪化、静脉窦壁水肿、出血、毛细血管坏死、CFU-F 减少,急性再障较慢性再障损伤更严重。多数体外试验表明,再障骨髓基质细胞生成造血生长因子(HGF)并无异常,再障患者血及尿中红细胞生成素(EPO)、粒-巨噬细胞集落刺激因子(GM-CSF)、粒细胞集落刺激因子(G-CSF)水平增高;但再障患者 IL-1 生成减少。有研究证实再障患者造血干/祖细胞,尤其是 BFU-E 对 EPO、EPO+IL-3 及 EPO+SCF 反应性明显低于正常对照,甚至缺乏反应性。Wodnar-Filipowicz 等检测了 32 例重型再障患者血清可溶性干细胞因子(SCF)水平,发现重型再障患者血 SCF 水平低于正常对照者,理论上 HGF 就可以治愈再障。事实上,大量临床治疗结果表明,HGF(包括 SCF)只能一过性升高患者外周血细胞水平,并不能改变疾病的自然病程。虽然造血微环境不是引起再障的始因,但可加重病情。

4.遗传因素

流行病学资料发现再障也与特定的 HLA 相关。再障患者常有 HLA-DR2 型抗原连锁倾向,儿童再障 HLA-DPW3 型抗原显著增高,患者家属中常有造血祖细胞增殖能力明显降低,并可见家庭再障。HLA-DR2 高表达的再障患者对 CsA 治疗有较高的敏感性。

端粒位于线性染色体的末端,由 5～15kb 的重复序列(前导链 TTAGGG,滞后链 CCCTAA)组成,维持染色体的完整性。端粒长度的维持需要端粒酶,端粒酶主要由 3 种组分构成:端粒酶 RNA 组分(TERC)、逆转录酶组分(TERT)、端粒酶相关蛋白(TP)。约 1/3 获得性再障存在端粒 DNA 长度的缩短,并推测因端粒酶活性降低所致。约 10％再障患者发现端粒酶基因突变,主要为 TERC 或 TERT 基因突变。TERC 基因突变主要集中于它的假结节区、CR4-CR5 区,突变可能通过影响 TERC 与 TERT 分子之间的结合而降低端粒酶活性。TERT 分子各结构域内均检测到再障发病相关突变基因;如位于逆转录酶区的突变 Y772C(第 772 位半胱氨酸取代酪氨酸)、位于 C 端结构域的突变 V1090m(蛋氨酸取代缬氨酸)等。如 1 例男性 26 岁再障患者,发现 TERT 分子 N 端结构域突变 K570N(天冬酰胺取代赖氨酸),其外周血粒细胞端粒 DNA 长度 3.8kb(同龄正常人群 8.6kb),淋巴细胞端粒 DNA 长度 3.1kb(正常人群 7.5kb),体外转染 K570N 突变的重组细胞端粒酶活性明显降低仅为野生型细胞的 1％。TERT 突变基因携带者体内造血细胞数量较没有基因突变者显著减少。端粒重复结合因子 1(TRF1)与端粒 DNA 结合,抑制端粒与端粒酶结合时端粒酶末端弯曲成襻,Savage 等发现 TRF1 内含子 9 第 36192 位核苷酸胸腺嘧啶取代胞嘧啶所引起的突变可能是再障发病的危险因素。在一个 183 例免疫抑制剂治疗临床观察中,端粒较短者再障复发的可能性更高,发生 AML 的风险增加,骨髓细胞染色体不稳定性增加。

三、临床表现

1.重型再障(SAA)

起病急,贫血进展迅速,多伴随严重出血和感染。常表现为多部位出血,如皮肤、黏膜、消化道、眼底以及颅内出血等。感染不易控制,高热以及中毒症状多是肺炎、全身严重感染的表现。

2.非重型再障(NSAA)

起病较缓慢,进行性乏力,或血小板减少引起皮肤出血点、紫癜、鼻出血、月经过多,或因白细胞减少引起感冒、呼吸道感染。进行性加重的贫血是其主要特征。

3.体检

皮肤黏膜苍白,皮肤、黏膜、结膜和眼底可见瘀点或瘀斑。浅表淋巴结和肝、脾一般无肿大。疾病晚期,多次输血或严重感染、肝炎后再障患者可偶有脾脏肿大。

四、实验室检查

1.全血细胞计数、网织红细胞计数、血涂片以及胎儿血红蛋白

外周血象通常为全血细胞减少,非重型再障早期可呈两系减少,中性粒细胞绝对值计数降低。校正的网织红细胞计数明显减低<1%;网织红细胞绝对值<15×10⁹/L。进行血涂片检测有助于发现中性粒细胞发育不良、异常的血小板、幼稚细胞以及其他异常的细胞,如毛细胞(见于毛细胞性白血病),单核细胞缺乏可能提示毛细胞性白血病。对于儿童患者,在输血前应进行胎儿血红蛋白检测,以和儿童 MDS 鉴别。

2.骨髓检查

骨髓象增生减低或重度减低,粒、红两系均严重减少,淋巴细胞、浆细胞、组织嗜碱细胞、网状细胞等非造血细胞增多。巨核细胞缺乏是诊断再障重要的依据。

3.肝功能及病毒检测

肝炎后再障患者通常发生于急性肝炎感染 2～3 个月后,患者多为年青男性。需检测血液中甲、乙、丙肝炎抗体以及 EB 病毒。如果考虑移植,还需要进行巨细胞病毒以及其他的病毒血清学检测。微小病毒 B19 引起纯红细胞再障。HIV 病毒引起全血细胞减少。因此推荐在再障确诊前,需排除全血细胞减少的原因。

4.维生素 B₁₂ 和叶酸水平

检测血维生素 B₁₂ 和叶酸水平以排除巨幼细胞性贫血。如果维生素 B₁₂ 或叶酸缺乏,需先进行纠正,之后才可进行再障诊断。

5.自身抗体检测

系统性红斑狼疮同时伴随全血细胞减少,可能原因是:①自身免疫抗体引起的;②伴随骨髓纤维化;③低增生骨髓。因此,需要对所有再障患者进行抗核抗体及抗 dsDNA 检测。

6.PNH 克隆

目前,已经不再采用 Ham's test 和糖水溶解试验的检测方法诊断 PNH,而是用流式细胞术测定 GPI 锚定蛋白 CD55、CD59 水平。在近期输血的患者中,Ham's test 多为阴性而流式细胞术则可以得到阳性结果。然而小 PNH 克隆在再障中的临床意义目前尚不肯定,这些克隆可能持续存在、消失或增加。尿含铁血黄素检测将可以排除血管内溶血。PNH 相关性溶血程度应通过网织红细胞计数、血清胆红素、转氨酶和乳酸脱氢酶定量来判断。

7.细胞遗传学检查

再障患者因为骨髓的低增生性,难以获得足够的中期分裂相细胞,进行骨髓的细胞遗传学检查具有一定难度。FISH 技术的开展对检测再障患者的染色体具有重要的意义。不仅是 MDS 患者可能出现异常克隆,12%的再障患者也可能伴随着细胞的克隆异常。这些异常多发生在 7 号染色体。

8.其他

在诊断再障时,检测外周血白细胞端粒 DNA 长度来判断预后,检测 TERC 和 TERT 相关突变基因,协助选择治疗方案。如携带上述突变基因者对免疫抑制剂治疗均无明显疗效,突变携带者对雄激素治疗有效,G305A 突变携带者对达那唑治疗有效,携带 G450A 多态性基因对 IST 疗效好。选择合适的干细胞移植供者时,必须考虑供者的端粒突变。

五、诊断和鉴别诊断

(一)诊断

1.一般标准

(1)全血细胞减少,网织红细胞绝对值减少。

(2)一般无肝脾肿大。

(3)骨髓至少一个部位增生减低或重度减低(如增生活跃,须有巨核细胞明显减少),骨髓小粒非造血细胞增多,骨髓活检提示造血组织减少,脂肪组织增加。

(4)除外引起全血细胞减少的其他疾病。

(5)抗贫血药物治疗无效。

2.重型再障的诊断标准

(1)临床表现:发病急,贫血进行性加剧,常伴随严重感染、内脏出血。

(2)血象:除血红蛋白下降较快外,须具备下列三项中的两项:①网织红细胞<1%,绝对值<15×10⁹/L。②白细胞明显减少,中性粒细胞绝对值<0.5×10⁹/L。③血小板<20×10⁹/L。

(3)骨髓象:①多部位增生减低,三系造血细胞明显减少,非造血细胞增多。如增生活跃,有淋巴细胞增多。②骨髓小粒中非造血细胞及脂肪细胞增多。

3.非重型再障的诊断标准

(1)临床表现:发病缓慢,以贫血表现为主,感染、出血均较轻。

(2)血象:血红蛋白下降速度较慢,网织红细胞、白细胞、中性粒细胞及血小板高于重型再障。

(3)骨髓象:①三系或两系减少,至少一个部位增生不良,如增生良好,红系中常有晚幼红细胞比例升高,巨核细胞明显减少。②骨髓小粒中非造血细胞及脂肪细胞增加。

4.诊断流程

(1)明确临床特征。

(2)排除骨髓低增生所导致的可能造成全血细胞减少的诱因。

(3)排除遗传性再障。

(4)明确潜在的再障诱因。

(5)明确或排除伴随的遗传学异常或 PNH 克隆。

(二)鉴别诊断

1.贫血

严重的铁缺乏、维生素 B₁₂ 和叶酸不足,亦可引起全血细胞减少。若存在铁、维生素 B₁₂ 和叶酸缺乏,须纠正之后再评价造血功能。

2.溶血性疾病

最主要的是阵发性睡眠性血红蛋白尿症(PNH),典型 PNH 有血红蛋白尿发作,易鉴别。不典型者无血红蛋白尿发作,全血细胞减少,骨髓可增生减低,易误诊为再障。但该病主要特点是:动态随访,终能发现 PNH 造血克隆。对于受累红细胞<10%的 PNH,溶血检查常为阴

性,不能检测出 PNH 克隆的存在。通过流式细胞术检测造血细胞 GP1 锚链蛋白(CD55、CD59)的表达水平是诊断 PNH 的敏感方法。目前认为 PNH 克隆是从粒细胞逐渐发展到红细胞,首先受累的是造血祖细胞;当外周血细胞尚无 GPI 锚链蛋白分子缺陷时,骨髓细胞可能已有 GPI 锚链蛋白分子缺陷,因此检测骨髓细胞比外周血细胞更有意义。部分再障患者也会出现少量 PNH 克隆,其表达水平可以保持不变、减少、消失或是增加。若这些患者有实验室或临床证据表明存在溶血,应诊断为 PNH。尿含铁血黄素试验阳性提示存在长期血管内溶血,有利于 PNH 的诊断。网织红细胞计数、间接胆红素水平、转氨酶和乳酸脱氢酶定量对于评价 PNH 的溶血也有一定作用。

Evans 综合征和免疫相关性全血细胞减少症。前者可测及外周成熟血细胞自身抗体(coombs 试验阳性),后者可测及骨髓未成熟血细胞膜上自身抗体。这两类血细胞减少患者 Th2 细胞比例增高、CD5$^+$的 B 淋巴细胞比例增高、血清 IL-4 水平增高,对肾上腺糖皮质激素和(或)大剂量静脉免疫球蛋白治疗反应好。

3.免疫系统疾病

B 细胞功能亢进的疾病,如系统性红斑狼疮、免疫相关性血细胞减少症,可以产生抗造血细胞的自身抗体,引发造血功能衰竭。系统性红斑狼疮还可引起骨髓纤维化,疑为系统性红斑狼疮等结缔组织病应检查抗核抗体及抗 dsDNA 抗体等。

4.低增生性 MDS

低增生性 MDS 很难与再障相鉴别。但低增生性 MDS 周围血单核细胞往往增多,并可见幼稚细胞;骨髓两系或三系细胞呈病态造血,部分患者骨髓活检显示网硬蛋白增生及不成熟前体细胞异常定位(ALIP)现象。另外,通过有核红细胞糖原染色、小巨核酶标、白血病集落形成单位(CFU-L)及染色体核型细胞遗传学检查等亦有助于两者间的鉴别。因骨髓增生低下,细胞数少,难以获得足够的中期分裂相细胞,采用 FISH 方法可提高检出率。在儿童再障中出现遗传学异常,尤其是+7常提示为 MDS。在疾病的过程中可能会出现异常细胞遗传学克隆。目前推荐的 FISH 套餐是 5q31、CEP7、7q31、CEP8、20q、CEPY 和 p53。2008 年 WHO 关于 MDS 诊断分型标准中认为,单有-Y、+8 或 20q-的难治性血细胞减少者,若无明确病态造血,不能依遗传学异常而诊断为 MDS,应动态观察。对此的解释是,这些患者常常对免疫抑制治疗有较好效果。

5.低增生性 ALL

低增生性 ALL 发病率占儿童 ALL 的 1‰～2‰。有些患儿可能在骨髓衰竭后 3～9 个月进展为 ALL,中性粒细胞减少较血小板减少更为严重。白细胞减少的低增生性 ALL 可呈慢性过程,早期肝、脾、淋巴结未肿大,外周血全血细胞减少,骨髓增生减低。仔细观察血象及多部位骨髓象,可发现原始淋巴细胞明显增多,骨髓活检和免疫分型及 TCR、IgH 检测有助于与再障的鉴别诊断。

6.低增生性 AML

特别是白细胞减少的白血病和低增生性白血病,早期肝、脾、淋巴结不肿大,外周全血细胞减少,易与再障混淆。仔细观察血象及多部位骨髓,可发现原始粒或原始(幼)单核细胞明显增多。部分急性早幼粒细胞白血病、伴 t(8;21)易位的 NALL(M2)可有全血细胞减少,骨髓分类多可鉴别之。

7.毛细胞性白血病

毛细胞性白血病表现为全血细胞减少,伴有持续性的单核细胞减少。骨髓穿刺术可能出现"干抽"现象。骨髓活检可以见到毛细胞浸润以及网硬蛋白增加。免疫表型显示 $CD20^+$, $CD11c^+$, $CD25^+$, $FMC7^+$, $CD103^+$, $CD5^-$, $CD10^-$ 和 $CD23^-$ 肿瘤细胞。30%~40%患者可能出现脾肿大,毛细胞白血病者经切脾和干扰素治疗能有较好效果。

8.肿瘤骨髓转移

晚期肿瘤(尤其胃癌、肺癌、卵巢癌)发生骨髓转移浸润,可导致造血功能降低,血象表现为全血细胞减少。骨髓穿刺和活检检查可见到转移的肿瘤细胞。部分患者可显示原发病的症状与体征,通过免疫分型、基因重排将有助于鉴别诊断。

9.脾功能亢进症

脾功能亢进症所致的血细胞过度消耗,如肝硬化、结缔组织病、恶性淋巴瘤等均可呈全血细胞减少,易与再障混淆。这类疾病脾脏均明显肿大,骨髓检查显示骨髓造血细胞增生活跃,并可发现相应的异常细胞。

10.骨髓纤维化

慢性病例常有脾肿大,表现为全血细胞减少和骨髓增生减低,骨髓常干抽。骨髓活检见到网硬蛋白增加和纤维细胞。骨髓纤维化因出现髓外造血,血涂片可以见到不成熟造血细胞。无脾肿大的骨髓纤维化继发于恶性肿瘤的可能性大。

11.先天性再障

范科尼贫血(FA)常称为先天性再障,是一种遗传性干细胞质异常性疾病。表现为一系/两系或全血细胞减少,可伴发育异常(皮肤色素沉着、骨骼畸形、器官发育不全等),高风险发展为 MDS、AL 及其他各类肿瘤性疾病;实验室检查可发现"范可尼基因"、外周血细胞染色体受丝裂霉素 C 或 DBA 试剂作用后极易断裂。因有较大年龄的范科尼贫血病例报道,其筛查的上限年龄尚难确定。先天性角化不良可以通过典型临床特征和基因突变加以鉴别。

12.感染

肝炎后再障的肝炎病原学检查多为阴性。病毒感染,如 EBV、CMV 很少引起造血功能衰竭,但慢性活动性 EBV 感染致淋巴细胞增殖性疾病者,会发生造血功能衰竭。微小病毒 B19 可导致纯红细胞再障。分枝杆菌,尤其是非典型分枝杆菌感染会出现全血细胞减少和骨髓增生低下。骨髓检查还可发现肉芽肿、纤维化、骨髓坏死等。嗜酸性坏死常见于非典型结核杆菌感染。疑为结核者,应送骨髓液行分枝杆菌培养。

六、治疗

(一)支持治疗

1.成分输血

输注红细胞、血小板可以一定程度上缓解患者症状。但是多次输注容易诱发产生抗血小板抗体,同时增加造血干细胞移植后的排斥反应,故再障患者需要输血应输注经过照射及

CMV 阴性的血制品。严重贫血尽可能输注洗涤红细胞或去白细胞的浓缩红细胞,血小板计数低于 $20 \times 10^9/L$ 且有危及生命的出血时,应输注单个供血者采集的血小板悬液。

2.造血生长因子

单用集落刺激因子效果不明确,在免疫抑制剂治疗的同时联合集落刺激因子可提高疗效。GM-CSF 或 G-CSF $300\mu g$/次皮下注射,每周 3 次,第二个月每周两次,第三个月每周 1 次。EPO 6000U/次,疗程同上。

3.预防及治疗感染

清洁皮肤、口腔、肛门,预防感染。重型再障做好隔离护理,住层流室。给予易消化的饮食,避免便秘。确定的感染应用特异敏感的抗生素进行强有力的治疗,及时、反复送血、痰等标本做细菌培养和药敏试验。

(二)针对性治疗方案

1.非重型再障治疗策略

对于不依赖红细胞及血小板输注的 NSAA 患者,应定期监测其外周血血象,如果病情进展为输血依赖性的,应及时予以标准的免疫抑制治疗(IST);输血依赖性的 NSAA 患者应及早接受 ATG+CSA 治疗,经过 3~6 个月治疗有效果的患者,维持 CsA 治疗>6 个月或外周血细胞水平完全恢复后 CsA 缓慢减量;如经过4~6 个月(ATG+CSA)治疗无效果者,年龄在 50 岁以下或 50~60 岁之间身体状况良好的患者可考虑骨髓移植,或者可考虑行第二疗程 ATG 治疗,如第二疗程 ATG 治疗 4~6 个月时仍无效或疾病进展为 SAA,则按 SAA 治疗。

端粒 DNA 缩短或端粒酶突变的再障患者,对雄激素治疗有一过性的反应,雄激素通过自身芳香化为雌激素及雌激素的受体途径,激活造血干细胞的端粒酶活性,故肝功能好者可加用安特尔治疗。

2.重型再障治疗策略

重型再障宜及早行 HLA 相合同胞供体的 allo-BMT 或 ATG+CSA 的强化 IST:①<40 岁,选择 HLA 相合同胞供体的 allo-BMT;未找到合适供体的行免疫抑制治疗(ATG-I-CSA)。②>40 岁,选择 ATG+CSA 治疗。③接受 ATG+CSA 治疗患者,经过 4 个月治疗有效果的患者,维持 CsA 治疗>6 个月或外周血细胞水平完全恢复后 CsA 缓慢减量;如经过 4 个月(ATG+CSA)治疗无效果者,可进行第 2 疗程的(ATG+CSA)治疗,或者考虑无关供体配型骨髓移植。

3.SAA 的同胞供者异基因骨髓造血干细胞移植

对于重型再障患者,首选治疗是进行 HLA 相合同胞供者异基因骨髓造血干细胞移植(HSCT),<16 岁儿童生存率为 91%,>16 岁的患者为 74%。来源外周血的干细胞增加慢性 GVHD 危险。BM-HSCT 的适应证:①重型再障患者年龄小于 40 岁,最大年龄不应超过 45 岁;②有 HLA 相合的同胞兄弟姐妹做供体;③既往无或少许输注血液制品史的早期患者;④无明显感染迹象。

若有 HLA 相合供体,应尽早进行 HSCT,以避免因输血使患者对供者次要组织相容性抗原致敏,导致移植排斥发生率升高,降低移植成功率及长期存活率。

年龄<30 岁年轻患者的预处理:采用非清髓和高强度免疫抑制方案以预防移植排斥和

GVHD。目前标准的方案是:CTX 50mg/(kg·d)×4 天,在第 1,2,3 剂 CTX 后 12 小时给予 ATG 30mg/kg,静脉输注10～12 小时,在最后 1 剂 CTX 后 36 小时输髓。为减少 ATG 副作用,于 ATG 输注前应用甲泼尼龙2mg/kg。推荐的移植后免疫抑制处理方案为:①CsA 2.5mg/kg,Bid,从移植前一天开始用,持续用药 12 个月预防晚期移植排斥反应;②短疗程 MTX:移植后第一天给予 MTX 15mg/m²,之后分别在第 3,6,11 天给予 10mg/m²。

年龄＞30 岁的预处理方案:对于 30～50 岁的患者,可能等待无关供体异基因骨髓 HSCT,最优的预处理方案还不明确。40 岁以上的患者如果有条件进行骨髓移植,建议给予低强度的预处理,CTX 1200mg/m²,氟达拉滨 120mg/m²,ATG 或者阿仑单抗。30～40 岁的患者也可以采用类似的方案。无关供体 HSCT 儿童生存率为 75%,＞16 岁成人为 63%。约 5%～40%的患者没有配型的同胞供体,也没有适宜的无关供体,有应用非亲缘脐带血中的造血干细胞移植,由于脐血中有核细胞数少及较高的排斥反应,通常再障患者不采用脐血移植。但是,若脐血含充足的细胞数,新的预处理方案,改变脐血给予的途径(如骨髓内),可能还是一种期待的方法。

虽然照射可以降低排斥反应的风险,但是对提高生存率没有明显改善,并且可能增加继发实体瘤的可能性,同时影响患儿的生长发育。因此目前在再障 HSCT 中不建议进行照射预处理。

4.再障的免疫抑制治疗

适应证:①是依赖输血的非重型再障患者的一线治疗;②不依赖输血的非重型再障患者,有明显的粒缺伴随继发感染的高风险;③年龄＞40 岁的重型再障患者;④＜40 岁的重型再障无 HLA 相合同胞供者的患者。IST 疗效反应率似不受病因学(如肝炎、病毒接触史、PNH/AA 综合征)的影响,但单用 ATG 治疗 SAA 反应率明显低于 ATG＋CsA;ATG＋CsA 治疗 NSAA 反应率明显高于单用 CsA 者。由于联合治疗的疗效优于任何单一药,ATG＋CsA 的联合方案已成为目前再障的标准疗法,具体用法为马 ATG[20mg/(kg·d)×4d]或兔 ATG[3.5mg/(kg·d)×5d]联合 CsA[12～15mg/(kg·d),分 2 次口服,连续 6 个月]。NIH 和欧洲多中心研究表明 5 年总体生存率(OS)75%～80%;接受 ATG＋CsA 治疗儿童 VSAA 疗效优于 allo-BMT。ATG 治疗反应一般发生于 6 个月内,通常在 1～2 个月可观察到病情的好转,2～3 个月脱离血制品输注,但也有较晚起效者。ATG 治疗 3 个月有效率 50%,治疗 6 个月有效率 70%～75%,IST 有效,也说明这些患者发病可能源于自身免疫。IST 有效者应持续服用 CsA,逐渐减量至维持剂量,早期或骤然停用 CsA 可致病情加重或反复。当 CsA 用至 6 个月撤掉时,30%～35%的患者会复发,若延长应用 CsA,并缓慢逐渐减量,复发的危险性约 13%～16%。大约 1/3 的再障患者依赖 CsA,需要小剂量长期维持。当第一疗程 ATG 治疗后复发,或者第一疗程没有反应,可给第二疗程 ATG 治疗,开始是马 ATG,第二疗程则应改为兔 ATG,对复发患者有效率可达 65%,第一疗程无效者第二疗程反应率约 30%,但日本一组 52 例儿童再障的疗效仅 11%。老年人是否应用 IST,取决于疾病的严重性,主要是中性粒细胞减少的严重性。ATG 治疗之后,患者感染、出血、心血管事件有增加的风险。

ATG 常见近期不良反应包括急性过敏反应(发热、寒战、多形性皮疹、高血压、低血压等)、血清病反应(皮疹、非感染性发热、关节疼痛、肌痛、浆膜炎、淋巴结病或外周血淋巴细胞浆细胞增多)等。前者多发生于治疗最初的几天,后者则常发生于接受 ATG 输注后的 14 天内,防治以小剂量皮质类固醇激素为主。其他不良反应还包括引起血小板和中性粒细胞减少、肝肾功能损害、心律失常等。中性粒细胞减少可发生致命的感染。SAA 患者接受强化 IST 达缓解数年后可能并发克隆性疾病,如 PNH、MDS、AML 及实体肿瘤等,在 IST 11 年后,其发生率分别为 PNH 10%,MDS 或 AML 为 8%,实体肿瘤为 11%。染色体改变多见于 7 号和 8 号染色体。对可能演变为 MDS 或 AML 的危险因素是:①重复的应用 ATG;②年龄较大者;③在用 ATG 和 CsA 的同时长期用较大量的 G-CSF;④短的端粒 DNA 长度。

5.免疫抑制治疗的疗效预测

IST 无效的可能原因有:①IST 治疗的剂量和疗程不充足,不标准;②不可逆的干细胞损伤;③非免疫介导的再障。

预测 IST(ATG/CsA)疗效反应是目前 SAA 临床研究的热点领域之一,因为这可为 IST 后进一步治疗(解救或替代治疗)方案的制订提供更多的信息,从而减少治疗的被动性和盲目性。①CsA 血药浓度:起始治疗 2 周时 CsA 血药浓度与疗效反应相关;②IFN-γ 水平:采用流式细胞术测定 T 淋巴细胞内 IFN-γ 的水平能区分出大多数治疗有效和无效的患者,IFN-γ 的表达水平与临床进程密切相关;③HLA-DR15 表达和 IST 临床反应显著正相关;④伴有 PNH 克隆 SAA 患者对 IST 治疗反应率较高,年轻且有 HLA 相合同胞供者的 PNH-SAA 患者 IST 有效率低,应首选移植,而 PNH+SAA 患者则宜首选 IST;⑤VSAA 及 rHuG-CSF 治疗无反应者 IST 疗效欠佳,因此宜首选 HLA 相合的同胞供者 allo-BMT;⑥端粒 DNA 长度短的再障患者,IST 初治也有效,但易复发,且是易发生细胞遗传学异常,演变为 MDS 或 AML 的危险因素。

6.其他的免疫抑制剂

(1)环磷酰胺(cy):大剂量的 cy(200mg/kg 体重),在没有干细胞支持治疗时,在 ATG 没有疗效的患者中,50%的患者引起持久的反应,但是会明显延长血细胞减少期,患者暴露到致命的真菌感染的高危险中,并延长住院天数,远期不排除发生克隆演变的危险。

(2)抗 CD52 单克隆抗体:目前正在观察评估用 alemtuzumab 治疗再障,每天 100mg,共 5 天,同时用 CsA,显示 18 例患者中 9 例有效。复发较常见,但是再次治疗有效。

(3)抗 IL-2R:Daclizumab 治疗非严重型再障有效率约 40%。

(高 磊)

第三节　过敏性紫癜

过敏性紫癜(AP)又称为亨诺-许兰紫癜(HSP),是一种常见的血管变态反应性出血性疾病,是免疫复合物介导的 IgA 在小血管内沉积为主的小血管炎。主要表现为皮肤紫癜、黏膜出血、关节炎、腹痛及肾脏损害等,实验室检查常无特殊发现。

一、流行病学

本病以儿童和青少年多见,男性多于女性,为 2.5:1.0,2 岁以前和 20 岁以后者较少见,冬春两季发病居多。国外流行病学研究提示,过敏性紫癜的发病率为(13.5~18.0)/10 万,好发年龄为 3~10 岁。

二、病因

本病可由多种因素引起,但直接致病因素往往难以确定。

(一)感染

1.细菌和病毒感染

这是本病最常见原因,约占 24%。

(1)细菌以 β 溶血性链球菌多见,其他有金黄色葡萄球菌、结核分枝杆菌、伤寒杆菌、肺炎球菌等,所引起的急性感染性疾病有:上呼吸道感染、扁桃体炎、肺炎、猩红热、尿路感染、骨髓炎、皮肤化脓性感染、中耳炎等。近期研究示幽门螺杆菌感染可导致过敏性紫癜。慢性感染有:结核病、支气管扩张症、前列腺炎、骨髓炎等。

(2)病毒性感染常见的是风疹、水痘、流行性腮腺炎、麻疹、流感等,文献报道 EB 病毒和人微小病毒 B19 的感染也可能与过敏性紫癜的发病有关。

2.寄生虫感染

是本病另一常见病因,约占 23%。

其中以蛔虫感染为多见,约占 3/4,其次为钩虫、鞭虫、丝虫、血吸虫、阴道滴虫、疟原虫等。蛔虫引起本病的机制是机体对蛔虫幼虫成长过程中的分解产物过敏而产生变态反应所致。丝虫主要是幼虫死亡后释放出异型蛋白而致病。

(二)食物

主要是动物异种蛋白引起机体过敏所致。主要有鱼、虾、蟹、牛奶、鸡蛋等。

(三)药物

常用的抗生素(青、链、氯、红霉素,磺胺类)、解热镇痛药(水杨酸类、氨基比林、保泰松)、镇静剂(苯巴比妥、水合氯醛、甲丙氨酯、三氟拉嗪)、激素类(人工合成雌激素、丙酸睾酮、胰岛素)、抗结核药(对氨基水杨酸钠、异烟肼),其他如洋地黄制剂、奎尼丁、麻黄碱、阿托品、氯噻嗪、乙内酰脲、甲苯磺丁脲、丙硫氧嘧啶、奎宁、碘化物,以及金、砷、铋、汞等。由药物引起者占 3.36%。

(四)其他诱发因素

寒冷、外伤、昆虫叮咬、花粉、种痘、结核菌素试验、预防接种。寒冷引起本病可能属于抗原-抗体复合物反应。

三、发病机制

过敏性紫癜的确切发病机制尚不清楚。但目前研究显示它是免疫复合物介导的以 IgA 沉积为主的急性血管炎。

患者的血清中可测出含 IgA 的循环免疫复合物,皮肤、肠道、关节、肾脏等受累组织和器官有 IgA 和 C_3 等组成的免疫复合物的沉积。还有研究发现,在疾病的活动期可测到含 IgA、IgG、C_3、裂解素(又称备解素或 P 因子)的冷球蛋白及含 IgA 的循环免疫复合物。免疫复合物可能是通过替代途径激活补体而导致组织和器官损伤。此外,受累血管及其周围有中性粒细胞等的弥漫性浸润。血管内皮的损伤促使血小板的激活,释放活性物质,形成微血栓,加重局部缺血、组织水肿。

过敏性紫癜的皮损主要是由于 IgA 和 C_3 组成的免疫复合物沉积于真皮上层的毛细血管引起血管炎。目前,由各种血管炎介导的皮损泛称为"白细胞裂解性血管炎"。

研究表明,循环 IgG 型自身抗体在过敏性紫癜的肾损害中可能起重要作用,其原因包括:血尿和蛋白尿的严重程度与 IgG 的水平相关;肾炎发作期的血清 IgG 水平比缓解期高;在无肾脏损害的活动性过敏性紫癜患者中未发现此种自身抗体。另外,过敏性紫癜伴肾损害的患者往往存在 C_2、C_{4a} 和 C_{4b} 的缺乏,提示某些补体的缺乏与肾损害的发病机制有关。肾脏改变多为局灶性肾小球病变,严重者可呈弥漫性肾小球肾炎改变。

基因在 HSP 的发病中可能有一定的作用。有报道,HLADQA1·301、DRBI·01 和 DRB·11与过敏性紫癜易感性有关,而 HLADRB·07 可能是抑制这些小血管炎发展的保护性等位基因。另外,显示 HLAA2、A11 和 B35 抗原类与这种疾病的相对危险性增加有关,而 A1,B49 和 B50 抗原类与疾病发生的相对危险减少有关。

四、病理

本病主要的病理改变为全身性小血管炎,除小血管外,还可累及微动脉和微静脉。皮肤病理变化为真皮层的微血管和毛细血管周围可见中性粒细胞和嗜酸粒细胞浸润、浆液和红细胞外渗致间质水肿。受累血管的周围还可见残余核及肿胀的结缔组织,小血管的内膜增生,并出现透明变性及坏死,使血管腔变窄,甚至梗死,并可见坏死性小动脉炎。皮肤及胃肠道均可见上述改变,关节腔内多见浆液及白细胞渗出,但无出血,输尿管、膀胱及尿道黏膜可有出血,并常累及肾脏,紫癜性肾炎的病理变化轻重不等。有研究显示,过敏性紫癜患儿即使不伴尿常规异常,肾活检时依然可发现肾脏损害。Vila Cots 等回顾性研究显示,紫癜性肾炎最常见的病理类型为弥散性系膜增生伴 IgA 沉积,不到 50% 的患儿伴有新月体形成。

过敏性紫癜在直接免疫荧光镜下可见大量 IgA 沉积。在临床表现符合的情况下,这一表现对于过敏性紫癜具有诊断价值。

五、临床表现

起病方式多种多样,可急可缓。50%～90%的儿童和30%的成人于发病前数天至3周内常有上呼吸道感染、全身不适、倦怠乏力、食欲不振、不规则发热等前驱症状,然后出现皮肤紫癜、多发性关节炎、腹痛或便血、血尿等。部分病例在紫癜出现之前先有关节、腹部、肾脏或神经症状,这些病例早期诊断有时较为困难,容易漏诊和误诊。根据其病变主要累及部位和程度的不同,可将其分为下列几型:

1.单纯皮肤型

皮肤出现大小不等的出血性皮疹,分布对称,分批出现,反复发作于四肢、臂部,尤以对称性下肢伸侧为多见。皮疹出现前,可有皮肤瘙痒或感觉异常。随后出现小型荨麻疹或红色圆形丘疹,高于皮肤表面,数小时后颜色增深,呈紫红色。有时丘疹中心发生出血,严重者可突发水泡、溃疡及坏死。面部、躯干及黏膜受累少见。

除皮肤紫癜外,有的病例可伴发荨麻疹、神经血管性水肿、多形性红斑等。

2.关节型(Schonlein型)

主要以关节疼痛和肿胀为主。多发生于膝、踝、肘、腕关节。关节腔可有渗出,但无化脓,不留后遗症。有时可呈游走性,一般关节肿痛发生在皮肤紫癜之后。若发生在紫癜之前,常可误诊为风湿热和风湿性关节炎。

3.腹型(Henoeh型)

约65%的患者(大多为儿童)出现消化道症状,主要为腹痛、呕吐、便血和腹泻。腹痛常以突然发作的阵发性绞痛为特点,位于脐周、下腹部或全腹部,检查时肌紧张和反跳痛少见,呈症状与体征不平行现象。由于腹部症状常酷似急腹症,加之可并发肠套叠(为儿童患者最常见的并发症)、肠穿孔、肠坏死、胰腺炎等,需警惕上述并发症的出现。绝大多患者的腹部症状于1周内自然消退。腹痛与紫癜有时不同时出现,多数病例先有紫癜而后有腹痛,但也有相反者。此型多见于儿童。

4.肾型

多见于儿童。肾脏受累主要表现为尿液改变,发生率12%～65%,可在紫癜、腹痛和关节炎消失后才发生。有报告称94%的尿液改变多在紫癜发生8周内出现,其中以1周内为最多,极少数在3～5个月后才出现。

本病的尿液改变,主要表现为肉眼或镜下血尿、蛋白尿,有时可有管型及浮肿,可有高血压。病程迁延,反复发作者可发展为慢性肾炎,少数也可发展为肾病综合征。过敏性紫癜是一种良性的自限性疾病,如无严重肾损害,大部分儿童能够康复,但是有40%的成人有持续性血尿,可能会发展为慢性肾衰竭。

5.混合型

以上四型中有两种以上合并存在时,称为混合型。

6.少见类型

少数病例可在紫癜出现后发生中枢神经系统症状,表现为剧烈头痛、呕吐、谵妄、抽搐、瘫痪和昏迷等。另外有少数病例累及呼吸系统,表现为咯血、哮喘、胸膜炎、肺炎等。出血也可发生在结膜、眼睑或视网膜,少数可有视神经萎缩、虹膜炎及眼炎。

六、实验室检查

1.常规检查

(1)白细胞计数在有感染时可增高,合并寄生虫者嗜酸粒细胞计数可增高。

(2)一般无贫血,血小板计数正常,束臂试验可阳性。

(3)尿常规检查,伴有肾炎时,常见红细胞和蛋白质,偶尔也有管型。

(4)大便有时可找到寄生虫或寄生虫卵,大便潜血在胃肠受累时可阳性或有黑便。

2.其他检查

(1)约有 2/3 的患者血沉(ESR)轻度增快,抗链"O"(ASO)可增高,C 反应蛋白(CRP)升高。

(2)严重患者肾损害时尿素氮(BUN)、肌酐(Cr)可增高。

(3)常规凝血试验正常、血块回缩及骨髓检查正常。

3.免疫学检查

约半数患者在急性期时血清 IgA 及 IgM 增高,以 IgA 增高为明显。

七、诊断及鉴别诊断

(一)诊断

对于皮肤紫癜症状典型者诊断常无困难,但有些患者以急性腹痛为早期表现者易误诊。

国内诊断标准如下:

1.临床表现

(1)发病前 1~3 周常有低热、咽痛、上呼吸道感染及全身不适等症状。

(2)下肢大关节附近及臀部分批出现对称分布、大小不等的丘疹样紫癜为主,可伴荨麻疹或水肿、多形性红斑。

(3)病程中可有出血性肠炎或关节痛,少数患者腹痛或关节痛可在紫癜出现前 2 周发生,常有紫癜肾炎。

2.实验室检查

血小板计数正常,血小板功能和凝血时间正常。

3.组织学检查

受累部位皮肤真皮层的小血管周围中性粒细胞聚集,血管壁可有灶性纤维样坏死,上皮细胞增生和红细胞渗出血管外。免疫荧光检查显示血管炎病灶有 IgA 和补体 C3 在真皮层血管壁沉着。

4.能除外其他疾病引起的血管炎

如冷球蛋白综合征、良性高球蛋白性紫癜、环形毛细血管扩张性紫癜、色素沉着性紫癜性苔藓样皮炎等。

临床表现符合,特别是非血小板减少性紫癜,有可扪及性典型皮疹,能除外其他类型紫癜者,可以确定诊断。鉴别诊断确有困难的则可做病理检查。

美国风湿协会(ACR)制定了 HSP 的 4 条诊断标准。①可触性紫癜:即皮肤表面轻微突起的可触及的出血性皮疹,不伴有血小板减少;②年龄:首次发病年龄 20 岁或 20 岁以下;③肠绞痛:弥漫性腹痛,进食后加重;或者诊断为缺血性肠病,通常表现为血便;④组织病理表现为小动脉或小静脉壁中性粒细胞浸润。满足以上标准 2 条或者 2 条以上即可诊断为 HSP。本诊断标准的敏感性及特异性分别为 87.1% 和 87.7%。

欧洲风湿联盟(EULAR)和儿科风湿学会(PRES)对 HSP 的诊断标准做了修订,其诊断标准为:可触性紫癜(必备条件)另加下述 4 项中的 1 项即可诊断为 HSP。①弥漫性腹痛;②组织病理学:皮肤、肾等以 IgA 为主的沉积物;③关节炎或者关节痛;④肾累及。本诊断标准的敏感性及特异性分别为 100% 和 87%。在这个诊断标准中删除了将发病年龄作为诊断标准的限制,强调了组织病理活检的特点是以 IgA 为主的沉积物,确定最重要的诊断标准为明显的可触性紫癜疹。

(二)鉴别诊断

1.特发性血小板减少性紫癜

本病可出现紫癜,但因本病有明显血小板减少,可出现皮肤黏膜出血点,紫癜通常不高出皮面,不伴有关节及胃肠道症状,化验检查显示血小板减少及特异性血小板抗体阳性,可资鉴别。

2.系统性红斑狼疮等自身免疫性疾病

可出现皮肤紫癜病变,因这类患者常有关节疼痛、肾损伤,易与过敏性紫癜相混淆,但这类患者常有发热、颜面红斑、光敏感等特异性临床表现,化验检查呈现抗核抗体、双链 DNA 抗体、ENA 多肽抗体阳性,有别于过敏性紫癜,对紫癜伴有上述症状者要警惕自身免疫疾病的可能,完善自身抗体检查鉴别并不困难。

八、治疗

迄今为止,对于 HSP 的治疗目前尚无系统完整的随机对照研究实验,对 HSP 的治疗主要采取支持和对症治疗。其原则是对症治疗结合临床分型和病理分级给予针对性治疗。

1.一般对症治疗

急性期卧床休息,积极寻找和去除诱因是治疗该病的最佳途径。补充维生素、钙剂等以增强毛细血管抵抗力,降低毛细血管通透性等。

2.单纯性 HSP

应用抗组胺药及钙剂治疗,无需应用激素治疗。

3.胃肠型 HSP

单纯应用抑酸药、胃黏膜保护药、解痉药物效果不佳,此时需配合使用糖皮质激素治疗,可服泼尼松 1~2mg/(kg·d),持续 1~2 周,随后逐渐减量,总疗程 2~3 周。对于缓解胃肠道绞痛、出血症状有较好效果。

4. 关节型 HSP

单用解热镇痛药物效果不佳,可试用激素治疗,对于缓解关节症状有明确疗效。

5. 肾型 HSP(HSPN)

肾的受损程度是决定预后的关键因素,因此,对于 HSPN 的治疗成为治疗 HSP 的关键。目前,大多学者认为在 HSP 病程中应用糖皮质激素治疗不能预防 HSPN 的发生,诊断 HSPN 后多推荐联合治疗,采用糖皮质激素联合免疫抑制药。常用免疫抑制药包括:环孢素 A、环磷酰胺、硫唑嘌呤、雷公藤总苷等。有学者将甲泼尼松、尿激酶、环磷酰胺联合应用治疗 HSPN,发现可明显减少尿蛋白,并阻止肾新月体形成和肾小球硬化,长期随访未发现患者肾病进展。另有学者发现使用激素联合环孢素治疗 HSPN 要优于单用激素治疗,能够防止 HSPN 肾纤维化的进展。血管紧张素转换酶抑制药(ACEI)和血管紧张素受体拮抗药(ARB)类应用可减轻蛋白尿,保护肾功能,延缓疾病的发展,已有肾功能不全者不宜使用。国外部分研究发现对儿童 HSPN 的治疗,采用糖皮质激素联合咪唑立宾取得了较好疗效。

6. 其他

对于重症 HSP 患者,如肾受累严重、消化道出血等,大剂量丙种球蛋白冲击治疗[400mg/(kg·d),持续 3~5 天]可有效缓解症状。多数情况下重症混合型 HSP 急性期应以腹部处理为重点,必要时请外科处理。恢复期则以保护肾为重点,HSPN 要长期随访。近年文献报道应用血浆置换、利妥昔单抗(美罗华)治疗可取得疗效,但对该 2 种治疗方式均未进行系统研究,目前也无大样本报道。

九、预后及转归

绝大多数 HSP,其过程呈自限性,持续约 4 周左右。1/3 的患者可能复发,复发通常在4~6 个月内。40%~50% 的 HSP 患者出现肾炎,肾炎可在其他症状出现后发生,患者显微镜下血尿和(或)少量蛋白尿均具有良好预后。一般来说,肾的病理变化是预后关键因素,轻度的肾病理变化多可恢复,相反,由紫癜性肾炎引发肾病综合征者则预后不佳,出现终末期肾病患者均由肾病综合征演变而来,肾病综合征和(或)50% 的肾小球新月体形成或硬化预示有发生持续性肾损害的风险。反复持续的紫癜、严重的腹痛、成年人发病是发生晚期 HSP 肾病的风险因素。

(高 磊)

第三章 肺癌

第一节 肺癌的诊断和分期

一、小细胞肺癌的诊断和分期

(一)小细胞肺癌多学科诊断内容

小细胞肺癌(SCLC)是一种长在肺内局部的肿瘤,可全身转移。因此,除了解局部情况外,还需作全身检查,尤其是骨、脑、肝、肾上腺等部位。小细胞肺癌诊断的内容包括:临床诊断、病理诊断、病变定位、分期检查、判断疗效和随访病情变化等。这些内容已在临床上展开很久,并取得较广泛的共识。临床上取得病理诊断后,还需作临床分期,这对小细胞肺癌的治疗有非常重要的意义。目前对小细胞肺癌的诊断中,明确临床分期的检查方法包括:胸部 CT、脑部MRI(或脑部 CT)、腹部 CT(或腹部 B 超)及放射性核素骨扫描等,正电子发射计算机断层扫描(PET)也可用于临床分期。因不同的临床分期其治疗的方法不同,临床上经常可发现因未做临床分期检查,而致误诊、误治,给患者造成了不必要的痛苦,降低了生活质量,并缩短了生存期。小细胞肺癌属高度恶性肿瘤,病情进展迅猛,肿瘤倍增时间通常仅为 79 天。小细胞肺癌诊断成立时,可发现 5% 左右的无症状的隐性脑转移灶;经骨 ECT 扫描检查阳性的患者中可以无症状,其症状出现时间往往间隔 6 个月至 1 年以上。肾上腺转移也大部分无症状。因而无症状的患者也必须进行全身分期检查,以了解有无远处转移。此外,判断疗效和随访病情变化时,也必须先诊断再采取治疗措施。因而在小细胞肺癌的诊治的整个过程是不断地诊断、不断地修改治疗方法的过程。

(二)小细胞肺癌的诊断方法

小细胞肺癌的诊断方法是多学科的,涉及范围广泛,包括:临床症状、体征、细胞学、组织学的病理诊断、影像学诊断、放射性核素检测、内镜诊断、淋巴结穿刺活检、经胸壁针刺肺活检、胸腔镜检查、纵隔镜检查、剖胸探查以及肺癌肿瘤标志物、生物学、基因检测等。

近 20 余年来,医疗技术水平不断提高,医疗设备的更新、升级换代以及新设备的临床运用,使小细胞肺癌的诊断水平有了很大的提高。但各种诊断方法都有其优点和局限性,因而如何正确选用上述诊断方法,避免不必要的资源浪费,是临床医师应该注意的。如对病变位于亚段支气管以上的中央型肺癌,我们应该首先采用查痰找脱落癌细胞,并做支气管镜检查(TBB),几乎可以 90%～100% 取得病理确诊,并能了解病灶的部位、形态、大小和侵犯的范围等。如对病变位于亚段支气管以下的周围型肺癌，一般查痰找脱落癌细胞阳性率不高，TBB也不能窥见病灶，可采用在 X 线或 CT 定位下的经支气管镜肺活检（TBLB）或经胸壁针刺肺活检，取得病理依据。还需用影像学诊断对病灶的形态与周围组织的关系作进一步细致的检查，并进行临床分期，判断有否远处转移等来制定今后的治疗措施。但诊断和治疗在小细胞肺癌中同样存在相当大的差异性，还需依赖丰富的临床经验，掌握各种检查结果，有机地综合分析，即通过多学科综合诊断，才能得出较正确和全面的诊断结果，指导治疗。

1.临床表现

临床医生应该认真询问病史和仔细检查体征，这是诊断最初、最基本的资料。如高危人群者出现痰血，尤其是 2 周以上的痰血，应该高度警惕，需作进一步检查，密切随访，不能轻易排除肺癌；如患者出现无咽痛的声嘶，五官科检查为一侧声带麻痹，需立即给予胸部 X 线及 CT 等检查，很可能是肺癌引起主动脉弓下淋巴结转移肿大，侵犯喉返神经所致。体格检查时要特别注意有否锁骨上淋巴结肿大、皮下转移小结节、上腔静脉综合征等体征。肺癌患者早期可无症状和体征，因不适或发现异常体征而就诊时，其中有 65% 为较晚的Ⅲ～Ⅳ期肺癌患者。此外，还需了解患者的健康状况，生活质量和评估对治疗的耐受力，这些都是初始诊断时需要了解的。小细胞肺癌临床表现的特点包括：发病年龄相对较轻，中位年龄为 60 岁左右，和吸烟、职业致病关系较为密切。由于癌肿多位于较大支气管腔，咳嗽、痰血及肺部感染较为多见，病情发展快，常以远处转移为首发症状。20% 左右在发现时已有脑、骨髓转移，90% 以上已有纵隔淋巴结胸内及远处转移。小细胞肺癌的瘤细胞具有产生和分泌异位激素或其他生理性物质的功能，常表现出内分泌紊乱的症状和体征，也称副癌综合征，如杵状指（趾）、男性乳房肥大、神经肌无力等。

2.细胞、组织学诊断

细胞组织学诊断是国内外公认的诊断小细胞肺癌的金标准，正确性优于其他诊断方法。要千方百计采样，取得高质量的标本。查痰找脱落癌细胞，取材最方便、可行，且非创伤性。要求空腹，晨起漱口后第一口痰废弃，然后用力深咳，咳出二、三口痰，吐入干净专用的容器内。要求标本新鲜，及时送病理科，并由专职工作人员立即涂片，染色检查，才能提高阳性率，一般要求连续送检 3 次或 3 次以上。近年来痰检的膜式液基薄层细胞学技术（TCT），大大提高了痰液的诊断水平。但其缺点是：无病灶定位功能，有 30%～40% 的假阴性和 1.8%～3.8% 的假阳性，不易与上呼吸道肿瘤相鉴别。另外可以通过转移的淋巴结穿刺活检、TBLB、经胸壁穿刺肺活检、纵隔镜、胸腔镜以及剖胸探查等方法取得病理依据，这些都属于创伤性检查。组织学较细胞学诊断更为可靠，尤其是在混有非小细胞肺癌成分的复合性小细胞肺癌的诊断上。小细胞肺癌表达神经内分泌颗粒，故与神经内分泌相关的指标如 NSE、Syn、ChgA、CD56 等免疫组化指标有助于疾病的诊断。

3.影像学诊断

影像学诊断包括胸部正侧位 X 线片、体层摄片、CT、MRI 及 PET 等。近 20 年来影像学诊断进展很快，不但有新仪器设备的发展，还能结合生物学单抗以及放射性核素等，大大提高了对小细胞肺癌的诊断水平，可精细地了解小细胞肺癌的外形、边缘及内涵，还可突出显示其形态上的特征以及明确常规 X 线胸片所不能显示的纵隔障等"盲区"。此外，还能较清楚地看到肿块和四周、前后、上下邻近血管、组织间的关系,对确定疾病的临床分期有重要的作用。有报道,在小细胞肺癌中常规正侧位 X 线片和 CT 检查比较,其中 T_3、T_4 肿瘤侵犯结果的显示以 CT 检查为佳,二者分别为 30％vs.84％;同样发现"N2"也以 CT 为好,二者分别为 38％ vs. 66％。PET/CT 对 1cm 以上结节灶的良恶性诊断有很大优势,并可同时显示全身其他部位有否转移的情况。影像学诊断的发展提供了更多更精确的信息来描述肿瘤的形态及与周围组织的关系,对诊断很有帮助,但也存在不足和局限性。如纵隔内淋巴结的显示和手术病理相比仍有差距,当病灶较小时 CT、PET 常存在诊断上的困难。

(三)分期

目前 SCLC 的分期主要沿袭美国退伍军人肺癌协会(VALG)的两分期标准,主要基于放疗在 SCLC 治疗中的重要地位。AJCC TNM 系统能更加精确评估肿瘤范围,在临床研究中推荐使用。

局限期:病变局限于一侧胸腔,有/无同侧肺门、同侧纵隔、同侧锁骨上淋巴结转移,可合并少量胸腔积液、轻度上腔静脉压迫综合征。对应Ⅰ~Ⅲ期,因体积过大无法耐受一个放疗计划的情况除外。

广泛期:凡病变超出局限期者,均列入广泛期。对应Ⅳ期,包括 T_3~T_4 或因多个肺内结节导致无法耐受一个放疗计划的情况。

IASLC 推荐同时采用 UICC/AJCC 肺癌 TNM 分期(目前更新至第八版 UICC/AJCC 2017)

1.原发肿瘤(T)

Tx:原发肿瘤不能评估;

T_0:没有原发肿瘤的证据;

Tis:原位癌;

T_1:肿瘤最大径≤3cm,周围包绕肺组织及脏层胸膜,支气管镜见肿瘤位于叶支气管开口远端,未侵及主支气管(仅局限于支气管壁的情况下,即使累及主支气管,为 T_{1a});

T_{1a}(mi):微侵袭腺癌;

T_{1a}:肿瘤最大径≤1cm;

T_{1b}:肿瘤最大径>1cm,且≤2cm;

T_{1c}:肿瘤最大径>2cm,且≤3cm;

T_2:肿瘤最大径>3cm,且≤5cm;或符合以下任一情况:侵犯主支气管,但未侵及隆突;侵及脏层胸膜;有阻塞性肺炎延伸至肺门,或者部分或全肺不张;

T_{2a}:肿瘤最大径>3cm,且≤4cm;

T_{2b}:肿瘤最大径>4cm,且≤5cm;

T_3:肿瘤最大径>5cm,且≤7cm;侵及以下任何一个器官,包括:胸壁(包括肺上沟瘤)、膈神经、心包壁层;同一肺叶出现孤立性肿瘤。符合以上任何一个即归为 T_3;

T_4:肿瘤最大径>7cm;无论大小,侵及以下任何一个器官,包括:膈、纵隔、心脏、大血管、气管、喉返神经、食道、椎体、隆突;同侧不同肺叶出现孤立肿瘤。

2.区域淋巴结(N)

Nx:区域淋巴结不能评估;

N_0:无区域淋巴结转移;

N_1:转移至同侧支气管周围淋巴结和(或)同侧肺门淋巴结,包括原发肿瘤的直接侵犯。

pN_{1a}:单站受累;

pN_{1b}:多站受累;

N_2:转移到同侧纵隔和(或)隆突下淋巴结;

pN_{2a1}:单站病理 N_2,无 N_1 受累,即跳跃转移;

pN_{2a2}:单站病理 N_2,有 N_1 受累(单站或者多站);

pN_{2b}:多站 N_2;

N_3:转移到对侧纵隔、对侧肺门、同侧或对侧斜角肌或锁骨上淋巴结。

3.远处转移(M)

Mx:远处转移不能评估;

M_0:无远处转移;

M_1:有远处转移;

M_{1a}:胸膜播散(恶性胸腔积液、心包积液或胸膜结节),原发肿瘤对侧肺叶内有孤立的肿瘤结节;

M_{1b}:远处单个器官单发转移;

M_{1c}:多个器官或单个器官多处转移。

肺癌的国际 TNM 分期见表 3-1-1。

表 3-1-1　肺癌的国际 TNM 分期(UICC/AJCC 2017)

分期	TNM
0	Tis, N_0, M_0
ⅠA	T_{1a}, N_0, M_0
	T_{1b}, N_0, M_0
	T_{1c}, N_0, M_0
ⅠB	T_{2a}, N_0, M_0
ⅡA	T_{2b}, N_0, M_0
ⅡB	$T_{1\sim2}, N_1, M_0$
	T_3, N_0, M_0
ⅢA	$T_{1\sim2}, N_2, M_0$
	T_3, N_1, M_0
ⅢB	$T_4, N_{0\sim1}, M_0$
	$T_{1\sim2}, N_3, M_0$
ⅢC	$T_{3\sim4}, N_2, M_0$

分期	TNM
	$T_{3\sim4}$,N_3,M_0
ⅣA	任何 T,任何 N,$M_{1a\sim b}$
ⅣB	任何 T,任何 N,M_{1c}

二、非小细胞肺癌的诊断和分期

(一)临床表现

1.无症状

由于肺实质无丰富的痛觉神经,大多数早期非小细胞肺癌患者可无任何症状,只有不到5%在常规体检、调查其他无关主诉或术前评估拍摄 X 线胸片及详细查体时被发现。

2.早期症状

无特异性,多表现为咳嗽、咯血、胸痛、胸闷气短、发热等呼吸系统症状,超过 50%的患者有咳嗽主诉。

3.晚期症状

(1)肿瘤直接侵犯或转移淋巴结压迫喉返神经,可出现声嘶。

(2)肿瘤直接侵犯或转移淋巴结压迫上腔静脉,可出现面、颈、上肢水肿,上胸部静脉曲张及毛细血管扩张。

(3)侵犯胸膜或胸膜腔播散可引起胸膜腔积液。多为血性,大量胸腔积液可引起气促。

(4)侵犯胸膜及胸壁,尤其侵犯壁层胸膜,可引起胸痛。

(5)脑转移可引起头痛、恶心、呕吐等颅内压增高症状及其他神经定位症状。

(6)骨转移可引起局限性骨痛,多为持续性,并进行性加重。

(7)肝转移可引起右上腹胀痛。

(8)皮下转移可在皮下触及结节。

(9)其他器官转移时可出现相应器官的症状。

4.体征

当肿瘤较小,位于周边时,患者可能没有任何阳性体征。当肿瘤病变较大或为中央型时,听诊可闻及病侧呼吸音减弱、粗糙。如发生转移,根据转移的部位可能有相应的体征。

(1)局限性哮鸣音:多为吸气阶段出现,咳嗽后不消失。

(2)上腔静脉阻塞综合征:肿瘤直接侵犯或转移淋巴结压迫上腔静脉,导致静脉回流受阻而出现的一系列症状群。包括面、颈、上肢水肿,上胸部静脉曲张、毛细血管扩张,伴头晕、胸闷、气急等。症状的严重程度取决于上腔静脉阻塞的进展速度及侧支循环的建立程度,快速进展的阻塞甚至可导致昏迷和死亡。

(3)霍纳综合征:肿瘤侵犯第 7 颈椎及第 1 胸椎外侧旁交感神经星状节,导致的一系列症状群。包括同侧上眼睑下垂、瞳孔缩小、眼球内陷、眼裂缩小、面部无汗等。

（4）潘寇综合征：是指肺尖部的肿瘤直接侵犯第1、2肋骨或上胸椎体和横突，侵犯第7颈椎及第1胸椎外侧旁交感神经星状节，累及臂丛神经、膈神经、喉返神经，直接侵犯或转移淋巴结压迫上腔静脉等引起的一系列症状群。包括上腔静脉阻塞综合征、同侧霍纳综合征、臂神经丛受累导致的上肢感觉或运动障碍、上肢顽固性疼痛、第1、2肋骨局部疼痛、膈神经麻痹、声嘶等。

（5）膈神经麻痹：膈神经受侵时出现气急胸闷。

（6）吞咽困难：肿瘤直接侵犯或纵隔淋巴结肿大压迫食管所致。

（7）呼吸困难：肿瘤直接侵犯或转移淋巴结压迫主气道导致通气障碍、肺内广泛淋巴管扩散所致癌性淋巴管炎导致换气障碍、阻塞性肺不张、肺部炎症以及大量胸腔积液等可导致呼吸困难。

（8）心包受侵时出现心包积液、气急、心律失常、心功能不全等。

（9）副癌综合征：常见有四肢关节疼痛或肥大、杵状指、多发性神经炎、重症肌无力、库欣综合征、男性乳房肥大、高钙血症、精神异常等。

（二）辅助检查

1.无创性检查

（1）X线影像学检查：胸部X线检查是最基本、应用最广泛的影像学检查方法，包括透视、拍片、体层、造影等。胸部透视能在不同位置观察肺部的病变；胸片是肺癌早期发现的一个重要手段，也是常规体检中的重要筛查手段。肺癌常见的X线表现有肿块分叶、毛刺、脐凹征等。发生于右肺上叶支气管的肺癌，肺门肿块与右上肺不张形成"反S征"；但有10%～20%的肺组织因纵隔或膈肌的干扰显示不清，且对纵隔淋巴结情况等显示不清。因此，常规X线检查只作为非小细胞肺癌的初筛工具。凡胸片发现可疑恶性病灶、临床怀疑而常规X线检查阴性或可疑者、经抗炎或抗结核治疗不吸收的病灶，均应进一步行胸部CT检查。

（2）CT：计算机体层摄影（CT）：目前已经作为手术和放疗前估计肿瘤大小和侵犯程度的常规方法，是现今肺癌诊断中最重要的工具。适用范围应包括所有胸部X线发现异常的患者。在非小细胞肺癌的诊断中，均应常规行胸上腹部（包括肾上腺）CT检查。

相对于普通X线，CT优点主要包括：①图像显示清晰，能发现普通X线不易发现的胸内较隐蔽部位的病灶，能较早发现肺内、肺门、纵隔内病变并能清楚显示其形态和累及范围，有助于判断肿瘤能否切除，并且能确定放疗范围。②能检查有无远处转移及淋巴结转移；能在一定范围内鉴别肿瘤良、恶性。③可行CT引导下肺或纵隔穿刺活检。④对于细支气管肺泡癌（BAC）与不典型腺瘤样增生（AAH）的典型磨玻璃样（GGO）表现，CT可见肿瘤呈分叶状，周围有短毛刺及胸膜凹陷、牵曳征，内部可有小泡、小管式的支气管充气征及小结节堆聚征，可有强化。

CT检查的主要缺点包括：①在原发肿瘤的评价方面，CT不能很好地鉴别T_3/T_4与T_1/T_2；②在纵隔淋巴结转移的评价方面，CT可以敏感地发现增大的淋巴结，但无法鉴别良、恶性。

（3）MRI：其优点主要包括：①对于判断纵隔或肺门淋巴结有无转移，以及鉴别肿块与心脏大血管之间解剖关系时优于CT。②对于骨骼及软组织检查较CT更为清楚，能发现肋骨、胸骨、椎骨等是否受到侵犯及侵犯程度,还能发现一些隐蔽性病灶。③利用加重 T_2 加权自回波成像,还能鉴别中心型肺癌近端的肿块与远端的阻塞性肺炎。(4)MRI 无放射性,不需要造影剂,而且对诊断骨髓内有无转移也有一定价值。⑤此外,MRI 还可用于头颅检查,了解有无肿瘤脑转移。

在非小细胞肺癌的诊断与分期中目前认为,在脑转移的评价中 MRI 的作用比 CT 重要。此外,在评价累及臂丛、脊髓、胸壁以及锁骨下动脉的肺上沟瘤中 MRI 也起着重要作用。目前认为,临床分期为ⅠB期(2B类)、Ⅱ期、Ⅲ期、Ⅳ期(M_{1b},单个转移灶)的患者均应行脑 MRI 检查;临床分期为ⅡB期(T_3,N_0)、ⅢA期(T_4,$N_{0\sim1}$;T_3,N_1)的邻近脊柱或锁骨下血管的肺上沟瘤患者,应行脊柱+胸廓入口 MRI。

(4)肿瘤显像:包括正电子发射型计算机断层扫描(PET-CT)与肿瘤阳离子灌注显像。

①PET-CT:PET 是现代影像学的一门新兴技术,它利用 ^{11}C、^{13}N、^{15}O、^{18}F 等发射正电子的短寿命核素,从体外无创、定量、动态地观察标记药物在患者体内的活动,可以一次获得三维全身图像。PET 可以发现早期原发性肺癌和转移灶,并且可以判断手术是否能达到根治以及术后是否有转移或者复发。在判断肿瘤分期及疗效方面,PET 优于现有的任何其他影像学检查。除可以对肺原发病灶及纵隔肿大淋巴结做出诊断外,还能发现远处转移灶;可估计肿瘤的乏氧和血流情况,推测肿瘤对放射治疗的敏感性。

在非小细胞肺癌的诊断中,在条件允许的情况下,除临床分期为Ⅳ期(M_{1a},胸腔积液或心包积液)外,均应行 PET-CT 检查。PET-CT 检查的目的主要包括:定位孤立性肺结节、纵隔淋巴结分期以及侦测可能存在的远处转移。

PET-CT 的敏感性较高,但存在一定的假阳性。但炎症、感染等均可能导致假阳性。因此,PET-CT 阳性的病例,仍需要细胞学或病理学的证实。

PET 在骨转移的评估中有重要作用。其特异性、敏感性、阳性预测值、阴性预测值以及精确性均超过 90%。

②肿瘤阳离子灌注显像:主要包括 ^{201}TI 肿瘤显像、^{99m}Tc-MIBI 肿瘤显像、^{67}Ga 显像、^{99m}Tc(V)-DMSA 肿瘤显像、肿瘤放射免疫显像等。

(5)放射性骨扫描:在骨转移患者的病情评估中起着极其重要的作用。放射性骨扫描发现异常的患者,需要对相应临床症状体征及 X 线评估病理性骨折、CT、MR、PET-CT、骨活检等项目作进一步评估。

(6)细胞学检查

①痰细胞学检查:阳性率可达 80% 以上。阳性率高低与病变部位有关,中心型肺癌远比周围型肺癌阳性率高。主要方法包括痰脱落细胞学检查、痰涂片检查、痰液沉渣切片检查及痰液基培养技术等。

②胸腔积液细胞学检查:肺部肿块并胸腔积液,胸腔积液细胞学检查有助于肺癌的诊断。

(7)分子诊断方法:目前尚未找到特异性的指标,研究主要集中在以下几个方面:基因异常、遗传学改变、基因产物异常或数量改变及异常的自身抗体等。

①NSCLC 的血清标志物:鳞状细胞癌抗原(SCC-Ag)、血清抗 P53 抗体、角蛋白 19 片段(CY-FRA21-1)、癌胚抗原(CEA)以及联合标记物检测,血清肿瘤标志物的联合检测能提高敏

感度和特异度。有报道 CEA、CK-19 和 c-met mRNA 3 种标志物的联合检测敏感度可达 85.5％。

②肺癌的分子标志物:肺癌相关基因的异常表达可产生相关的分子标志物。

③肺癌的甲基化标志物:在人类癌症中,DNA 的甲基化是一种常见的基因改变。它能使基因的表达、染色体的结构和染色质的组成均发生异常改变。异常的甲基化作用可发生在 CpG 丰富区域,又称为 CpG 岛。它常位于许多基因的增强子附近,能抑制转录的发生,所以被认为是一种抑癌基因,而甲基化作用可使 TSG 的基因功能丧失。NSCLC 的甲基化标志物包括肺癌在内的许多恶性肿瘤,均可见增强子的甲基化表现。在 NSCLC 中的甲基化表现可见于以下几种情况:维 A 酸受体 β-2(RARβ)占 40％、组织金属蛋白酶抑制剂 3(TIMP3)占 26％、P16^{INK4a} 占 25％、O^6-甲基鸟嘌呤-DNA-甲基转移酶(MGMT)占 21％、死亡相关蛋白激酶(DAPK)占 19％、E-钙黏蛋白(ECAD)占 18％、P14^{ARF} 占 8％、原发肿瘤组织谷胱甘肽 S 转移酶 P1(GSTP1)占 7％。这些表现在绝大部分良性疾病中都没有发现。

④NSCLC 的微转移标记物:对于常规病理诊断未发现转移的患者,目前运用免疫组织化学与 PCR 技术结合,可检测到微转移。检查部位主要包括淋巴结、骨髓及外周血。常用的标记物主要包括 Ber-EP-4,CAM5.2,AE1/3,P53,MNF116,KS1/4,TNF-α,CK-7,CK-18,CY-FRA21-1,IL-1RA,MMP-2,MCP-1 等。

⑤分子影像学诊断技术:分子影像学是运用影像学手段显示组织水平、细胞和亚细胞水平的特定分子,反映活体状态下分子水平变化,对其生物学行为在影像方面进行定性和定量研究的科学。因此,分子影像学是将分子生物学技术和现代医学影像学相结合而产生的一门新兴的边缘学科。

无创性影像学方法有可能逐渐代替必须通过创伤手段进行测定的免疫组化方法。但是检查的手段及应用的肿瘤范围均有待进一步研究。总之,这方面的研究国内外都处于起步阶段,有许多问题需要进一步探讨。

(8)肿瘤标记物在肺癌诊断中的应用:常用的与肺癌相关的肿瘤标记物包括 Fer、CEA、HCG、ACTH、CA125、NSE、CYFRA21-1、SCC、CA199、CA50 及 β_2-MG 等。

2.有创性检查

其中,有创性纵隔淋巴结评估主要应用于 CT 提示有增大淋巴结需要确证分期的病例。在 T$_1$ 患者且 CT 提示纵隔淋巴结无增大的情况下,CT 对于纵隔淋巴结评估的假阴性率只有 10％。因此,对于这部分患者,有创性的纵隔淋巴结活检并不推荐。但对于 PET 提示高代谢的患者,即使 CT 提示无肿大淋巴结,也推荐行纵隔淋巴结活检。

常见有创检查方法包括:

(1)支气管镜:采用光学纤维照相放大图像,视野清晰,可以进入 4 级支气管、窥视 5 级支气管,并且能够取得病理组织进行活检,还能直接对病灶进行处理。

①支气管镜的适用范围:在非小细胞肺癌的诊断中,临床分期为 I A 期的患者,应首选术中行支气管镜检查;此外,除临床分期为Ⅳ期(M$_{1a}$,胸腔积液或心包积液)的患者外,均应行支气管镜检查。

②支气管镜的禁忌证:大咯血;严重心脏病、心功能不全、肺功能严重减退以及各重要脏器

功能严重受损;发热超过 38℃以及一般情况极度衰弱而不能耐受检查;主动脉瘤或室壁瘤有破裂危险;对麻醉药物过敏等。

③并发症:出血、气胸、喉及支气管痉挛、呼吸困难、低氧血症及各种心律失常等。严重者可导致心脏停搏。

④自动荧光支气管镜(AFB):由于传统支气管镜只能发现不到 1/3 的癌前病变和早期上皮性癌,因此发展更敏感的内镜就显得尤为重要,荧光系统是其中的主要成果。它的原理主要是通过观察支气管黏膜上皮细胞发射出的荧光,进而根据荧光的差别来判断细胞是否发生了癌变。细胞发射荧光的方式主要包括经光敏剂诱导后细胞发射荧光与细胞自身发射荧光两类。同传统支气管镜相比,荧光支气管镜对不典型增生和原位癌检出的敏感性有明显提高,使得许多经传统支气管镜检漏诊的早期中央型肺癌患者得到了及时的诊断和治疗,而且可以明确肿瘤侵犯的边界。AFB 发现的高危患者主要有支气管树内的癌前病变和早期癌,包括痰细胞学阳性的患者、手术前肺癌患者或手术后的肺癌患者。

⑤支气管内镜超声技术(EBUS):支气管内镜超声技术采用顶端带有超声传感器的改良内镜,将超声探头插入到气管中进行检测。由于 EBUS 明显地缩短了超声探头与受检靶器官之间的距离,故 EBUS 能够得到比体表应用更为清晰的图像。EBUS 的评估范围包括第 1 组(锁骨下淋巴结)、第 2、4 组(上下气管旁淋巴结)与第 7 组(隆嵴下淋巴结)。

在非小细胞肺癌的诊断中,临床分期为ⅠA 期(2B 类)、ⅠB 期(2B 类)的患者在条件允许的医院应行支气管超声内镜检查;ⅡB 期(T_3N_0)、ⅢA 期(T_4,$N_{0\sim1}$;T_3,N_1)、ⅢB 期(T_{1-3},N_3)、ⅢB 期(T_4,$N_{2\sim3}$)的患者,均应行支气管超声内镜检查。

⑥支气管镜技术的新进展:主要包括超细气管镜、虚拟气管镜技术以及电磁导航系统气管镜等。

(2)经食管内镜超声:其评估范围包括第 5 组(主动脉下淋巴结)、第 7 组(隆嵴下淋巴结)、第 8 组(食管旁淋巴结)与第 9 组(下肺韧带淋巴结);但对于 2R、4R、2L、4L(上、下气管旁淋巴结)的评估作用有限。

(3)胸腔镜在肺癌诊断中的应用:其评估范围不仅可以达到第 5 组(主动脉窗下淋巴结)与第 6 组(升主动脉旁淋巴结),而且可以达到第 8 组(食管旁淋巴结)与第 9 组(下肺韧带淋巴结)。除评估纵隔淋巴结外,胸腔镜还可探查原发瘤及胸膜腔,发现潜在的胸腔种植等情况。

①适用范围:在非小细胞肺癌的诊断中,临床分期为ⅢB 期($T_{1\sim3}$,N_3)及ⅢB 期(T_4,$N_{2\sim3}$)的患者,应行胸腔镜以获得 N_3 或 T_4,$N_{2\sim3}$ 的病理学证据。此外,对于临床分期为Ⅳ期(M_{1a};胸腔积液)的患者,在行胸腔穿刺未确定积液性质的情况下,也应行胸腔镜检查以获得病理学证据,从而明确诊断。

②禁忌证:一般情况差或伴有其他严重疾病,不能耐受胸腔镜手术的;心肺功能极差,不能耐受单肺通气的;胸膜粘连严重,估计对手术操作有很大影响的。

(4)纵隔镜在肺癌诊断中的应用:理想的经颈纵隔镜淋巴结活检范围应包括 2R、4R、2L、4L(上、下气管旁淋巴结)及 7(隆嵴下淋巴结)共 5 组淋巴结。此外,还可扩展至第 5 组(主动脉下淋巴结)与第 6 组(主动脉旁淋巴结)。

①适用范围:在非小细胞肺癌的诊断中,临床分期为ⅠA 期(2B 类)及临床分期除Ⅳ期

（M_{1a}，胸腔积液或心包积液）外的患者，均应行纵隔镜检查以明确诊断及分期。

②禁忌证：一般情况差，难以耐受操作的；严重贫血、凝血功能差或合并有血友病等凝血功能障碍的；主动脉瘤患者，术中可能出现不可控制大出血的。

（5）经胸壁穿刺活检：在 CT 引导下，用细针穿刺肺部，采取活检组织做病理学或细胞学检查。此方法适用于临床分期为ⅢB 期（$T_{1\sim3}$，N_3）及ⅢB 期（T_4，$N_{2\sim3}$）的患者以获得 N_3 或 T_4，$N_{2\sim3}$ 的病理学证据的情况。其并发症有气胸、血胸及癌组织播散等。对于有手术机会的患者禁用此项检查。

（6）此外，尚有包括锁骨上淋巴结活检、纵隔切开术、内镜超声（EUS）下活检等，适用于临床分期为ⅢB 期（$T_{1\sim3}$，N_3）及ⅢB 期（T_4，$N_{2\sim3}$）的患者以获得 N_3 或 T_4，$N_{2\sim3}$ 的病理学证据的情况。此外，胸腔穿刺或心包穿刺，适用于临床分期为Ⅳ 期（M_{1a}，胸腔积液或心包积液）的患者，以明确病理类型及转移情况，为选择治疗方案提供依据。

（三）临床诊断

根据临床症状、体征及影像学检查，符合下列之一者可作为临床诊断：

（1）胸部 X 线检查发现肺部孤立性结节或肿物，有分叶或毛刺。

（2）肺癌高危人群，有咳嗽或痰血，胸部 X 线检查发现局限性病变，经积极抗炎或抗结核治疗（2～4 周）无效或病变增大者。

（3）节段性肺炎在 2～3 个月内发展成为肺叶不张，或肺叶不张短期内发展成为全肺不张。

（4）短期内出现无其他原因的一侧增长性血性胸腔积液，或一侧多量血性胸腔积液同时伴肺不张者以及胸膜结节状改变者。

（5）明显咳嗽、气促，X 线胸片显示双肺粟粒样或弥散性病变，并排除粟粒型肺结核、肺转移瘤、肺霉菌病者。

（6）X 线胸片发现肺部肿物，伴有肺门或纵隔淋巴结肿大，并出现上腔静脉阻塞、喉返神经麻痹等症状，或伴有远处转移表现者。

临床诊断肺癌病例不宜做放化疗，也不提倡进行试验性放化疗。

（四）确诊

（1）肺部病变疑为肺癌，经过痰细胞学检查、纤维支气管镜检查、胸腔积液细胞学检查及胸腔镜、纵隔镜活检或开胸活检明确诊断者。痰细胞学检查阳性者鼻腔、口腔、鼻咽、喉、食管等处的恶性肿瘤应除外。

（2）肺部病变疑为肺癌，肺外病变经活检或细胞学检查明确诊断者。

（五）鉴别诊断

1.结核

（1）肺结核球：结核球多见于青年，一般病程较长，发展缓慢。病变常位于上叶尖后段或下叶背段。X 线片上块影密度不均匀，可见到稀疏透光区和钙化点，肺内常有散在性结核灶。

（2）粟粒性肺结核：与弥漫型细支气管肺泡癌相似，粟粒性肺结核常见于青年，全身毒性症状明显。抗结核药物治疗可改善症状，病灶逐渐吸收。

（3）肺门淋巴结结核：在 X 线片上可能误诊为中心型肺癌。肺门淋巴结结核多见于青少年，常有结核感染症状，很少咯血。

　　(4)肺癌与肺结核合并存在:一些患者肺癌可以与肺结核合并存在,可能导致误诊。对于肺部病灶,应行气管镜检查及常规多次痰细胞学检查,不能满足于肺结核的诊断。即使痰中查到结核杆菌,也不能排除肺癌的诊断。对于中年以上的肺结核患者,在肺结核病灶部位或其他肺野内呈现块状阴影,经抗结核药物治疗1～2个月后肺部病灶未见好转,块影反而增大或伴有肺段或肺叶不张、一侧肺门阴影增宽等情况时,都应高度怀疑肺癌的存在。

　　2.肺部炎症

　　(1)支气管肺炎:早期肺癌引起的阻塞性肺炎易被误诊为支气管肺炎。支气管肺炎发病较急,感染症状比较重,全身感染症状明显。X线片上表现为边界模糊的片状或斑点状阴影,密度不均匀,且不局限于一个肺段或肺叶。经抗感染治疗后症状迅速消失,肺部病变吸收也较快。

　　(2)肺脓肿:肺癌中央部分坏死液化形成空洞时,X线片上表现易与肺脓肿混淆。肺脓肿在急性期有明显感染症状,痰量较多、呈脓性,X线片上空洞壁较薄,内壁光滑,常有液平面,脓肿周围的肺组织常有浸润,胸膜有炎性变。

　　(3)真菌感染:真菌球好发于肺尖,CT值为15～30Hu,比肌肉密度低,可见晕轮征和空洞影。

　　3.肺先天性疾病

　　(1)支气管囊肿:可位于肺内或纵隔内,大小不一,囊壁为支气管成分,其外层为平滑肌纤维、黏液腺、软骨组织及结缔组织,影像学表现为边缘清楚、单发、圆形或椭圆形阴影,可与支气管相通,并发感染。

　　(2)肺动静脉瘘:肺动脉分支与肺静脉间存在交通。胸透下可见肺部搏动阴影,其大小或形状随呼吸改变,X线胸片示无钙化阴影,增强CT检查可显示异常血管;血管造影可进一步了解病变范围及异常血管。

　　(3)肺隔离症:分为叶内型和叶外型,患者多有感染症状。病灶多位于下叶后基底段内,单个或多发囊性或实性病变阴影,动脉造影、增强CT或MRI可能显示体循环来源的血管。某些肺内靠近脊柱的占位病变,手术前应考虑到肺隔离症的可能。术中应注意寻找和认真处理异常动脉,否则可能造成大出血。

　　4.良性肿瘤及瘤样病变

　　常见的有炎性假瘤、肺错构瘤、平滑肌瘤、乳头状瘤、纤维瘤、软骨瘤、脂肪瘤、肺脑膜瘤、颗粒细胞瘤等。一般肺部良性肿瘤病程较长,生长缓慢,临床大多没有症状。X线片上呈现为类圆形块影,密度均匀,可有钙化点。轮廓整齐,多无分叶。

　　5.其他恶性肿瘤

　　包括支气管腺瘤、软组织肉瘤、癌肉瘤、肺母细胞瘤(肺胚细胞瘤)、淋巴瘤、恶性黑色素瘤及恶性畸胎瘤等原发恶性肿瘤与肺转移癌。痰细胞学及支气管镜检查有助于鉴别诊断,部分患者需行诊断性手术以明确诊断。

(六)分期

　　分期检查项目应包括脑增强核磁、锁骨上B超、胸及上腹部增强CT(包括肾上腺)、骨扫描或PET-CT。血常规、生化、相关肿瘤标志物、肺功能、心电图虽不属于分期检查项目,但与选择治疗方案密切相关,也应一并进行。

分期:非小细胞肺癌的 TNM 分期采用国际肺癌研究协会(IASLC)2017 年第八版分期标准(IASLC 2017)。

1.原发肿瘤(T)

T_x:未发现原发肿瘤,或通过痰细胞学或支气管灌洗发现癌细胞,但影像学及支气管镜无法发现;

T_0:无原发肿瘤的证据;

Tis:原位癌;

T_1:肿瘤最大直径≤3cm,周围包绕肺组织及脏层胸膜,支气管镜见肿瘤位于叶支气管开口远端,未侵及主支气管;

T_{1a}(mi):微侵袭腺癌;

T_{1a}:肿瘤最大直径≤1cm;

T_{1b}:肿瘤最大直径>1cm 但≤2cm;

T_{1c}:肿瘤最大直径>2cm 但≤3cm;

T_2:肿瘤最大直径>3cm 但≤5cm;侵犯主支气管,但未侵及隆突;侵及脏层胸膜;有阻塞性肺炎或者部分/全肺不张;符合以上任何一个即归为 T_2;

T_{2a}:肿瘤最大直径>3cm 但≤4cm;

T_{2b}:肿瘤最大直径>4cm 但≤5cm;

T_3:肿瘤最大径>5cm 但≤7cm;侵及以下任何一个器官,包括:胸壁、膈神经、心包;同一肺叶出现孤立性癌结节。符合以上任何一个即归为 T_3;

T_4:肿瘤最大径>7cm;不论肿瘤大小,侵及以下结构者:纵隔、心脏、大血管、隆突、喉返神经、主气管、食管、椎体以及膈肌;原发肿瘤同侧不同肺叶出现孤立癌结节。

2.淋巴结(N)分期

N_x:淋巴结转移情况无法判断;

N_0:无区域淋巴结转移;

N_1:转移至同侧支气管周围淋巴结和(或)同侧肺门淋巴结,包括原发肿瘤的直接侵犯;

pN_{1a}:仅有单站受累;

pN_{1b}:包括多站受累;

N_2:转移到同侧纵隔和(或)隆突下淋巴结;

pN_{2a1}:单站病理 N_2,无 N_1 受累,即跳跃转移;

pN_{2a2}:单站病理 N_2,有 N_1 受累(单站或者多站);

pN_{2b}:多站病理 N_2;

N_3:转移到对侧纵隔、对侧肺门淋巴结、对侧或同侧斜角肌或锁骨上淋巴结。

3.远处转移(M)

M_x:无法评价有无远处转移;

M_0:无远处转移;

M_{1a}:胸膜播散(恶性胸水、心包积液或胸膜结节),原发肿瘤对侧肺叶内有孤立的癌结节;

M_{1b}:远处单个器官单发转移;

M_1c:多个器官或单个器官多处转移。

4.临床分期

分期	T	N	M
隐匿	Tx	N_0	M_0
0	Tis	N_0	M_0
I A	$T_{1a}(mi)$	N_0	M_0
	T_{1a}	N_0	M_0
	T_{1b}	N_0	M_0
	T_{1c}	N_0	M_0
I B	T_{2a}	N_0	M_0
II A	T_{2b}	N_0	M_0
II B	$T_{1a\sim c}$	N_1	M_0
	T_{2a}	N_1	M_0
	T_{2b}	N_1	M_0
	T_3	N_0	M_0
III A	$T_{1a\sim c}$	N_2	M_0
	$T_{2a\sim b}$	N_2	M_0
	T_3	N_1	M_0
	T_4	N_0,N_1	M_0
III B	$T_{1a\sim c}$	N_3	M_0
	$T_{2a\sim b}$	N_3	M_0
	T_3	N_2	M_0
	T_4	N_2	M_0
III C	T_3	N_3	M_0
	T_4	N_3	M_0
IV A	任何 T	任何 N	M_{1a}
	任何 T	任何 N	M_{1b}
IV B	任何 T	任何 N	M_{1c}

第二节 肺癌的化学药物治疗

一、非小细胞肺癌的化疗

1.辅助化疗

术后分期为ⅠA期的患者不行辅助化疗。ⅠB期患者是否应该行辅助化疗存在争议，CALGB 9633试验显示ⅠB期患者术后化疗并未提高生存率，NCCN推荐ⅠB期患者伴有病理不良因素时辅助化疗。Ⅱ、Ⅲ期患者须行辅助化疗，标准方案为3～4个周期的以顺铂为主的两药联合化疗，一般在术后3～4周开始。IALT研究显示这种辅助化疗将5年生存率提高了4%，1%的患者出现了化疗相关的死亡或治疗延迟。三药联合化疗并没有带来OS的获益。辅助化疗的患者须具备：PS≤2，器官功能无异常。

2.新辅助化疗和放化疗

获益尚不肯定，只有在病期较晚的肿瘤方予考虑。新辅助化疗不增加手术并发症，但如果化疗无效，可能延误手术时机。术前同步放化疗的疗效较为肯定，一项回顾性研究共分析了216例NSCLC患者的治疗情况，局部放疗平均剂量为60Gy，其中32.9%的患者疗效评价为CR，70%的患者在放疗结束约7周后接受了手术治疗，所有患者5年生存率为34%，其中纵隔淋巴结分期为N_0的患者5年生存率为42%，N_2患者为38%，疗效评价为CR的患者中有45%的人5年仍生存。

放疗启动时间可以是化疗2周期后，也可以是初诊后即与化疗同时进行。放疗剂量45～69.6Gy，何种化疗方案更优及化疗次数尚不明确。

3.姑息性化疗

有一线化疗和二、三线化疗之分，治疗目标在于延长生存时间，改善症状，提高生活质量。含顺铂化疗方案使患者中位生存期延长6～12周，1年生存率提高了10%～15%。顺铂或卡铂可与下列任一药物联合：紫杉醇、多西紫杉醇、吉西他滨、长春瑞滨、伊立替康、依托泊苷、长春花碱、培美曲塞。含铂联合方案具有相似的客观缓解率(25%～35%)和生存率。紫杉醇或多西紫杉醇＋卡铂每周方案与每3周方案间无差异。治疗应在患者初诊后立即进行，等待症状出现再行治疗会降低治疗有效率。对于铂类有禁忌的患者可考虑其他替代药物，但疗效可能低于不含铂的方案。在铂类药物中，顺铂较卡铂疗效略高(30% vs 24%)，OS上无差异，顺铂的血液学毒性低于卡铂，非血液学毒性高于卡铂。一线化疗通常每2周期评价一次疗效，疾病进展改用二线治疗，疾病稳定、部分缓解、完全缓解者原方案继续进行，共4～6个周期。

一线化疗后可能出现的情况有：①疾病进展；②发现了新病灶，但不能肯定为进展；③稳定、稍有缩小或难以精确测量；④部分或完全缓解；⑤化疗有效但因为医疗或非医疗的原因改变治疗。一线治疗失败或不能耐受后所进行的治疗称为二线或三线治疗，其总体疗效较一线治疗差，缓解率总体上不足10%，更要综合考虑患者的PS状况、年龄、病理分型以及分子标志物状态、合并症、患者的意愿。二线或三线治疗所选择的药物及方案主要基于一线治疗内容，原则上要使用一线治疗中没有用过的药物及方案，如多西紫杉醇、培美曲塞或 TKIs 等，这与小细胞肺癌、卵巢癌和结肠癌的二线化疗有所不同。

化疗 2 周期后病变进展，化疗周期的休息期中疾病再度恶化，化疗不良反应达 3～4 级，应考虑更换至其他治疗模式。

4.维持化疗

4～6 个周期化疗之后疾病缓解或稳定的患者，继续原药或换药治疗称为维持化疗。原先认为，此后更多的维持化疗不能延长患者生存且有更多毒性，但培美曲塞在肺腺癌的研究结果部分地改变了这种看法：非鳞癌一线含铂方案化疗后培美曲塞维持较停药观察有更好的结果，无进展生存期(PFS)分别为 4.4 个月、1.8 个月，OS 分别为 15.5 个月、10.3 个月。卡铂＋吉西他滨 4 个疗程后使用多西他赛维持化疗虽未提高 OS(12.5 个月)，但提高了 PFS。鳞癌患者能否从维持化疗中获益还无定论。

维持化疗的最佳疗程和持续时间尚不清楚，可视疗效、毒副反应、健康状况、经济承受能力及患者意愿而定。

除化疗之外，可选的维持治疗药物还有 TKIs、贝伐珠单抗、西妥昔单抗，它们可以酌情在化疗前或化疗后使用。

5.化疗不良反应的预处理

紫杉类等药物的不良反应需要预处理，相关预处理方案混乱，FDA 也未给出具体预处理措施。紫杉醇和多西紫杉醇的预处理方案通常是：地塞米松，20mg，在化疗前约 12 小时和 6 小时各静脉注射 1 次；西咪替丁 300mg(或雷尼替丁 50mg)，于化疗前 30～60 分钟静脉注射；苯海拉明 50mg，于化疗前 30～60 分钟口服。然而，过高的地塞米松可引起呃逆、兴奋和钠水潴留甚至血压升高，这对于老年患者尤其不合适。我们的经验表明，将地塞米松改为 4.5mg，口服，qd，化疗前 1 日、当日和次日，同样安全，不良反应却明显减少。

6.化疗方案

常用的化疗方案如下：

长春瑞滨＋顺铂(NP)1：长春瑞滨，30～40mg/m²，静脉滴注，d1、8、15、22；顺铂，100mg/m²，静脉滴注，d1。每 4 周重复。

长春瑞滨＋顺铂(NP)2：长春瑞滨，25mg/m²，静脉滴注，qw×16；顺铂，50mg/m²，静脉滴注，d1、8。每 4 周重复。

长春瑞滨＋顺铂(NP)3：长春瑞滨，25mg/m²(最大 50mg)，静脉滴注 6～10 分钟，d1；60mg/m²(最大 120mg)，口服，d8、15、22；顺铂，100mg/m²，静脉滴注，d1。每 4 周重复。

长春瑞滨＋异环磷酰胺＋顺铂 NIP(VIP)：长春瑞滨，25mg/m²，静脉注射，d1、5 或 d1、8；异环磷酰胺，3000mg/m²，静脉滴注 2 小时，d1(美司钠保护，IFO 剂量的 60%，于 IFO 后 0、4、8 小时分 3 次静脉滴注，d1)；顺铂，80mg/m²，静脉滴注 1 小时，d1。每 3 周重复。

多西他赛 1：多西他赛，75mg/m²，静脉滴注 1 小时，d1；顺铂，75mg/m²，静脉滴注 1 小时，d1。每 3 周重复。

多西他赛 2，33.3～36mg/m²，静脉滴注 30～60 分钟，qw。连续 3 周，休息 1 周，或连续重复 6 周，休息 2 周。

多西他赛＋卡铂（TCb）：多西他赛，75mg/m²，静脉滴注1小时，d1（多西他赛预处理：地塞米松8mg，口服，bid或4.5mg，口服，qd，d1～3；西咪替丁0.2，静脉滴注，d1；苯海拉明50mg，口服，qd，d1）；卡铂，AUC=6，静脉滴注，d1。每3周重复。

多西他赛＋顺铂（TP）：多西他赛，75mg/m²，静脉滴注1小时，d1（多西他赛预处理同上）；顺铂，75mg/m²，静脉滴注1小时，d1。每3周重复。

吉西他滨＋长春瑞滨：吉西他滨，900～1000mg/m²，静脉滴注30分钟，d1、8、15；长春瑞滨，25mg/m²，静脉滴注10分钟，d1、8、15。每4周重复，共6周期。

吉西他滨＋卡铂（GCb）：吉西他滨，1000mg/m²或1250mg/m²，静脉滴注30～60分钟，d1、8；卡铂，AUC=5，静脉滴注30～60分钟，d1。每3周重复。

吉西他滨＋顺铂（GP）1：吉西他滨，1250mg/m²，静脉滴注30～60分钟，d1、8；顺铂，75～80mg/m²，静脉滴注，d1。每3周重复。

吉西他滨＋异环磷酰胺＋长春瑞滨（GIN）：吉西他滨，1000mg/m²，静脉滴注2小时，d1；800mg/m²，d4；异环磷酰胺，3000mg/m²，静脉滴注2小时，d1（美司钠保护，IFO剂量的60%，于IFO后0、4、8小时分3次静脉滴注，d1）；长春瑞滨，25mg/m²，静推，d1；20mg/m²，静脉注射，d4。每3周重复。

洛铂：洛铂，50mg/m²，静脉滴注，d1。每3周重复。

洛铂＋长春瑞滨：洛铂，30mg/m²，静脉滴注，d1；长春瑞滨，25mg/m²，静脉注射，d1、8；每3周重复。

米托恩醌＋异环磷酰胺（MIC）：米托恩醌，6mg/m¹，静脉注射，d1；异环磷酰胺，3000mg/m²，静脉滴注3小时，d1（美司钠保护，IFO剂量的60%，于IFO后0、4、8小时分3次静脉滴注，d1）；顺铂，50mg/m²，静脉滴注1小时，d1。每3～4周重复，最多3～4周期。

奈达铂＋紫杉醇：奈达铂，80mg/m²，静脉滴注，d1；紫杉醇，90mg/m²，静脉滴注，d1、8、15。每4周重复。

培美曲塞：培美曲塞，500mg/m²，静脉滴注10分钟，d1（预处理：叶酸，350～1000μg，口服，qd，培美曲塞前1周开始并贯穿全疗程；维生素B₁₂，1000μg，肌内注射，培美曲塞前1周开始并9周一次贯穿全疗程）。每3周重复。

培美曲塞＋顺铂：培美曲塞，500mg/m²，静脉滴注，d1（培美曲塞预处理同上）；顺铂，75mg/m²，静脉滴注，d1。每3周重复。

伊立替康＋顺铂（IP）：伊立替康，80mg/m²，静脉滴注60分钟，d1、8；顺铂，60mg/m²，静脉滴注30分钟，d1。每3周或4周重复。

伊立替康＋顺铂（IP）2：伊立替康60mg/m²，静脉滴注60分钟，d1、8、15；顺铂80mg/m²，静脉滴注30分钟，d1。每3周或4周重复。

紫杉醇＋吉西他滨：紫杉醇，100mg/m²，静脉滴注＞1小时，d1、8；吉西他滨，1000mg/m²，静脉滴注＞30分钟，d1、8。每3周重复。

紫杉醇＋卡铂（TCb）：紫杉醇，200～225mg/m²，静脉滴注3小时，d1；卡铂，AUC=6，静脉滴注30～60分钟，d1。每3周重复。

紫杉醇＋卡铂（TCb）2：紫杉醇，75mg/m²，静脉滴注，qw×12次；卡铂，AUC=6，静脉滴注 30～60 分钟,d1。每 3 周重复,共 4 个周期。

紫杉醇＋卡铂＋贝伐珠单抗:紫杉醇,200mg/m²,静脉滴注 3 小时,d1;卡铂,AUC＝6,静脉滴注 15～30 分钟,d1;贝伐珠单抗,15mg/kg,静脉滴注 90 分钟,d1。每 3 周重复,共 6 个周期。

紫杉醇＋顺铂(TP):紫杉醇,135mg/m²,静脉滴注 24 小时,d1;顺铂,75mg/m²,静脉滴注 1 小时,d2。每 3 周重复。

二、小细胞肺癌的化疗

与 NSCLC 相比,SCLC 细胞的倍增时间明显短,生长比率明显高,更早发生全身广泛转移,虽对化疗和放疗均有高度的反应性,但易获得性耐药。SCLC 的治疗原则是以化疗为主,辅以手术和(或)放疗。SCLC 的全身化疗肯定能延长生存,改善症状,对初治的大多数患者可以缩小病灶,但单纯化疗很少能达到治愈,由于耐药问题通常缓解期不到 1 年,因而综合治疗是达到根治的关键。

SCLC 分期是由退伍军人医院肺癌研究组(VALG)制订的,把 SCLC 简单地分为局限期(LD)和广泛期(ED)。LD 期为病变局限于一侧胸腔伴有区域淋巴结转移,后者包括肺门、同侧和对侧纵隔、同侧和对侧锁骨上淋巴结,但不能有明显上腔静脉压迫、声带麻痹和胸腔积液,即所有病灶能安全地被一个放射野囊括。ED 指超出此范围的病变。

LD 期 SCLC 的治疗原则是首选化疗或放化疗同步治疗,酌情加用颅脑预防性放疗(PCI),酌情在化疗和放疗后手术切除受侵的肺叶以除去耐药的残存癌细胞,也可切除混合性肿瘤中其他类型的癌细胞。经有创检查明确为 $T_1N_0M_0$ 的 SCLC 患者也可进行手术治疗,术后辅以化疗。

ED 期 SCLC 的治疗原则是采用以化疗为基础的治疗,根据病情酌情加局部放疗,如骨、颅内、脊柱等处病变首选放疗以尽快解除压迫或症状。

复发 SCLC 的治疗原则是给予姑息性放疗或化疗以解除症状,如有可能尽可能参加临床试验,以便争取机会试用新药。

(一)小细胞肺癌的一线化疗

在 20 世纪 70 年代,CAV(CTX＋ADM＋VCR)成为 SCLC 的标准化疗方案,20 世纪 80 年代中期,EP(VP-16＋cDDP)方案作为一线化疗方案治疗开始显示出很好的效果,可使 80% 以上的 SCLC 达到完全或部分缓解,在此基础上,EP 方案或是与其他方案交替,或是增加剂量强度,或是和造血干细胞移植/支持联合,或是增加第三种药物,都未能得到明显的生存获益,SCLC 化疗疗效进入平台期。

近年来用于 NSCLC 的第 3 代新药含铂方案进入 SCLC 的治疗,但因未显示出明显的生存优势,仍未能取代 EP 方案的地位,多数第 3 代新药含铂方案用于二线化疗,仅 CPT-11 方案已进入 ED 期 SCLC 的一线治疗。目前 ⅠA 期以后的 LD-SCLC 的一线标准治疗是 4～6 周期 EP 方案化疗,并尽可能在第一或第二周期时配合胸部同步放疗,或在化疗结束后有良好反应的患者可进行胸部放疗,RR 可达到 70%～90%,PFS 为 14～20 个月,2 年 OS 率为 40%。对

ED-SCLC,可给予 4～6 周期 EP 方案或 CPT-11 方案化疗,若远处转移灶达到 CR、胸腔病灶缩小很明显也可进行胸腔放疗,单纯化疗的 RR 可达到 60%～70%,PFS 为 9～11 个月,2 年 OS 率仅为 5%。

1.CAV 方案和 EP 方案

Evans 1985 年报道 31 例患者接受 EP 方案化疗,LD 期 11 例,其余的 ED 期患者中包括 8 例脑转移患者,结果 43% 达到 CR,43% 达到 PR,PFS 在 LD 期为 39 周,在 ED 为 26 周,有疗效患者的 MST 在 LD 期为 70 周(28～181 周),在 ED 期为 43 周(17～68 周)。在毒性反应方面,胃肠道毒性轻微,但白细胞减少和血小板减少较普遍,有 4 例败血症,其中 1 例死亡,15 例出现神经毒性并导致 2 例终止化疗。该作者认为 EP 方案较传统化疗有优势。

Johnson 等证明 CAV 方案化疗后 EP 方案巩固治疗可增加生存率。在这个报道于 1993 年的包括 386 例 LD 期 SCLC 患者的 III 期临床研究中,患者随机分为胸部放疗(TRT)组和单纯化疗组,所有患者接受 CAV(CTX 1000mg/m² + ADM 40mg/m² + VCR 1mg/m²,q21d)× 6 周期,放疗组患者在第 1 和第 2 周接受 10 次共 30Gy 放疗,在第 5 周接受剩余的 5 次共 15Gy 放疗。对 CAV 化疗有反应的患者随机接受 2 周期的 EP 方案巩固化疗(cDDP 20mg/m²,第 1～4 天 + VP-16 100mg/m²,第 1～4 天)或观察。他们发现放疗组和非放疗组的 CR 率(46% vs 38%)和 RR 率(67% vs 64%)无显著性差异,但 MST(14.4 个月 vs 12.8 个月)和 2 年 OS 率(33% vs 23.5%)在放疗组稍显优势,同时 4 度血液学毒性在放疗组明显多见,巩固化疗的患者 MST(21.1 个月 vs 13.2 个月)和 2 年生存率(44% vs 26%)明显延长,他们认为 CAV 方案和同步 TRT 在 LD 患者未较单用 CAV 方案化疗显示生存优势,致命血液学毒性反而多见,CAV 方案化疗(有或无同步 TRT)后给予 2 周期 EP 方案巩固治疗可增加生存率。

其后的 III 期临床研究未能证明 EP 方案较 CAV 有生存优势,但与 TRT 联合治疗时 EP 方案显示出了更好的耐受性,很快 EP 方案成为最常用的 SCLC 化疗方案。2002 年 Sundstrom 报道了 436 例患者随机接受 EP 和 CEV 方案比较的 III 期临床研究,EP 组为 cDDP 75mg/m²,第 1 天 + VP-16 100mg/m²,第 1 天,继之以口服 VP-16 200mg/m²,第 2～4 天,CEV 组为 CTX 1000mg/m²,第 1 天 + E-ADM 50mg/m²,第 1 天 + VCR 2mg/m²,第 1 天,均为 5 周期,另外 LD 患者在化疗第三周期接受同步 TRT,CR 患者接受预防性脑放疗。2 年和 5 年 OS 率在 EP 组为 25% 和 10%,显著高于 CEV 组(8% 和 3%),在 LD 患者中,中位生存时间是 14.5 个月对 9.7 个月,在 ED 患者中,两组生存率和生活质量无明显差异。

为了增加反应率,Ihde 等进行了高剂量和标准剂量 EP 方案在 ED 期 SCLC 患者中的前瞻性研究。95 例患者随机进入高剂量和标准剂量 EP 组,另外 25 例预计接受高剂量 EP 方案风险较大的患者直接进入标准剂量 EP 组。在第 1～2 周期,标准剂量 EP 组为 cDDP 80mg/m²,第 1 天 + VP-16 80mg/m²,第 1～3 天,q21d,高剂量 EP 组为 cDDP 27mg/m²,第 1～5 天 + VP-16 80mg/m²,第 1～5 天,q21d,第 3～4 周期都接受标准剂量 EP 方案化疗。在 5～8 周期,已达到 CR 的患者接受标准剂量 EP 方案化疗,其他的接受 CAV 或者按体外药敏实验组合的其他化疗方案化疗。结果显示,尽管高剂量组的剂量增加了 68%,但两组的 CR 率(23% vs 22%)、MST(10.7 个月 vs 11.4 个月)很一致。未随机患者的 CR 率为 4%,MST 为

5.8个月。高剂量组白细胞减少、发热性白细胞减少及体重减少明显增加。此研究证明增加EP方案的剂量未能增加疗效,反而不良反应增加。

为了避免cDDP的毒性,CBP被用来代替cDDP,研究证实了这种替代未影响疗效。Skarlos等报道,患者随机接受EP:cDDP 50mg/m²,第1～2天或CE:CBP 300mg/m²,第1天,均联合使用VP-16 300mg/m²,第1～3天,q21d×6周期。有反应的LD期患者和达到CR的ED期患者大多数在第三周期接受TRT和预防性脑放疗。化疗周期延迟天数在EP和EC组分别是8天和9天,药物平均实际用量分别达到74%和80%。CR率分别为57%和58%,MST分别为12.5个月和11.8个月,无显著差别,EP组白细胞减少、中性粒细胞减少性感染、恶心、呕吐、神经毒性和高敏反应常见而且严重,显示CE不劣于EP。

因SCLC极易获得性耐药,在20世纪80～90年代人们曾尝试交替两个化疗方案治疗。Roth等进行了EP、CAV及两者交替化疗的Ⅲ期临床研究,并在1992年公布结果。在该研究中,437例ED期患者接受12周EP方案、18周CAV方案或18周CAV/EP方案交替化疗,发现3组在有效率方面无显著差异,分别为61%、51%和59%,CR率分别为10%、7%和7%,MST分别为8.6个月、8.3个月和8.1个月,TTP在交替化疗组有延长趋势但与另外两组相比无显著差异,分别为4.3个月、4.0个月和5.2个月,两组患者在病情进展后进行的交替二线化疗均出现反应率低、生存时间短的特点。骨髓抑制是所有各组的限制性毒性。该研究认为4个周期EP和6个周期CAV在ED期患者中疗效相等,并且在一定程度上存在着交叉耐药,交替化疗未显示出较任一单独化疗方案更有优势,因而不应被用作标准治疗。

因SCLC对化疗有高度的反应性,在20世纪80～90年代人们亦曾尝试在造血干细胞支持下提高化疗药剂量来增加疗效。Smith等给予36例SCLC患者传统化疗(VP-16＋ADM＋VCR)后再给予高剂量CTX 7g/m²化疗,最初的17例同时接受了自体造血干细胞解救,除了1例治疗相关性死亡外,患者对治疗的耐受性良好,15例患者在高剂量CTX化疗前仍有可测量病灶,其中12例(80%)再次获得治疗反应,但维持时间较短,中位时间为9周,14例在高剂量CTX化疗前已达到CR的LD期患者,其中的11例(79%)平均总PFS也仅为10个月。该研究证明,传统化疗后高剂量CTX化疗是可行的并且可增加反应率,但无论在整体还是亚组分析都没有转化成生存获益。

Rizzo等2002年报道了22个自体血和骨髓移植中心中103例SCLC患者接受自体造血干细胞移植配合高剂量化疗的结果。常用预处理方案为CBP(CTX＋卡莫司汀＋cDDP)(60%)和ICE(IFO＋CBP＋VP-16)(28%)。从诊断到移植的平均时间为6个月(1～34个月)。66%在诱导化疗达到PR后、27%在达到CR后接受移植。100天死亡率为11%。3年OS率和PFS率为33%和26%,负性影响因素为年龄超过50岁、ED期、预处理方案不为CBP或ICE。3年OS率和PFS率在LD期和ED期差别明显(43% vs 10%,35% vs 4%),年龄超过50岁的患者死亡风险或进展风险加倍。该结果提示自体造血干细胞移植仅在年轻LD期SCLC患者中延长了生存期。

在EP方案联合放疗基础上增加第3个药物,如紫杉醇,未能显示生存获益。在Ettlnger等2005年报道的LD-SCLC研究中第1周期化疗为紫杉醇135mg/m² 3小时静脉滴注,第1天＋VP-16 60mg/m²,第1天静脉滴注,随后80mg/m² 口服,第1～3天,cDDP 60mg/m²,第1

天,同步 TRT 1.5Gy 每天 2 次×15 天,第2~4周期单用化疗,但紫杉醇增至 $175mg/m^2$ 3 小时静脉滴注,第 1 天。55 例患者入组,53 例可评价,主要毒性为 3 度和 4 度的中性粒细胞减少(分别为 32% 和 43%),3 度和 4 度食管炎(分别为 32% 和 4%),1 例死于急性呼吸窘迫综合征,另 1 例死于败血症。MST 24.7 个月,2 年 OS 率为 54.7%,PFS 为 13 个月,2 年 PFS 率 26.4%,他们认为所用研究方案对 LD-SCLC 有效,但三药联合方案配合 TRT 不一定会比 EP 配合 TRT 改善生存率。

2.NSCLC 第 3 代新药方案

第 3 代新药方案也在 SCLC 中进行了研究。Lee 于 2009 年报道,ED-SCLC 或预后不良的 LD-SCLC 随机接受 GC(GEM＋CBP,n＝121)或 EP 方案化疗(n＝120),OS 未出现明显差异,MST 分别为 8.0 个月和 8.1 个月,中位 PFS 分别为 5.9 个月和 6.3 个月;3 度和 4 度骨髓抑制在 GC 组常见(贫血为 14% vs 2%;白细胞减少为 32% vs 13%;血小板减少为 22% vs 4%),但未增加住院率、感染或死亡,2~3 度脱发(17% vs 68%)、恶心(43% vs 26%)在 PE 组常见;GC 组患者门诊治疗多见(89% vs 66%),即 GC 和 EP 在 OS 和 PFS 上同样有效,毒性更可接受。

3.伊立替康方案

CPT-11 方案最早是用于 SCLC 的二线化疗方案。受其启发,Noda 等 2002 年完成了 CPT-11 联合 cDDP 与 EP 方案在 ED-SCLC 中的比较研究,这是一项多中心Ⅲ期随机研究,由此奠定了 CPT-11 联合 cDDP 在 ED-SCLC 中的一线治疗地位。此研究原计划入组 230 例患者,但因在中期分析时即已显示出两组之间的明显差异,故最后仅入组 154 例。MST 分别为 12.8 个月和 9.4 个月,2 年 OS 率分别为 19.5% 和 5.2%,严重的或威胁生命的骨髓抑制在 EP 组更常见,严重的或威胁生命的腹泻在 CPT-11 组更常见。

同样为了避免 cDDP 的不良反应,Her-mes 比较了 CPT-11 联合 CBP(lC)与口服 VP-16 联合 CBP(EC)在 ED-SCLC 中的疗效。IC:n＝105,卡铂 AUC4＋CPT-11 $175mg/m^2$,第 1 天,q21d 或 EC:n＝104,CBP AUC 4＋VP-16 口服 $120mg/m^2$,第 1~5 天,q21d(1/3 的患者因 PS＝3~4 或年龄＞70 岁减少了剂量)。OS 在 EC 组显著低于 IC 组,MST 分别为 8.5 个月和 7.1 个月,1 年生存率分别为 34% 和 24%。CR 分别为 18 例和 7 例,有显著差异。两组在 3~4 度骨髓毒性上无显著差异,3~4 度腹泻在 IC 组常见,QOL 差别较小,但 IC 组较 EC 组有姑息疗效延长的倾向,即 IC 可延长生存期并伴有 QOL 稍有改善,但差异不如 CPT-11 联合 cDDP 与 EP 间的差别明显。

(二)小细胞肺癌的二线化疗

在现行的放化疗模式下,90%~95% 的 SCLC 患者一线治疗后可达到延长生存的目的,但大多数患者在或长或短的化疗暂停期后会复发,需要进行二线化疗,此时区分出患者对诱导化疗究竟是敏感还是耐药,对二线化疗方案的选择很重要,3 个月内复发的一般认为是耐药,要另外选择无交叉耐药的药物。SCLC 二线治疗虽较多,但有临床收益的结果少见,至今,所有化疗方案中并未发现反应率和生存受益有明显差异。其中最常见的是喜树碱类化疗药,该方案反应率和生存受益较安慰剂好,但与 CAV 方案相比毒性要强;CAV 或 CPT-11 化疗都优于最佳支持治疗。TPT 除了静脉使用外,口服用药也是一种选择。

1.喜树碱类

含喜树碱类方案在SCLC二线治疗中的研究较多。Masuda 1992年报道了单中心、前瞻性、非随机对照Ⅱ期临床研究,16例患者一线接受含铂类强烈化疗后耐药或复发,其中5例接受过cDDP+VCR+ADM+VP-16(CODE)诱导化疗,6例接受过EP方案化疗和胸腔同步放疗,中位停止化疗时间为7.3个月(1.9~15.1个月)。患者接受CPT-11每周100mg/m² 90分钟静脉滴注,其后根据不良反应情况调整剂量。7例对CPT-11有反应的患者中位TTP时间为58天,主要毒性为骨髓抑制、腹泻和肺毒性,提示CPT-11值得进一步研究。

Von Pawel证明了TPT在复发SCLC的二线化疗中,和CAV方案在有效性上是相等的,并可得到严重症状的改善。患者接受TPT 1.5mg/m²,第1~5天,q21d(n=107)或CAV:CTX 1000mg/m²+ADM 45mg/m²+VCR 2mg,第1天,q21d(n=104)化疗,反应率分别为24.3%和18.3%,无显著差异,TTP分别为13.3周和12.3周,中位生存期分别为25.0周和24.7周,均无显著差异,但在呼吸困难、缺氧、声嘶、疲劳、无力及对日常生活的困扰等症状改善上,TPT更有优势。在不良反应上,4度中性粒细胞减少分别为37.8%和51.4%,4度血小板减少和3~4度贫血分别为9.8%、17.7%与1.4%、7.2%,有显著差别,非血液学毒性主要为1~2度。

为了比较TPT的使用方法之间的疗效差异,一线治疗停止至少90天后复发的患者随机接受口服TPT 2.3mg/(m²·d)×第1~5天,q21d(n=52)或静脉使用TPT 1.5mg/(m²·d)×第1~5天,q21d(n=54),反应率分别为23%和15%,MST分别为32周和25周,两组在症状控制上相似。耐受性较好,骨髓抑制是主要的毒性,4度中性粒细胞减少分别为35.3%和67.3%,有显著性差异,超过2度的发热或感染与4度中性粒细胞减少有关,败血症分别为5.1%和3.3%,非血液学毒性主要为呕吐(分别为36.5%和31.5%)和恶心(分别为26.9%和40.7%),此研究提示口服TPT用于复发的、一线化疗敏感的SCLC在疗效上和静脉使用相似,4度中性粒细胞减少降低,使用方便。

2006年O'Brien比较了口服TPT二线化疗[2.3mg/(m²·d),第1~5天,q21d,n=71]与单纯最佳支持治疗(n=70)相比的疗效差别,发现TPT组生存时间延长,MST分别为25.9周和13.9周,在治疗终止时间短的亚组(≤60天)也保持了这种显著优势。TPT组患者7%达到PR,44%达到SD,QOL恶化速度及症状控制较好。TPT组的毒性主要为血液学毒性,4度中性粒细胞减少33%,4度血小板减少7%,3~4度贫血25%。4度感染分别为14%和12%,败血症4%和1%,其他3~4度事件包括呕吐分别为3%和0,腹泻分别为6%和0,呼吸困难分别为3%和9%,疼痛分别为3%和6%,TPT组中的4例(6%)因毒性死亡,分组后30天内任何原因死亡率分别为13%和7%。另一个Ⅱ期临床研究也证明口服TPT用于治疗一线治疗敏感的复发SCLC,在疗效上与静脉使用相似。

2.紫杉类

紫杉醇已被证明在耐药的实体瘤中有效,如耐铂类的卵巢癌、耐蒽环类的乳腺癌,而且在SCLC的一线化疗中也被证实有一定疗效。Smit等尝试把紫杉醇单药用于一线化疗后3个月内复发的24例患者,紫杉醇175mg/m²超过3小时静脉滴注,q21d,并按上一周期出现的不良反应情况调整后续周期中的剂量,21例患者的疗效可评价,2例患者在化疗早期死亡,2例患者因毒性死亡,无达到 CR 病例,7 例达到 PR(29%),7 例达到 SD,MST 为 100 天,共 4 例患者出现致命毒性。类似的结果可见于之前 Smyth 1994 年的报道,28 例患者的 PR 率为 25%,TTP 3.5～12.6 个月。

3.吉西他滨

Masters 2003 年报道了 GEM 在二线治疗耐药或复发的 SCLC 的 Ⅱ 期临床研究,方法是患者按对一线化疗的反应分为顽固性耐药组(n=20)和敏感组(n=26),中位年龄 60 岁,中位 PS 评分为 1。患者接受 GEM 1000mg/m²,第 1,8,15 天,q28d,主要的 3～4 度血液学毒性为中性粒细胞减少(27%),血小板减少(27%)。主要的 3～4 度非血液学毒性为肺(9%)和神经毒性(14%),客观反应率 11.9%,其中 1 例(5.6%)在顽固性耐药组,4 例在敏感组(16.7%)。总中位生存期 7.1 个月,研究认为 GEM 二线治疗 SCLC 作用有限,但毒性较低,可考虑进一步做和其他化疗药或靶向药联合的研究。

(三)小细胞肺癌的辅助化疗

1.SCLC 的手术治疗

(1)SCLC 的手术指征:SCLC 的手术治疗限于 $T_{1\sim2}N_0M_0$ 的患者,在确定手术治疗前患者需经过以下流程:经胸、上腹强化 CT 及脑 CT 或 MRI 检查确定临床分期为 $T_{1\sim2}N_0M_0$ 后初步考虑手术切除的可能性,必须进一步行 PET-CT 检查排除远处转移后,再采取有创手段进行纵隔淋巴结病理分期,这些有创手段包括纵隔镜、纵隔切开术、支气管镜或食管镜下超声引导淋巴结穿刺活检术、电视胸腔镜术等,若排除纵隔淋巴结转移,才可行肺叶切除术并纵隔淋巴结清扫或取样活检,术后辅以全身化疗,手术病理若显示纵隔淋巴结为阳性,则行全身化疗并纵隔同步放疗。

(2)SCLC 手术治疗的争议:20 世纪 60 年代以前,外科手术是所有肺癌的标准治疗,20 世纪 70 年代以后认识到 SCLC 是全身性疾病,手术治疗被放弃,20 世纪 90 年代以后,随着化疗和放疗疗效的提高,手术在 SCLC 中的地位重新被审视。1999 年的一个 Ⅱ 期临床试验结果显示,术前或者术后化疗都是可行的,5 年 OS 率因原发灶范围不同在 10%～50% 波动。2008 年 Lim 回顾性分析了 1980—2006 年间接受手术的 59 例 SCLC 患者的结果。患者分期情况 Ⅰ A(n=9),Ⅰ B(n=21),Ⅱ A(n=0),Ⅱ B(n=13),Ⅲ A(n=9),Ⅲ B(n=1),中位随访时间 2.8 年(0.79～8.65 年),结果发现 1 年和 5 年 OS 率分别为 76% 和 52%,不同 T 和 $N_{0\sim2}$ 分期未导致明显差别,提示 Ⅰ～Ⅲ 期的 SCLC 患者有必要重新评估肺切除和淋巴结清扫作为主要治疗的可能,此时采用 TNM 分期筛选能手术者是很有用的。

2.SCLC 的辅助化疗方案

辅助化疗方案可选择 EP 或 CE 方案,均用 4～6 个周期。

(1)EP 方案

cDDP 60mg/m²,第 1 天＋VP-16 120mg/m²,第 1～3 天,q21d。

cDDP 80mg/m²,第 1 天＋VP-16 100mg/m²,第 1～3 天,q21d。

(2)CE 方案

CBP AUC 5～6,第 1 天＋VP-16 100mg/m²,第 1～3 天,q21d。

第三节　肺癌的放射治疗

一、非小细胞肺癌的放疗

(一)早期非小细胞肺癌的放射治疗

1.常规剂量分割放射治疗

在非小细胞肺癌(NSCLC)中,有 20%～30% 为早期肺癌(Ⅰ、Ⅱ期),术后 5 年生存率Ⅰ期约为 55%,Ⅱ期约为 33%。但是此类患者中有一部分采用非手术治疗,其原因:一是由于严重的内科并发症,多为心肺方面的,可能造成围术期的高风险;二是因为高龄,心肺功能储备不足;三是由于部分患者拒绝手术。对于上述不能手术的患者,放射治疗提供了更多治疗的机会。2001 年 Rowell 和 Williams 等对研究 26 组共 2003 例 Ⅰ/Ⅱ期 NSCLC 根治性放射治疗的结果进行了系统评估,生存率 2 年为 3396～72%,3 年为 17%～55%,5 年为 26%～42%。肿瘤特异生存率,2 年为 54%～93%,3 年为 22%～56%,5 年为 13%～39%;完全缓解率(CR)为 33%～61%;局部失败率为 6%～70%。该结果显示肿瘤缓解率和生存率与肿瘤大小和照射剂量有关。尽管随着放射治疗技术的改进,早期 NSCLC 的疗效有了一定的提高,但是,放射治疗的总剂量、靶区范围、分割剂量等问题尚未根本解决。

最近 20 年报道的早期 NSCLC 放射治疗的结果,虽然不同的报道在治疗方法、放疗剂量、入选条件方面有所不同,总体结果显示,Ⅰ期和Ⅱ期病例的 5 年生存率分别为 30% 和 25%。

2.放疗总剂量

对 NSCLC 的放射治疗剂量方面的研究,认为高剂量放疗能得到较好的疗效。有学者研究认为对于Ⅰ期 NSCLC,剂量≥65Gy 有更好的总生存率。Bradley 等利用三维适形技术,研究了 56 例Ⅰ期 NSCLC,常规分割方式,单因素和多因素分析均显示剂量≥70Gy 有较高的生存率。由于研究的分割剂量、总剂量、分割方式,治疗时间都有所不同,所以 Cheung 等的研究结果更有说服力。他们应用生物等效剂量(BED)比较了 6 组研究例数>30 的早期 NSCLC 的局部控制率与 BED 的关系,结果显示 BED 和局部控制率呈正相关。

因此,尽管剂量上尚存争议,但大多数肿瘤学家推荐常规分割照射时,照射剂量应不低于60Gy。以治愈为目的的治疗,在常规剂量分割条件下,照射剂量应>65～70Gy,或在改变分割时给予相对应的生物等效剂量。利用三维适形放射治疗,在组织充分保护的情况下,剂量递增的实验还在进行。RTOG 9311 的初步结果显示,利用三维适形放射治疗,最大耐受剂量可达到 90.3Gy。

3.靶区范围

临床纵隔淋巴结未受侵的早期 NSCLC 的放疗中,靶区范围的关键是是否给予纵隔淋巴结预防性照射(ENI),这是临床上尚未解决的问题。

首先,做 ENI 一直是肺癌常规治疗范围的一部分,在没有资料证明淋巴结区照射无效的情况下,临床应用中总是遵循经验的方法。另一方面,文献报道肺癌淋巴结转移率较高,这也是 ENI 的重要原因。Suzuki 研究了 389 例临床分期为 TA 的 NSCLC,患者已行肺大部切除及纵隔淋巴结清扫术,术后病理检查示淋巴结转移高达 23%,若肿瘤>2cm 或中至低分化或有胸膜侵犯,则淋巴结阳性的概率更高,这也是传统上给予淋巴结预防照射的依据。

其次,不做 ENI,虽然在肺癌的常规放射治疗中,纵隔、同侧肺门淋巴结区域一直作为放射治疗的范围,但这种治疗的临床效果和价值没有文献报道:①因为放射治疗后 X 线片及 CT 上的改变,难以区分纤维化和复发;②放射治疗后原发病灶控制率低,医师不注重评价淋巴结的情况。另外,有学者认为纵隔淋巴结对放射治疗反应要比原发灶好。临床上不注意报道淋巴结的治疗结果,非手术肺癌放射治疗后失败原因分析时多数报道只关注了局部复发或区域复发。因此,在以往的临床资料中,很难评价肺癌选择性淋巴结照射意义。由于 ENI 临床价值的不确定性,在肺癌放射治疗时不做 ENI,在正常组织耐受剂量范围内更容易实现提高靶区照射剂量,可以减少肺的损伤,另外还可以观察 ENI 的作用。

很多文献研究了早期 NSCLC 的失败模式,试图从失败模式上说明不做 ENI 的合理性。研究表明,早期 NSCLC 根治性放射治疗后的失败原因在局部,文献报道仅有局部复发者为 11%～55%,总的局部失败率[包括局部复发合并区域复发和(或)远处转移]最高为 75%。单独区域失败仅有 0%～7%,总的区域失败率最高 15%。单独远处转移 3%～33%,总的远处失败率最高 36%。在 Cheung 的研究中,近 50% 的首次复发为单纯局部复发,单独区域复发仅占 6.6%。Jeremic 研究了 49 例Ⅰ期的 NSCLC,每次 1.2Gy,每天 2 次,总量 69.6Gy,不做化疗和免疫治疗,也不做纵隔淋巴结的预防照射,无 1 例单独区域复发。所以,从以上的失败模式分析,局部控制仍是 NSCLC 治疗的难题,单独区域失败率很低,故 ENI 可不做。

再就是选择性 ENI,Sawyer 等分析了 346 例临床Ⅰ、Ⅱ期的 NSCLC 手术患者,他们按气管镜发现的肿瘤大小、病理分级把患者分为低危组、低中危组、中高危组和高危组。研究发现,N_1/N_2 淋巴结和(或)局部、区域复发的概率 4 个组分别为 15.6%、35.2%、41.7% 和 68.2%。

在临床放疗实践中,靶区的选择范围不是对所有病例都一成不变的,要结合患者的具体情况,体现治疗的个体化。因为,在判断是否采取 ENI 时,应根据具体病例淋巴结转移可能性的高低,还要考虑患者的情况,包括一般状况、肺功能、年龄等。综合上述因素,评估何种治疗方案患者可能获得最大的益处,从而决定治疗的选择。近年来 PET 在肺癌临床分期中的应用,提高了肺癌区域淋巴结转移和远处转移的诊断敏感性,对早期肺癌临床放疗中精确地确定靶区范围具有重要的参考价值。

4.分割剂量的选择

100 多年来的临床实践证明,分割放射治疗是行之有效的放射治疗基本原则。对放射治疗的时间、剂量分割等因素的合理调整,可提高晚反应组织的耐受量,增加肿瘤的放射生物效应,是放射治疗研究的一个重要方面。根据放射生物学近年的观点,在改变放射治疗分割方案的时候应该考虑以下因素。①分次剂量:晚反应组织损伤与分割剂量的大小密切关系,因此降低每次照射剂量就会提高晚反应组织对于放射线的耐受性。相反,增大每次照射剂量而总的治疗剂量不变就可能产生严重的后期并发症。②照射间隔时间:应使得靶区内晚反应组织在照射间隔的时间内完成亚致死性损伤的修复,以避免严重的并发症。一般认为两次照射的间隔时间至少 6 小时,才可使得 94% 的细胞损伤得到修复。③总的治疗时间:虽然延长总的治疗时间可以减轻正常组织急性反应,但却可能导致肿瘤控制率的降低。对于肿瘤倍增快、放疗后加速再群体化明显的肿瘤,为了克服肿瘤干细胞的增殖,放射治疗必须在尽可能短的时间内完成。

以下重点介绍早期 NSCLC 分割的大剂量分割和超分割放射治疗。

(1)大剂量分割放射治疗:Slotman 报道了 31 例早期 NSCLC,用"邮票野"放射野不包括纵隔和肺门照射,48Gy/12F(周一至周五,每天照射 1 次),效果较好,患者的中位生存时间 33 个月;1、2、3、4、5 年的总生存率分别为 81%、72%、42%、33%、8%;疾病生存率 2 年为 93%,4 年为 76%;复发率 19%。加拿大的学者用同样的方法研究了 33 例早期周围型 NSCLC,不作选择性淋巴结区的照射,中位生存时间 22.6 个月,2 年的总生存率、疾病相关生存率和无复发生存率分别为 46%、54.1%和 40%。复发 15 例,疗效较 Slotman 的要差,确切的原因尚未完全明了,可能是病例选择的问题。应用这一方案,假如从同一开始放射治疗,则整个疗程16 天可结束,这对于有很多内科并发症、一般情况差的 NSCLC 来说,无疑是增加了耐受性和依从性,患者能更加方便地完成放射治疗计划,而且效价比更高。此方案比较安全,无治疗相关的死亡,没有 3 级以上的放射性肺炎,最常见的毒性反应是急性皮炎和皮肤、皮下组织纤维化。

(2)超分割放射治疗:在 Rowell 和 Williams 对 I/II 期 NSCLC 根治性放射治疗结果进行的系统评估中,随机对照研究显示连续加速超分割照射(CHART 54Gy,36 次,12 天)优于常规分割照射(60Gy,30 天),2 年生存率分别为 37%和 24%。

Jeremic 等研究了 I/II 期 NSCLC,每次 1.2Gy,每天 2 次,总量 69.6Gy。49 例 I 期的 NSCLC 不做化疗和免疫治疗,也不做纵隔淋巴结的预防照射,中位生存时间 33 个月,5 年生存率 30%,5 年的无复发生存率为 41%。67 例 II 期 NSCLC 的中位生存时间 27 个月,5 年生存率 25%,5 年局控率 44%,然而,同期常规放射治疗(每天 1 次,每次 1.8～2Gy,总量 60Gy)中位生存时间 19 个月,5 年生存率只有 17%,疗效均低于超分割放射治疗。单因素分析显示超分割放射治疗对于高的 KPS 评分、疗前体重下降<5%、T_1 分期有更好的疗效。

评价一个分割方案的优劣,应该看是否满足下述要求:①提高放疗疗效;②正常组织的放射操作减轻或不超过常规方案;③疗效与常规分割方案相同,但疗程明显缩短,并能提高设备利用率。从上述研究结果看,分割方案的改变在一定程度上提高了 NSCLC 的疗效,但上述研究多为回顾性分析,有待于未来大宗病例的随机分组研究。

5.立体定向放射治疗

立体定向放射治疗(SRT)是利用立体定向装置、CT、磁共振和 X 射线减影等先进影像设备及三维重建技术确定病变和邻近重要器官的准确位置和范围,利用三维治疗计划系统确定 X 线的线束方向,精确计算出靶区与邻近重要器官间的剂量分布计划,使射线对病变实施"手术"式照射。SRT 与常规的外照射相比具有靶区小、单次剂量高、靶区定位和治疗立体定向参数要求特别精确、靶区与周边正常组织之间剂量变化梯度大、射线从三维空间分布汇聚于靶区等特点。

2001 年,日本学者报道了 50 例早期($T_{1\sim2}N_0$)NSCLC 的立体定向放射治疗结果。50～60Gy,5～10 次,1～2 周。中位随访 36 个月。3 年总生存率 66%,3 年的肿瘤特异生存率为

88％,29 例可手术的病例,3 年总生存率为 86％。该作者认为 SRT 对早期 NSCLC 是安全有效的治疗方法。2002 年日本学者研究了 23 例单次大剂量照射周围型肺癌的初步结果。结果显示,10 例剂量＜30Gy 的患者中有 3 例复发,13 个月的局部无进展率为 63％;剂量＞30Gy 的 13 例患者中只有 1 例复发,13 个月的局部无进展率为 88％;1 例患者出现 2 级放射性肺炎。尽管随访时间较短,此结果首次证明,单次＞30Gy 的大剂量照射可控制≤40mm 的周围型肺癌。

SRT 为早期 NSCLC 的治疗提供了一种新的治疗手段,初步的临床实验表明,SRT 是安全、可行的。SRT 在降低正常组织受照射剂量的同时增加了肿瘤剂量,提高了局部控制率,缩短了整个治疗时间,改善了生存率,同时还有一些未完全解决的问题,如呼吸运动的控制、靶区的确定、是否需要同时配合化疗等,还需要在今后的工作中不断完善和发展。

适形放射治疗和立体定向放射治疗的临床研究进展显示了放疗在早期 NSCLC 治疗中的应用前景。Cheung 和 Mackillop 等对 102 例早期 NSCLC 行局部野照射,照射剂量为52.5Gy,20 次,每天 1 次,4 周。中位生存期 24 个月,3 年生存率 35％,5 年生存率 16％。因此认为,对早期 NSCLC 局部野照射能使部分病例获得治愈,可应用于不能适用手术的病例和因严重肺功能不全不能耐受大野照射的病例。

近 10 年放射治疗技术得益于计算机技术的发展而不断提高,三维适形放射治疗技术(3DCRT)和 SRT 的临床应用结果,显示了放射治疗技术在早期 NSCLC 治疗中的价值。放射治疗成为早期 NSCLC 继手术之后的另一根治性治疗手段。它既是对早期 NSCLC 单一外科治疗的挑战,又减轻了外科医师面对手术高风险病例时产生的压力。

(二)局部晚期非小细胞肺癌的放射治疗

放射治疗在以往被认为是局部晚期 NSCLC 的标准治疗方法。放射治疗能够提高生存率并对大部分病例起到姑息治疗效果。放射治疗后患者的中位生存期为 9 个月,2 年生存率10％～15％,5 年生存率为 5％。临床研究显示化疗合并放射治疗能够提高生存率。放射治疗与化疗的综合治疗是目前局部晚期 NSCLC 的治疗策略,而同步放化疗已成为局部晚期NSCLC 的临床治疗模式。

最早的同步化放疗研究是 EORTC 应用单药顺铂合并放疗。其目的是试图应用顺铂的放射增敏作用提高局部控制率。实验分 3 组:放疗＋顺铂 30mg/m²,每周 1 次;放疗＋顺铂6mg/m²,每日 1 次;单纯放疗。结果显示,综合治疗组(前两组)局部控制率和生存率均优于单纯放疗组。日本的一组研究比较序贯化放疗和同步化放疗对Ⅲ期 NSCLC 的作用,对化疗有效的病例,在放疗结束后再追加 1 周化疗。结果显示,5 年生存率同步放化疗组优于序贯组,分别为 15.8％与 8.9％。中位生存期为 16.5 个月和 13.3 个月。1、3 年无局部复发生存率分别为 49.9％、33.9％。以上两个研究是同步化放疗序贯化放疗的比较,虽然证实同步化放疗能够提高局部控制率和生存率,然而,从肿瘤内科的角度认为,在同步放疗/化疗中仅仅接受两个周期的化疗作为全身治疗,治疗强度显然不足,因此,在同步化放疗前给予诱导化疗或在其后给予巩固化疗是否会得到更好的结果,成为 CALGB 研究和 SWOG 研究试图回答的问题。

CALGB-39081 研究目的是观察诱导化疗能否提高局部晚期 NSCLC 的生存率。研究分为:A 组,同步化放疗组(CT/X);B 组,诱导化疗＋同步化放疗组(Ind～CT/X)。有效率

（CR+PR），A 组为 66%，B 组为 62%。中位生存时间（MST）分别为 11.4 个月和 13.7 个月，2 和 3 年生存率分别为 28%、18% 和 32%、24%。

研究结论认为，同步化放疗加上诱导化疗虽然从表面数据上提高中位生存时间 2 个月，但没能显著提高无复发生存率（PFS）和总生存率（OS）。

BROCAT Study（Huber RM）选择不能手术的 ⅢA/ⅢB 期 NSCLC 先给予泰素（紫杉醇）+卡铂方案（化疗后无进展的病例随机分为单纯放射治疗或同步放化疗，化疗给予每周方案，泰素 60mg/m²。303 例患者入组，275 例完成诱导化疗，219 例进入随机分组。诱导化疗加单纯放疗（C+R）115 例，诱导化疗加同步放化疗（C+R/C）104 例。中位生存时间分别为 14.1 个月和 18.7 个月（P=0.007）。中位 PFS 时间分别为 5.6 个月和 11.4 个月（P=0.0003）。复发率分别为 88.8% 和 62.1%（Pearson χ² 值：P<0.001）。研究结果显示，PC 方案诱导化疗后每周泰素的同步放化疗优于 PC 方案诱导化疗加单纯放疗，但该研究并不能说明同步放化疗加或不加诱导化疗的作用。在该研究中，同步放化疗选择的单药每周给药的模式，其目的偏重于增加放疗的局部效果。若无诱导化疗，仅靠每周低剂量的单药化疗，全身治疗强度明显不足。

Carter 的研究方案是：诱导化疗+同步放化疗±巩固化疗，目的是研究巩固化疗的作用。入组患者 220 例为不能手术的 ⅢA/ⅢB 期 NSCLC，先给予泰素+卡铂方案（Paclitaxel 200mg/m²，Carboplatin AUC=6）化疗 2 个周期，然后患者每周接受泰素+卡铂（Paclitaxel 45mg/m²，Carboplatin AUC=2）化疗同时合并放疗，放疗剂量 66.6Gy，37 次。以上被称为标准治疗，完成上述治疗后再进行随机分组，分为观察组和巩固化疗组，后者每周给予泰素 70mg/m² 方案，连续 6 个月。结果显示，观察组和巩固治疗组有效率为 71% 和 63%，中位生存期分别为 26.9 个月和 16.1 个月，3 年生存率分别为 34% 和 23%。观察组优于巩固治疗组，提出巩固化疗没能改善 NSCLC 患者生存率。

SWOG 首先对同步化放疗后巩固化疗进行了系列的 Ⅱ 期临床研究，S9019 和 S9504 研究方案分别是 PElRT→PE 巩固化疗和 PElRT→D（泰索帝）巩固化疗。PE 方案：顺铂 50mg/m²，第 1、第 8、第 29、第 36 天；VP-16 50mg/m²，第 1~5、第 29~33 天。放疗从第 1 天开始，总剂量 61Gy，每次 1.8~2Gy。S9019 采用同样的化疗方案巩固化疗 3 个周期，S9504 采用单药泰索帝化疗，75~100mg/m²，第 1、第 21 天为 1 个周期，连续给 3 个周期。2005 年 AS-CO 报道了两个研究的长期随访结果。

该研究结果显示，PE 巩固化疗没能有效提高同步化放疗的效果，而 S9504 的结果则显示较好的治疗结果，被认为是 ⅢB 期最好的结果。

在此基础上，SWOG 设计了 S0023 研究，S0023 是 Ⅲ 期临床研究，其研究设计如下。

该研究包括 3 个部分：PE 方案同步化放疗，泰索帝巩固化疗，Gefitinib 维持治疗。结果为 574 例完成了同步化放疗到达巩固化疗阶段，263 例到达维持治疗阶段。

该研究没有报道总的中位生存期，维持治疗病例的中位生存期，显示 PE 方案同步化放疗后单药泰索帝巩固化疗在局部晚期 NSCLC 治疗中取得较为满意的临床疗效，作者提出 PE/RT-D 治疗的 277 例，≥3 级肺炎的发生率为 8%，与 RTOG 9410、CALGB 39801 等比较，放射性肺炎的发生率并不高。

同步放化疗是当前局部晚期 NSCLC 治疗的模式。目前临床调查分析显示 3/4 以上的局部晚期 NSCLC 采用同步化放疗。新的临床研究体现在以下方面：①含有新的化疗药物组成的化疗方案；②采用三维适形放射治疗技术；③探讨同时放/化疗前或后给予全身化疗（诱导化疗或巩固化疗）对控制远处转移的作用；④生物靶向治疗与放/化疗的联合应用。

（三）局部晚期 NSCLC 单纯化疗与放/化疗

对不能手术的局部晚期 NSCLC 放射治疗是经典的治疗手段，放/化疗综合治疗是目前局部晚期 NSCLC 治疗的基本模式。化疗对 NSCLC 治疗有较好的疗效，然而对局部晚期 NSCLC 单纯化疗的疗效是非常有限的。Kubota 等报道了日本的一组Ⅲ期临床研究结果比较了化疗＋放疗与单纯化疗的效果，显示单纯化疗的效果明显低于放疗/化疗综合治疗的结果。

鉴于上述研究结果，目前认为局部晚期 NSCLC 患者应由肿瘤科医师和肿瘤放射治疗医师联合决定治疗方案。单纯化疗仅适用于因肿瘤体积大、肺受照射体积大、患者的肺功能差等因素不宜放疗的患者。而对一般情况差、合并内科疾病、明显的体重减轻，不宜化疗的患者应考虑行姑息性放射治疗。

（四）可手术ⅢA（N_2）期 NSCLC 的治疗

SWOG 8805Ⅱ期临床研究，对经活检或穿刺证实纵隔淋巴结转移的病例给予联三综合治疗，即术前周期放化疗＋手术。化疗方案：顺铂 50mg/m²，第 1、第 8、第 29、第 36 天，VP-16 50mg/m²，第 1～5 天、第29～33 天，同时放疗（45Gy，每次 1.8Gy，每周 5 次）。治疗停止 2～4 周后开胸手术。全组病例中位生存期 15 个月，2 年生存率为 40%。该结果与局部晚期 NSCLC 同步放化疗的结果接近。因此，有学者对ⅢA（N_2）病例的手术治疗价值提出疑问。在此基础上，由 RTOG 牵头组织了多个协作中心共同参与的Ⅲ期临床研究（RTOG 9309；$T_{1\sim3}$ N_2 NSCLC）。随机分为两组：A 组，同时化疗放射治疗（45Gy）＋手术＋化疗；B 组，同时化疗放射治疗（45Gy）＋放射治疗（Boost 16Gy）＋化疗，目的是评价手术对ⅢA（N_2）病例的价值。2003 年和 2005 年 ASCO 大会报道了 Intergroup 0139（RTOG 9309）的研究结果，手术组无疾病进展生存时间（PFS）高于非手术组，5 年 PFS 分别为 22% 和 11%；中位 PFS 分别为 12.8 个月和 10.5 个月。而手术组非肿瘤死亡率高于非手术组。两组中位生存期无明显差别（23.6 个月 vs 22.2 个月，P＝0.24），HR 0.87（0.70,1.10）；5 年生存率分别为 27.2% vs 20.3%，5 年生存的风险比为 0.63（0.36,1.10,P＝0.10）。女性和体重减轻是独立的预后因素。在 A 组中，5 年生存率与术后病理的关系，术后病理 pN_0 者 5 年生存率为 41%，$pN_{1\sim3}$ 者为 24%；未手术的病例，为 8%。该研究的结论是：①对ⅢA（N_2）病例，手术组 PFS 优于非手术组，但总生存率无差别；②三联治疗有提高 5 年生存率的趋势；③手术后病理 pN_0 的病例预后好；④对合适的病例可用 CT_1RT＋手术治疗方式；⑤对需要做全肺切除的病例，这种三联治疗方式可能不是最佳的选择。因此，ⅢA（N_2）病例仍然是综合治疗临床研究的热点。

EORTC 08941：选择 NSCLCⅢA（N_2）病例，先给予 3 周期顺铂为基础的方案诱导化疗（py）。对化疗有效的病例随机分为根治性手术组（S）和胸部放疗组（TRT）。登记入组进行诱导化疗的病例 572 例，诱导化疗有效率为 61.5%，333 例进入随机分组，手术组 167 组，放射治疗组 166 例。154 例接受了手术治疗，其中，探查手术 14%，根治性切除术 51%，病理降期 42%，手术死亡率 4%；39% 的病例接受了手术后放疗。随机进入放疗组的患者，155 例接受了放疗,纵隔照射剂量 40Gy,局部补量 20Gy。放疗组 3/4 级毒性发生率 3.9%。中位随诊 72 个月,S 和 TRT 组中位生存时间为 16.4 个月和 17.5 个月;2 年、5 年生存率为 35% vs 41%,16% vs 13%,中位 PFS 为 9.0 个月 vs 11.4 个月;2 年 PFS 为 27% vs 24%,P=0.6。研究结论认为,对诱导化疗有效的 ⅢA(N_2)病例,手术与放射治疗比较既不能改善生存率也不能改善无病生存率。

(五)NSCLC 的术后放射治疗

临床诊断的 NSCLC 中,仅 20% 的病例能够行根治性手术切除,并且即使是手术切除的病例,其 5 年生存率仅为 30%～40%。治疗失败的原因主要是局部复发和(或)远处转移。

为提高局部控制率和生存率,术后放射治疗被广泛应用于 N_1(Ⅱ期)和 N_2(ⅢA 期)病例。术后放射治疗对局部控制率和生存率的影响,以及放射治疗的不良反应,随着临床研究资料的积累有了新的认识。

MRC 应用荟萃分析方法对 9 组 NSCLC 术后放射治疗随机临床研究结果进行综合分析。全部 2128 例,手术＋放射治疗 1056 例,单纯手术 1072 例,中位随访时间 3.9 年。术后放射治疗生存率不但没能提高反而有所降低。2 年生存率 S＋R 组和 S 组分别为 48% 和 55%,P=0.001。2 年无复发生存率分别为 46% 和 50%,P=0.018。分层分析显示,术后放射治疗对生存率的负相作用与分期有相关性,Ⅰ期最为明显,其次为Ⅱ期,而Ⅲ期病例术后放射治疗对生存率没有明显影响。认为对根治术后的 Ⅰ、Ⅱ 期病例,不提倡常规术后放疗,对Ⅲ(N_2)病例需要进行进一步的临床研究。

某肿瘤医院对肺癌术后 N_1、N_2 的病例进行术后放射治疗随机分组研究,可供分析的 296 例,S＋R134 例,单纯手术 162 例。3 年和 5 年生存率分别为 51.9% 和 42.9%、50.2% 和 40.5%(P=0.56),3 年和 5 年无病生存率分别为 50.7% 和 42.9%、44.4% 和 38.2%(P=0.28)。对 $T_{3\sim4}$ N_1M_0 病例,术后放射治疗显示具有提高生存率和无病生存率的趋势,但未达到统计学意义水平(P=0.092,P=0.057)。术后放疗能明显降低胸腔内复发率(12.7% vs 33.2%,P<0.01)。

因此也认为,Ⅰ、Ⅱ 期病例术后放射治疗对总生存率有负相影响,不宜行术后放疗。ⅢA 病例虽然单纯手术后复发率和死亡率高,但术后放疗的价值仍不明确。目前认为肺癌术后放射治疗宜限于以下方面:①术后有肿瘤残存的病例;②N_2 或 $T_3\sim4N_1$ 病例根治术后需要进行计划性临床研究(包括放射治疗和化疗);③采用三维适形放射治疗技术,明确治疗体积,优化剂量分布以降低肺和心脏的受照射体积和照射剂量;④总剂量不超过 60Gy,分次剂量≤2Gy;⑤放射治疗和化疗联合应用时,要注意放射治疗和化疗毒性作用的相互加强。

然而,2002 年意大利学者对 Ⅰ 期 NSCLC 术后放射治疗的Ⅲ期研究结果,使得我们需要对 NSCLC 术后放射治疗重新认识和评价。该研究结果显示,Ⅰ 期 NSCLC 术后放射治疗能够提高局部控制率,能够改善总生存率和无病生存率,并且治疗相关毒性可以耐受。

在 2005 年的 ASTRO 年会上,耶鲁大学的 Lally 为了确定术后放疗在 Ⅱ、Ⅲ 期 NSCLC 根治术后的应用价值,从 SEER 数据中筛选了 1988—2001 年确认为 Ⅱ、Ⅲ 期 NSCLC 患者 6953 例,其中采用术后放疗的患者共 3390 例(48.76%)。观察指标是总生存率(OS)及疾病专项生存率(DSS)。入组标准主要为手术根治性切除,不包括 N_3 患者,为了避免围术期死亡的影响,手术后 3 个月内死亡的患者均出组。该作者在单因素分析中发现,肿瘤直径>3cm、T 分期晚

（T₃、L）、淋巴结阳性、3个或更多的阳性淋巴结、支气管肺泡癌、术后放疗的使用等因素均提示总生存率差，但进入多因素分析时后两者却没有统计学差异。当对疾病专项生存率分析时发现，无论是在单因素分析还是在多因素分析中，术后放疗均提示DFS差；对N₃患者单因素分析发现术后放疗可以提高总生存率（P=0.0029）及疾病相关生存率（P=0.0336），术后放疗的N₂患者的5年生存率为（26.9±1.4）％，不行术后放疗的则为（18.7±2.0）％，疾病专项生存率则分别为（35±1.6）％及（25.8±2.4）％。多因素分析显示术后放疗对于N₂患者明显提高了OS及DFS。该作者提出术后放疗似乎对患者总生存并无不利影响，但术后放疗组的DFS明显降低，这可能是由于在临床实践中对于有更多预后不良因素的早期肺癌医师往往推荐行术后放疗的缘故，而对于N₂患者，术后放疗既能够提高总生存率也能够提高疾病专项生存率。

术后放疗的临床应用虽然缺乏充分的临床证据，但术后放疗仍然在各临床指南中广为推荐应用，NCCN指南推荐在下列情况考虑为使用术后放疗的指征：阳性手术切缘、N₂和T₄根治切除后，N₁根治术后有预后不利因素（淋巴结清扫不充分、包膜受侵、多个肺门淋巴结转移及切缘过近）。

（六）NSCLC的适形放射治疗

放射治疗是肺癌的主要治疗手段之一，但常规放射治疗的疗效尚不能令人满意，临床Ⅱ、Ⅲ期病例2年生存率为33％～72％，3年生存率17％～55％，5年生存率0～43％。完全缓解率（CR）为33％～61％。局部失败率为6％～70％。局部晚期病例（ⅢA/B），5年生存率为5％～10％。局部控制率低是造成这种结果的一个主要原因，临床随诊结果显示局部控制率为13％～70％。根据Fletcher的基础放射生物原理，要杀灭临床治疗中的局部晚期NSCLC可能需要接近100Gy的剂量。应用数学模型对密歇根大学的资料分析显示，对NSCLC要达到＞50％的局部控制率，常规照射需要84Gy。但由于肺组织耐受剂量的限制，给予60Gy以上更高的剂量在常规放疗中是不可能的。3D CRT为解决这一难题提供了可行的手段。3D CRT的两个优点：一是提高靶区的精确性，确保靶区内剂量的较均匀分布，提高靶区剂量，提高局部控制率；二是降低靶区周围正常组织的受照射剂量，从而降低并发症的发生率。3D CRT治疗计划能够提供精确的剂量分布（DVH）。DVH对正常组织的受照射剂量提供一个量化的体积-剂量分布图。根据DVH能够精确判断某一治疗计划产生正常组织并发症的可能性（NTCP）。

肺癌的放疗技术复杂，是进行治疗计划评价研究的最佳范例。精确的治疗计划需要应用不规则野、组织补偿、给角照射及摆位重复性要求。真正的最佳治疗计划设计是非常困难的，表现在以下几个方面：①精确靶区确认困难；②胸腔内敏感器官（心脏、肺及食管等）；③胸廓外轮廓不规则；④治疗区组织密度不均一（肺、骨）；⑤需要不规则野计算；⑥器官运动幅度大（呼吸运动、心脏和血管的搏动）。Emami等报道了美国4个研究机构对肺癌3D TP临床应用研究结果，认为3D TP在肺癌的治疗中，在肿瘤区剂量分布和正常组织保护方面提供了优化的治疗计划。与常规治疗计划相比，常规治疗难以给予一个安全肿瘤区高剂量照射、不能控制正常组织的照射在一适当的剂量范围内。3D TP的应用使放射肿瘤学家实现高剂量无并发症的肺癌治疗成为可能。

精确的靶区确认是实现精确放射治疗的前提。肿瘤诊断的影像学技术发展为精确放射治疗的实现提供了可能。生物影像技术-PET的应用克服了CT/MRI的不足,从解剖诊断向功能诊断发展,使放射治疗靶区的确定更为精确。影像导引下放射治疗(IGRT)将是放射治疗发展的方向。

三维适形治疗(3D CRT)是一种高精度的放疗,其实施过程需要有流程和规范,本文将对3D CRT在肺癌放疗实施的流程及每一步骤的基本要求进行阐述。

1.临床准备阶段

实施精确放疗前必须有完善的分期检查和临床分期诊断,应综合分析所有临床资料和相关辅助检查信息以保证准确合理的实施3D CRT。对于NSCLC,影像学资料非常重要,主要有胸部X线片、CT、MRI和PETCT等。其中CT应用最为广泛,在骨与软组织可能受侵时可行MRI检查,PET-CT是代谢性的影像检查,在确定病变范围尤其是纵隔淋巴结的分期上有一定的优势。其他检查也很重要,如支气管镜、纵隔镜和腔内超声等。支气管镜可明确气管受侵情况,从而为病变分期和确定放疗靶区提供了可靠的依据;纵隔镜和腔内超声的使用在国内还不普及,这两种检查有助于确定纵隔淋巴结的转移情况。

2.CT扫描及靶区定义

(1)患者的体位与体位的固定:肺癌放疗通常选用的体位应为仰卧位,双手抱肘上举过顶,使用不同的固定装置。目前较为常用的体位固定技术主要为3种:消解塑料成形技术、真空袋成形技术和液体混合发泡成形技术,国外尚有丁字架及肺板等固定装置。总体上应遵循两个原则:一是患者的舒适性好,二是体位重复性强。

(2)放射治疗专用CT模拟定位机:CT模拟定位机是高质量的三维适形放疗实施的重要设备,其特点是除了普通CT的功能外还带有放射治疗专用的激光定位系统及图像软件系统。

①扫描要求:层厚应该<5mm以更好识别纵隔小淋巴结。2~3mm层厚所得的CT图像可以生成高质量的数字重建射野影像(DRR),而高质量的DRR是虚拟定位所必需的。

②中心点的确定:既往使用CT模拟机扫描时一般是要给出一个参考中心并予以标记,设计三维计划时会再次设计一个合适的中心,计划完成以后于CT模拟机或普通定位机上找出计划中心,整个过程需要两次上定位机,这种做法已被证实增加了系统误差,故多数学者均提倡3D CRT的治疗中心应该在CT模拟机扫描时确定,而不应该在设计三维计划时确定,对计划的校正应该在计划系统生成的DRR图像与加速器上的射野摄片之间进行。

③静脉增强及其影响:如果没有近期的增强CT可用,做定位CT扫描时应该做静脉增强。Mc Gibney等发现使用静脉增强CT勾画GTV与无增强CT相比可以减少22%~34%的GTV体积,而增强CT对三维计划系统的运算没有明显的影响。

(3)靶区定义及靶区勾画:关于靶区的定义如下:GTV指肿瘤的临床灶,为一般的诊断手段能够诊断出的、可见的、具有一定形状和大小的恶性病变的范围,包括转移的淋巴结和其他转移的病变;CTV指在GTV的基础上包括周围的亚临床灶可能侵犯的范围包括淋巴引流区;ITV是包括人体内部运动所致的CTV体积和开关变化的范围;PTV指包括CTV、ITV、摆位误差及治疗中靶位置和靶体积变化等因素后的照射范围。

①GTV:包括原发灶和转移淋巴结。肺内病变在肺窗中勾画,纵隔病变则应在纵隔窗中勾画。而Giraud等证实肺窗窗宽1600,窗位600、纵隔窗窗宽400,窗位20时CT显示的病变

大小与实际大小最为接近,故这些参数应预置在软件系统内以便医师更准确地勾画靶区。对纵隔淋巴结勾画应根据改良 Naruke 纵隔淋巴结分区图。CT 扫描中纵隔淋巴结短径≥10mm 通常被作为纵隔淋巴结转移的标准,阳性淋巴结均勾画入 GTV。

PET 及 PET-CT 已越来越多地运用到临床,已有研究证实 PET 的应用使得放疗医师勾画 GTV 的个体差异减小。另有研究证实,对于有肺不张和胸膜浸润的患者应用 PET 可以明显减小靶区范围。如果患者有梗阻性肺不张,应考虑根据 PET 或 PET-CT 图像将不张的部分置于 GTV 以外,如无条件行 PET 或 PET-CT 检查,增强 CT 也有助于肺不张范围的判断。经过一段时间治疗,不张的肺可能已经张开,肿瘤可能移位,此时应重新定位。PET 对于纵隔淋巴结的诊断明显优于 CT。

②CTV:肺腺癌的平均微浸润距离是 2.69mm,鳞癌是 1.48mm;如欲包及 95% 的微小浸润病变腺癌需外放 8mm,鳞癌需外放 6mm,来自手术切缘的研究表明,鳞癌较腺癌更易向近端支气管浸润,鳞癌的最大浸润距离是 3cm,腺癌的最大浸润距离是 2cm,1.5cm 的支气管切缘可以保证 93% 的 NSCLC 患者切缘干净,这个标准同样适用于放疗。实际临床工作中为了简化工作程序及减少失误可能,考虑均外放 8mm。中心性肺癌近主支气管处应外放 1.5cm。实际勾画过程中应注意不要超出解剖边界,除非有外侵证据。例如,如果没有 CT/MRI 的影像学表现证明有肿瘤外侵,CTV 就不应包括胸壁或者椎体,纵隔内的器官和大血管有一定的屏障作用,故勾画 CTV 的时候应予以考虑。

目前多数学者赞成不做预防性淋巴结照射(ENT),在以下情况下实施特定区域的预防性照射。对于右中下叶或者左舌叶及左下叶病变,如果纵隔淋巴结受侵,隆凸下淋巴结应包入 CTV;对于左上叶病变,如果纵隔淋巴结包括隆凸下淋巴结受侵,主肺动脉窗的淋巴结应包入 CTV;如果隆凸下淋巴结或者纵隔淋巴结受侵,同侧肺门应包入 CTV。

在临床实际工作中不宜教条,应在提高肿瘤剂量与降低正常组织剂量之间取得一个较好的平衡。如果患者的肺功能很差,或者 CTV 体积较大,需要在使肿瘤获得良好剂量分布的同时考虑到放射毒性,必要时可以考虑修改 CTV。

③ITV:这是 ICRU 62 号报告针对运动问题特别提出一个概念,指由于运动而致的 CTV 体积和形状变化的范围。可以通过以下方法生成 ITV。a.在普通模拟定位机上测量运动的范围。b.合成"运动 GTV"。具体方法是用慢速 CT 扫描(每层 4 秒),通过延长扫描时间获得肿瘤在呼吸过程中的整个轨迹,即为"移动 GTV",此基础上勾画出的 CTV 即为 ITV;普通 CT 多次扫描后进行图像融合也可以获得近似的效果,有研究证实将慢速 CT 扫描肿瘤图像加上 5mm 的边缘所得到的"运动 GTV"与快速螺旋定位 CT 6 次扫描后图像融合所获的"运动 GTV"相似且重复性很强。合成"运动 GTV"对设备要求不高,相对简便易行。c.通过四维 CT 获取 ITV。四维 CT 是一组在呼吸的不同时相所获的 CT 图像。它使得放疗医师可以观察到三维状态下肿瘤的运动情况,而且所获图像质量较胸透高。但扫描时间延长、海量数据、过多的辐射都使其使用价值备受争议,其对照射野边界的影响目前尚需要验证。以上方法各单位可根据自身情况选用。

④PTV:等于 CTV 加上运动及摆位误差。肺癌的运动主要包括呼吸运动及心血管搏动,前者尤其重要。既往研究显示呼吸运动没有规律,不同患者呼吸运动是不一样的,而同一患者

不同呼吸之间也会变异。头足方向的肿瘤位移大于前后及侧方位移，下叶大于上叶。而有学者通过对纵隔钙化淋巴结的研究发现在头足、前后及侧方纵隔淋巴结的呼吸移动均值分别为6.6cm、2.6mm和1.4mm,小于原发灶的运动,各区淋巴结之间运动幅度也无明显差异。

目前通常做法是在CTV的基础上外放一个所谓的"标准边缘"形成PTV,但是由于CT模拟定位机扫描只是取得了体内肿瘤和风险器官运动的瞬间图像,用建立在这种静态CTV基础上的"标准边缘"治疗动态肿瘤是不合适的,已有研究证实这种方法既会造成肿瘤遗漏又会让正常组织受到不必要的照射,故应在ITV的基础上形成PTV,由于运动的无规律性及影像检查的误差应给ITV加上一定的误差范围,目前考虑为3～5mm,另外再加上摆位误差就行成PTV,也就是最终的照射靶区。

由于呼吸运动明显增加了靶区体积,故有很多研究致力于减小呼吸的影响。常用的方法有:a.网罩固定可以减小呼吸幅度,但影响有限;b.浅呼吸法,需要对患者训练;c.腹部压迫法,部分患者难以耐受;d.深吸气屏气法这种方法能有效缩小视野边界,但约有40%的患者难以忍受,且并不能排除心血管搏动造成的运动;e.主动呼吸门控系统需专门的设备及训练;f.靶区跟踪技术这项技术已经成功地运用在头颈部肿瘤,但在胸部由于呼吸所致的运动没有规律,有很多变异,尚需更多的研究才能完善;g.呼吸门控技术应选择早期病例使用,如肿瘤体积＜100cm³(若类圆形则通常直径＜5cm)。以上这些方法有些比较简单,有些则需要复杂的操作和不菲的费用才能实现,目前还不知道何种类型的患者应选择什么样的方法,但临床工作中仍应根据实际条件尽可能地提高靶区剂量及保护正常组织。

由于摆位误差受机器设备、人员训练、质控状况等多种因素影响,各个治疗中心的误差水平是不一样的,为了准确界定PTV的边界,各治疗中心均应测出各自的误差值。在线校正和离线校正两种方法可以减少误差,前者需要在每个患者治疗前完成,明显增加了每个患者的治疗时间;后者则是通过在每个患者治疗时采用电子射野影像系统(EPID)多次摄片,测算出误差的均值并予以校正。

3.三维适形放疗计划的评估

三维治疗计划完成后应进行评估,包括对靶区剂量的评估及风险器官剂量的评估两个方面,剂量体积直方图(DVH图)是基本的评估工具,从中可以看到PTV等靶区及风险器官的剂量分布,但其不能提供等剂量曲线在三维空间中的分布。对于靶区应尽可能提高剂量并兼顾其剂量均匀度及冷热点分布,要求至少95%的PTV达到处方剂量,剂量均匀度95%～107%。临床工作中因肿瘤的体积或位置等原因有时很难兼顾,临床医师应根据经验决定取舍。已有研究显示,放宽靶区内最大剂量的限制可使肿瘤获得更高的剂量。

需要注意的正常组织限量包括肺、食管、脊髓、心脏等。肺是主要的风险器官。已有的一系列研究显示,V_{20}、V_{30}及平均肺剂量(MLD)等DVH参数与放射性肺炎的发生明显相关。而同步放化疗与序贯放化疗相同的V_{20}意味着更高的放射性肺炎发生率。食管最大剂量是否超过58Gy可能与重度放射性食管炎的发生明显相关。Hirota等认为将全周食管接受剂量≥45Gy的长度限制在9.5cm以内将明显减少重度放射性食管炎的发生。脊髓受照体积增加时,发生脊髓损伤的概率也会增加。当较大体积的脊髓已经接受到极限剂量时,医师应考虑尽早避开脊髓。脊髓剂量不应当超过45Gy,大分割照射脊髓剂量上限应为40Gy。有关心脏毒性研究还缺乏足够的数据。

三维适形放疗计划评估应由医师与物理师共同完成,但医师与物理师的角度不同,后者多从物理角度出发,而前者必须兼顾生物及物理剂量两个方面,综合权衡利弊。

4.三维适形放疗的实施与疗效毒性的评估

现有的资料强烈支持 EPID 的使用,其在 3D CRT 的治疗中能明显减少摆位误差。在线校正系统操作复杂,占用时间多,相比之下建立在 EPID、DRR 和图像比较软件基础上的离线校正系统有优势,可以有效地减少 CTV 到 PTV 的边界。在图像比较的过程中,前后位重复性最高的参考标记是胸壁和气管,侧位方向上则为椎体和胸骨。有学者提出使用能量大于 10M 的射线是不合适的,因为会导致增加散射电子线在肺内运动的距离从而增宽了照射野的半影。

疗效评估采用 RECIST 标准;毒性评估则采用了 CTC 3.0 标准,这个版本由欧洲和美国的协会共同制定,涵盖了各种肿瘤的急性和晚期治疗反应。

肺癌适形放射经过近 10 年的临床研究,有一些初步的研究结果报道。Sim 等 2001 年报道了 152 例Ⅲ期 NSCLC 3D CRT 的结果。70 例单独放疗,中位剂量 70.2Gy;82 例采用诱导化疗加放疗,中位剂量64.8Gy。单放组和综合组的中位生存时间分别为 11.7 个月、18.1 个月(P=0.001);2 年的局部控制率分别为 35.4%、43.1%(P=0.1)。2002 年 Singh 等报道了 207 例不能手术 NSCLC 的 3D CRT 的结果,中位剂量 70Gy,1、2 年生存率分别为 59% 和 41%。这些临床结果都表明用适形放疗后患者生存率高于常规放疗,但其放疗并发症并无明显增加。

二、小细胞肺癌的放疗

1.原发灶

有研究表明,同步放化疗比单纯化疗可以提高局限期患者的生存期。放疗最佳的启动时间,目前认为越早越好。加拿大国立癌症研究所完成了一项从化疗第 2 周期或第 6 周期开始放疗的随机对照试验,所采用的化疗方案均为 EP 方案,放疗剂量也严格统一为 40Gy/15f/3w。早期放疗组的 2 年、5 年和 7 年生存率分别为 26%、22% 和 16%,延迟放疗组的分别为 19%、13% 和 9%。日本肿瘤协作组类似的研究入组 231 名局限期 SCLC 患者,随机分为化放疗同步组(第一周期化疗时即开始放疗)和化放疗序贯组(4 周期化疗后开始放疗)。化疗方案均为 EP 方案,3 周重复,放疗剂量为 40Gy/15f/3w。结果显示同步组和序贯组的中位生存期分别为 27.2 个月和 19.7 个月。2 年、3 年和 5 年生存率分别为 54.4%、29.8%、23.7% 和 35.1%、20.2%、18.3%。

放疗范围有不同的意见,新近有人建议:未发生转移的纵隔、锁骨上淋巴结引流区域,不必预防性照射;如有纵隔淋巴结转移,需照射该淋巴结所在及其引流区域;对于已经化疗的患者,仅照射化疗后残留肿瘤。

放疗的最佳总剂量、分割剂量、分割方式还没有明确的标准。美国东部肿瘤协作组(ECOG)和肿瘤放疗协作组(RTOG)对 412 名患者进行同步放化疗,放疗总剂量 45Gy/30f/

3w(2 次/天、共 3 周),或 45Gy/30f/5w(1 次/天、共 5 周)。2 次/天方案食管炎发生率更高,但获得生存获益大,中位生存期 23 个月 vs19 个月,5 年生存率 26%vs16%。放疗的生物剂量越高越有效,但是对于双侧纵隔淋巴结转移的患者,2 次/天分割是个难题(因为这可能带来严重的放射性食管炎)。由于此项试验选择的是更低级别淋巴结病变的患者,其预后本身可能就更好,而且 1 次/天的分割放疗没有使用最大耐受剂量,因此超分割是否更优越仍不清楚。60～70Gy/30～35f/6～7w 和 45Gy/30f/3w 方案的等效生物剂量相同,因此对于不能耐受超分割产生的副反应患者可以选择常规分割照射。NCCN 推荐在局限期患者中,放疗与化疗同步进行时,尽可能选用三维适型放疗。放射剂量:总剂量 45Gy,超分割(每次 1.5Gy,bid);或总剂量 60～70Gy/30～35f/6～7w(每次 1.8～2Gy,qd)。不推荐放疗期间常规使用粒细胞集落刺激因子。

2.预防性脑照射(PCI)

脑转移在 SCLC 十分常见,初诊患者中有 10% 发生,50% 以上的患者在病程中出现,这个比例远远高于 NSCLC。SCLC 对放疗敏感,不需要很高的剂量即可控制病灶,因此提出了 PCI 的概念。20 世纪 90 年代之前认为,PCI 降低脑转移的发生率,但不能延长生存期,并可能存在一定的中枢神经系统的不良反应,包括头痛、认知功能损害、运动功能失调等。1999 年的一项 Meta 分析回顾了 20 世纪 70 年代至 90 年代的 7 个临床试验,包括 987 例患者,大多数患者的 PCI 剂量在 24～40Gy,发现 PCI 能明显降低脑转移的比例(治疗组和对照组的 3 年脑转移发生率分别为 58.6%、33.3%),还使患者的 3 年生存率从 15.3% 上升至 20.7%。进一步分析发现,脑转移发生率下降和生存时间的延长,在≤40Gy 时与放射剂量的提高正相关。欧洲癌症治疗研究组织(EORTC)对 PCI 进行了前瞻性随机临床研究,286 名化疗后缓解的广泛期 SCLC 患者随机分成 PCI 治疗组和观察组,两组的脑转移发生率分别为 14.6% 和 40.4%,1 年生存率分别为 27.7% 和 13.3%。NCCN 明确推荐无论为局限期还是广泛期,在治疗后达到完全缓解或部分缓解且 PS 为 0～2 的患者,在与患者充分讨论并得到知情同意后,即可开始 PCI 治疗。前者的剂量多为 25Gy,后者为 20Gy。有多种合并症,PS 评分差(3～4)或认知功能受损的患者不应使用 PCI。

PCI 是否会产生远期神经系统损害一直备受关注。Arriagada 等未发现 PCI(DT 24Gy/8f)患者在 2 年内有脑照射引起的任何神经功能缺陷。欧洲和北美的大部分研究剂量为 25Gy/10f 或 30Gy/15f,随访也未发现严重的神经系统损害。而 Fleck 等人发现单次分割剂量大于 4Gy 时会造成神经系统损伤,因此 NCCN 推荐 PCI 剂量为 25Gy/10f 或 30Gy/15f。PCI 是预防性治疗,应尽可能降低毒副反应,因此不建议与化疗同步使用,这与脑转移后的姑息放疗不同。

3.姑息放疗

有症状的转移癌,可行姑息性放疗。

第四节 肺癌的免疫治疗

一、机体抗肿瘤免疫的机制

免疫反应分为固有性免疫和适应性免疫。固有性免疫能够区分属于器官的正常组织和新遇到的非自身蛋白或异常细胞。因此任何非自身物质,无论是起源于病毒感染、肿瘤转化,还是来源于另一个个体,都会被效应细胞(如巨噬细胞、自然杀伤细胞等)非特异性识别并降解。适应性免疫是抗原特异性 T、B 淋巴细胞受到抗原刺激后被激活,并增殖、分化为效应细胞,最终发挥清除病原体或肿瘤细胞的作用。无论是固有性免疫还是适应性免疫,都能对肿瘤细胞产生免疫应答。

1.肿瘤抗原

肿瘤相关抗原(TAA)通常分为三类。第一类是肿瘤特有抗原,它们多数是由肿瘤细胞变异基因产生,其产物有可能在肿瘤发生发展过程中起重要作用。典型的例子就是基因突变可使癌基因活化或使抑癌基因失活。这种突变基因产物一方面能诱导和维持肿瘤的恶性表型,另一方面也为免疫治疗提供了良好的靶抗原,目前已在肺癌、黑色素瘤、结直肠癌、胰腺癌等肿瘤中发现该类抗原。第二类是过度表达的抗原,该类抗原实际上在多种组织和细胞上有表达,但在恶性肿瘤中过度表达。这些抗原通常是那些在正常情况下不表达的基因,在转录水平上被重新激活所产生的。典型的例子是人表皮生长因子受体-2(HER-2),它在细胞生长、增殖、黏附和移动等生命活动中起重要作用。约 30% 的乳腺癌高表达 HER-2,在肺癌、卵巢癌、结肠癌、胰腺癌和前列腺癌等恶性肿瘤中也发现有不同程度的表达。该类抗原还包括癌胚抗原(CEA)、甲胎蛋白(AFP)等。第三类是来源于肿瘤起源组织的分化抗原,这些抗原在某些特定的组织中表达,因此也可出现在该组织来源的肿瘤细胞上,并且可能在肿瘤细胞上有更高的表达。另外,病毒相关肿瘤中的病毒产物,同样能够对免疫系统产生强有效的刺激,引起免疫反应。

2.T 淋巴细胞

T 淋巴细胞对控制具有免疫原性的肿瘤细胞的生长起重要作用。T 淋巴细胞并不能直接识别肿瘤抗原分子,而是需要抗原呈递细胞(APC)摄取肿瘤抗原,将其处理成抗原多肽并与主要组织相容性复合物(MHC)分子结合表达于 APC 表面,才能被 T 淋巴细胞识别。T 淋巴细胞活化需要双信号。第一信号来自于 T 淋巴细胞受体(TCR)与 MHC 分子/抗原肽复合物的特异性结合。TCR 不仅要识别抗原肽,还要与 MHC 分子相匹配,称为 MHC 限制性。T 淋巴细胞活化的第二信号为协同刺激信号,由 APC 和 T 淋巴细胞表面黏附分子之间的相互作用产生,其中最重要的是 B7 与 CD28 分子之间的相互作用。第二信号对 T 淋巴细胞的活化同样非常重要,若缺乏第二信号,T 淋巴细胞不但不能激活,反而处于克隆无能状态。此外,APC 分泌的细胞因子,如 IL-2、IL-12 等,在 T 淋巴细胞的活化过程中也起重要作用。

T 淋巴细胞分为 $CD4^+$ T 淋巴细胞和 $CD8^+$ T 淋巴细胞,在抗原识别和免疫效应中分别受到 MHC class Ⅱ 分子和 MHC class Ⅰ 分子的限制。CD4$^+$T 淋巴细胞主要通过分泌细胞因子激活其他效应细胞和诱导炎症反应,发挥抗肿瘤作用。CD4$^+$T 细胞分为 Th1 和 Th2 两个亚群,Th1 主要参与细胞免疫的调节,通过分泌 IL-2、IFN-γ、TNF 等细胞因子激活 CD8$^+$T 细胞、NK 细胞和巨噬细胞,增强其杀伤能力或促进靶细胞 MHC class Ⅰ 分子的表达,提高其对细胞毒性 T 淋巴细胞(CT$_1$)的敏感性。Th2 主要参与体液免疫的调节,通过分泌 IL-4、IL-5、IL-6、IL-10 等细胞因子,促进 B 淋巴细胞的增殖分化和抗体产生。

CD8-T 淋巴细胞被认为是抗肿瘤免疫应答最重要的效应细胞。激活的 CD8-T 淋巴细胞又称为 CT$_1$,能够特异性杀伤肿瘤细胞,其杀伤机制包括:①分泌型杀伤,通过分泌效应分子(如穿孔素、颗粒酶、淋巴毒素、TNF 等)引起靶细胞的裂解或凋亡;②非分泌型杀伤,激活的 CD8$^+$T 淋巴细胞表面表达 FAS 配体与肿瘤细胞表面的 FAS 分子结合,诱导肿瘤细胞凋亡。

3.B 淋巴细胞

在肿瘤抗原的刺激下,B 淋巴细胞可被激活,并分化、增殖形成浆细胞,分泌肿瘤抗原特异性抗体,介导体液免疫应答杀伤肿瘤细胞。同时 B 淋巴细胞还能摄取、加工和呈递抗原,是体内重要的 APC。体液免疫应答通过以下几种方式发挥抗肿瘤作用:①激活补体系统溶解肿瘤细胞:细胞毒性抗体 IgM 和某些 IgG 亚类与肿瘤细胞表面抗原结合后,发生变构并暴露出补体结合位点,以经典途径激活补体形成膜攻击复合物,使肿瘤细胞溶解,称为补体依赖性细胞毒性反应(CDC)。②抗体依赖细胞介导的细胞毒作用:IgG 特异性结合肿瘤细胞表面抗原后,其 Fc 段可发生变构,与巨噬细胞、NK 细胞、中性粒细胞表面的 Fc 受体结合,并将其激活。激活的效应细胞通过释放 TNF、IFN-γ 等细胞因子和颗粒胞吐杀伤肿瘤细胞,称为抗体依赖细胞介导的细胞毒作用(ADCC)。③抗体的调理作用:吞噬细胞可通过其表面的 Fc 受体吞噬结合了抗体的肿瘤细胞,称为抗体的调理作用。④抗体的封闭作用:肿瘤细胞表面可过表达某些受体,与其相应的配体结合后可刺激肿瘤细胞生长。特异性抗体可通过与肿瘤细胞表面相应受体结合,阻碍其功能,从而抑制肿瘤细胞的增殖。⑤抗体改变肿瘤细胞的黏附特性:抗体与肿瘤细胞表面的抗原结合后,可干扰肿瘤细胞的黏附特性,阻止其克隆形成及与血管内皮的黏附,从而有助于控制肿瘤的生长与转移。

4.树突状细胞

在没有共刺激信号的情况下,把抗原呈递给幼稚的 T 淋巴细胞可以导致免疫耐受。共刺激信号可以由细胞因子或者特异性的共刺激分子产生。共刺激分子主要表达在巨噬细胞、单核细胞、B 淋巴细胞及树突状细胞(DC)等 APC 的表面。有效的抗原呈递是通过 APC 把抗原呈递给幼稚的 T 淋巴细胞。

DC 是最有效的抗原呈递细胞。DC 呈递的抗原来自于内吞的抗原性物质。抗原性物质可以是可溶性的抗原甚至凋亡的肿瘤细胞。抗原性物质内吞后被 DC 内部处理,加工成小肽段,然后与 MHC 分子结合,并被呈递到细胞表面,同时共刺激分子表达在 DC 的表面上。DC 高表达 MHC 分子,这对 CT$_1$ 的识别是必需的。黏附分子和共刺激分子的大量表达及 T 淋巴细胞特异性趋化因子的产生,对于免疫微环境的形成极为重要,只有在这种环境下,才能引起有效的免疫应答。自身诱导耐受的肿瘤细胞一旦和 DC 结合,便能引起有效的免疫应答。DC 除了在呈递抗原给 CT$_1$ 方面发挥作用外,在诱导 CD4$^+$T 淋巴细胞和自然杀伤细胞反应方面同样非常重要。这使得 DC 成为抗肿瘤免疫反应的枢纽,具有巨大的临床应用价值。

5.自然杀伤细胞

自然杀伤细胞(NK)具有很强的杀伤肿瘤能力。其杀伤作用无肿瘤抗原特异性和 MHC 限制性,是机体抗肿瘤免疫的第一道防线。

NK 细胞无需预先致敏,可以直接杀伤恶性肿瘤细胞、病毒感染的细胞及 MHC 不相容的移植细胞,这是由于 NK 细胞,识别它们与正常的自身组织不同。为获得这种选择性的杀伤效应,NK 细胞的活性通常被表达于自身组织表面的自体 MHC class I 分子通过特异性受体所抑制。恶性肿瘤细胞和病毒感染细胞会出现 MHC class I 分子表达的下调,这就使 NK 细胞被激活并杀伤这些靶细胞。NK 细胞的杀伤机制包括:①释放穿孔素、颗粒酶、NK 细胞毒素因子、TNF 等使肿瘤细胞溶解破裂;②通过 ADCC 发挥抗肿瘤作用。ADCC 是清除细胞内病原体和肿瘤细胞的一个重要方法。在这种情况下,抗原通常以跨膜蛋白的形式表达于细胞表面,并且被抗体的抗原结合部位所识别,然后抗体的尾部结合到 NK 细胞和巨噬细胞的 Fc 受体上,从而产生一个活化信号,并最终导致靶细胞的裂解。

NK 细胞能够产生一系列细胞因子,包括 IFN-γ、TNF-α、粒细胞巨噬细胞集落刺激因子(GM-CSF)、单核细胞集落刺激因子(M-CSF)、IL-2、IL-3、IL-5 和 IL-8 等。NK 细胞分泌的细胞因子能够影响 $CD4^+$ 辅助性 T 淋巴细胞反应,并激活巨噬细胞,从而影响适应性免疫反应的进程。NK 细胞还可以激活 B 淋巴细胞产生抗体,甚至发挥 APC 的功能,以 MHCclass II 限制性的方式呈递抗原给特异性的 T 淋巴细胞克隆。而且,缺乏 NK 细胞会妨碍 CT_1 的激活。因此,NK 细胞在调节 B 淋巴细胞和 T 淋巴细胞介导的免疫应答方面发挥着重要作用。

6.巨噬细胞

巨噬细胞不仅是 APC,而且还是吞噬、溶解和杀伤肿瘤细胞的效应细胞。巨噬细胞杀伤肿瘤细胞的机制包括:①活化的巨噬细胞与肿瘤细胞结合后,通过溶酶体酶直接杀伤肿瘤细胞;②活化的巨噬细胞还可分泌 TNF、N_o 等细胞毒性因子间接杀伤肿瘤细胞;③另外,巨噬细胞还通过 ADCC 杀伤肿瘤细胞。

二、肿瘤逃避免疫系统监视的机制

1.识别与选择

有效的肿瘤识别和细胞毒反应,对肿瘤细胞造成了一种选择压力。于是肿瘤以下面几种方式求得生存:①目前被识别的抗原不再表达,也就是所谓的抗原丢失变异;②抗原呈递关键分子发生基因编码突变,使肿瘤发生有缺陷的抗原呈递;③MHC 分子表达下调,从而抑制 T 淋巴细胞的识别。

2.免疫反应的下调

在通常的生理条件下,某些组织(如肝、眼和睾丸)能够下调直接针对这些重要器官的免疫反应。取得这种效果主要是通过局部释放抑制性因子及在细胞表面上表达 Fas 配体,它们与 T 淋巴细胞表面的相应受体或 Fas 分子的结合导致免疫效应细胞凋亡。Fas 配体同样表达在一些恶性肿瘤细胞表面,从而保护这些肿瘤细胞抵抗淋巴细胞的杀伤。

另外,某些肿瘤通过产生一种可溶性的假 Fas 分子来和免疫效应细胞上的 Fas 配体结合,从而保护肿瘤本身不发生凋亡。诱骗受体 3(DcR3)是一种可溶性受体,它能与 Fas 配体结合,抑制 Fas 配体诱导的细胞凋亡,帮助肿瘤细胞逃避机体免疫系统的清除。在许多人类恶性肿瘤,如肺癌、肝癌、胰腺癌、神经胶质瘤及病毒相关淋巴瘤中,都可检测到 DcR3 表达增高。

3.诱导耐受

肿瘤能够通过某些机制诱导免疫耐受。如上所述,T 淋巴细胞的活化需要双信号,第一信号为特异性的抗原识别信号,第二信号即协同刺激信号。协同刺激信号为 T 细胞活化所必需,它决定接受抗原刺激的 T 淋巴细胞发生增殖还是凋亡。免疫识别要引起细胞毒反应,必须存在共刺激分子。肿瘤细胞表面共刺激分子的缺失不仅能够诱导免疫耐受,而且肿瘤不能提供使免疫效应细胞发挥最佳功能的"危险"信号微环境和相关的细胞因子。因为主要的过程是癌变而不是炎症。

4.肿瘤抗原加Ⅰ呈递障碍

抗原加Ⅰ呈递可分为 MHC classⅠ呈递途径、MHC classⅡ呈递途径和交叉呈递途径。一般而言,内源性抗原经 MHC classⅠ途径呈递,外源性抗原经 MHC classⅡ途径呈递,另外还存在交叉呈递,部分外源性抗原可经 MHC classⅠ途径呈递。巨大多功能蛋白酶(LMP)和抗原肽转运子(TAP)在抗原的加Ⅰ呈递过程中起重要作用。Restifo 等利用重组痘苗病毒转染 26 种人类肿瘤细胞系,使其瞬时表达鼠的 MHC classⅠ分子,观察肿瘤细胞的抗原呈递功能。研究发现,3 种人类小细胞肺癌细胞始终不能将内源性蛋白呈递给 MHC classⅠ分子限制性痘苗特异性 CTL。原因是这些细胞的 LMP-1、LMP-2、TAP-1、TAP-2 分子 mRNA 表达水平降低,不能将 MHC classⅠ分子从胞质内质网转移到细胞表面。免疫组化分析表明,包括肺癌在内的多种人类肿瘤 TAP-1 表达减少。

5.癌症患者的免疫缺陷

前面提到的关于肿瘤逃避免疫系统监视的所有因素,在肿瘤部位都有可能发挥一定作用。同时,癌症患者营养不良、免疫抑制治疗也是重要因素,还可能包括其他未知因素。

三、免疫治疗在肺癌中的应用

(一)非特异性免疫刺激

免疫刺激药物能够以非特异性的方式调节免疫应答。这种方法主要是来源于 Coley 的观点,通过应用细菌成分从总体上刺激免疫系统。来源于病毒的物质及各种化学物质也被应用到这种方法中。在这些物质当中除了卡介苗可以单独应用于治疗表浅膀胱癌外,其他物质目前主要是作为佐剂,与其他形式的免疫治疗或化疗同时应用。

1.卡介苗

卡介苗(BCG)是一种预防人类结核病的菌苗。BCG 注射能够引起细胞因子分泌和 DC 激活,这是其抗肿瘤机制之一。临床常用的方法包括皮肤划痕法和皮内注射法,膀胱肿瘤可采用膀胱内灌注法进行治疗。在一项研究中,155 例肺癌患者接受 BCG 治疗,随访 40 个月,与对照组相比,Ⅰ期患者的生存率由 88% 提高到 100%,Ⅱ期患者由 10% 提高到 55%,无远处转移的Ⅲ期患者中位生存时间由 7.6 个月提高到 17.2 个月,有远处转移的Ⅲ期患者中位生存时间由 3.4 个月提高到 12 个月。同时伴有恶性胸腔积液的肺癌患者,胸腔内注射 BCG 可有效控制积液产生并延长患者生存期。但 BottomLey 等在一项Ⅲ期临床研究中,应用抗神经节苷脂 GD3 独特型抗体/BCG 联合标准治疗方案治疗 550 例局限期小细胞肺癌,与标准治疗组相比,总生存期和无进展生存期均无显著提高。

2.短小棒状杆菌

短小棒状杆菌是一种革兰阳性厌氧杆菌,具有免疫佐剂的作用。它通过激活巨噬细胞,增强溶酶体活性,诱导 IFN 分泌和提高 NK 细胞活性起抗肿瘤作用。腔内注射短小棒状杆菌对消除癌性胸腔积液、腹水及瘤内注射治疗晚期肺癌、乳腺癌、黑色素瘤有一定效果。Issell 等联合应用化疗和短小棒状杆菌治疗 49 例非燕麦细胞肺癌患者,结果 8 例达到部分缓解。

3.其他的免疫刺激物

其他免疫刺激物研究得最多的是 OK432。OK432 是一种用低温冻干法制备的灭活的链球菌。它能够增强 T 淋巴细胞、LAK 细胞和巨噬细胞的杀瘤活性。Ishida 等联合应用顺铂和 OK432 胸腔内注射治疗非小细胞肺癌引起的胸腔积液,结果与单独应用顺铂或 OK432 相比,180 天胸腔积液复发率分别为 13.3%、64.7%、52.9%。

(二)细胞因子

细胞因子(CK)是指由免疫细胞和某些非免疫细胞合成和分泌的一类生物活性物质。CK 通过与 CK 受体结合而发挥其生物学效应,可作为细胞间的信号传递分子,介导和调节免疫应答、炎症反应,也可作为生长因子促进靶细胞的增殖、分化。细胞因子可以影响抗肿瘤免疫反应诱导过程,使本来微弱的免疫反应被放大。由于重组 DNA 技术的发展,目前人工制备的细胞因子安全、纯度高、质量稳定、数量充足,因此在临床治疗中被广泛应用。系统毒性是许多细胞因子免疫治疗过程中遇到的共同问题。细胞因子的活性主要作用于局部,这就意味着局部应用可以使被治疗的组织集中更多的细胞因子,从而获得更好的疗效。

1.白细胞介素-2

白细胞介素-2(IL-2)主要通过激活 CT_1 细胞、巨噬细胞、NK 细胞、LAK 细胞和 TIL 细胞及诱导效应细胞分泌 TNF 等细胞因子而发挥抗肿瘤作用,也可以通过刺激抗体的生成而发挥抗肿瘤作用。Clamon 等进行的一项Ⅱ期临床研究中,24 例化疗后没有达到完全缓解的小细胞肺癌患者接受 IL-2 治疗,结果 4 例完全缓解,1 例部分缓解。IL-2 联合淋巴细胞胸腔内灌注可用于肺癌转移引起的恶性胸腔积液的治疗,其机制可能为腔内灌注的 IL-2 持续刺激淋巴细胞,使其大量增殖并分泌多种细胞因子,同时 IL-2 胸腔内灌注局部药物浓度较高,而体循环药物浓度较低,使局部抗肿瘤作用增强而全身不良反应明显减轻。一项研究联合应用 IL-2 和褪黑素一线治疗 20 例晚期非小细胞肺癌患者,结果 20% 的患者部分缓解,50% 的患者病情稳定。

2.干扰素

干扰素(IFN)在上调和下调癌基因和抑癌基因表达方面发挥重要作用,并且有抗血管生成效应。其中,IFN-γ 能够上调 MHC 表达并且可以增加血管通透性。干扰素在肺癌的临床应用包括干扰素单药辅助或维持治疗、干扰素联合放疗和干扰素联合化疗等。在小细胞肺癌治疗方面,一项临床研究表明,IFN-α 与传统化疗药物联合应用,疾病缓解率高于单纯化疗,但并不能延缓复发。在放化疗诱导缓解后,给予 IFN-α 维持治疗并不能延长缓解时间;但在进展期患者中,IFN-α 治疗组的生存期延长。在非小细胞肺癌治疗方面,IFN 与传统化疗联合应用的效果并不优于单纯化疗。在恶性胸腔积液治疗方面,IFN-γ 胸腔灌注对恶性胸腔积液有一定的疗效。一项研究应用 IFN-γ 胸腔注射治疗癌性胸腔积液 46 例,其中 34 例有效,有效率为 74%。

3.肿瘤坏死因子

肿瘤坏死因子(TNF)除具有直接杀伤肿瘤细胞的作用外,还可以通过激活巨噬细胞、NK 细胞、CTL 细胞、LAK 细胞的细胞毒作用杀伤肿瘤。在恶性胸腔积液治疗方面,TNF 可以作为炎性介质介导炎症反应,降低网膜组织内皮细胞的溶纤维蛋白活性,导致浆膜表面纤维蛋白增多,减少胸腔积液的产生,并促使胸膜粘连,从而达到治疗恶性胸腔积液的目的。大量临床研究结果表明,TNF 胸腔灌注对恶性胸腔积液具有确切疗效。

(三)分子结构已知抗原的免疫接种

1.已知的抗原和抗原选择

制备肿瘤疫苗首先要选择将要治疗肿瘤所表达的抗原。一些肿瘤相关抗原(TAA)为生理性蛋白,但在肿瘤中过度表达,它们可以作为制备肿瘤疫苗的抗原。一些肿瘤发生所必需的分子也可以作为肿瘤抗原。然而,当用生理性蛋白进行免疫接种时,可能引起抗自身组织的交叉反应,引起自身免疫病。通过选择只在某种组织或某群组织中表达的蛋白作为抗原,可以获得更加严格的特异性。如 CEA 用于结直肠癌和其他的上皮性肿瘤及 HER-2/new 用于乳腺癌和卵巢癌。如果一种病毒产物与肿瘤发生密切相关,它可能作为非自身原性肿瘤抗原。因此,一些肿瘤(如肝细胞癌和子宫颈癌)能够通过分别接种乙肝病毒疫苗和人类乳头瘤病毒疫苗来治疗。

2.肿瘤抗原疫苗

肿瘤抗原首先在细胞中降解为短肽,然后形成抗原肽-MHC 复合物,通过与 T 淋巴细胞表面的 TCR 结合,诱导机体产生 CTL 反应。一项研究将 Lewis 肺癌细胞经尾静脉注射给 C57BL/6J 纯系小鼠建立肺癌血源性转移模型,结果引起多脏器肿瘤播散,造成所有荷瘤小鼠死亡。但在注射 Lewis 肺癌细胞后 24 小时,应用负载 MUC-1 肿瘤抗原的 DC 作为肿瘤疫苗进行免疫接种,可以完全控制转移病灶的形成及肿瘤转移引起的死亡,且这些小鼠对 10 倍数量的 Lewis 肺癌细胞的再次攻击具有免疫保护作用。实验结果证实负载 MUC-1 的 DC 疫苗能够有效地清除血源性播散的肺癌细胞。Ue-da 等应用 HLA-A24 限制性 CEA 衍生肽负载 DC 免疫治疗 18 例转移性胃肠癌或肺癌的患者(HLA-A24⁺),治疗后部分患者病情稳定,血清 CEA 水平降低。另有报道,应用 HLA-A24 限制性 CEA 衍生肽负载 DC 用于治疗 1 例肺部肿瘤患者和 1 例消化道肿瘤患者,均耐受良好,2 例患者的疾病稳定期分别为 6 个月和 9 个月。斯坦福大学的研究者提取肿瘤患者体内的 CEA 致敏 DC,作为疫苗治疗 12 例肺癌和结肠癌患者,其中 2 例患者肿瘤消退,2 例患者肿瘤稳定 6 个月,1 例患者肿瘤部分消退,无一例发生严重的不良反应。近年来研究发现黑色素瘤抗原基因-3(MAGE-3)在我国非小细胞肺癌中的表达率为 53.6%,而在正常肺组织中未见表达。目前 MAGE-3 抗原疫苗已用于非小细胞肺癌的临床试验研究。Perroud 等选取 5 例无法手术的Ⅲ、Ⅳ期非小细胞肺癌患者,根据免疫组化结果进行 WT1、CEA、MAGE-1、HER-2 抗原肽负载的 DC 细胞免疫治疗,其中 2 例同时表达 HER-2 和 CEA 的患者,生存期比预期延长 1 倍。

3.肿瘤核酸疫苗

肿瘤核酸疫苗是将编码某种抗原蛋白的外源基因直接导入体细胞,并通过宿主细胞的表达系统合成肿瘤抗原蛋白,由机体的抗原呈递细胞摄取这种抗原,通过加工呈递给免疫系统,诱导宿主产生对该抗原蛋白的免疫应答。它包括 DNA 疫苗和 RNA 疫苗,其中研究较多的是肿瘤 DNA 疫苗。目前用于构建核酸疫苗的外源基因主要是能引起保护性免疫反应的抗原基因(如 CEA、PSA、AFP 等)、抗体可变区基因等。核酸疫苗具有既可诱导体液免疫又可诱导细胞免疫,既可用于治疗又可用于预防,可同时携带多个肿瘤抗原基因,所携带的抗原基因易修饰、易生产等优点。但由于在靶细胞中抗原基因的表达效率难于控制,如何产生最佳的免疫效果有待进一步研究。葡萄糖调节蛋白78(GRP78)是内质网分子伴侣蛋白,属于热休克蛋白 70(HSP70)家族成员。研究发现 GRP78 在非小细胞肺癌中高表达并与肿瘤耐药和肿瘤血管生成有关。由于 GRP78 在正常组织中低表达,因此可以作为肿瘤靶抗原。一项研究将携带 GRP78 基因的真核表达载体肌内注射免疫 C57BL/6 小鼠,观察对非小细胞肺癌的预防作用及生存期影响。结果免疫后的治疗组肿瘤体积比对照组小 32%,平均生存期比对照组延长 25天。Wang 等利用肺癌细胞总 RNA 负载 DC 体外诱导出有效的抗原特异性抗肿瘤免疫应答。

4.独特型抗体疫苗

独特型是一个抗体的可变结合部位,它就像抗原的模具一样与之相适合。如果用 TAA 特异性抗体做免疫接种,可以引起抗疫苗自身抗体的产生。这种诱导产生的抗体的可变区与"模具"相适合,因此与 TAA 本身极其相似。于是,可以通过获得这种模拟的 TAA 用于在一个完全不同的环境中诱导免疫应答。这个系统有两个好处:①首先它使我们能够在不需要获得大量纯化抗原的条件下进行疫苗接种;②其次还可以使诱导对非蛋白抗原的免疫反应成为可能。一项研究,应用独特型抗体及其单链可变区片段免疫接种 BALB/c 小鼠,结果成功诱导针对小细胞肺癌的体液和细胞免疫反应。

(四)分子结构未知抗原的免疫接种

未知抗原免疫接种主要应用以完整的肿瘤细胞、细胞裂解物、凋亡细胞或热休克蛋白提取物形式存在的自体疫苗(作为抗原)。理论上该疫苗包括肿瘤的所有抗原性表位,可以刺激各种不同的 T 淋巴细胞前体,导致更大范围效应淋巴细胞的产生,既包括 CD4[+] 的又包括 CD8[+] 的。而且更多抗原的应用,理论上减少了肿瘤选择与逃避的机会。

1.树突状细胞介导的疫苗接种

树突状细胞(DC)作为 APC 被认为在肿瘤免疫中发挥核心作用。DC 细胞免疫治疗已获美国 FDA 批准进入Ⅲ期临床。目前已经设计了很多方法来把肿瘤抗原表位结合到 DC 的 MHC 分子上。这些方法包括:①用肽、蛋白、细胞裂解物、凋亡的肿瘤细胞进行负载;②与完整的肿瘤细胞融合;③用病毒载体进行转染等。Zhou 等应用射线照射的完整肺癌细胞与 DC 共培养体外诱导出有效的抗肿瘤免疫应答。Hirschowitz 等应用凋亡的异体肿瘤细胞系负载自体 DC,免疫接种治疗 16 例非小细胞肺癌患者,结果 6 例患者出现抗原特异性免疫反应。

Um 等利用肿瘤细胞裂解物负载的 DC 疫苗免疫治疗Ⅲ期、Ⅳ期非小细胞肺癌患者,结果 9 例患者中 5 例出现 CD8$^+$T 淋巴细胞反应,2 例出现混合反应。

DC/肿瘤融合细胞疫苗是通过完整的肿瘤细胞和 DC 融合来将肿瘤抗原导入 DC。DC 肿瘤融合细胞在诱导抗肿瘤免疫过程中有其独特的优势:①DC/肿瘤融合细胞能表达整个肿瘤细胞的抗原决定簇,包括那些已知的和未知的肿瘤细胞表面特异性抗原,因而能诱导产生多克隆的细胞毒性 T 淋巴细胞反应,发挥最佳的抗肿瘤免疫作用;②DC/肿瘤融合细胞既表达这类肿瘤细胞特异性的抗原,也表达 MHCclassⅠ、MHCclassⅡ和其他协同刺激因子,这样就相当于激活了细胞免疫反应的两个强有力的臂,使抗肿瘤的免疫应答大大增强。目前认为 DC/肿瘤融合细胞疫苗在肺癌、恶性胶质瘤、肾癌、恶性黑色素瘤和卵巢癌中具有良好的临床应用前景。Du 等研究发现,将 DC 与 Lewis 肺癌细胞融合后在体内,能够诱导出持续高效的抗肿瘤免疫反应。

2.以肿瘤细胞为基础的免疫接种

完整的肿瘤细胞(包括经过射线照射的细胞、不同基因转导的细胞、死亡或裂解的细胞)可以作为肿瘤疫苗进行免疫治疗。

(1)整个肿瘤细胞疫苗:自体和异体肿瘤细胞经过裂解或射线照射可以释放大量肿瘤抗原。此种疫苗可以将整个肿瘤的特异性抗原和肿瘤相关抗原都暴露在免疫系统面前,包括那些已知的和未知的抗原。但是在肿瘤发展过程中,机体已经形成了对肿瘤的免疫耐受,而且很多恶性肿瘤细胞 MHC 分子及 B7 等共刺激分子表达减弱甚至缺失,所以单纯使用肿瘤细胞进行免疫接种通常效果欠佳。通常肿瘤细胞疫苗临床试验,都联合应用一种佐剂以增强特异性免疫反应。然而,多数临床研究结果表明,这类疫苗的抗肿瘤免疫疗效不太理想。一项研究应用 Lewis 全细胞疫苗免疫接种 C57 小鼠,观察对肺癌的防治作用,结果并未引起有效的抗肿瘤免疫应答及对 Lewis 肺癌的免疫保护作用。

(2)基因修饰的肿瘤疫苗:基因修饰肿瘤细胞疫苗通常由一种免疫刺激基因转导自体肿瘤细胞,如将 IL-2、IFN-γ、MHC classⅠ和共刺激分子 B7-1、B7-2 基因通过病毒载体导入自体肿瘤细胞,并使其在自体肿瘤细胞中表达,从而增强肿瘤疫苗诱导产生的抗肿瘤免疫应答。这些细胞因子修饰自体肿瘤细胞疫苗要求对每一位患者的肿瘤细胞进行培养,并将一些免疫刺激基因转导肿瘤细胞,整个过程耗时较长,这对患者的治疗有一定的影响。为了缩短时间,正在探索其他途径,包括使用修饰的异体肿瘤细胞疫苗或使用病毒载体增加转染的效率等。目前认为这种疫苗有较好的临床应用前景。一项研究用载有人类 B7-1 cDNA 的腺病毒感染肺癌细胞,结果使肺癌细胞表面产生充足的 B7-1 分子,增强了机体 T 淋巴细胞对肿瘤的免疫反应。另一项研究将 B7-1 和 HLA-A 基因同时转染异基因肺腺癌细胞系后免疫接种治疗 19 例非小细胞肺癌患者,结果 1 例患者部分缓解,5 例患者病情稳定,中位生存期为 18 个月。

(3)热休克蛋白疫苗接种:热休克蛋白(HSP)是一种细胞内分子,作为一种抗原伴侣,可以结合抗原肽。当细胞暴露于高温环境下,热休克蛋白会结合细胞内多肽形成热休克蛋白-多肽复合物,通过纯化这种复合物,就能够发现一些新的肿瘤抗原。作为一种肿瘤疫苗,可以通过 DC 将热休克蛋白-肿瘤肽复合物通过 MHC classⅠ和 MHCclassⅡ途径呈递给 T 淋巴细胞,从而诱导产生免疫应答。DC 有一个特殊受体(CD91)能与热休克蛋白结合,并促使 DC 的成熟。另外,热休克蛋白-肿瘤肽复合物能作为一种体内的危险信号,诱导机体产生更强的免疫应答。用于临床免疫治疗的热休克蛋白可以含有一种抗原或多种抗原,还可以从新鲜肿瘤标本中获得个体化的热休克蛋白-肿瘤抗原复合物。一项研究提取人肺腺癌 GLc-82 细胞热休克蛋白抗原肽复合物,免疫接种预防或治疗小鼠肺癌模型,结果预防接种可保护小鼠免受肿瘤细胞的攻击,治疗接种可抑制肿瘤细胞的生长和延长生存期。

(五)过继性细胞免疫治疗

肿瘤的过继性细胞免疫治疗(ACI),是指通过向肿瘤患者转输具有抗肿瘤活性的免疫细胞(特异性和非特异性的),直接杀伤或激发机体免疫反应杀伤肿瘤细胞,达到治疗肿瘤的目的。上述具有抗肿瘤活性的免疫细胞即为效应细胞,包括非特异性激活的效应细胞和特异性激活的效应细胞。非特异性激活的效应细胞是采用非特异性刺激因子(如 IL-2、干扰素)刺激效应细胞前体,使其诱生活化为具有抗肿瘤活性的效应细胞,如 LAK 细胞、肿瘤浸润性淋巴细胞(TIL)、单核-巨噬细胞、CIKB 及 DC-CIK 等。特异性激活的肿瘤反应性效应细胞是指采用肿瘤抗原或抗原肽作刺激物所诱生的抗肿瘤效应细胞,如树突状细胞(DC)、CD_8^+ 细胞即细胞毒 T 淋巴细胞(CTL)等。

无论是抗原特异性、主要组织相容性复合体(MHC)限制性的效应细胞,还是无抗原特异性和不受 MHC 限制的效应细胞,都可用于过继性细胞免疫治疗。它必须达到一定的数量级才能发挥抗肿瘤效应,一般为 $10^9 \sim 10^{10}$,且能在体内扩增向肿瘤部位移动、聚集,与宿主正常细胞之间较少互相排斥。其制备物应无病原体污染、不含过敏原,而且在制备和转输时应适当抗凝以防血管栓塞。接受过继性细胞免疫治疗的患者所患肿瘤应对效应细胞的抗肿瘤作用敏感,有尽可能小的肿瘤负荷,并且需要通过一定的手段来降低肿瘤生长所引起的免疫功能抑制。

自 20 世纪 80 年代初 IL-2/LAK 疗法问世以来,肿瘤的 ACI 受到全世界的极大重视。传统的 NK 细胞、CTL 细胞、Mφ 细胞分别进入临床试验并获得了不同程度的抗癌疗效,而新的效应细胞 TIL、CD3AK 不断被发现和应用,细胞体外扩增技术和效应细胞杀伤活性的调变方面也有了较大的发展,预示着 ACI 极大的发展潜力与美好的应用前景。

1.淋巴因子激活的杀伤细胞(LAK)

LAK 细胞是淋巴因子激活的杀伤细胞的简称,是指采用 IL-2 等细胞因子在体外刺激、活化外周淋巴细胞诱生的具有非特异性细胞毒作用的效应细胞。任何淋巴组织均可产生 LAK 细胞,包括外周血单个核细胞、胸导管、索状组织、脾、淋巴结、骨髓等,而通过基因重组 IL-2 和生物反应器的应用,大大促进了 LAK 细胞的体外激活和扩增。可用肿瘤患者或正常人外周血淋巴细胞诱生扩增成 LAK 细胞,后者具有广泛的杀伤肿瘤细胞的作用,可杀伤 NK 敏感或不敏感的靶细胞,也可杀伤自身或同种异体肿瘤细胞,而对正常细胞无杀伤作用。它不仅在体外可对 IL-2 产生应答而被活化,也能在体内对 IL-2 发生应答、增殖并定居于肿瘤组织中。IAK 细胞杀伤肿瘤细胞机制分为直接杀伤和间接杀伤 2 种方式:①与靶细胞结合后,通过分泌其中的穿孔素、丝氨酸酯酶、TNF 样分子等杀伤介质,直接杀伤靶细胞;②通过 LAK 细胞表面的杀伤分子(如 M-LT)直接杀伤靶细胞;③通过分泌其他细胞因子,如 IL-2、IL-6、TNF-α、IFN-γ 等间接杀伤靶细胞。其用法包括自身 IAK/rIL-2 疗法和同种 LAK/rIL-2 疗法。前者以患者自身外周血淋巴细胞作为 LAK 细胞来源,其优点为不需组织配型、无移植物抗宿主反应和移植排斥等,但分离采集单个核细胞的手续复杂、设备昂贵。由于肿瘤生长所产生的免疫抑制,利用患者自身白细胞诱生的 IAK 细胞质量欠佳,而且患者抽出大量白细胞后,免疫力低下,不仅易感染,机体的抗肿瘤能力也受到影响。在此背景下,对同种 LAK/rIL-2 的开发与研究受到了重视。后者的抗肿瘤作用同样为非特异性、MHC 非限制性,而且其来源广,可从正常供血者外周血白细胞中诱生,制备相对简单,更利于在我国推广。LAK 细胞疗法的毒副反应主要为发热、寒战、恶心、乏力等,低血压、腹泻、肝肾功能异常也较常见。目前认为 IAK 细胞对肾癌、恶性黑色素瘤、结直肠癌及非霍奇金淋巴瘤效果较好。对于较大的原发性肿瘤及已形成的转移灶,在肿瘤负荷较大的时候其作用有限,但对于控制复发与转移及胸腹腔积液的对症治疗疗效较明显。

2.肿瘤浸润淋巴细胞(TIL)

TIL 是存在于肿瘤间质的以淋巴细胞为主的异质性淋巴细胞群体。在 IL-2 的持续刺激下,能扩增 5～300 倍,体外能存活 130 天以上并保持杀瘤活性。其抗肿瘤作用大致可分为 3 种情况:①抗原非特异性、MHC 非限制性:既杀伤自身肿瘤细胞,也杀伤同种异体肿瘤细胞;②抗原特异性和 MHC 限制性:即只杀伤自身肿瘤细胞,不杀伤 MHC 抗原不配对的异体肿瘤细胞;③MHC 非限制性、抗原特异性:能杀伤带有相应肿瘤抗原的自身肿瘤细胞和同种异体肿瘤细胞,但不杀伤组织学上无关的同种异体肿瘤细胞。环磷酰胺、顺铂等化疗药物对 TIL 的疗效有明显的协同促进作用,所以除在手术切除肿瘤组织之前用化疗药物或生物制剂提高肿瘤组织中 TIL 浸润外,TIL 还应同时与化疗制剂联合应用。TIL 细胞与 IL-2 合并使用治疗肿瘤,疗效较 LAK/rIL-2 疗法为优。但最大问题是非常耗时、费力、昂贵,而且随着培养时间的延长,TIL 的增殖活性和抗瘤活性都有所降低。

3.激活的巨噬细胞

激活的巨噬细胞对肿瘤细胞的杀伤具有选择性,即只杀伤肿瘤细胞,而对正常细胞无损害。因此,激活的巨噬细胞可作为效应细胞用于过继性免疫治疗。它与肿瘤的增殖周期无关,对自体、同种异体肿瘤细胞和体外培养的肿瘤细胞都有同样的杀伤作用。甚至对放、化疗抵抗的肿瘤细胞也能杀伤。其本应是一种理想的效应细胞,但由于尚不能较好地解决制备及转输上的难题,故目前相关研究还处于起步阶段。主要困难是尚未找到像 IL-2 对 LAK 细胞一样理想的扩增刺激物,且分离、培养和体外激活都很复杂,难以体外大量制备,不能满足临床治疗所需的细胞数量。而且转输体内后巨噬细胞在肺部微血管的滞留问题,也限制了其在临床上的应用。目前的主要激活物包括单磷酸脂素 A、胞壁酰二肽、IFN-γ、M-CSF 和 GM-CSF 等。

4.细胞毒性 T 淋巴细胞(CTL)

细胞毒性 T 淋巴细胞是机体特异性抗肿瘤免疫的主要效应细胞,也是肿瘤免疫治疗中较为理想的细胞群体。CTL 前体细胞是 T 淋巴细胞,传统的诱生 CTL 的方法是混合淋巴细胞培养,即用肿瘤细胞刺激淋巴细胞产生 CTL,但这种方法诱生的 CTL 杀肿瘤细胞能力受到怀疑。有人建立了将 B7 因子基因导入肿瘤细胞制备 CTL 的方法,肿瘤细胞表达 B7 后再通过混合淋巴细胞培养技术,可获得较高活性的 CTL。另外,也可利用处理过的肿瘤细胞和 rIL-2 共同刺激 TIL 细胞,或者利用肿瘤抗原或合成的具有免疫活性的抗原肽在体外活化 T 淋巴细胞。CTL 的过继治疗成为近些年研究的热点之一,目前有学者认为 CTL 细胞对肿瘤细胞的杀伤活性较 TIL 细胞高。最近 Luis 等在一个临床期试验中,将 CD80 和人白细胞抗原(HLA)共同转染到经过放射性处理过的人肺腺癌细胞中,然后回输给 14 名晚期非小细胞肺癌患者,观察到患者免疫反应明显增强,其中位生存期达到了 17.5 个月。但是 CTLI 临床应用也遇到一些困难:①效应细胞前体频率低,体外培养扩增耗时长、花费高;②致敏 T 细胞的抗肿瘤作用是抗原特异性的,而肿瘤在演进过程中抗原性常常发生变化,这样可能会导致一些肿瘤细胞逃逸致敏 T 淋巴细胞的攻击;③致敏 T 淋巴细胞的抗肿瘤作用是 MHC 限制性的,同种异体 T 淋巴细胞一般不能以相应方式发挥抗肿瘤作用。这些问题需要我们进一步研究加以解决。

5.树突状细胞(DC)

树突状细胞作为人体内抗原呈递能力最强的抗原呈递细胞,成为当前肿瘤免疫治疗的研究热点之一。其起源于骨髓 $CD34^+$ 细胞,能特征性地高水平表达与抗原呈递有关的 MHC-Ⅰ类和Ⅱ类分子,并高水平表达多种共刺激分子(如 B7-1/CD80、B7-2/CD86 等)及某些黏附分子(如 ICAM-1/CD54、ICAM-3/CD50 等)。树突状细胞能够激活初始性 T 细胞,具有强大的激活 CD_8^+ 细胞毒 T 细胞及 CD_4^+ 辅助细胞的能力,控制着体内免疫反应的过程,在免疫应答中处于中心地位,在机体抗肿瘤中起着主导作用。DC 受细胞因子调控的同时,本身也可产生多种细胞因子。目前,树突状细胞在肿瘤免疫治疗领域的研究进展主要包括树突状细胞疫苗和以树突状细胞为基础的基因治疗。不同形式的肿瘤抗原如抗原多肽、蛋白抗原、细胞溶解物,凋亡的肿瘤细胞、肿瘤细胞 RNA 等体外冲击致敏的 DC 体内回输后,可诱导出特异性抗肿瘤免疫应答。大量的荷瘤动物模型研究表明,DC 免疫疗法具有确切的肿瘤治疗效果。用抗原多肽在体外冲击致敏 DC,然后将之回输或免疫接种至荷瘤宿主,进行肿瘤免疫治疗,结果证明该疗法能显著地诱导机体产生抗原性特异 CTL,产生保护性免疫反应并能治疗肿瘤患者。用于制备树突状细胞疫苗的抗原种类有:肿瘤细胞或细胞裂解产物、肿瘤抗原多肽和肿瘤mRNA。以树突状细胞为基础的基因治疗主要以编码肿瘤抗原的基因或细胞因子的基因修饰树突状细胞,然后回输体内,增强树突状细胞诱导的抗肿瘤作用。树突状细胞用于肿瘤治疗已进入Ⅰ和Ⅱ期临床研究,所涉及的肿瘤包括 B 细胞淋巴瘤、前列腺癌、黑色素瘤、多发性骨髓瘤、肾细胞癌、肺癌、结直肠癌、乳腺癌等,取得了令人鼓舞的进展。

DC 抗肿瘤的主要机制有:

(1)通过以下方式来诱导产生大量效应 T 细胞:①捕获抗原,加工为短肽,与 MHC-Ⅰ类和Ⅱ类分子形成肽-MHC 分子复合物,并表达于细胞表面;②自身分泌或诱导其他细胞分泌IL-2;③直接向 CD_3^+ CTL 递呈抗原;④高水平表达共刺激分子和黏附分子,从而促进 DC 与 T细胞的结合。

(2)通过分泌细胞因子和趋化因子来促进 T 细胞定向迁移至肿瘤部位。

(3)DC 能保持效应 T 细胞的长期存在。

(4)通过释放某些抗血管生成物质及前血管生成因子而影响肿瘤血管的形成。DC 在抗肿瘤治疗中的应用仍处在探索之中。可将 DC 接触相应的肿瘤抗原(如合成抗原肽、灭活的肿瘤细胞、肿瘤抗原提取物),致敏后回输体内;也可采用基因转移的方法,将外源性基因(如

TAA 基因、细胞因子基因)导入 DC 内,改变 DC 的性能,从而提高 DC 的抗肿瘤能力。当然也可将 DC 在体外进行扩增后再回输体内,以获得更多的 CTL。目前,有关 DC 的研究尚处于体外及动物实验阶段。但有理由相信 DC 将成为肿瘤细胞免疫治疗的一种大有前途的治疗手段。

6.CIK 及 DC-CIK

(1)CIK 及 DC-CIK 细胞的来源及特性

①CIK:它是用抗 CD3 单抗、γ 干扰素(IFN-1)、白细胞介素 2(IL-2)和 IL-1 培养外周血淋巴细胞产生的具有抗肿瘤活性的杀伤细胞。其增殖倍数、总的抗肿瘤作用及在动物体内的抗肿瘤作用均比既往常用的 LAK 细胞强。

②DC-CIK 细胞:携带肿瘤细胞抗原的 DC 细胞与自体外周血淋巴细胞共同培养产生的免疫效应细胞称为 DC-CIK。在 DC-CIK 中,T 细胞尤其是杀伤性的 T 细胞的增殖倍数和 IFN-1 的分泌量明显比 CIK 高。CIK 及 DC-CIK 细胞的杀瘤特点为:增殖速度快;杀瘤活性高;杀瘤谱广;对多重耐药肿瘤细胞同样有效;对正常骨髓造血前体细胞毒性很小。

(2)适应证与禁忌证:乳腺癌、胃癌、肺癌、结肠癌、食道癌、肾癌等术后患者;淋巴瘤(T 细胞淋巴瘤除外)、白血病、多发性骨髓瘤等自体干细胞移植或放化疗后微小残留病变患者的治疗(肿瘤负荷过重效果不好)。T 细胞淋巴瘤患者应禁用。注意:CIK 细胞治疗用于化疗后的患者时,应在化疗两周后、血象稳定后实施。

CIK 及 DC-CIK 用于治疗急性白血病的临床研究:某学者领导的研究小组在世界上首次采用体外培养的自体 CIK 静脉回输技术,对 2 例化疗困难且合并丙型肝炎的白血病患者进行治疗。在治疗后,患者不但白血病融合基因转阴,而且血丙肝病毒基因(HCV-RNA)也转阴,肝功能改善。自体 CIK 或 DC-CIK 回输治疗比较安全,无 1 例发生严重不良反应,发生的不良反应(如畏寒、寒战、发热和疲乏)均在 24 小时内消失。在完成治疗后,很多患者能继续工作或学习。

(3)CIK 及 DC-CIK 用于治疗肺癌。鳞癌:手术及放疗以后的患者(因鳞癌放疗敏感、化疗不敏感);腺癌:手术后的患者(因腺癌放化疗都不敏感);小细胞肺癌:手术及放化疗以后的患者(因其放化疗都敏感)。

自体 CIK 或 DC-CIK 回输治疗急性白血病、肺癌等是一种安全、有效的新型治疗方法,它的成功也为其他恶性疾病或慢性病毒感染性疾病的免疫治疗方法奠定了良好的基础。CIK 细胞是诱导、激活的自体细胞,这种治疗相当安全,无重大不良反应,有部分病例在细胞回输后 2~10 个小时内出现体温升高(37.2℃~40℃),一般持续时间 2~6 小时,可自行缓解,极少数高热患者使用解热药就可以完全缓解。

(六)抗体和双特异性抗体

肿瘤特异性抗原、肿瘤相关抗原、独特型决定簇、某些细胞因子的受体及一些癌基因产物可作为肿瘤特异性或相关靶分子,通过免疫学方法、细胞工程和基因工程技术制备抗这些靶分子的单克隆抗体,将单克隆抗体注入体内可对肿瘤进行免疫治疗,通过阻断癌细胞的异常信号传导通路及引起淋巴细胞肿瘤浸润和 Fc 受体介导的细胞毒反应来抑制肿瘤的发展。研究显示,抗神经节苷脂 GM_2 单克隆抗体可有效抑制 GM_2 阳性肺癌细胞的生长和转移。

　　双特异性抗体(BsAb)是指具有两种抗原结合特性的人工抗体。BsAb 分子上的两个抗原结合臂,一个与靶抗原结合,另一个与免疫效应细胞上的标记抗原结合,这样可以有效地将具有细胞毒性功能的免疫效应细胞直接导向肿瘤细胞。Renner 等利用双特异性抗体将 CD3AK 细胞直接导向肿瘤细胞,将单克隆抗体的高度特异性和 CD3AK 细胞的杀伤效应联合起来,提高了对肿瘤细胞的杀伤作用。Vuillez 等应用抗 CEA 和二乙烯三胺五乙酸的双特异性抗体结合放射性核素[131]I,对 14 例化疗后复发的小细胞肺癌患者进行放射免疫治疗,结果 2 例患者部分缓解,1 例患者病情稳定超过 24 个月。

四、免疫治疗药物研究新进展

(一)帕博利珠单抗

1.国内 NMPA 获批适应症

(1)单药用于一线治疗 PD-L1 阳性的、EGFR/ALK 阴性的的局部晚期或转移性非小细胞肺癌(NSCLC)。

(2)联合卡铂和紫杉醇,用于一线治疗转移性鳞状非小细胞肺癌(NSCLC)。

(3)联合培美曲塞和铂类化疗药物,用于一线治疗 EGFR/ALK 阴性的转移性非鳞状非小细胞肺癌(NSCLC)。

2.美国 FDA 获批适应症

(1)单药用于一线治疗 PD-L1 阳性的、EGFR/ALK 阴性的的局部晚期或转移性非小细胞肺癌(NSCLC)。

(2)联合卡铂和紫杉醇,用于一线治疗转移性鳞状非小细胞肺癌(NSCLC)。

(3)联合培美曲塞和铂类化疗药物,用于一线治疗 EGFR/ALK 阴性的转移性非鳞状非小细胞肺癌(NSCLC)。

(4)单药用于在铂类化疗期间或之后疾病进展,发生转移且 PD-L1 阳性的非小细胞肺癌(NSCLC)患者。

(5)用于经放化疗及靶向治疗后疾病出现进展的,EGFR/ALK 基因突变的非小细胞肺癌(NSCLC)患者适用于在铂类化疗和至少一种其他疗法治疗期间或之后出现疾病进展的转移性小细胞肺癌(SCLC)。

3.推荐使用方法

2mg/kg 剂量静脉输注 30 分钟以上,每 3 周给药一次,直至出现疾病进展或不可接受的毒性。

4.不良反应

疲劳(21%),瘙痒(16%),皮疹(13%),腹泻(12%)和恶心(10%)。根据不良反应等级,应由医师判断是否需要接受皮质类固醇(如泼尼松)治疗,或暂停使用/永久停用该药。

(二)纳武利尤单抗

1.国内 NMPA 获批适应症

单药用于治疗 EGFR/ALK 阴性、既往接受过含铂方案化疗后出现疾病进展或不可耐受的局部晚期或转移性非小细胞肺癌(NSCLC)成人患者。

2.美国 FDA 获批适应症

(1)单药用于一线治疗 PD-L1 阳性、EGFR/ALK 阴性的转移性非小细胞肺癌(NSCLC)成人患者。

(2)联合 Ipilimumab(伊匹单抗)和铂类化疗,用于一线治疗 EGFR/ALK 阴性的转移/复发性非小细胞肺癌(NSCLC)成人患者。

(3)用于治疗铂类化疗期间或之后出现疾病进展的、EGFR/ALK 阴性的转移性非小细胞肺癌(NSCLC)成人患者。

(4)用于经放化疗及靶向治疗后疾病出现进展的,EGFR/ALK 基因突变的非小细胞肺癌(NSCLC)患者。

(5)用于经铂类化疗和至少一种其他疗法治疗后出现疾病进展的、转移性小细胞肺癌(SCLC)患者。

3.推荐使用方法

3mg/kg 或 240mg 固定剂量,静脉注射每 2 周一次,直至出现疾病进展或产生不可接受的毒性。

4.不良反应

疲劳(30%)、皮疹(17%)、瘙痒(13%)、腹泻(13%)和恶心(12%)。大多数不良反应为轻至中度(1级或2级)。根据不良反应等级,应由医师判断是否需要接受皮质类固醇(如泼尼松)治疗,或暂停使用/永久停用该药。

(三)阿替利珠单抗

1.国内 NMPA 获批适应症

与卡铂和依托泊苷联合,用于一线治疗广泛期小细胞肺癌(ES-SCLC)。

2.美国 FDA 获批适应症

(1)与卡铂和依托泊苷联合,用于一线治疗广泛期小细胞肺癌(ES-SCLC)。

(2)与贝伐珠单抗、紫杉醇及卡铂联合,用于一线治疗 PD-L1 阳性且 EGFR　/ALK 阴性的成年非鳞状非小细胞肺癌(NSCLC)。

(3)用于含铂类药化疗期间或化疗后,疾病出现进展的转移性非小细胞肺癌(NSCLC)。

(4)用于接受靶向治疗后,出现疾病进展的 EGFR/ALK 突变的非小细胞肺癌(NSCLC)。

3.推荐使用方法

在诱导期,第 1 天静脉输注阿替利珠单抗,推荐剂量为 1200mg,继之以静脉输注卡铂,之后是依托泊苷。第 2 天和第 3 天静脉输注依托泊苷。该方案每 3 周给药一次,共 4 个治疗周期。

诱导期之后是无化疗的维持期,在此期间每 3 周静脉输注一次 1200mg 阿替利珠单抗。如在预定治疗日漏用,应尽快给药,并应调整给药计划,使 2 次给药之间间隔 3 周。

4.不良反应

阿替利珠单抗单药治疗最常见的不良反应为:疲乏(35.9%)、食欲下降(25.5%)、恶心(23.5%)、咳嗽(20.8%)、呼吸困难(20.5%)、发热(20.1%)、腹泻(19.7%)、皮疹(19.5%)、骨骼肌肉疼痛(15.4%)、背痛(15.3%)、呕吐(15.0%)、乏力(14.5%)、关节痛(13.9%)、瘙痒症(12.6%)和尿路感染(11.6%)。

阿替利珠单抗联合其他药物治疗(化疗为主)最常见的不良反应为:贫血(40.3%)、中性粒细胞减少症(39.4%)、脱发(29.6%)、血小板减少症(28.9%)、便秘(27.2%)、以及周围神经病(25.7%)。

根据不良反应等级,应由医师判断是否需要接受皮质类固醇(如泼尼松)治疗,或暂停使用/永久停用该药。

(四)度伐利尤单抗

1.国内 NMPA 获批适应症

用于治疗接受铂类药物为基础的化疗同步放疗后,未出现疾病进展的不可切除、Ⅲ期非小细胞肺癌(NSCLC)患者。

2.美国 FDA 获批适应症

(1)用于治疗接受铂类药物为基础的化疗同步放疗后,未出现疾病进展的不可切除、Ⅲ期非小细胞肺癌(NSCLC)患者。

(2)与依托泊苷和卡铂或顺铂联合,用于一线治疗与成人广泛期小细胞肺癌(ES-SCLC)患者。

3.推荐使用方法

静脉输注 10mg/kg,每 2 周一次,每次输注需超过 60 分钟,直至出现疾病进展或不能耐受的毒性。最长使用不超过 12 个月。

4.不良反应

最常见不良反应(≥20%的患者发生)有咳嗽、疲劳、非感染性肺炎或放射性肺炎、上呼吸道感染、呼吸困难和皮疹。根据不良反应等级,应由医师判断是否需要接受皮质类固醇(如泼尼松)治疗,或暂停使用/永久停用该药。

(五)伊匹单抗

1.国内 NMPA 获批适应症

国内暂无获批肺癌适应症。

2.美国 FDA 获批适应症

(1)与 nivolumab(纳武利尤单抗)联合,用于一线治疗 PD-L1 阳性,EGFR/ALK 阴性的转移性非小细胞肺癌(NSCLC)成年患者。

(2)联合铂类化疗,用于 EGFR/ALK 阴性的转移性/复发性非小细胞肺癌(NSCLC)成年患者。

3.推荐使用方法

3mg/kg,90 分钟内静脉滴注完毕,每 3 周 1 次,连续使用 4 个周期。

4.不良反应

皮炎免疫介导的表现(高达 70%)、疲劳(41%)、腹泻(32%)、瘙痒症(31%)、皮疹(29%)、结肠炎(8%)、免疫介导的小肠结肠炎(7%)、免疫介导的肝炎(2%)、内分泌病(1.8%,包括肾上腺皮质功能不全,性腺机能减退和甲状腺机能减退)。

第四章　食管癌

第一节　食管癌的诊断与分期

一、食管癌的临床症状和体征

食管癌的症状分为早期症状和中晚期症状。症状与病理变化紧密关联,在早期食管癌,病变只限于黏膜表层癌性糜烂、浅表溃疡或小的斑块,所以在进硬食时产生一些轻微的神经感觉症状。到癌组织长成肿块致使食管腔变窄即产生机械性梗阻症状。

(一)早期症状

根据对早期食管癌的病例分析,90%有症状,10%无症状,其中最主要有4种症状:

1.大口吞咽干性食物时有轻微的梗阻感

占51%~63%,多不引起注意,可自行消失和复发,不影响进食。常在患者情绪激动时发生,故易被误认为是功能性症状。但这种现象逐渐加重且频率增多时,要高度怀疑食管癌。

2.吞咽时胸骨后闷胀隐痛不适感

与食管癌早期的黏膜糜烂和浅溃疡有关。表现为胸骨后和剑突下疼痛,咽下食物时有胸骨后或剑突下痛,其性质可呈烧灼样、针刺样或牵拉样,以咽下粗糙、灼热或有刺激性食物为明显。初时呈间歇性,当癌肿侵及附近组织或有穿孔时,就会有剧烈而持续的疼痛。疼痛部位常不完全与食管内病变部位一致。疼痛多可被解痉剂暂时缓解。

3.食管内异物感

20%左右的患者在吞咽时有食管内的异物感。

4.食物滞留感

咽下食物或饮水时,有食物下行缓慢并滞留的感觉,以及胸骨后紧缩感或食物黏附于食管壁等感觉,食毕消失。症状发生的部位多与食管内病变部位一致。

上述这些症状十分轻微并且断续发作,每次时间短暂,易被忽视。有的持续数年而无明显改变,也有的呈进行性加重,但大部分进展缓慢,详细询问病史对诊断有一定的意义。必须强调,这些症状并非早期食管癌所特有,贲门失弛缓症、慢性食管炎、胃食管反流症、进食过硬或过热食物引起的食管外伤等,都可能产生这些症状。

(二)中晚期症状

1.吞咽困难

进行性吞咽困难是中晚期食管癌最典型的症状。一般患者初起时只在进食干硬食物时出现吞咽障碍,也可能是间歇性的吞咽困难,以后则进半流质、流质食物时亦有此症状,呈进行性加重,最后可发展至滴水不入。由于食管具有良好的弹性及扩张能力,一般出现明显吞咽困难时,肿瘤常已侵犯食管周径 2/3 以上,此时常伴有食管周围组织浸润和淋巴结转移。部分患者症状发展缓慢,时轻时重。有的患者甚至到了晚期,吞咽困难仍不十分严重。

吞咽困难的程度随着食管癌病理类型的不同而差异很大。如缩窄型、髓质型吞咽困难明显,而蕈伞型、溃疡型、腔内型则较前者轻。其原因是前者肿瘤多累及食管全层,管壁僵硬、管腔狭窄明显,因而吞咽困难症状明显,而后者肿瘤多以沿食管的纵轴扩张为主。在肿瘤侵犯管腔的 1/3～1/2 周,甚至 2/3 周时,未受累的食管仍可以正常地扩张,液体和固体食物易于通过,因而吞咽困难症状轻。当病变部位发生感染、进食不当或过度疲劳时。症状加重,经短期禁食、补液、抗感染治疗后或坏死组织脱落时症状可明显减轻,但并非肿瘤真正好转。吞咽困难的严重程度与肿瘤大小、手术切除率和生存率并无一定的平行关系。

2.吐大量沫状黏液

为食管癌的另一常见症状,这是由于食管癌的浸润和炎症引起食管腺与唾液腺分泌增加所致。每日量达 1000mL 以上,严重时可达 1500～3000mL。呕吐量与梗阻的程度有关。呕吐物主要为沫状黏液,其中可能有食物残渣,有的混有陈旧血迹,甚至有恶臭味。其原因是食管呈不完全或完全梗阻状态,食管腺体和唾液腺的分泌液仅有少部分吞咽入胃,这些液体积存于肿瘤上方的食管腔内,当液体太多时便会借食管壁的逆蠕动而反流出来,并常会被吸入呼吸道,引起阵发性呛咳,严重时可引起吸入性肺炎。

3.疼痛

胸骨后或背部肩胛区持续性钝痛常提示食管癌已有外侵,引起食管周围炎、纵隔炎,但也可以是肿瘤引起食管深层溃疡所致。约有 10% 的病例咽下时出现疼痛,晚期可达 20%。疼痛的特点是吞咽时发作或使之加剧,随病情发展而加重,可伴有吞咽困难。疼痛的性质与早期病例不同,疼痛较重,为隐痛、刺痛或灼痛,并与病变部位相吻合。若疼痛加剧,伴发热,常预示着肿瘤穿孔。

4.声音嘶哑

常是肿瘤直接侵犯或转移淋巴结压迫喉返神经所引起,但有时也可以是吸入性炎症引起的喉炎所致,间接喉镜有助于鉴别。

5.出血

食管癌患者有时也会因呕血或黑便来院就诊。肿瘤可浸润大血管特别是胸主动脉而造成致死性出血。对于有穿透性溃疡的患者特别是 CT 检查肿瘤侵犯胸主动脉者,应注意大出血的可能。

6.其他症状

因食管不全或完全梗阻而进食量少。呕吐大量黏液、疼痛及烦恼,患者营养情况恶化,表现出体重下降、脱水、消瘦、贫血、虚弱无力等。

(三)终末期症状和并发症

(1)恶病质、脱水、全身衰竭,此系食管梗阻滴水难入和全身消耗所致,常伴有贫血,水、电解质紊乱。

（2）肿瘤侵犯并穿透食管，累及气管、纵隔、支气管、肺门、心包、大血管等，引起纵隔炎、脓肿、肺炎、气管-食管瘘、大出血等。

（3）全身广泛转移引起相应的症状，如肝、肺、脑等重要脏器转移，引起相应的黄疸、腹水、肝功能急性衰竭致昏迷、全身水肿、呼吸困难等。纵隔、锁骨上淋巴结或全身皮下转移，引起声带麻痹、气管压迫、呼吸困难、疼痛等。出现颈部包块、皮下结节等体征。

（四）诊断

食管癌的诊断是一个多步骤的过程，应针对性地建立诊断及评价肿瘤和功能的操作流程。临床上怀疑食管癌，首先需要进行确诊或排除。最常用的检查手段是消化道造影检查及内镜检查，其中手术前内镜检查率为98％，钡剂食管造影检查率为51％。下一步需要解决的问题是评估原发肿瘤是否可手术切除，是否存在局部区域淋巴引流及是否存在远处转移。可选用内镜超声检查（EUS）、CT、MRI、PET/CT检查，其中98％的患者行CT检查，而EUS仅为58％。下一步再评估功能的可操作性。

1.食管拉网细胞学检查

此为食管癌高发区大面积普查首选方法，准确率＞90％，早期癌发现率＞80％。缺点是脱落细胞采集器无法通过重度狭窄和梗阻的食管，难以对食管癌细胞进行准确分级，仍需行纤维食管镜检查进一步定性和定位。禁忌证为食管静脉曲张、疑为食管穿孔、严重心肺疾病者。

2.上消化道造影检查

无法进行内镜检查的患者应行气钡双重造影检查，食管黏膜紊乱、断裂，局部管腔狭窄或充盈缺损，食管管壁僵直，蠕动消失或见软组织阴影，溃疡或瘘管形成及食管轴向异常均为食管癌重要的X线征象。优点是可观察食管黏膜改变和食管动力学改变，对早期食管癌的诊断甚至优于CT和MRI，阳性率70％左右，对食管癌伴发溃疡的诊断优于CT、MRI和EUS。缺点是无法观察食管癌黏膜下浸润情况和外侵深度、范围及肿瘤与邻近结构的关系，其对食管癌病灶长度、侵犯范围和淋巴结转移的诊断均不如CT、MRI和EUS，进一步仍需细胞学或组织病理学确诊。

3.内镜

内镜活检是食管癌诊断的主要方法，食管癌定位和定性诊断的必要手段，不仅能确定部位，同时可进行组织学活检。优点是镜下直接观察肿瘤生长部位、形态和范围，可行多部位活检和脱落细胞检查获得病理诊断，对治疗和估计预后有较大的参考价值。缺点是无法正确判断肿瘤的浸润程度、与周围组织的解剖关系及有无转移。禁忌证为严重的急性呼吸道和上消化道感染、严重心肺疾病、胸主动脉瘤、脑卒中。对于食管静脉曲张、深溃疡、巨大憩室、高度脊柱弯曲、严重出血倾向及衰弱者，食管镜检查应特别谨慎。

4.食管超声内镜（EUS）

此为目前唯一能显示食管壁的层次、结构，肿瘤浸润的深度和范围，与周围组织脏器关系的检查手段，是常规诊断和分期方法。EUS将内镜与超声结合起来，逐层显示正常食管壁的结构，从内到外分为5层，依次为黏膜表层（高回声）、黏膜及黏膜肌层（低回声）、黏膜下层（高回声）、肌层（低回声）和外膜（高回声）。肿瘤局限于第1～3层为T_1，侵犯第4层为T_2，侵犯第5层为T_3，累及邻近结构为T_4。优点是提高临床分期准确性，其T分期准确率为85％，区域淋巴结转移率为 79％,帮助判断能否行 EMR、ESD、根治性手术切除。缺点是由于超声频率高,组织穿透能力小,对大肿瘤整体范围完整显像欠佳。微型高频超声探头(MCUS)的应用,对 T、N、M 分期诊断的准确率提高,使早期癌的准确率提高达 97％以上。

5.支气管镜

如果位于气管隆嵴部位及以上的食管癌拟行手术或食管癌患者伴有肺部症状时,应行支气管镜检查以明确气管、支气管有无受侵,经病理证实其准确度为 91.96％,能减少一部分手术的盲目性。

6.CT

用于判断肿瘤局部浸润和远处转移,是目前比较准确的分期方法。CT 准确显示食管癌浸润深度、范围和肿瘤与邻近结构的关系,对分期、切除可能的判断、预后的估计均有帮助。T 分期的准确率为 42.9％～68.8％,N 分期的准确率为 40％～86％,器官转移的准确性为74.0％～90.0％,对周围组织器官有侵袭的准确率为 69.7％,无侵袭的准确率为 97.3％。对早期病灶、微小纵隔淋巴结转移及远处转移仍有其局限性。近年来应用螺旋 CT 实时三维重建(CTRT3D)成像技术,可为临床快速准确地诊断食管癌淋巴结转移提供一种新的定位技术,进一步提高对 T、N 分期预测的准确率,分别高达 91.6％和 83.3％。

7.PET-CT

用于术前化放疗后再次分期和治疗疗效评估,PET/CT 既可行全身解剖学的精确定位,又能根据不同组织器官代谢指标异常进行功能显像,使分期更准确,预测区域淋巴结转移的准确率为48％～92％,对远处转移的特异性为 97.0％。

8.肿瘤标志物检查

用于食管癌诊断的血清标志物有癌胚抗原(CEA)、鳞状上皮细胞癌相关抗原(SCC)、细胞角蛋白片段 19(CYFRA21-1)、CA19-9、CA72-4、CA-125、p53 等。同时在疗效评价、预后判断和追踪复发与转移方面具有一定的临床应用价值。

(五)鉴别诊断

1.贲门痉挛

也称贲门失弛缓症,是由于食管贲门部的神经肌肉功能障碍所致的食管功能障碍引起食管下端括约肌弛缓不全,食物无法顺利通过而滞留,从而逐渐使食管张力减退、蠕动减低及食管扩张的一种疾病。其主要特征是食管缺乏蠕动,食管下端括约肌(LES)高压和对吞咽动作的松弛反应减弱。临床表现为吞咽困难、胸骨后疼痛、食物反流,以及因食物反流误吸入气管所致咳嗽、肺部感染等症状。还表现为病程长,间歇性发作,患者平均年龄较小等特点。X 线检查食管下端呈光滑鸟嘴状或漏斗状狭窄,边缘光滑,吸入亚硝酸异戊酯后贲门渐扩张,可使钡剂顺利通过。内镜活组织检查无癌肿证据可资鉴别。

2.食管静脉曲张

此为肝硬化患者常见临床表现。患者常有门脉高压症的其他体征,X 线检查可见食管下段黏膜皱襞增粗、迂曲或呈串珠样充盈缺损。严重的静脉曲张在透视下见食管蠕动减弱,钡剂通过缓慢。但管壁仍柔软,伸缩性也存在,无局部狭窄或阻塞,食管镜检查可进一步鉴别。

3.食管良性肿瘤

食管良性肿瘤很少见,在食管肿瘤中仅占1%。发病年龄较食管癌小,症状进展缓慢,病期长。在食管良性肿瘤中最常见的是平滑肌肉瘤,约占90%,此外尚有起源于黏膜层和黏膜下层的息肉、脂肪瘤、纤维脂肪瘤、乳头状瘤等。食管平滑肌瘤多见于中年男性。平滑肌瘤多位于食管下段和中段,绝大多数为单发性。食管镜检查见表面黏膜光滑的隆起肿物,表面黏膜展平呈"涂抹征",但无溃疡。局部管腔扩张正常,内镜下可见隆起于正常黏膜下的圆形肿物,在食管蠕动时可见在黏膜下"滑动"现象。有时与生长在一侧、主要向黏膜下扩展的表面黏膜改变轻微的食管癌不易区别,但后者在内镜下见不到"滑动"。

4.食管结核

食管结核在临床上极为少见,食管结核分为原发性和继发性两种类型,原发性食管结核指结核杆菌直接侵入食管黏膜,结核病灶以食管结核为主,身体其他部位无明显结核病灶;继发性食管结核往往是食管周围及纵隔淋巴结结核直接或间接侵入食管壁而引起。临床上一般为继发性,如为增殖性病变或形成结核瘤,则可导致不同程度的阻塞感、吞咽困难或疼痛。病程进展慢,青壮年患者较多,平均发病年龄小于食管癌。常有结核病史,OT试验阳性,有结核中毒症状,内镜活检有助于鉴别。食管造影有三种表现:①食管腔内充盈缺损及溃疡,病变段管腔稍窄,管壁稍僵硬,龛影较大而明显,龛影边缘不整,周围充盈缺损不明显;②食管一侧壁充盈缺损,为食管周围的纵隔淋巴结结核形成的肿块压迫食管腔,并侵及食管壁所致;③食管瘘道形成,表现为食管壁小的突出的钡影,像一小龛影,周围无充盈缺损,多为纵隔淋巴结结核而并发淋巴结食管瘘。最后有赖于食管细胞学或食管镜检查而确定诊断。

5.食管炎

临床最常见的是胃酸反流引起的反流性食管炎。有类似早期食管癌的刺痛或灼痛,X线检查见黏膜纹理粗乱,食管下段管腔轻度狭窄,有钡剂潴留现象,部分病例可见黏膜龛影。对不易确诊的病例,应进行食管细胞学或食管镜检查。

6.食管憩室

食管壁的一层或全层局限性膨出,形成与食管腔相通的囊袋,称为食管憩室。可以发生在食管的任何部位,较常见的为牵引性憩室,初期多无症状,以后可表现为不同程度的吞咽困难及反流,于饮水时可闻"含漱"声响,有胸闷或胸骨后灼痛、烧心或进食后异物感等症状。发生在食管中段的憩室,患者的吞咽障碍及胸骨后疼痛等症状常明显,而吞咽困难较少见。因食物长期积存于憩室内可有明显口臭,有时因体位变动或夜间睡眠发生憩室液误吸、呛咳。X线多轴透视或气钡双重对比检查可显示憩室。食管憩室有发生癌变的可能,故在诊断食管憩室的时候应避免肿瘤的漏诊。

7.食管良性狭窄

食管狭窄可由良性及恶性疾病而引起,食管良性狭窄分为先天性与后天性两种,在狭窄部位的上方伴有食管扩张和肥厚。先天性较为少见,多在幼年时发现。后天性食管狭窄多有吞酸、碱化学灼伤史,X线检查可见食管狭窄,黏膜皱襞消失,管壁僵硬,狭窄与正常食管段逐渐过渡。长期的反流性食管炎可引起瘢痕狭窄,一般位于食管下段。临床上要警惕在长期炎症基础上发生癌变的可能。与食管恶性肿瘤的鉴别主要靠内镜及活检。

8.食管平滑肌肉瘤

食管平滑肌肉瘤是源于间叶组织的恶性肿瘤,约占消化道肉瘤的 8％,食管恶性肿瘤约占 0.5％。按组织学特点,食管肉瘤包括平滑肌肉瘤、纤维肉瘤、横纹肌肉瘤、骨肉瘤和免疫缺陷患者的 Kaposi 肉瘤等。其中纤维肉瘤最多见,占食管肉瘤的半数,食管肉瘤大体分型有两种:一种为息肉型,另一种为浸润型。息肉型在食管腔内可见结节状或息肉样肿物,肿物周界清楚、隆起、外翻。中央有溃疡,溃疡面高低不平,肿物也向腔外突出。X 线表现,息肉型在食管腔明显扩张,腔内有巨大肿块时,呈多数大小不等的息肉样充盈缺损,黏膜破坏中有龛影,钡流不畅,管腔受压移位。管腔外常见软组织肿块影,很像纵隔肿瘤,但食管造影时可见该肿块与食管壁相连而明确诊断。浸润型的 X 线表现与食管癌相似。

9.食管外压改变

指食管邻近器官的异常所致的压迫和吞咽障碍。某些疾病如肺癌纵隔淋巴结转移、纵隔肿瘤、纵隔淋巴结炎症等可压迫食管造成部分或严重管腔狭窄,产生严重吞咽困难症状,有时可误诊为食管癌。食管钡餐造影常可排除食管本身疾病。

10.癔球症

指主观上有某种说不清楚的东西或团块在咽底部环状软骨水平处,引起胀满、受压或阻塞等不适感。本病属功能性疾病,发病与精神因素有关,多见于青年女性。患者常有咽部球样异物感,进食时可消失,常由精神因素诱发。本症实际上并无器质性食管病变,内镜检查可与食管癌鉴别。

11.缺铁性假膜性食管炎

多为女性,除咽下困难外,尚可有小细胞低色素性贫血、舌炎、胃酸缺乏和反甲等表现。补铁剂治疗后,症状较快改善。

12.食管周围器官病变

如纵隔肿瘤、主动脉瘤、甲状腺肿大、心脏增大等。除纵隔肿瘤侵入食管外,X 线钡餐检查可显示食管有光滑的压迹,黏膜纹正常。

二、分 期

目前食管癌的分期采用国际抗癌联盟及美国癌症联合会(UICC/AJCC)发布的 2017 年第八版食管癌国际分期:

1.食管癌 TNM 分期中 T、N、M 的定义(UICC/AJCC 2017)

(1)原发肿瘤(T)

T_x:原发肿瘤不能评估;

T_0:没有原发肿瘤的证据;

Tis:重度不典型增生;

T_1:肿瘤侵及黏膜固有层、黏膜肌层或黏膜下层;

T_{1a}:肿瘤侵及黏膜固有层、黏膜肌层;

T_{1b}:肿瘤侵及黏膜下层;

T_2:肿瘤侵及肌层;

T_3：肿瘤侵及食管纤维膜；

T_4：肿瘤侵及邻近结构；

T_{4a}：肿瘤侵及胸膜、心包、奇静脉、膈肌或腹膜；

T_{4b}：肿瘤侵及其他邻近结构，如主动脉、椎体或气管。

（2）区域淋巴结（N）

N_x：区域淋巴结不能评估；

N_0：无区域淋巴结转移；

N_1：1～2枚区域淋巴结转移；

N_2：3～6枚区域淋巴结转移；

N_3：7枚以上区域淋巴结转移。

其中区域淋巴结定位为伴行食管的周围淋巴结，包括1、2、4、7、8、9、15、16、17、18、20，及颈部Ⅵ、Ⅶ组淋巴结。具体见表4-1-1。

表4-1-1　食管癌区域淋巴结分组

1R	右侧下颈段气管旁淋巴结区，位于锁骨上气管旁区域与肺尖之间
1L	左侧下颈段气管旁淋巴结区，位于锁骨上气管旁区域与肺尖之间
2R	右上气管旁淋巴结区，位于头臂干下缘和气管的交点与肺尖之间
2L	左上气管旁淋巴结区，位于主动脉弓顶与肺尖之间
4R	右下气管旁淋巴结区，位于头臂干下缘和气管交点与奇静脉的上缘之间
4L	左下气管旁淋巴结区，位于主动脉弓顶与隆突之间
7	隆突下淋巴结区，气管隆突下方
8U	上胸段食管旁淋巴结区，自肺尖至气管分叉
8M	中胸段食管旁淋巴结区，自气管分叉至下肺静脉下缘
8Lo	下胸段食管旁淋巴结区，自下肺静脉下缘至食管胃交界部
9R	右下肺韧带淋巴结区，位于右下肺韧带内
9L	左下肺韧带淋巴结区，位于下肺韧带内
15	膈肌淋巴结区，位于膈穿窿顶部及膈脚邻近或膈脚后方
16	贲门旁淋巴结区，紧邻胃食管交界区
17	胃左淋巴结区，沿胃左动脉走行分布
18	肝总动脉淋巴结区，位于近端肝总动脉周围
19	脾动脉淋巴结区，位于近端脾动脉周围
20	腹腔干淋巴结区，位于腹腔干根部周围
Ⅵ	气管前、气管旁、喉前、甲状腺周围淋巴结，从舌骨至胸骨切迹上，位于颈总动脉内
Ⅶ	气管前、气管旁、食管沟淋巴结，胸骨切迹至无名静脉下端

颈段食管旁Ⅵ，Ⅶ区淋巴结根据头颈部淋巴结命名法命名

（3）远处转移（M）

Mx:远处转移不能评估；

M_0:无远处转移；

M_1:有远处转移。

（4）病理级别（G）

Gx:病理级别不能评估；

G_1:高分化；

G_2:中分化；

G_3:低分化及未分化。

（5）肿瘤位置（L）

X:位置未知；

上:颈段及胸上段；

中:胸中段；

下:胸下段。

2.食管鳞癌的临床国际 TNM 分期和病理分期分别见表 4-1-2、表 4-1-3

表 4-1-2　食管鳞癌的临床国际 TNM 分期 cTNM（UICC/AJCC 201702）

分期	TNM
0	Tis, N_0, M_0
I	$T_1, N_{0\sim1}, M_0$
II	$T_2, N_{0\sim1}, M_0$
	T_3, N_0, M_0
III	T_3, N_1, M_0
	$T_{1\sim3}, N_2, M_0$
IVA	$T_4, N_{0\sim2}, M_0$
	任何 T, N_3, M_0
IVB	任何 T,任何 N, M_1

表 4-1-3　食管鳞癌的病理分期 pTNM（UICC/AJCC 2017）

分期	TNM
0	Tis, N_0, M_0,任何 L
IA	T_{1a}, N_0, M_0, G_1,任何 L
	T_{1a}, N_0, M_0, Cx,任何 L
IB	$T_{1a}, N_0, M_0, G_{2\sim3}$,任何 L
	$T_{1b}, N_0, M_0, G_{1\sim3}$,任何 L
	T_{1b}, N_0, M_0, Gx,任何 L
	T_2, N_0, M_0, G_1,任何 L

分期	TNM
ⅡA	T_2,N_0,M_0,$G_{2\sim3}$,任何 L
	T_2,N_0,M_0,Gx,任何 L
	T_3,N_0,M_0,任何 G,L 下段
	T_3,N_0,M_0,G_1,L 上中段
ⅡB	T_3,N_0,M_0,$G_{2\sim3}$,L 上中段
	T_3,N_0,M_0,Gx,任何 L
	T_3,N_0,M_0,Gx,Lx
	T_1,N_1,M_0,任何 G,任何 L
ⅢA	T_1,N_2,M_0,任何 G,任何 L
	T_2,N_1,M_0,任何 G,任何 L
ⅢB	T_2,N_2,M_0,任何 G,任何 L
	T_3,$N_{1\sim2}$,M_0,任何 G,任何 L
	T_{4a},$N_{0\sim1}$,M_0,任何 G,任何 L
ⅣA	T_{4a},N_2,M_0,任何 G,任何 L
	T_{4b},N_2,M_0,任何 G,任何 L
	任何 T,N_3,M_0,任何 G,任何 L
ⅣB	任何 T,任何 N,M_1,任何 G,任何 L

3.食管腺癌的临床分期和病理分期分别见表 4-1-4、表 4-1-5。

表 4-1-4 食管腺癌的临床分期 cTNM(UICC/AJCC 2017)

分期	TNM
0	Tis,N_0,M_0
Ⅰ	T_1,N_0,M_0
ⅡA	T_1,N_1,M_0
ⅡB	T_2,N_0,M_0
Ⅲ	T_2,N_1,M_0
	T_3,$N_{0\sim1}$,M_0
	T_{4a},$N_{0\sim1}$,M_0
ⅣA	$T_{1\sim4a}$,N_2,M_0
	T_{4b},$N_{0\sim2}$,M_0
	任何 T,N_3,M_0
ⅣB	任何 T,任何 N,M_1

表 4-1-5　食管腺癌的病理分期 pTNM(UICC/AJCC 2017)

分期	TNM
0	Tis,N_0,M_0
Ⅰ A	T_{1a},N_0,M_0,G_1
	T_{1a},N_0,M_0,Gx
Ⅰ B	T_{1a},N_0,M_0,G_2
	$T_{1b},N_0,M_0,G_{1\sim2}$
	T_{1b},N_0,M_0,Gx
Ⅰ C	T_1,N_0,M_0,G_3
	$T_2,N_0,M_0,G_{1\sim2}$
Ⅱ A	T_2,N_0,M_0,G_3
	T_2,N_0,M_0,Gx
Ⅱ B	$T_1,N_1,M_0,$任何 G
	$T_3,N_0,M_0,$任何 G
Ⅲ A	$T_1,N_2,M_0,$任何 G
	$T_2,N_1,M_0,$任何 G
Ⅲ B	$T_2,N_2,M_0,$任何 G
	$T_3,N_{1\sim2},M_0,$任何 G
	$T_{4a},N_{0\sim1},M_0,$任何 G
Ⅳ A	$T_{4a},N_2,M_0,$任何 G
	$T_{4b},N_{0\sim2},M_0,$任何 G
	任何 $T,N_3,M_0,$任何 G
Ⅳ B	任何 $T,$任何 $N,M_1,$任何 G

4.食管癌的新辅助治疗后病理分期见表 4-1-6

表 4-1-6　食管癌的新辅助治疗后病理分期 ypTNM(UICC/AJCC 2017)

分期	TNM
Ⅰ	$T_{0\sim2},N_0,M_0$
Ⅱ	T_3,N_0,M_0
Ⅲ A	$T_{0\sim2},N_1,M_0$
Ⅲ B	$T_3.N_1,M_0$
	$T_{0\sim3},N_2,M_0$
	T_{4a},N_0,M_0
Ⅳ A	$T_{4a},N_{1\sim2},M_0$

分期	TNM
	T_{4a}, Nx, M_0
	T_{4b}, $N_{0\sim2}$, M_0
	任何 T, N_3. M_0
ⅣB	任何 T, 任何 N, M_1

第二节　食管癌的化学药物治疗

一、概述

虽然目前临床上常用的抗肿瘤药物不少,但对食管癌有效的却不多。食管癌的治疗应以手术治疗为主,对于不能或不适于手术治疗的患者放射治疗亦有较好疗效。食管癌的化疗目前仍属姑息性治疗,对术前或术后的辅助治疗亦具一定意义。

(一)适应证与禁忌证

食管癌化疗的适应证为:①不宜手术或放疗的各期患者或术前、放疗前需要化疗的患者。②术后有癌灶残留,癌旁组织的血管或淋巴管中有癌栓者。③大剂量放疗后局部癌灶未能控制者。④手术或放疗后的巩固治疗或治疗后复发转移的患者。⑤骨髓及肝、肾、心、肺功能基本正常。⑥预期生存时间在 8 周以上的患者。

食管癌患者化疗的禁忌证为恶病质,骨髓及心、肺、肝、肾功能不全者。有食管穿孔、出血及感染等并发症的患者亦不适于化疗。

(二)疗程设计

1.疗程时间

应以肿瘤细胞增生周期的长短来确定。通常主张以多个治疗周期给药,应至少超过 2 个以上肿瘤细胞增生周期,从而使在第一个治疗周期没有被杀伤的肿瘤细胞可以在以后的治疗周期中被杀伤。食管癌属生长缓慢的肿瘤,其细胞增生周期时间为 5.4～8.1 天,倍增时间在 10 天以上,因此食管癌的化疗多以 21～28 天为一个治疗周期,3～4 个治疗周期为一疗程。

2.疗程间隔

应以停药后化疗引起的毒副反应完全消失,机体正常功能基本恢复而被杀伤的肿瘤细胞尚未修复的时间设计。由于骨髓造血干细胞及食管黏膜上皮细胞的增生周期均较食管癌细胞的增生周期短,故目前认为化疗每个周期间隔时间以 10～14 天为宜,疗程间隔时间以 35～45 天为宜。

二、常用的化疗药物

根据患者的病情需要,食管癌的化疗以多药联合化疗为主,少部分患者可采用单药化疗。单药治疗食管癌有效的药物常用的有:氟尿嘧啶类(5-FU、卡培他滨、替吉奥)、铂类(顺铂、卡铂、奥沙利铂、奈达铂等)、紫杉类(紫杉醇、多西他赛)、伊立替康、吉西他滨等,其他可选择的药物有:雷替曲塞、长春瑞滨(NVB)、博来霉素(BLM)、平阳霉素(PYM)、甲氨蝶呤(MTX)等。单药有效率一般在 15%～25%。联合化疗方案的组成以单药治疗有效的药物为基础,有效率一般在 25%～45%,但是食管癌目前尚无公认的标准化疗方案。5-FU＋顺铂方案可用于治疗局部区域疾病,也可用于晚期食管癌患者的治疗。从目前的临床研究来看,化疗对食管鳞状细胞癌的有效率似乎稍高于食管腺癌,但是食管鳞状细胞癌与食管腺癌在长期生存上无差别。

临床常用的食管癌化疗药物:

(一)5-氟尿嘧啶(5-FU)

治疗食管癌的单药有效率约 38%,与顺铂联合组成 FP 方案,FP 方案与放疗联合,可用于术前、术后放化疗。

(二)顺铂(DDP)

治疗食管癌的单药有效率约 21%,与 5-FU 联合组成 FP 方案,在该方案中,5-FU 采用持续静脉输注,两者存在相互生化调节增效作用。

(三)奈达铂(NDP)

治疗食管癌的单药有效率约 25%,体外发现 NDP 抗肿瘤作用优于 DDP,且肾毒性、消化道毒性较低,与 5-FU 具有协同抗肿瘤作用。在日本、中国应用较多。

(四)奥沙利铂(OXA)

目前尚缺乏单药治疗食管癌有效率的数据,与 DDP 无交叉耐药。因其耐受性好,常与其他药物联合化疗应用于食管腺癌和胃食管结合部癌。

(五)紫杉醇(PTX)

治疗食管癌的单药有效率达 32%。PTX 与 DDP 联合,为目前首选方案之一。

(六)多西他赛(TXT)

治疗食管癌的单药有效率达 23%。目前,用于术后辅助治疗的报道不多。TXT 与 DDP、5-FU 三者联合组成方案(DCF 方案)为晚期食管癌治疗的有效方案之一。

(七)吉西他滨(GEM)

食管癌术后化疗中有小样本报道。

(八)长春瑞滨(NVB)

NVB 在食管鳞状细胞癌有效,且毒性较长春地辛低。

(九)丝裂霉素

目前应用较前减少。

三、食管癌的术后辅助化疗

(一)概述

食管癌患者仅行手术治疗,5年生存率为8%～30%,手术治疗的远期疗效不佳,与许多患者术后2～3年复发有明显的关系,其中食管鳞状细胞癌术后2年内复发或转移率可达70%。研究表明部分患者手术前已发生微小远处转移,需要给予术后辅助化疗。除术前已发生微小远处转移外,可能存在如下因素:手术切除不彻底;淋巴结清扫不完全;术后患者免疫功能下降,残留的肿瘤细胞可能会快速进入增殖周期。

目前,局限性食管癌的首选治疗,是以手术切除治疗为主的综合治疗,其中,化疗起到重要的作用。术后辅助化疗的目的:消灭微小转移灶;杀灭残留的肿瘤细胞;延缓或降低肿瘤的复发和转移;甚至可以根治局部复发和远处转移的发生。因此,术后辅助化疗有利于提高术后患者的生存率、延长患者无病生存期及总生存期等。

(二)术后辅助化疗的原则

食管癌术后的辅助化疗,需要结合组织病理类型、手术切缘、淋巴结转移情况及术前是否进行新辅助治疗决定。建议术后辅助化疗适用于如下情况:

(1)侵及食管黏膜下层的T_1N_0期的患者,若存在如下条件之一者:食管切除长度不足标准长度;伴有组织学低分化或未分化;年龄<40岁。

(2)侵及食管肌层的T_2N_0期患者,伴有脉管及神经浸润。

(3)侵及食管周围或邻近器官或淋巴结转移的患者,分期为$T_{3\sim4}N_0$或$T_{1\sim4}N_1$。

(4)临床怀疑可能有远处转移者的任何T、任何N的患者M_1,或确诊为M_1,行手术切除者。

(5)可以根治性手术,而术后切缘为阳性者。

上述第1及2,欧美国家很少给予术后辅助化疗,而对于Ⅱ期以上有高危因素的患者,多数欧美国家学者也建议给予术后辅助治疗,但食管鳞状细胞癌患者术后辅助化疗的支持证据不充分;而国内学者在实际工作中,对于存在高危复发因素的食管鳞状细胞癌,多数支持给予术后辅助化疗。另外,食管癌原发灶术后明显残留者(R_2切除),以及远处转移病灶未能完全切除者,给予的术后辅助化疗,严格来讲,不应称为术后辅助化疗。

另外,术前曾接受化疗或放化疗的食管癌患者,术后根据癌残留程度判断术前化疗或放化疗是否有效,再决定是用原方案或更新治疗方案进行术后辅助化疗。术后辅助化疗一般在术后3周左右开始,一般用4～6个周期。

(三)辅助化疗方案

由于单一药物化疗缓解期较短、疗效较差,目前临床上很少将单药方案用于食管癌的术后辅助化疗,多药联合方案应用已成为辅助化疗的常用方案。治疗食管癌的多药联合化疗方案均是由单药治疗食管癌有效的药物组成的。常用的联合方案有DDP/5-FU、DDP/5-FU/CF、DDP/PTX(或TXT)、长春瑞滨/DDP等。目前,卡培他滨(或S-1)/顺铂(或奥沙利铂)方案治疗食管鳞状细胞癌的经验还不成熟,对于食管腺癌可以考虑,这基于胃食管结合部癌的临床研究结果。

1. 5-氟尿嘧啶(5-FU)联合铂类

虽然目前尚无公认的标准辅助化疗方案,若患者术前未接受过化疗,推荐以 5-FU 为基础的化疗。多项研究支持,5-FU 联合顺铂/卡铂用于术后辅助化疗对食管鳞状细胞癌有益处,其中氟尿嘧啶与顺铂的联合方案,疗效可靠,简便易行,被推荐为食管癌术后辅助化疗的经典方案。

有学者进行的一项随机对照研究——JCOG 9204 试验,242 例食管鳞状细胞癌接受手术切除术并行淋巴结切除的患者,分为单纯手术组 122 例,辅助化疗组 120 例,辅助化疗方案:顺铂 $80mg/m^2$,d1;氟尿嘧啶 $800mg/m^2$,持续静脉滴注 24 小时(CIV 24 小时),d1~5,21 天为 1 个周期,共行 2 个周期。结果表明辅助化疗能提高 5 年无病生存率(DFS),两组差别具有统计学差异(55%比 45%,$P=0.037$);虽然也可提高 5 年生存率,但两组之间未达到统计学差异(61%比 52%,$P=0.13$),仍能提示辅助化疗有延长患者生存时间的趋势。分层分析发现,辅助化疗可以降低淋巴结转移患者的风险。本研究表明术后辅助化疗可以减少肿瘤的复发。同样,开展了一项小样本的前瞻性研究,对淋巴结阳性(N_1)的胸段食管鳞状细胞癌患者进行辅助化疗,化疗方案为顺铂联合氟尿嘧啶,顺铂 $60mg/m^2$,d1;氟尿嘧啶 $1000mg/m^2$,CIV 24 小时,d1~4,21 天为 1 个周期,共行 3 个周期;辅助化疗组 40 例,同期单纯手术组 52 例;结果显示辅助化疗组 3 年 DFS 率高于单纯手术组(47.6%比 35.6%,$P=0.049$),估计 5 年的总生存率没有明显差异(50.7%比 43.7%,$P=0.228$),研究者认为术后辅助化疗可以延长淋巴结阳性的胸段食管鳞状细胞癌的无病生存率。由于该研究不是随机对照临床试验,故证据级别不高。另外,日本的一项研究结果也显示,5-FU 联合顺铂的辅助化疗方案可以提高淋巴结转移患者的无病生存率(5 年 DFS 52%比 38%,$P=0.049$),但总生存率仍无明显改善,支持辅助化疗对原发性可切除食管鳞状细胞癌患者是有益的,尤其是淋巴结阳性患者更容易获益。

亚叶酸钙对 5-FU 具有生化调变作用,在 5-FU+DDP 的基础上,再联合亚叶酸钙,可能会增效。有学者回顾性分析 66 例食管癌术后行辅助化疗患者和 160 例单纯手术患者,方案为氟尿嘧啶+顺铂+亚叶酸钙;结果显示:辅助化疗不能改善整组患者的生存,但对Ⅳ期患者可改善生存。辅助化疗对颈或腹腔淋巴结转移(Ⅳ期亚组)患者最有效,辅助化疗较对照组可以改善患者的 1 年、3 年 DFS 及 OS。

除手术联合辅助化疗对比单纯手术的研究之外,开展了一项手术切除的Ⅱ~Ⅲ期食管鳞状细胞癌患者的随机研究,对术后辅助化疗与术前化疗的优劣进行比较,化疗方案为 DDP+5-FU,行 2 个周期化疗。入组 330 例患者,辅助化疗组 166 例,术前化疗组 164 例。进行中期分期时,无进展生存(PFS)无达到,但术前化疗组的总生存优于辅助化疗组($P=0.01$)。更新的分析显示 5 年总生存率也存在差异,术前化疗组为 55%,辅助化疗组为 43%($P=0.04$);但术前化疗组的手术并发症、肾功能不全稍高于辅助化疗组。结果表明术前化疗优于术后辅助化疗。研究者认为对于Ⅱ~Ⅲ期食管鳞状细胞癌,术前化疗联合手术应该被作为标准治疗方案。

2. 紫杉醇联合铂类

目前认为紫杉醇是治疗食管癌最有效的药物之一,紫杉醇单药用于食管癌的辅助治疗鲜有报道,较多的是与其他药物的联合。有学者开展了多中心Ⅱ期 ECOG E8296 临床试验,紫杉醇联合顺铂用于完全手术切除的食管远端腺癌、胃食管结合部癌及贲门癌患者的术后辅助化疗,入选 55 例患者,其中 49 例患者为淋巴结转移。化疗方案:紫杉醇 $175mg/m^2$,d1;顺铂 $75mg/m^2$,d1,21 天为 1 个周期,共 4 个周期。结果表明 2 年生存率为 60%,与历史对照比较,紫杉醇联合顺铂用于辅助化疗可以提高患者的生存率。

近期,有学者综述了 52 例伴有淋巴结转移的食管鳞状细胞癌,肿瘤位于胸段食管癌的中 1/3 或下 1/3,患者给予以紫杉类为基础的辅助化疗,3 年生存率为 58.9%,而单独手术组的 3 年生存率为 47.7%,单因素及多因素分析显示术后辅助化疗为生存阳性预测因子,该研究表明以紫杉类为基础术后辅助化疗,与单纯手术组比较,可改善淋巴结转移食管鳞状细胞癌患者生存。

最近,在紫杉类联合铂类的基础上,再联合 5-FU,组成多西他赛(TXT)+顺铂(CDDP)+5-FU(DCF)方案,用于淋巴结转移食管鳞状细胞癌患者的辅助治疗,回顾性分析 139 例分期为Ⅱ～Ⅲ(非 T_4)期患者,分为两组,手术组(S 组,88 例)、辅助化疗组(DCF 组,51 例);DCF 方案:TXT $60mg/m^2$,d1+CDDP $60mg/m^2$,d1+5-FU $500mg/m^2$,d1～4,每 3 周重复,化疗 2 个周期。结果显示 S 组 5 年 DFS 和 OS 分别为 55.8% 和 57.3%,而 DCF 组分别为 52.8% 和 63.0%,两组之间没有显著性差异。分层分析,N_1 患者,两组之间的 DFS 和 OS 没有差异,而 N_2 患者,DCF 在 DFS 和 OS 均优于 S 组,结果表明 DCF 方案可以改善 N_2 的食管鳞状细胞癌患者的 DFS 和 OS,认为 DCF 方案有效,可以作为辅助治疗方案,用于淋巴结转移阳性的食管癌患者。

3.顺铂联合长春地辛

有学者采用顺铂(DDP)联合长春地辛(VDS)用于食管鳞状细胞癌的术后辅助化疗,205 例患者入组,其中 105 例患者接受 2 个周期的辅助化疗,方案:顺铂 $70mg/m^2$ + VDS $3mg/m^2$,d1;单纯手术组 100 例。结果显示辅助化疗组 5 年生存率 48.1%,高于对照组的 44.9%,但差异无统计学意义(P=0.26)。研究表明顺铂联合 VDS 方案用于辅助化疗,无生存获益,甚至淋巴结转移患者,也无生存获益,该研究不支持顺铂联合 VDS 方案用于食管癌的辅助化疗。然而,另有研究结果表明顺铂联合 VDS 对淋巴结转移≥8 个的食管癌患者有生存益处。

虽然,较多的临床研究结果支持食管癌术后给予辅助化疗,但食管鳞状细胞癌术后是否常规辅助化疗仍存在争议,这是由于研究结果不一,有的研究术后辅助化疗仅能提高无瘤生存率,有的研究认为术后化疗能提高食管癌患者 3 年生存率,有的研究认为术后辅助化疗不能提高 3 年、5 年生存率,故有的学者支持食管癌术后进行辅助化疗,有的不支持进行辅助化疗。早期的一项 Meta 分析表明,与单纯手术组相比,术后辅助化疗的患者无显著生存获益。但最近,有学者对食管鳞状细胞癌的辅助化疗进行的一项 Meta 分析,共 2047 例患者,辅助化疗组 887 例,单纯手术组 1160 例,结果显示 3 年总生存无显著性差异(P=0.25);在 3 年生存率上,Ⅲ～Ⅳ期患者较Ⅰ～Ⅱ期患者,可以从辅助化疗中获益;辅助化疗可以显著延长 1 年 DFS,而不延长 3 年 DFS;另外,淋巴结转移阳性患者辅助化疗可使 5 年 DFS 获益。结果表明食管鳞状细胞癌患者,应基于病理分期或淋巴结转移,决定是否给予辅助化疗。

从以上研究可知淋巴结转移或Ⅲ～Ⅳ食管癌患者,给予术后辅助化疗的证据最为充分。上述研究采用的辅助化疗方案以 5-FU 联合顺铂、紫杉类联合顺铂为主,一般不超过 3 个周期。然而,我们在临床的实际应用中,大多进行 4～6 个周期的化疗。由于并不是每一位食管癌术后患者均可从辅助化疗中获益,因此,筛选出获益人群,探索更好的综合治疗模式均为以后的发展方向。

四、术前化疗

(一)概述

术前化疗又称为新辅助化疗,因可以降低肿瘤分期、降低远处转移的风险、提高根治性切除率和提高远期生存率的作用逐渐被认可。在食管癌的治疗中,除非特殊说明,新辅助化疗是指食管癌在手术治疗之前给予全身系统性化疗。

新辅助化疗的优势:①肿瘤有完整的血运,有助于保持靶病灶局部药物浓度及氧浓度;②可降低病理分期,提高 R_0 切除率;③相比于术后治疗,患者一般状况较好,耐受性也好,有利于顺利而完整地进行术前化疗;④减少术中肿瘤种植转移;⑤早期消灭亚临床转移病灶;⑥可作为肿瘤体内药物敏感性的评价;⑦术前化疗,同期给予放疗,化疗与放疗可相互增敏。

目前,在我国虽然食管癌的发病率、死亡率均很高,但食管癌新辅助化疗没有标准的方案。而在日本,基于 JCOG9907 等一系列研究表明食管癌患者给予术前新辅助化疗,较单纯手术患者具有更高的无病生存率。推荐 FP 方案为治疗食管鳞状细胞癌的标准新辅助化疗方案,用于Ⅱ/Ⅲ期食管鳞状细胞癌患者。另外,在欧美对于食管腺癌,推荐术前新辅助放化疗或术前新辅助化疗;食管鳞状细胞癌,则推荐术前新辅助化疗。

结合临床实际,在我国推荐食管癌Ⅱ期和Ⅲ期(不包括 T_4)进行新辅助化疗。参照相关文献,目前食管癌的新辅助化疗可选择的方案有紫杉醇联合铂类、紫杉醇(或多西他赛)联合5-FU(或卡培他滨)、5-FU(或卡培他滨)联合顺铂、伊立替康联合顺铂、多西他赛联合奥沙利铂及卡培他滨等。其中以 5-FU 联合顺铂方案研究最多,为大家所认可。

(二)治疗方案

1. 5-FU 联合顺铂

日本 JCOG9204 研究中,化疗方案为 5-FU 联合顺铂(FP 方案),食管癌患者给予术后辅助化疗,较单纯手术患者,具有更好的无病生存率。采用同样化疗方案,日本学者开展了JCOG9907 临床试验。

日本 JCOG9907 研究是一项随机对照试验研究,在该研究中,Ando 等给予局部晚期食管鳞状细胞癌患者围术期化疗联合手术治疗,330 例Ⅱ/Ⅲ期(排除 T_4)鳞状细胞癌患者,随机分为术后化疗组(NC 组,166 例)、术前化疗组(PC 组,164 例),均给予 2 个周期 5-FU＋顺铂联合化疗方案,具体化疗方案:顺铂 80mg/m² d1,5-FU 800mg/m² d1～5,CIV 24 小时,每 3 周为 1 个周期。结果显示,进行中期分期时,中位无进展生存时间(PFS)无达到;术前化疗组的 2 年总生存率优于术后辅助化疗组,术前化疗组的 5 年生存率明显高于术后化疗组(55％比43％,P=0.04);结果表明术前给予 2 个周期 5-FU＋顺铂化疗联合手术治疗方案,可作为Ⅱ/

Ⅲ期食管鳞状细胞癌的标准治疗方案。

有学者开展了一项多中心随机试验研究,比较术前化疗＋手术＋术后化疗(化疗组)与单纯手术治疗(手术组)局部可切除食管癌患者的疗效。化疗方案为 5-FU＋顺铂,具体为顺铂 100mg/m² d1＋5-FU 1000mg/m² CIV 24 小时 d1～5,每 28 天 1 个周期,术前行 3 个周期化疗,术后再行 2 个周期化疗。440 例患者,随机分为化疗组 213 例、手术组 227 例;中位随访 55.4 个月,化疗组与手术组两组之间的 OS 无显著性差异(14.9 个月比 16.1 个月,P＝0.53),术后 1 年、2 年的生存率均无差异,两组之间的毒性也无差异;腺癌与鳞状细胞癌之间也无差异。结果表明 5-FU＋顺铂联合化疗方案术前给予食管癌或表皮样癌患者,不能改善其总生存率,未使食管腺癌和鳞状细胞癌患者生存获益。术前化疗也不改变局部区域的复发率或远处转移率。但在该研究中,随访时间较短,仅 2 年。

在 RTOG8911 研究中,比较了化疗＋手术(化疗组)与单纯手术(手术组)治疗局部晚期食管癌疗效的长期结果。化疗方案为顺铂＋5-FU。443 例患者分为化疗组 216 例、单纯手术组 227 例。两组的 RO 切除率 63% 比 59%(P＝0.5137);达不到 R$_0$ 切除者,预后较差。R$_0$ 切除的患者 5 年无病生存率为 32%,而 R1 切除者 5 年生存率仅为 5%;R1、R2 及未切除者的中位生存率无显著性差异;术前化疗组和单纯手术组的 OS 无差异,化疗组的中位 OS 为 14.9 个月,手术组的中位 OS 为 16.1 个月,两者差异不显著(P＝0.53),然而对术前化疗有反应的患者生存时间有改善。研究表明,局部晚期食管癌患者,是否给予术前化疗,仅 R$_0$ 切除的患者可以引起相当程度的长期生存。

英国早期的一项随机对照临床试验研究(OEO2 研究),将 802 例可切除的Ⅰ～Ⅲ期食管癌,随机分为两组,一组为术前化疗组(CS 组,400 例),另一组为单纯手术组(S 组,402 例),术前化疗方案为顺铂 80mg/m² d1＋5-FU 1000mg/m² d1～4,连续静脉滴注 96 小时,每 21 天为 1 个周期,行 2 个周期化疗。结果显示 CS 组的手术 R$_0$ 切除率高于 S 组(60% 比 54%,P＜0.0001);CS 组的中位生存时间(OS)优于 S 组(16.8 个月比 13.3 个月);CS 的 2 年生存率高于 S 组(43% 比 34%);两组术后并发症无差别。结果表明 2 个周期的术前顺铂＋5-FU 联合方案的化疗治疗可切除食管癌,可以改善患者的生存,并不增加额外的严重不良反应。上述为 OEO2 研究的中期结果。2009 年,有学者报告了 OEO2 研究最新结果,探讨术前化疗对食管癌患者影响的长期随访结果。结果显示 CS 组的 5 年生存率高于 S 组(23.0% 比 17.1%),疗效在腺癌与鳞状细胞癌一致,均优于对照组;腺癌,CS 组的 5 年生存率 22.6%,对照组为 17.6%;而鳞状细胞癌,5 年 OS 率为 25.5%,对照组为 17.0%。长期随访显示术前化疗可以改善可切除食管癌患者的生存,术前化疗联合手术应该作为一种标准治疗模式。但在 OEO2 研究中,食管鳞状细胞癌(SCC)的疗效仅为 31%,故研究者认为新辅助化疗对食管鳞状细胞癌的疗效仍需要进一步探讨。

2.紫杉类联合铂类及 5-FU

某学者开展了一项Ⅱ期临床研究,采用多西他赛＋顺铂＋5-FU(DCF)联合方案,给予食管鳞状细胞癌(ESCC)术前化疗,化疗方案为多西他赛 70～75mg/m² d1＋DDP 70～75mg/m² d1＋5-FU 750mg/m²,CIV 24 小时,d1～5;每 3 周 1 个周期,最大给予 3 个周期化疗。然后给予手术切除。42 例Ⅱ/Ⅲ期 ESCC 患者,有效率为 64.3%,病理学完全缓解率为 17%,估计 2

年 PFS、OS 分别为 74.5%、88.0%，提示术前化疗患者可耐受、疗效令人鼓舞。

据研究分析 31 例局部晚期食管癌和胃食管结合部癌，患者术前接受 2~3 个周期的多西他赛＋顺铂＋5-FU(DCF)方案的诱导化疗，入组 31 例患者，94% 为食管鳞状细胞癌，有效率为 81%，其中 CR 为 23%、PR 为 58%。87% 患者行手术切除，67% 为 R_0 切除，pCR 为 26%。中位随访 27 个月，1、2、3 年的总生存率分别为 80%、68%、55%。获得 pCR 患者的 PFS、OS 更长。

3. 5-FU 联合顺铂及多柔比星

据研究分析 77 例淋巴结阳性食管鳞状细胞癌，给予术前化疗，化疗方案为 5-FU＋顺铂＋多柔比星，具体 5-FU 750mg/m² CIV 24 小时 d1~7＋多柔比星 30mg/m² d1＋顺铂70mg/m² d1，每 3~4 周为 1 个周期。对新辅助化疗有效患者较无效患者，表现为更早的病理学分期、更少的淋巴结转移率及转移数目、更好的预后。无效者的最常见的失败模式为淋巴结复发，复发率为 47.5%，而有效者仅为 16.7%。

有学者应用 5-FU 600mg/m²，d1~7、d29~35；多柔比星 30mg/m²、DDP 60mg/m² 或 NDP 50mg/m²，d1、29 联合方案，新辅助化疗治疗晚期食管癌患者 26 例，临床反应率46.2%，21 例接受了手术，R_0 切除率61.5%，中位 TTP、OS 分别为 6 个月、9 个月，1 年生存率31.3%，R_0 切除的患者 1 年生存率为 33.3%；26 例患者的中位 TTP 为 6 个月。该方案可耐受，对控制局部原发肿瘤灶有效，但无明显生存优势。该方案治疗晚期食管癌的疗效仍不清楚。

4. 顺铂＋依托泊苷

有学者开展了一项随机、对照试验，食管鳞状细胞癌(OSCC)患者给予新辅助化疗后手术(CS组)，与单纯手术患者(S组)对比，评价新辅助化疗对 OSCC 治疗的影响。化疗方案为顺铂 80mg/m² d1＋依托泊苷 100mg/m² d1~2＋依托泊苷 200mg/m² d3、5；第 4 周重复。治疗有效者，第 8、11 周再次给予 2 个周期。169 例患者，CS 组 85 例，C 组 84 例。CS 组和 C 组的中位 OS 分别为 16 个月、12 个月，2 年生存率分别为 42%、30%，5 年生存率分别为 26%、17%。CS 组的 OS、DFS 均优于 C 组，结果表明术前给予顺铂＋依托泊苷方案化疗可以显著地提高 OSCC 患者的总生存时间。

5. 荟萃分析

据分析，纳入 9 项随机对照研究共 1981 例食管癌患者，比较食管癌各亚型术前新辅助化疗对食管癌患者治疗的影响，新辅助化疗联合手术较单纯手术可以降低死亡风险，其中食管腺癌较食管鳞状细胞癌更加明显，新辅助化疗可带来生存益处，提高患者的总生存期(OS)、2 年生存率。在该研究中，新辅助化疗的方案为 5-FU 联合顺铂 5-FU 联合 VP-16、5-FU 联合博来霉素等。

据研究，共 1724 例患者，方案以顺铂为基础，联合 5-FU 或长春地辛、博来霉素、依托泊苷等，行 2 个周期化疗。接受新辅助化疗 876 例，与单纯手术 848 例比较，新辅助化疗的 2 年绝对生存益处提高 7%，在食管鳞状细胞癌不明显，而在食管腺癌却很明显。

有学者对临床分期为 T_2N_0 食管癌患者给予新辅助化疗＋手术治疗，并与单纯手术治疗对比。研究发现两种治疗模式的患者长期生存无差别，新辅助化疗＋手术治疗组为 41.9 个月，单纯手术组为 41.1 个月，结果表明新辅助化疗不提高 T_2N_0 食管癌患者的生存期。

　　虽然目前在新辅助化疗方案上未达到一致的方案,但化疗与手术相结合可用于控制食管癌的早期转移,已得到一致的认识,故在临床上,选择合适的患者进行新辅助化疗还是必需的。上述研究似乎提示,新辅助化疗已成为局部晚期食管癌治疗的一种常用的方法。然而,在过去的 15 年,只有少数试验报道以氟尿嘧啶和铂类复合物为基础的新辅助化疗较单纯手术可以使食管癌患者显著受益,故仍有学者认为术前化疗在食管癌治疗中的地位有待确定。

　　目前,建议新辅助化疗治疗 2～3 个周期,有学者认为新辅助化疗的毒性或肿瘤对新辅助化疗不敏感而发生肿瘤进展,新辅助化疗可能造成手术时机的贻误。目前有关新辅助化疗会造成手术时机贻误的研究不多,另外,这种延迟是否会对患者的生存产生影响,有待于进一步研究。有学者认为,新辅助治疗的 2～3 个月若出现远处转移,即使首选采取手术治疗,其预后可能也不佳。反而,这些学者认为新辅助治疗过程中可观察出这些患者,可以避免手术创伤。虽然存在争议,但食管癌的新辅助治疗得到越来越多研究者的认同。

第三节　食管癌的放射治疗

一、放疗在食管癌治疗中的地位

　　肿瘤放射治疗(简称放疗)是利用放射线如放射性核素产生的 α、β、γ 射线和各类 X 射线治疗机或加速器产生的 X 射线、电子线、质子束及其他粒子束等治疗恶性肿瘤的一种方法。

　　肿瘤放疗就是用放射线治疗癌症。放射治疗已经历了一个多世纪的发展历史。在伦琴发现 X 射线、居里夫人发现镭之后,放射线很快就分别用于临床治疗恶性肿瘤,直到目前放疗仍是恶性肿瘤重要的局部治疗方法。大约 70% 的癌症患者在治疗的过程中需要用放疗,约有 40% 的癌症可以用放疗根治。放疗在肿瘤治疗中的作用和地位日益突出。放疗已成为治疗恶性肿瘤的主要手段之一。

　　放疗仅有几十年的历史,但发展较快。由于超高压治疗机的使用,辅助工具的改进和经验的积累,治疗效果得到显著提高。中国有 70% 以上的癌症需用放射治疗,美国统计也有 50% 以上的癌症需用放射治疗。放疗几乎可用于所有的癌症治疗,对许多癌症患者而言,放疗是唯一必须用的治疗方法。

　　成千上万的人单用放疗或并用放疗、手术治疗、化学治疗和生物治疗后,达到了治愈目的。医生在患者手术前,可以用放疗来缩小肿瘤,使之易于切除;手术后,可用放疗来抑制残存癌细胞的生长。

　　在我国,手术仍是治疗食管癌的主要手段,但局部晚期食管癌患者的预后不尽人意,ⅡA～Ⅲ期食管鳞状细胞癌者接受单纯手术治疗后的 5 年生存率仅为 20.64%～34%,多数患者在术后 3 年内出现转移或局部复发。中晚期食管癌单纯手术治疗的不良预后促使医生们探索在治疗方案中加入放疗、化疗或放化疗,但目前的证据显示,术后化疗或放疗均未明显改善患者预后,亦无足够的证据证明术前放疗有效。而新辅助治疗,包括术前放化疗和术前化疗,尤其是前者有望提高食管癌患者预后。

具体方案应根据病理形态、病期早晚、病变部位、患者一般情况及有无淋巴结转移等情况来决定。有资料表明,病变长度小于3cm者(阳泉会议0~Ⅰ期)的早期食管癌单纯放疗5年生存率在80%以上。胸上段及胸中段食管癌放射治疗的生存率不低于手术治疗,而胸下段稍低于手术治疗。所以,对于颈段和胸上段食管癌,应首先选用放疗。胸下段食管癌应以手术治疗为首选,胸中段食管癌应选择放疗和手术综合治疗。单纯药物治疗食管癌疗效仍差,只能做姑息治疗。放射增敏剂及物理增敏方法的研究,提高了放射线和某些化疗药物对食管癌的敏感性,也可以作为综合治疗的手段使用。

食管癌放疗反应少、危险性小,又有肯定的疗效,所以适应证范围宽。一般情况中等,无锁骨上淋巴结转移,无声带麻痹,无远处转移,病变短于7cm,狭窄不显著,无穿孔前X线征象,无显著胸背痛者,均可视为根治性放疗的适应证。为缓解症状、减轻痛苦、改善生存质量可行姑息性放疗。在放疗过程中,由于患者一般状况的改变和病情的变化,治疗方针也要随之而改变。

二、放疗前检查

(一)血液生化检查

对于食管癌,目前无特异性血液生化检查。食管癌患者血液碱性磷酸酶或血钙升高考虑骨转移的可能,血液碱性磷酸酶、谷草转氨酶、乳酸脱氢酶或胆红素升高考虑肝转移的可能。

(二)影像学检查

1.食管造影检查

是可疑食管癌患者影像学诊断的首选检查,应尽可能采用低张双对比方法。对隐伏型等早期食管癌无明确食管造影阳性征象者应进行食管镜检查,对食管造影提示有外侵可能者应进行胸部CT检查,食管造影是食管癌患者定期复查的重要项目。

2.CT检查

胸部CT检查目前主要用于食管癌临床分期、确定治疗方案和治疗后随访,增强扫描有利于提高诊断准确率。CT能够观察肿瘤外侵范围,T分期的准确率较高,CT片以食管壁厚≥0.5cm为病变存在,可以帮助临床判断肿瘤切除的可能性及制订放疗计划;对有远处转移者,可以避免不必要的探查术。

1981年Moss首先提出食管癌CT的T分期标准,与临床分期对照,一致性较差。1989年T_{10}分期:T_1,食管壁厚5~10mm,无明显纵隔侵犯;T_2,食管壁厚>10mm;T_3,食管壁厚>15mm;T_4,明显侵犯纵隔和邻近结构如主动脉、气管。CT诊断食管癌T分期的敏感性为25%~87%,特异性为60%~94%。术前CT分期与手术标本的TNM分期相比,局部晚期病变(T_3~T_4)的符合率高达54%~94%,表浅病变(T_1~T_2)的准确率低于33%。CT对评估食管旁淋巴结有无转移并无太多意义:①因为淋巴结即使已有转移直径也不太大,部分转移淋巴结直径≤10mm(正常一般≤7mm)。②食管旁区域淋巴结转移并不是手术禁忌。CT预测食管癌患者气管支气管受侵的准确率高达 85%～100%;CT 对 N 分期与手术标本的病理结果相比:准确率为 40%～86%,敏感性为 55%～77%,特异性为 79%～97%。CT 诊断远处转移:准确率为 63%～90%,敏感性为 8%～53%,特异性为 86%～100%,腹腔淋巴结的准确率为 67%～81%。

有学者提出改良 T 分期标准,与术后病理 T 分期有较好的一致性:T_1,壁厚 5～10mm;T_2,壁厚10～20mm;T_3,>10mm,与周围组织间隙消失,溃疡型>5mm;T_4,包括任何 T,和周围组织、淋巴结融合。有学者分析 472 例的 X 线造影和 CT 片,长度 0～15cm,平均 5.897cm,中位数 6.0cm;浸润深度 0～7.0cm,平均 2.0551cm,中位数 2.0cm。食管癌病变长度与浸润深度两者关系呈正相关,相关系数 R=0.459(P<0.001)但不呈直线关系。

3.PET/CT

不作为常规应用,PET 诊断肿瘤的基础是利用肿瘤与正常组织之间生理、代谢和功能结构的差异。肿瘤细胞增殖速度快,葡萄糖酵解和氧化代谢均增加,所以葡萄糖利用率增高,并发现恶性程度越高的肿瘤,糖利用率增高越明显;肿瘤细胞能浓聚 [18]FDG 是其表面转运葡萄糖的分子表达增加,且己糖激酶的表达增高,活性增强。由于肿瘤细胞内酶异常导致糖代谢不能继续进行,使肿瘤细胞内被标记的 FDG 聚集而得以显示。PET 预测淋巴结转移:准确率48%～92%,敏感性42%～52%,特异性 79%～100%。PET 对 T 的分期:PET 的局限性表现为不能评估 T 分期,原因是 PET 无法显示食管壁的解剖层次。

PET/CT 有助于鉴别放化疗后肿瘤未控制、复发和瘢痕组织。PET 检查还能发现胸部以外更多的远处转移。FDG/PET 检查,有人研究发现,和 CT+EUS 比较,FDG/PET 特异性较高(98%～90%,P=0.025),而敏感性相似(43%比 46%,NS);最新研究,对探测食管癌原发瘤的敏感性高达 95%,而对探测淋巴结的敏感性只有 33%～46%。有一研究,共纳入 30 例病例,10% 的病例因扫描阳性,照射野要改变,有的要加锁骨上野,有的要加腹腔淋巴引流区照射野,提示了 FDG/PET 在食管癌放疗计划中的潜在作用。FDG/PET 还可以用来判断放化疗后原发瘤和淋巴结对治疗的反应,敏感性分别达 78% 和 75%。现在市场上已经有 PET/CT,二者的图像可以融合,更有助于放疗计划的制订。

4.EUS

即超声内镜检查,正常食管在 EUS 时管壁从内向外显示高低回声 5 层结构,即黏膜、黏膜肌层、黏膜下层、固有肌层、外膜或浆膜层。

EUS 是目前食管癌治疗前临床分期的金标准:T 分期准确率 81%～92%,敏感性 82%～85%,特异性 82%～91%。其中准确率 T_1 83%～100%,T_2 61%～81%,T_3 89%～95%,T_4 82%～100%;EUS 诊断早期食管癌(T_{is},T_1)的准确率高达 97%。EUS 诊断的淋巴结转移与手术标本或活检结果相比,准确率71%～88%,敏感性 31%～68%,特异性 75%～89%;准确率 N_0 64%～75%,N_1 68%～97%。EUS 诊断食管癌 T、N 期的关系:Rice 分析了 359 例食管癌治疗结果,黏膜内癌区域淋巴结转移 2.8%,黏膜下癌区域淋巴结转移 20.8%,P=0.033。按浸润深度分为:T_1 期,侵及 1、2、3 层,4 层完整无增厚;T_2 期,侵及第 4 层,不规则增厚,第 5 层完整光滑;T_3 期,第 4 层断裂,第 5 层向外突出,断裂不规则;T_4 期,侵及邻近脏器组织,与其分界不清。判断转移淋巴结的标准为:直径大于 1cm,形态呈类圆形或圆形,边界清楚,低回声,内部回声均质。EUS 诊断食管癌 T、N 期的关系:原位癌区域淋巴结转移率为 0,T_1 期区域淋巴结转移率为 11%,T_2 期淋巴结转移率为 43%,T_3 期淋巴结转移率为 77%,T_4 期淋巴结转移率为 67%(P=0.001)。EUS 用于诊断食管癌 T 分期存在局限性:①食管癌病变梗阻严重时,超声探头无法通过管腔;②探头频率低,一般为 5.0~7.5MHz,超声图像分辨率低,清晰度差,区别 T_{1a} 与 T_{1b} 病变困难;③裸体探头易受肿瘤组织挤压,形成图像伪影。EUS 诊断食管癌分期(TNM)总的准确率仅达 60%,其中Ⅱ、Ⅲ、Ⅳ期的准确率分别为 70%、95%、71%;EUS 准确性与肿瘤大小有关:原发肿瘤大于 5cm 的准确率为 82%,原发肿瘤小于 5cm 的准确率为 52%,P=0.05;EUS 对 N 的分期:原发肿瘤大于 5cm 的淋巴结准确率为 88%,原发肿瘤小于 5cm 的淋巴结准确率为 59%,P=0.05;对 M 的分期:分别为 92% 和 56%,P=0.001。

5.MRI

正常食管壁的 MRI 表现,尤其是 FSE T_2WI 的观察结果,拟定的食管癌 T 分期判断标准如下:$T_{1\sim2}$ 期,病灶周边肌层线状低至中等信号影完整;T_3 期,病灶周边肌层线状低至中等信号影中断或消失;T_4 期,病灶与邻近结构间脂肪间隙消失并伴邻近结构受侵征象;MRI 对癌肿浸润至黏膜层及黏膜下层,即 T_1 期和 T_2 期的区分尚有一定困难;正常食管壁为 3 层不同信号:T_2WI 上最内层高信号影为黏膜层和黏膜下层,中间层低至中等信号影为肌层,最外层高信号影即外膜。

越顺磁性氧化铁(SPIO)增强 MRI 检查为新型的检查技术,成像原理为利用正常淋巴结内有巨噬细胞,而转移淋巴结内巨噬细胞数量明显减少,吞噬 SPIO 能力减弱,在 T2 上表现为高信号,其为功能成像。Nishimura 等指出,SPIO 增强 MRI 诊断食管癌淋巴结转移的灵敏度、特异度、准确率分别为 100%、95.4%、96.2%;Will 等综合分析 MRI 增强扫描和 MRI 平扫对各种肿瘤淋巴结转移的诊断准确性指出,SPIO 增强 MRI 检查诊断淋巴结转移的整体灵敏度、特异度为 88%、96%,而 MRI 平扫的灵敏度、特异度则为 63%、93%;Choi 等用兔子髂淋巴结转移作为研究对象,研究结果表明,SPIO 增强 MRI 对淋巴结转移诊断的灵敏度比 PET/CT 高,对直径<5mm 的淋巴结尤其显著,而二者特异性差别不大,整体准确性则 SPIO 增强 MRI 比 PET/CT 高;但是 SPIO 增强 MRI 也有一定的假阳性,原因可能为造影剂所给的剂量不足及炎性反应淋巴结。由于炎性增大的淋巴结巨噬细胞仍存在于髓窦内,因此其对造影剂的吸收会相对正常大小淋巴结有所减少。

6.内镜检查

是食管癌诊断中最重要的手段之一,对于食管癌的定性定位诊断和手术方案的选择有重要的作用;是对拟行手术治疗的患者必需的常规检查项目。此外,内镜检查前必须充分准备,建议应用去泡剂和去黏液剂,仔细观察各部位,采集图片,对可疑部位应用碘染色和放大技术进一步观察,进行指示性活检,这是提高早期食管癌检出率的关键。提高食管癌的发现率,是现阶段降低食管癌死亡率的重要手段之一。

7.超声检查

主要用于发现腹部脏器、腹部及颈部淋巴结有无转移。

三、根治性放疗及同步放化疗

根治性放疗的适应证：患者一般情况在中等以上（KPS 评分＞70）；病变长度以不超过 8cm 为宜；没有穿孔或窦道瘘管形成，没有穿孔前兆或胸背剧痛；可以进半流食或普食；无锁骨上和腹腔淋巴结转移，无声带麻痹，无远处转移；初次治疗（仅指放射治疗）；争取有细胞学或病理学诊断依据（特别是表浅癌）。食管癌根治性放疗的照射剂量为 60～70Gy/6～7 周。食管癌后程加速超分割放疗国内外已有许多报道，其方法为放射治疗总剂量开始的 2/3（40Gy 左右）采用常规分割照射，后 1/3 剂量改用加速超分割照射。与常规分割相比，分割次数增加，总疗程缩短，总剂量相同。荟萃分析表明，后程加速超分割放疗比常规分割放疗提高了食管癌的 3 年生存率。

（一）照射野的设计

根据食管钡餐造影和 CT 检查结果，在模拟定位机上吞钡定位；有条件者采用 TPS 计划优化照射野；近年来 CT 模拟定位计划系统的应用，可以使食管癌放疗设野更加精确，对颈段及胸廓入口处食管肿瘤尤为适用。照射野的长度，在模拟机下观察，一般超出病变上下端各 3～4cm，宽度根据 CT 检查结果而定，如无明显外侵一般为 5～6cm；如果外侵明显或伴淋巴转移，照射野适当放宽至 6～8cm。常规采用三野照射，即前一个垂直野，后两个角度野；患者仰卧位，机架角正负 120°～130°，根据二维 TPS 显示，此种方法剂量分布比较合理，使脊髓和肺的照射量在正常耐受范围内；颈和胸上段食管由于与脊柱距离近，采用常规三野照射时往往脊髓难以避开，此时可以采用两个前野角度照射，机架角正负 45°～50°。或用左后右前斜野以避开脊髓为原则；有时上段食管癌患者由于脊柱弯曲，上端几乎靠近脊柱，两后斜野照射时上端脊髓无法避开，如遇这种病例可以采用不规则野，将上端靠脊柱侧用铅块遮挡。若用 CT 模拟定位、采取三维 CRT 技术，会取得优化的放疗计划，治疗更理想。

（二）照射剂量

有关食管癌的根治性放射剂量，根据多年研究认为，适宜剂量为 60～70Gy，研究者分别以 4 个剂量组进行统计发现：41～50Gy 组，5 年生存率为 3.5%，10 年生存率为 0；51～60Gy 组，5 年生存率为 9.2%，10 年生存率为 5%～6%；61～70Gy 组，5 年和 10 年生存率分别为 15.9% 和 6.6%；大于 70Gy 剂量组，5 年和 10 年生存率各为 4.6% 和 1.1%。

中国医学科学院肿瘤医院总结经放疗手术切除标本的病理检查结果发现，无癌率在 40Gy 以上为 24%，50Gy 以上为 33.3%，60Gy 以上为 31.8%，70Gy 以上为 33%。可见食管癌放射治疗局部切除标本的无癌率与剂量增加并不完全成正比。60Gy 以上再增加剂量并未明显提高生存率。

（三）较早期食管癌（临床 Ⅰ～ⅡA 期）

1.适应证

(1)拒绝手术或因心肺疾患等不能手术患者。

(2)CT 显示没有明显肿大/转移淋巴结者。

2.勾画靶区的标准

GTV:以影像学(如食管造影片)和内镜(食管镜和(或)腔内超声)可见的肿瘤长度,CT片(纵隔窗和肺窗)显示原发肿瘤的(左右前后)大小为 GTV。

CTV1:在 GTV 左右前后方向均放 0.5~0.8cm(平面),外放后将解剖屏障,包括做调整。

PTV1:CTV1+0.5cm。

CTV2:包括预防照射的淋巴引流区。

上段:锁骨上淋巴引流区、食管旁、2 区、4 区、5 区、7 区。

中段:食管旁、2 区、4 区、5 区、7 区的淋巴引流区。

下段:食管旁、4 区、5 区、7 区和胃左、贲门周围的淋巴引流区。

病变上下(在 GTV 上下方向)各外放 3~5cm。

PTV2:在 CTV2 基础上各外放 0.5~0.7cm。

3.放疗剂量

95% PTV60 Gy/30 次(2Gy/次)+选择性腔内放疗,或 95% PTV 250Gy/25 次/5 周+95% PTV 120Gy/10 次。

(四)中晚期食管癌[原发肿瘤较大($\geq T_3$)和(或)CT 扫描片显示肿大淋巴结(Ⅱb~Ⅳ期)]

1.勾画靶区的标准

GTV:以影像学(如食管造影片)和内镜(食管镜和(或)腔内超声)可见的肿瘤长度。CT片(纵隔窗和肺窗)显示原发肿瘤的(左右前后)大小为 GTV 和 CT 片显示肿大淋巴结(如肿大淋巴结远离原发病灶)和(或)触诊可确定的转移淋巴结部位如锁骨上淋巴结,气管旁淋巴结为 GTVnd。

CTV:包括 GTV 和 GTVnd+预防照射的淋巴引流区(各段食管癌靶区勾画的标准与 CTV2 相同)。

PTV:在 CTV 基础上各外放 0.5cm。

2.单一放疗剂量

95% PTV 60~70Gy/30~35 次(2Gy/次)。

推荐中晚期食管癌进行同步放化疗。建议方案:PDD 25~30mg/m² ×3~5 天;

5-FU 450~500mg/m² ×5 天(推荐静脉连续输注),28 天为 1 个周期×2 个周期。1~3 个月后巩固化疗 3~4 个周期。

同步放化疗时的放疗剂量:95% PTV 60Gy/30 次(2Gy/次)。

四、术后放疗及术后同步放化疗

(一)完全切除手术后(根治性手术)Ⅱa($T_{2\sim3}N_0M_0$-淋巴结阴性组)患者推荐进行术后预防性放疗

1.勾画靶区的标准

胸上段(CTV):上界为环甲膜水平;下界为隆嵴下 3cm,包括吻合口、食管旁、气管旁、下颈、锁骨上、2 区、4 区、5 区、7 区等相应淋巴引流区。

胸中段(CTV):上界为胸1椎体的上缘,包括锁骨头水平气管周围的淋巴结,包括相应纵隔的淋巴引流区(如食管旁、气管旁、下颈、锁骨上、2区、4区、5区、7区等相应淋巴引流区),下界为瘤床下缘2～3cm。

PTV:在CTV基础上均放0.5cm。

2.处方剂量

95% PTV 54～60Gy/27～30次/5.4～6周。

(二)Ⅱb～Ⅲ期患者推荐放化疗同时进行(同步放化疗)

1.上段食管癌患者的照射范围(CTV)与淋巴结阴性组相同

上界:环甲膜水平。

下界:隆嵴下3～4cm。

包括吻合口、食管旁、气管旁、锁骨上、2区、4区、5区、7区等相应淋巴引流区。

2.中下段食管癌(CTV)

CTV:原发病变的长度+病变上下各外放5cm+相应淋巴引流区(按此标准勾画靶区时,中段食管癌患者的上界建议设在T_1上缘,便于包括2区的淋巴引流区)。

PTV:在CTV基础上均放0.5cm。

3.处方剂量

95% PTV 54～60Gy/27～30次(2Gy/次)。靶体积内的剂量均匀度为95%～105%的等剂量线范围内,PTV 93%～107%。

4.推荐化疗方案

PDD+5-FU,化疗剂量同单一放疗,28天为1个周期,共2个周期。1～3个月后,进行3～4个周期的巩固化疗。

五、术前放疗及新辅助放化疗

(一)勾画靶区的标准

GTV:以影像学(如食管造影片)和内镜(食管镜和(或)腔内超声)可见的肿瘤长度,CT片(纵隔窗和肺窗)显示原发肿瘤的(左右前后)大小为GTV。

CTV:在GTV左右前后方向均放0.5～0.8cm(平面)。

包括预防照射的淋巴引流区:上段,锁骨上淋巴引流区、食管旁、2区、4区、5区、7区;中段,食管旁、2区、4区、5区、7区的淋巴引流区;下段,食管旁、4区、5区、7区和胃左、贲门周围的淋巴引流区。病变上下(在GTV上下方向)各外放3～5cm。

PTV:在CTV基础上各外放0.5～0.7cm。

(二)处方剂量

95% PTV 40Gy/20次(2Gy/次)。靶体积内的剂量均匀度为95%～105%的等剂量线范围内,PTV 93%～107%。

某肿瘤医院胸外科及放疗科于1977年6月～1989年4月进行了食管癌术前放疗随机分组研究,得出结论:术前放疗+手术减少淋巴结转移率,肿瘤明显缩小,降期显著,降低局部和区域复发,提高手术切除率,提高生存率,不增加手术合并症;其入组条件为:食管瘤病变长 5~8cm,胸中段,能进半流质以上食物,无手术禁忌证,信封法随机分组,随诊至 1996 年 2 月。术前放疗:8MVX 线,照射范围为全纵隔及左胃动脉淋巴结,采用前、后野对穿照射,剂量为 40Gy(20 次/4 周),放疗后 2~4 周手术。418 例入组,其中术前放疗+手术组 195 例,单一手术组 223 例;结果:切除率在单一手术组为 85.8%,术前放疗+手术组为 90.3%,P=0.0857。手术术式:根治术组为单一手术组 66.4%,术前放疗+手术组为 73.3%;术后病理分期可见降期;病理淋巴结阳性率:术前放疗+手术组 22.2%,单一手术组 40.8%,P<0.0001,1、3、5 年生存率,术前放疗组分别为 72.10%、47.6% 和 42.8%,单一手术组 62.4%、40.0% 和 33.1%(P=0.042);局部加(或)区域复发,单一手术组为 41.4%,术前放疗组为 22.7%(P<0.01);手术并发症,如手术死亡、吻合口瘘两组无明显差异。RTOG0246 试验开展的一项多中心前瞻性 Ⅱ 期试验,采用以紫杉醇为基础的同步放化疗联合选择性手术治疗可以切除的局部晚期食管癌。该研究纳入 43 例无转移食管癌患者,其中 40 例可分析,治疗前分期为 $T_{3\sim4}N_1$。结果显示,根治性放化疗联合选择性外科手术挽救治疗局部晚期食管癌是可行的,今后的 Ⅲ 期研究将随机比较放化疗后选择性手术与必需性手术。美国马里兰医学中心报告了一项同步放化疗后手术的研究结果。术前采用同步放化疗(放疗剂量为 50.4Gy,化疗方案为顺铂+5-FU,放疗中进行 2 个周期的化疗),中位时间间隔 7 周后手术。多因素分析显示,T 分期、病变长度、组织学及手术时间间隔对 OS 率没有影响,只有术后病理完全缓解(pCR)是唯一可以提高生存率的因素。而组织学是唯一可以预测术后病理结果的因素,鳞状细胞癌比腺癌有更高的术后 pCR 率(56% 比 35%)。腺癌中,淋巴结阴性者和阳性者的 pCR 率分别为 45% 和 28%(P=0.049),因此,淋巴结状态也是预测术后病理结果的指标之一。此外,在这组患者中,术后病理残存肿瘤组的 3 年 OS 率也达到了 36%(RTOG 8501 试验的 3 年 OS 率为 30%)。此外,该中心又进一步对 Ⅳ 期食管癌进行了分层研究,Ⅳ 期包括 M_{1a}(有腹腔淋巴结转移)和 M_{1b}(有其他部位淋巴结转移,但不包括结外转移)。Ⅳ 期(27 例)和 Ⅲ 期的 OS 相比,无显著差异(25.2 个月比 27 个月)。此外,这组 Ⅳ 期病例中,61% 的受累淋巴结没有在术前通过 PET 或 CT 检测出来,因此,术前精确辨别 M_{1a} 和 M_{1b} 的淋巴结病变将会进一步指导放疗,提高可手术、无结外转移的 Ⅳa 和 Ⅳb 患者的疗效。

学者对新辅助放化疗后手术治疗及手术治疗后辅助放化疗的作用进行了比较研究。研究共纳入 42 名患者。23 名随机分配接受放化疗及之后的手术治疗,19 名接受手术治疗及术后辅助放化疗。化疗方案为卡铂(AUC=2)及紫杉醇(50mg/m²)每周一次治疗 6 周。研究发现,42 名患者中,最常见血液系统不良反应为白细胞减少(9.5%)、中性粒细胞减少(11.9%)、血小板减少(14.30k)和贫血(16.6%)。最常见非血液系统不良反应为食欲缺乏(14.3%)、乏力(11.9%)和颈部吻合口瘘(19.1%)。新辅助组 100% 患者达到肿瘤切缘干净的完全切除(RO),辅助组为 90.4%。放化疗后进行切除手术的 23 名患者 8 名(34.8%)达到病理完全缓解。两组术后并发症和治疗相关死亡率相当。新辅助组 18 个月时病情无进展生存率为 78.7%,辅助组为 63.6%,超出本研究的设计目标。初步研究结果表明,可切除的局部进展期 ESCC 患者中术前新辅助放化疗优于术后辅助放化疗,治疗的不良反应发生率尚可接受。

加拿大 Sunnybrook 医学中心的研究人员对此进行了荟萃分析与系统综述。研究人员通过对 2013 年 6 月份前 Mesline、Embase 和 Cochrane 中心注册的相关试验研究及文献进行系统性的荟萃分析与综述，比较食管癌患者中不同治疗方案的疗效，包括单纯手术、新辅助化疗（N-CT）、新辅助放疗（N-RT）和新辅助放化疗（N-CRT）等方案，纳入的均为随机性对照研究（RCTs）。最终，13 项随机试验纳入研究，共包含 6710 例患者。直接配对荟萃分析提示，N-CRT 较 N-CT 方案或可更好地改善患者 OS，但并没有达到显著的统计学差异，HR 为 0.83，95％可信区间为 0.59～1.18。当采用 MTM 方法进一步结合直接和间接证据后，N-CRT 显著优于 N-CT 方案，HR 为 0.84，95％可信区间为 0.71～0.97。本次研究得出证据，相对于N-CT 及 N-RT，N-CRT 方案是治疗局部可切除食管癌的最理想模式，其可显著改善 OS，同时并没有带来术后死亡率的增加。

六、超分割照射

分割技术包括超分割（HF）、加速超分割（AF）和低分割技术，目前已在临床上应用。

以往我们常用常规分割，即每周 5 天，休息 2 天，每天一次，每次剂量约 2Gy，这已用了几十年的方法称为常规分割。其原理在于 5 天放射，2 天休息，每周共 5 次是较为合适的治疗，它使肿瘤受损达到较高程度，但又使靶区内的正常细胞有可能得到部分修复，利用正常细胞与肿瘤细胞"受量耐受性差"作为治疗根据，但这种常规分割（CF），24 小时重复一次，不论剂量调到 3Gy/次也好或更高，但有一定限度，连续 4Gy/d 高剂量则正常组织修复乏力，从临床动物试验结果看到，肿瘤细胞经过照射之后约 4 小时即已开始进行修复，因此每天一次照射至第二天再开始则受打击之肿瘤细胞，它通过 4R（修复，再氧化、再分布和再增殖）已经达到了一定水平的恢复。如果在其修复周期 3～24 小时，再给予一定的辐射打击，则可以加重其损伤程度和减少修复百分比，使致死性损伤更多，双链断裂（DS）更多，使阻于 G_1 期的细胞减少。基于此近十几年来在国内外开展了超分割（HF）治疗，其基本条件为每天照射 2 次，每次间隔 4～6 小时，次剂量在 1.1～1.4Gy，其余条件为：总剂量、每周 5 次均与 CF 无差别。经过十几年试验和临床观察已看到了局部控制、复发率、生存率比 CF 有显著意义提高，其近期不良反应比常规分割明显大，长期损伤和迟发反应、明显后遗症和常规分割无显著性差别。这些结果国内外经过双盲随机、单盲随机、非随机回顾性对比均取得同一临床结果，动物实际结果也得到确认；加速超分割其原理和基本出发点和规定与分割相同，但在每天放疗次数、每次剂量则有区别。它每天至少 3 次以上（偶有应用 4 次的报道），间隔 3～4 小时，3 次剂量总和达 3Gy 以上（一般在4.5Gy 以下），自 20 世纪 80 年代至开展 AF 以来，其近期疗效和远期疗效均优于 CF。其近期、远期并发症与 HF 相同，近期反应略大于 HF。但无论是超分割还是加速超分割，都是建立在肿瘤细胞和正常细胞组织间的放射生物学特点差异基础上的，放射治疗剂量的提高，局部控制的好坏完全离不开这些基本条件，因此这种方法仍是有一定限度。在美国 Anderson 医院和一部分地区试用辅助野超分割治疗，其方法为全程采用每天 2 次，治疗中首次使用较大剂量，间隔 4～6 小时后加入辅助小野，抛开该大野中之淋巴预防区，其效果在于增加对原发灶打击，对淋巴区照射则限于常规分割剂量，增加原发灶的损伤。几年来试验结果显示其优点明显，原发灶控制与 HF 和 AF 很接近，但近期反应较轻，很受临床欢迎。

七、其他放疗方法

(一)腔内照射

近年来由于使用了后装技术、放射源的微型化、微机控制及计算机计算剂量,因而腔内照射又有了较快的发展。腔内照射的特点是放射源的表面剂量高,随着深度增加剂量急剧下降,剂量分布很不均一。其优点是周围组织及器官受量小;缺点是肿瘤深部剂量不足。因而,腔内治疗主要是用于辅助治疗或姑息治疗。中国医学科学院肿瘤医院在河南林县单纯用腔内照射了 203 例食管癌,当时该地不具有体外照射条件,只单纯用腔内放射治疗,1 年生存率为 70/203(34.5%),3 年生存率为 28/203(13.8%),5 年生存率为 17/203(8.4%)。初步看来其结果不低于外照射,但本组早期病例较多,病变长度小于 3cm 占 45 例(22.2%),病变长度 3.1～5cm 占 92 例(45.3%)。

(二)体外照射加腔内照射

从放射治疗失败原因来看,88.9%是局部未控、复发或穿孔,因此通过腔内照射提高局部剂量有可能提高生存率,但这方面工作报道不多,某医院采用前瞻性随机分组研究发现,单纯外照射,采用 10MVX 线,肿瘤剂量 70Gy/7 周,外照射加腔内照射组,外照射 50Gy/5 周,然后每周做腔内照射一次,为铯-137 源,151.5mCi(5.5×10^7Bq)照射 3～4 次,剂量为 1962～3616cGy。外照射加腔内照射组优于单纯外照射组,但无统计学意义,值得进一步研究。

(三)术中放疗

日本神户大学医学院回顾性研究了 127 例根治性食管切除术加或不加术中放疗(IORT)病例。其中 94%为鳞状细胞癌/腺癌,49%为Ⅲ期患者。IORT 组和非 IORT 组患者分别占 64%和 36%,两组患者除了 IORT 外还接受术前或术后放化疗。IORT 的靶区定义为上腹部淋巴结区,包括左右贲门淋巴结、胃左动脉淋巴结和腹腔动脉淋巴结。单次剂量为 22～25Gy,能量为 9～12MeV 电子线。结果显示,IORT 组和非 IORT 组的 5 年 OS 率分别为 45%和 37%(P=0.34)。在Ⅲ期患者中,IORT 组和非 IORT 组的 5 年区域淋巴结控制率分别为 88%和 58%(P=0.01)。两组的治疗后严重合并症无明显差异,IORT 组没有 2 级以上的晚期或急性反应。因此,IORT 对于Ⅲ期食管癌,特别是在控制腹部淋巴结方面是一种安全有效的方法。

第五章　原发性肝癌

第一节　概述

一、流行病学

原发性肝癌(Primary Hepatocelluar Carcinoma,PHC)是最常见的恶性肿瘤之一。世界范围内,PHC是男性第5位最常见的恶性肿瘤,居癌症死亡原因的第2位;在女性中,PHC是第7位最常见的恶性肿瘤,居癌症死亡原因的第6位。最新的统计显示,全世界每年有74.83万人发生肝癌,有69.59万人死于肝癌,而这些新发和死亡病例有一半在中国。在西非、中非和东非,PHC是最常见的恶性肿瘤;在南非和东南亚,是第二位常见的恶性肿瘤;在我国,则处于第三位。在欧美大部分地区、北非和中东PHC则较少见。值得注意的是,最近几年世界各地由于丙型肝炎病毒感染增加,HCC的发病率在许多国家包括北美洲和欧洲的某些地区正在上升,仅在少数地区如日本、新加坡,HCC的发病率趋于稳定甚至轻度下降。PHC中HCC占70%～85%以上,在我国HCC占90%以上。以上数据说明,HCC是当今世界上尤其是我国主要的恶性肿瘤之一。

(一)地理分布

HCC常见于非洲撒哈拉沙漠南部和远东的许多地区,每年发生率大于20/10万人口。所记载的最高发生率在莫桑比克,男性为每年103.8/10万人口。我国台湾省和东南亚、日本、欧洲南部、瑞士和保加利亚的发生率中等(10～20/10万人口)。波兰、德国、罗马尼亚、奥地利、比利时、前捷克·斯洛伐克、匈牙利、法国和前南斯拉夫等国次之(5～9/10万人口)。而北美洲、加拿大、英国、澳大利亚、新西兰、斯堪的纳维亚、以色列、拉丁美洲、印度、斯里兰卡以及南美洲高加索人,HCC不常见或罕见,每年为5/10万人口。

即使在HCC高发国家,各个地区发生率并不一致。例如我国东部或沿海地区的发生率相当于内陆地区的9倍。广西扶绥、广东佛山、福建同安和江苏启东为高发区。启东发病率最高,为55.63/10万人口。

(二)环境因素

最近几年,北美和欧洲某些地区HCC发生率有所上升,这种变化与酒精性肝硬化、HCV感染数量增多有关。移居往HCC低发国家的非洲或亚洲血统人群,HCC发生率低于原来国家;从HCC低发国家移居往高发国家的人群,仍保持其低发生率。原因是从HCC高发国家移居往低发国家的人群,往往采用新环境的生活方式和行为。而从高度发达的工业化国家移居往不发达国家的人群,仍然保持其原来大部分的风俗习惯。这些观察表明,在 HCC 的发生中,环境因素起着重要的作用。

(三)年龄

HCC 的发病年龄因地理位置不同而异。在高发区,一般患病年龄均较年轻。非洲撒哈拉一带,最高发生率出现在 30 多岁和 40 多岁,南非黑种人往往发生在 20 多岁,莫桑比克的 HCC 患者最为年轻。从高发区至低发区,发病年龄逐渐向高龄组移动。在远东发生肝细胞癌一般年龄较大,平均年龄为 52 岁至 59 岁。高峰年龄在我国台湾为 40 岁,日本为 50 岁,在美国平均年龄为 58 岁。在低发生率人群中,大多数为老年人,平均为 55 至 62 岁。HCC 罕见于儿童,多在 5～15 岁,生后不满 1 岁的幼儿,偶尔也发现肝癌,这是从肝母细胞瘤的胎儿期残留组织发生而来的,与成人 HCC 类型不同。

(四)性别

HCC 主要见于男性。高发区人群中,男女发生率之比为(4～8):1。低发区人群中,男女之比降为 2.5:1。部分低发国家,15～45 岁女性发生率甚至稍高于同年龄组的男性,少数低发国家如冰岛,各年龄段女性发病均稍高于男性。西方国家未伴发肝硬化的 HCC 患者,其男女发生率大抵相等。HCC 男性高发的现象,可能与男性易感性高、遗传或后天获得性因素、更多接触 HCC 发病有关的环境因素有关。

二、病因和发病机制

HCC 的病因发病学,无论是流行病学或实验室研究,都集中在乙型肝炎病毒(HBV)感染、丙型肝炎病毒(HCV)感染、黄曲霉毒素(AFT)、饮水等环境因素以及肝硬化、血色病及某些先天性疾病如 α_1-抗胰蛋白酶缺乏症。酒精的作用亦受到重视。目前,多因子的协同作用受到更多的关注。所有这些因素的作用,都涉及人体细胞原癌基因的激活、抑癌基因的失活以及表观遗传学的改变。

(一)HBV 感染

许多流行病学和实验室研究支持 HBV 与 HCC 之间有着明显且特异的关系。全世界 80% 的 HCC 有持续 HBV 感染,HCC 发生率与 HBV 携带流行之间存在正相关关系,地理上也密切相关。在 HCC 高发区,如东南亚和非洲撒哈拉地带,HBsAg 流行率超过 10%,这些地区 HCC 发生率也最高。而大部分欧美国家人群 HBsAg 携带者流行率很低(供血者中仅 0.1%～1.0%),HCC 也低发。对南非黑种人所进行的观察发现,都市化使 HBV 携带率降低时,HCC 的发生率也相应下降。然而,上述情况也有例外,例如格陵兰的因纽特人 HBsAg 携带者流行率很高,但 HCC 发病率却很低。

HBV 感染发生在 HCC 之前的间接证据,来自于对 HCC 高危人群 HBsAg 携带者年龄特殊流行性曲线的分析,可见在 10 岁之前有一高峰。中国人和黑种人中,许多儿童早年即呈 HBV 携带状态。中国婴儿主要是出生时母婴垂直感染,大多数黑种人则是水平感染。高危人群儿童 HBsAg 携带者流行率高的事实,解释了这些人群中 HCC 发病年轻化以及高危人群移居低危国家后,仍保持其高危性的现象。我国台湾22707名男性试验者参与的前瞻性研究表明,HBV感染人群发生HCC的相对危险性为非感染人群的200倍。

深入研究发现,大多数与HBV有关的HCC患者,恶性细胞有HBV DNA整合现象。有人认为HBV DNA在肝细胞中整合是癌基因表达的前提。有证据提示,在一个长期的HBV感染之后,常常由病毒复制阶段(病毒分泌到血液中),进展到非复制阶段(血中无病毒出现),而后HBV DNA整合到宿主细胞基因组,这些细胞的克隆与扩增似乎与HCC的发生有一定的关系。

动物研究发现,土拨鼠在出生时感染一种与HBV结构相似的土拨鼠肝炎病毒(WHV)后,HCC发病率显著增加。且土拨鼠HCC基因组中找到整合的WHV DNA,呈现广泛重排(缺失、重复及倒置重复),电镜下观察到其癌灶小梁状排列与人HCC很相似。

国内外研究者根据大量的研究,从各个不同的角度部分地解释了HBV致HCC的机制。近年来有三个模式引人注目:

1.HBV DNA嵌入激活模式

人们发现HBV DNA中含有增强子和启动子,可整合于细胞癌基因附近,形成新的病毒-宿主融合序列,可激活细胞的癌基因,引起细胞转化,在HBV致癌变中发挥作用。

2.HBxAg的反式激活作用

人们认为,反式激活因子可以远距离作用于细胞DNA上的癌基因调控序列如增强子等,从而改变癌基因的正常表达,最终导致细胞转化。某肝癌研究所检测了HBxAg在HCC中的表达,结果表明肝癌内阳性率高达71.4%,明显高于癌周肝组织与慢性乙型肝炎组织。正常人和肝血管瘤患者肝内则无HBxAg表达。同时,HBxAg在肝内的表达也高于HBsAg和HBcAg。

3.多阶段、多因素模式

这种模式认为,肝细胞的癌变是一个渐进过程。HBV DNA整合入细胞DNA仅是一个开始过程,开始时整合本身不足以引起细胞转化。宿主的免疫系统可通过细胞免疫或体液免疫介导清除HBV复制的细胞,而发生HBV DNA整合的肝细胞,因无HBV复制及病毒抗原表达发生改变,可逃避宿主的保护性攻击而存活下来。HBcAg是免疫细胞识别和攻击的靶抗原,HCC中HBVC基因不仅表达低下,而且表达异常的产物,从而使受感染细胞逃避宿主免疫攻击,而使病毒感染持续。部分被病毒感染的细胞被免疫应答所清除,引起肝细胞修复与再生。而逃逸的细胞大量增生,处于有丝分裂期的染色体对DNA重组较敏感,因而病毒DNA与细胞DNA发生重组,产生有异常遗传特性的肝细胞,即细胞转化。转化的细胞再在宿主内环境及外环境各种因素的作用下,最终演变成HCC。

(二)HCV感染

目前,丙型肝炎与HCC的关系日益受到重视。尤其在日本,HCC中伴有HBV感染的比例下降,而HCC发病率仍然上升。新近报告HCC患者中抗HCV抗体阳性者高达53%~68%。在远东地区,与乙型肝炎无关的HCC患者持续增加。在意大利,约一大半的HCC患者有HCV感染史。日本过去80%的非甲非乙型HCC中能检出抗HCV抗体。我国HCC的抗HCV抗体检出率为22.8%~59%。有学者曾对21例有输血史的HCC患者检测丙肝抗体,有病例诊断 HCC 前 14 年抗 HCV 抗体即阳性,提示急性丙肝经过慢性肝炎和(或)肝硬化发展到肝癌是一个缓慢过程。

(三)肝硬化

一般而言,HCC 并肝硬化者约 70%。在欧美低发区,HCC 患者大多数都有长期肝硬化的背景。在非洲和东南亚等高发区,伴有肝硬化的 HCC 相对不多,但在日本,有半数 HCC 患者伴有肝硬化。我国台湾 73.7% 的 HCC 患者并发肝硬化。某医院尸检 61 例 HCC 中,37 例有肝硬化,占 60.7%。另外,肝硬化并发 HCC 者,一般为 30%。日本肝硬化尸检中,发生 HCC 者达 42.2%,欧美国家为 10%~15%。我院肝硬化尸检病例中,并 HCC 者为 29.5%(11/37)。

一些学者认为,肝硬化类型不同,HCC 的发生率有显著差别。日本常见的肝硬化是多小叶性肝硬化,有大小不等的再生结节,不但癌变高,而且演变迅速,所以日本肝硬化的 HCC 发生率远高于欧美地区。而继发于巨块型或亚巨块型坏死的坏死后性肝硬化,其演变成肝硬化所需时间短,但由于这些病例多数有静脉曲张出血或肝功能不全,在未到癌变之前多已死亡,因而此型的 HCC 发生率实际上反而较低。

肝硬化恶变的病理机制目前有两种解释。第一种是,肝硬化本身就是一种癌前疾病,在没有其他因素的情况下,从增生、间变导致癌的形成。第二种是,肝硬化时肝细胞的增殖周期加快,使细胞对外界环境的致癌因素,包括 DNA 突变原的敏感性增加,易引起 DNA 损伤。这时迅速的细胞转换率使得细胞没有足够的时间进行 DNA 修复,而将损伤 DNA 的信息传给子代细胞,从而导致恶变。

(四)黄曲霉毒素

流行病学调查发现粮食受到黄曲霉毒素污染严重的地区,人群中肝癌发病率高。黄曲霉毒素是由黄曲霉菌及寄生曲霉菌产生的代谢物,而黄曲霉毒素 B1 为次级代谢产物,有强烈的致癌作用。黄曲霉毒素 B1(AFB1)是玉米、花生等食物常见的污染物。在我国江苏启东地区,一项持续 21 年的定群纵向观察中,进一步证实黄曲霉毒素暴露在肝癌的发生中具有明显的协同作用。其诱发肝癌的机制目前仅部分得到证实,可能是黄曲霉毒素在体内经肝 CYP450 酶系统代谢,活化为 AFB1-8,9-环氧化物,该物质能与 DNA 鸟嘌呤第 7 位氮原子结合形成 AFB1-N7-鸟嘌呤加合物;也可与机体 DNA 共价结合形成 AFB1-DNA 加合物,加合物能引起重组细胞间连接和细胞骨架分子的改变,引起 DNA 化学损伤。黄曲霉毒素还可能通过影响癌基因及抑癌基因等表达而引起肝癌的发生,其中抑癌基因 p53 第 249 位密码子碱基发生突变,导致编码的精氨酸变为丝氨酸,使得 p53 的功能受损、影响细胞周期调控、DNA 修复过程,诱发癌变。

(五)酒精

在许多欧洲国家、美国及澳大利亚,饮酒可能是慢性肝病病因中最重要的因素。一些流行病学研究指出,饮酒与 HCC 危险性增加有关。洛杉矶的一项研究发现,每日饮用 80g 或更多酒精者,比每日饮用酒精不足 10g 者患 HCC 的相对危险度高 4.2 倍。瑞典的研究发现重度饮酒者(每周饮酒精量超过 370mL)患 HCC 的危险性增加 4 倍。定期饮酒者(每月饮酒精量超过 370mL,而每周少于 370mL)患 HCC 的危险性增加 3 倍。挪威、芬兰、丹麦和日本的研究也观察到过度饮酒者患 HCC 的危险度增加。

酒精致癌,迄今尚无实验室证据。一些报道称其有间接促癌作用,已经提出几种机制来解释酒精在 HCC 发生中的作用:①酒精及其代谢产物,特别是乙醛的直接致突变作用;②亲电子成分代谢产物对 DNA 的损伤作用;③引起雌激素和(或)雄激素类固醇代谢障碍而起促癌作用;④维生素 A 缺乏,研究表明,慢性酒精中毒患者 HCC 组织及癌周肝组织中缺乏这种具有抗癌作用的物质。一般认为,酒精本身并无致癌作用,它与 HCC 的关系主要是酒精引起肝组织损伤、修复和再生。增生细胞对许多致癌物质的敏感性增高,在其他致癌物质的作用下,导致 HCC 的发生,或者在其他致癌物质的基础上起促癌作用。有研究表明,酒精能使 HBV 相关 HCC 的发生提早 10 年。这些机制还有待进一步研究。

(六)其他危险因素

1.寄生虫病

肝寄生虫病与肝癌之间的关系,迄今尚未被确认。过去有研究认为,华支睾吸虫感染刺激肝内胆管上皮增生,导致胆管上皮细胞癌,但不伴肝硬化。曾有报道肝吸虫病感染合并原发性肝癌者为 0.35%,而无肝吸虫病者为 0.05%,提示肝吸虫病与原发性肝癌有一定相关性。对于肝癌与血吸虫病,多数学者认为两者并无因果关系,因为肝癌和血吸虫病两者的地理分布并不完全一致。

2.性激素

口服避孕药的妇女患肝细胞腺瘤的危险性增加,但其与 HCC 之间的联系尚未确定。已有报道长期应用雄性类固醇激素治疗再生障碍性贫血的患者,HCC 发生率较高,一些患者停止使用这类激素后,生存期延长,甚至肿瘤退缩。

3.遗传因素

已有研究结果提示,α_1-抗胰蛋白酶缺陷症患者发生 HCC 的危险性增加,但未经进一步证实。HCC 可发生于血色素沉着症长期生存并发肝硬化的患者,以及一些先天性疾病如酪氨酸血症、半乳糖血症、Ⅰ型糖原累积病或先天性毛细血管扩张症的患者。

4.其他致癌物质

如奶油黄(二甲基偶氮苯)、二甲基亚硝胺、六氯苯、苯并芘、多氯联苯、三氯甲烷、1,2-二溴乙烷、1,2-二氯乙烯、氯乙烯、苯并荧蒽、四氯甲烷和䓛并芘等。

5.胶质二氧化钍

是明确的人肝癌致癌物。它发射 α 射线,衰变极慢。1930—1945 年间,曾用作静脉途径的血管造影剂。它主要沉积在肝脏、脾脏和骨髓的单核-吞噬细胞系统中,由于 α 射线的轰击,导致肝脏纤维化,最终导致恶变。

(张　麒)

第二节　原发性肝癌的诊断与分期

一、临床表现

(一)肝区疼痛

多为持续性胀痛、隐痛或刺痛,以夜间、劳累后或深呼吸时加重。疼痛部位常与肿块的位置有关,右肝肿块多表现为右上腹或右季肋部疼痛,左肝癌常被误诊为胃脘区疼痛,右后膈顶部癌肿可导致右肩部或腰背部放射痛。

因肝癌疼痛并不典型,易被误诊为慢性胆囊炎、慢性胃病、肩周炎等疾病。

疼痛原因多因肿瘤瘤体迅速增大,使肝包膜张力增加或包膜下癌结节破裂所引起,癌结节破裂出血可导致突然剧烈腹痛和腹膜刺激征,大出血时可导致休克;右肩部疼痛与肝的传入神经(来自膈神经)侵犯、压迫有关。

(二)消化道症状

食欲降低、腹胀、恶心、呕吐、腹泻等为常见的症状,但无特异性。

食欲降低、腹胀多因肿瘤巨大、腹水、胃肠道淤血、肝功能异常等所引起;腹泻以次数增多为主,但无黏液血便和脓血便,病情重时,每日可达 10 余次,多数进食后即出现腹泻,可排出不消化的食物残渣,往往口服抗生素无效,腹泻可能与胃肠功能紊乱及门静脉癌栓、门静脉高压所致的胃肠道淤血、水肿有关;左肝肿瘤压迫胃可伴恶心、呕吐、餐后饱胀感。

(三)乏力、消瘦

乏力常与伴有严重肝硬化或慢性活动性肝病有关;消瘦多因恶性肿瘤慢性消耗,食欲摄入量减少,代谢紊乱等引起,早期多不明显,晚期可出现全身衰竭、恶异质。

(四)发热

多为低热,不伴寒战,个别患者可达 39℃ 以上,呈弛张型高热伴寒战,用抗生素治疗无效,而用消炎痛片、强的松片等可退热,发热与肿瘤坏死、出血及肿瘤毒素吸收等有关。有时可因癌肿压迫或者侵犯胆管而致胆管炎,或者因免疫力减低合并其他感染而发热。

(五)其他

发生肝外转移常伴有转移灶症状,合并肝硬化可出现肝硬化的一系列症状,少数患者还可出现伴癌综合征。例如:肺转移可以引起咳嗽、咯血;胸膜转移可以引起胸痛和血性胸腔积液;骨转移可以引起骨痛或病理性骨折等。

(六)伴癌综合征

由原发肝癌本身代谢异常对机体产生的各种影响所引起,往往机体出现血液、内分泌等方面异常的一组综合征。综合征可发生在肝癌症状之前而成为首发症状,该类症状往往在肝癌得到有效治疗后可明显改善而恢复正常,临床上常见以下伴癌综合征。

1.红细胞增多症

国外报告 2%～10%,国内报告 7% 左右,主要原因为合并肝硬化,肝脏对红细胞刺激因子的灭活下降,刺激骨髓产生过多的红细胞。

2.低血糖

常有饥饿感,严重低血糖反应可导致昏迷,国外报道高达 30%,国内为 8% 左右。发生机制:肝肿瘤巨大,正常肝组织减少,肝糖原的合成和储存减少;肝功能障碍,糖异生减少以及肝脏对胰岛素的灭活能力降低等。

3.高血钙

为肝癌组织分泌异位甲状旁腺激素所致。高血钙往往同时伴有低血糖,与骨转移癌所引起的高血钙、高血磷不同。

当血钙达 3.5mmol/L 以上时,应及时处理,处理办法:积极水化;积极抗肿瘤治疗即病因治疗;强的松 40～100mg/d,激素可以阻止破骨细胞激活因子(OAF)引起的骨重吸收,还可增加尿中钙的排泄;争辉霉素可通过降低溶骨细胞数目、活性而减少骨的重吸收,为治疗高钙血症的有效药物;降钙素给药数小时可快速降低血钙,主要机制为迅速抑制骨的重吸收,应用降钙素必须与糖皮质激素合用,否则机体很快产生抗体,影响疗效。

4.血小板增多症

发生率 2% 以下,机制为与异位血小板生成素的分泌有关。

5.高纤维蛋白原血症

占同期患者的 26% 左右,与肝癌异常蛋白合成有关。

6.其他

促性腺激素症如男性女性化、高甲状腺素血症、生长激素分泌症、类癌综合征等内分泌改变等。

二、体 征

1.肝肿大与腹部肿块

多为中晚期肝癌的主要体征,最为常见,呈不对称性肝肿大。尤其肝下部肿瘤,在肋缘下可能触及,局限性隆起,表面结节感、质硬、压痛、可随呼吸上下移动;左叶肝癌可能触及剑突下肿块;右肝顶部肿瘤可见横膈局部隆起,可致膈肌固定,活动受限并可出现胸水;由于肝癌血管丰富而迂曲,动脉骤然变细或因癌块压迫肝 A 及腹主 A,约半数患者可在相应部位听诊到吹风样血管杂音,此体征具有重要的诊断价值,但对早期诊断价值不大。

2.脾肿大

多为肝硬化并门静脉高压症所引起。

3.腹水

多为草绿色腹水,一般为漏出液,多为门静脉或肝静脉血栓、癌栓和门静脉高压症所引起,如腹、盆腔播散或癌体破裂出血可引起血性腹水。

4.黄疸

皮肤巩膜黄染,常为晚期表现,多由癌肿或者肿大的淋巴结压迫胆管引起胆道梗阻所致,也可因为肝细胞损害而引起。

5.其他

合并肝硬化常有肝掌、蜘蛛痣、男性女性化、门静脉高压的腹壁静脉曲张、下肢水肿等,肝外转移则有转移部位相应的体征。

三、辅助检查

(一)实验室检查

为了获得正确的临床诊断,除依据临床表现外,实验室检查是重要一环。肝癌的标记物在实验室检查中占有最重要地位。甲胎蛋白(AFP)作为肝癌特异性标记物,至今仍未发现诊断价值超过其的新肿瘤标记物,但是 AFP 的阳性率仅为 $60\%\sim70\%$。随着肝癌高危人群的定期筛查工作的开展,部分患者 AFP 的绝对值处于轻度升高阶段,动态观察其变化显得尤为重要。另外,具有鉴别诊断价值的癌胚抗原(CEA)与糖类抗原 19-9(CA19-9)也是实验室检查中的必须检查的项目。CEA 阳性多有可能是胃肠道癌肿肝转移,而 CA19-9 阳性往往与肝内胆管细胞癌、胆囊癌、胰腺癌有关。另据报道 AFP 的亚型 AFP-L3 是肝癌患者血清中的主要类型,α-L-岩藻糖苷酶(AFU)以及脱-γ-羧基凝血酶原(异常凝血酶原,DCP)可以作为 AFP 的很有价值的补充指标。由于我国肝癌绝大多数合并肝硬化,无论从诊断还是治疗的角度,肝功能检查都不可缺少。常规的肝功能检查包括血清总胆红素/直接胆红素、白/球蛋白、丙氨酸转氨酶(ALT),天冬氨酸转氨酶(AST),碱性磷酸酶(ALP)、谷氨酰转移酶(γ-GT)及前白蛋白、凝血酶原时间等。吲哚氰绿(ICGis)排泄试验可以在一定程度上反映肝的储备功能。肝炎病毒感染是我国肝癌最主要的致病因素,因此 HBV 与 HCV 相关标记的检查有助于肝癌的诊断。对 HBV 而言,应全面检测 HBsAg,HBsAb,HBeAg,HBeAb,HBcAb 与 HBV-DNA。其他脏器与疾病的检查也不容忽视,血糖水平、血细胞计数、肾功能及心、肺功能的检查都应在常规检查之列。

(二)医学影像学检查

1.超声显像(US)

US 具有敏感性高、非侵入性、易于重复及相对低廉价格的优点,是目前最常用的肝癌筛查的手段,也是最常用的定位诊断方法。

(1)彩色多普勒超声:肝癌典型的彩色多普勒超声的影像为在肝实质光点增粗、增强、分布不均的背景下,可见圆形或类圆形高回声、低回声或等回声团块,周围往往可见 $2\sim5mm$ 的晕圈。肿瘤内部探及线条状、分支状或簇状彩色血流,平均流速呈现高速型,阻力指数多在 0.6以上。另外,还可检出卫星灶、门静脉、肝静脉、下腔静脉及胆管内癌栓。

(2)超声造影:一项研究表明,超声造影在肝恶性肿瘤的鉴别诊断中,敏感性为 90%,特异性为 99%,准确度为 89%。经静脉注射声诺维后,95%肝细胞癌动脉期增强成强回声,85%门脉期或实质期退出,11%延迟期退出。

2.动态增强 CT

(1)CT 的优势:CT 增强扫描可清楚地显示肝癌的大小、数目、形态、部位、边界、肿瘤血供丰富程度以及与肝内管道的关系;对门静脉、肝静脉和下腔静脉是否有癌栓,肝门和腹腔淋巴结是否有转移,肝癌是否侵犯邻近组织器官都有重要的诊断价值;还可通过显示肝的外形、脾的大小以及有无腹水来判断肝硬化的轻重,因此 CT 已经成为肝癌诊断的重要常规手段。特别是 CT 动态增强扫描可以显著提高小肝癌的检出率;肝动脉碘油栓塞 $3\sim4$ 周后进行 CT 扫描也能有效发现小肝癌病灶。

(2)动态增强 CT 的典型表现:平扫多为圆形或椭圆形低密度灶,也有等密度和高密度病灶;增强扫描动脉期肝癌病灶绝大多数可见到明显强化;增强扫描门静脉期大多数病灶呈低密度,也有呈等密度,个别可表现为高密度;增强扫描平衡期大多数病灶仍呈低密度。肝癌典型的 CT 强化方式为"早出早归"或"快进快出"型。此外,门静脉期对肝内血管结构显示较佳,对于血管侵犯和癌栓形成的判断最佳。

(3)门静脉癌栓的 CT 表现:门脉血管内充盈缺损,可为结节状、条状、分支状或呈现 Y 形或新月形;受累静脉因滋养血管扩张,可见管壁强化;主干及大的分支血管旁形成侧支血管;胆囊周围侧支血管建立;门静脉血管扩张,癌栓部分分支血管直径大于主干或主干和分支粗细不成比例;门静脉癌栓形成时,可加重原有门静脉高压程度,故常伴有腹水,且难以控制。

3.磁共振成像(MRI)

MRI 具有很高的组织分辨率和多参数、多方位成像等特点,而且无辐射影响,因此 MRI 是继 CT 之后的又一高效而无创伤性的肝癌检查诊断方法。MRI 扫描一般包括 T_1WI,T_2WI,弥散加权(DWI)、动态增强扫描。T_1WI 扫描多为低信号;T_2WI 上肝癌多为高信号;DWI 扫描为高信号。"镶嵌征"为肝细胞癌的特征性表现;包膜征、肿瘤侵犯血管也是肝细胞癌的重要特征之一。

动态增强扫描表现:

(1)动脉期:肝癌病灶明显强化,大的病灶,因中心坏死液化多见,因而病灶强化不均匀,往往表现为周边强化。

(2)门静脉期:大部分病灶呈低信号。

(3)延迟期:病灶多为低信号或等信号。此期对病灶的检出意义不大,一般用于同血管瘤和局灶性结节性增生等进行鉴别诊断。

肿瘤包膜强化见于各个时期,相对而言,以门静脉期和延迟期包膜强化较清晰。应用肝特异性 MR1 造影剂能够提高小肝癌检出率,对肝癌与肝局灶性增生结节、肝腺瘤等的鉴别亦有较大帮助;另外,对于肝癌患者肝动脉化疗栓塞(TACE)疗效的跟踪观察,MRI 较 CT 有更高的临床价值,对肝内小病灶的检出、血管的情况以及肿瘤内结构及其坏死状况等的显示有独到之处,可以作为 CT 检查的重要补充。

4.正电子发射计算机断层扫描(PET-CT)

PET 的产生是核医学发展的一个新的里程碑,是一种无创性探测生命元素的生理、生化代谢的显像方法。^{18}氟-脱氧葡萄糖(^{18}F-FDG)PET 除用于诊断肝癌外,亦用来估计肝癌患者的肿瘤存活情况和寻找肝外转移灶。FDG 是一种类似糖类的物质,可浓聚于代谢旺盛的肝肿瘤组织内。存活的肿瘤组织可主动摄取这一标记的参与代谢物质,而坏死组织则不能。PET-CT 是将 PET 与 CT 融为一体而成的功能分子影像成像系统,既可由 PET 功能显像反映肝占位的生化代谢信息,又可通过 CT 形态显像进行病灶的精确解剖定位,并且同时全身扫描可以了解整体状况和评估转移情况,达到早期发现病灶的目的,同时可了解肿瘤治疗前后的大小和代谢变化。FDG-PET 在检查肝癌的敏感性为 30%～40%,而利用 ^{11}C-醋酸盐作为示踪剂的 PET-CT 检测肝细胞癌的敏感性超过 80%,将 11C-醋酸盐与 FDG 结合已经展现出将肝癌探测的敏感性增加到 100%。

5.数字减影血管造影(DSA)

由于其属于侵入性操作,DSA 不作为首选的诊断手段。

(1)DSA 的指征:临床怀疑肝癌或 AFP 阳性,而其他影像学检查阴性者;多种显像方法结果不一;疑有卫星灶需做 CTA 者;需做经导管肝动脉化疗栓塞(TACE)者;肝癌手术切除后疑有残癌者。

(2)肝癌 DSA 检查的特征：肿瘤血管(肝癌最富特征的表现，常见肿瘤血管的增粗、扩张、移位和扭曲)；肿瘤染色(肿瘤密度较周围肝实质浓密，常勾画出肿瘤的大小和形态)；肝内动脉移位、扭曲、拉直或扩张；肿瘤包绕动脉；动-静脉瘘；肝内血管癌栓。DSA 对多血管型肝癌可检出 1cm 左右的小肝癌。小肝癌通常以肿瘤血管和肿瘤染色为主要表现。

四、诊断标准和临床分期

目前国内应用较多的是 2001 年中国抗癌协会肝癌专业委员会制定的诊断标准和临床分期。

(一)原发性肝癌的临床诊断标准

(1)AFP≥400ng/mL，能排除妊娠、生殖系胚胎源性肿瘤、活动性肝病及转移性肝癌，并能触及肿大、坚硬及有大结节状肿块的肝脏或影像学检查有肝癌特征的占位性病变者。

(2)AFP<400ng/mL，能排除妊娠、生殖系胚胎源性肿瘤、活动性肝病及转移性肝癌，并有两种影像学检查有肝癌特征的占位性病变或有两种肝癌标志物(DCP、GGT Ⅱ、AFU、CA19-9 等)阳性及一种影像学检查有肝癌特征的占位性病变者。

(3)有肝癌的临床表现并有肯定的肝外转移病灶(包括肉眼可见的血性腹水或在其中发现癌细胞)并能排除转移性肝癌者。

(二)原发性肝癌的临床分期标准

Ⅰa 单个肿瘤直径≤3cm，无癌栓、腹腔淋巴结及远处转移；Child A。

Ⅰb 单个或两个肿瘤直径之和≤5cm，在半肝，无癌栓、腹腔淋巴结及远处转移；Child A。

Ⅱa 单个或两个肿瘤直径之和≤10cm，在半肝或两个肿瘤直径之和≤5cm，在左右两半肝，无癌栓、腹腔淋巴结及远处转移；Child A。

Ⅱb 单个或多个肿瘤直径之和>1.0cm，在半肝或多个肿瘤直径之和>5cm，在左右两半肝，无癌栓、腹腔淋巴结及远处转移；Child A。

有门静脉分支、肝静脉或胆管癌栓和(或)Child B。

Ⅲa 肿瘤情况不论，有门静脉主干或下腔静脉癌栓、腹腔淋巴结或远处转移之一；Child A 或 B。

Ⅲb 肿瘤情况不论，癌栓、转移情况不论；Child C。

(三)分期

分期肝细胞肝癌 AJCC TNM 分期(2017 年第八版)

1.T：原发灶

Tx：原发灶无法评估；

T_0：未发现原发灶；

T_1：单发病灶≤2cm；或者单发病灶>2cm 但无血管受侵；

T_{1a}：单发病灶≤2cm；

T_{1b}：单发病灶>2cm 但无血管受侵；

T_2:单发病灶>2cm,且侵犯血管;或者多发病灶,均≤5cm;

T_3:多发病灶,至少一个病灶>5cm;

T_4:单发或者多发病灶,无论肿瘤大小,侵犯门静脉或者肝静脉分支(包括门脉左右支、肝静脉左中右三支);原发灶直接侵犯邻近器官(不包括胆囊)或者穿透脏层腹膜。

2.N:区域淋巴结

Nx:区域淋巴结无法评估;

N_0:无区域淋巴结转移;

N_1:有区域淋巴结转移。

3.M:远处转移

M_0:无远处转移;

M_1:有远处转移。

4.AJCC临床分期

分期	T	N	M
Ⅰ A 期	T_{1a}	N_0	M_0
Ⅰ B 期	T_{1b}	N_0	M_0
Ⅱ期	T_2	N_0	M_0
Ⅲ A 期	T_3	N_0	M_0
Ⅲ B 期	T_4	N_0	M_0
Ⅳ A 期	$T_{1\sim4}$	N_1	M_0
Ⅳ B 期	$T_{1\sim4}$	$N_{0\sim1}$	M_1

（张　麒）

第三节　原发性肝癌的综合治疗

一、外科治疗

（一）手术切除

1.基本原则

(1)彻底性:完整切除肿瘤、切缘无残留肿瘤。

(2)安全性:最大限度保留正常肝组织,降低手术死亡率及手术并发症。

2.必备条件

一般情况良好,无明显心、肺、肾等重要脏器器质性病变;肝功能正常或仅有轻度损害(Child-Pugh A 级);或肝功能分级属 B 级,经短期护肝治疗后恢复到 A 级;肝储备功能如 ICG_{15} 基本在正常范围以内;无不可切除的肝外转移性肿瘤。

3.剖腹探查的指征

(1)肝癌诊断明确者:诊断明确的肝癌可以考虑手术切除。其中包括小肝癌与大肝癌、周缘型肝癌及肝门区肝癌、表浅性肝癌与深在性肝癌、伴肝硬化之肝癌以及肝癌破裂者。

(2)肝癌诊断不能排除者:肝实质占位性病变确实存在,但 AFP 阴性,经影像学检查肝癌特征不典型但又不能排除者均可考虑开腹探查。在目前的治疗条件下,肝切除风险远小于肝癌延误治疗带来的危害。

4.禁忌证

(1)全身情况:包括年龄过大、体质过度虚弱、严重心肺功能障碍或有代谢性疾病无法耐受手术者。

(2)肝情况:严重肝硬化、肝萎缩,肝功能失代偿(Child C 级)。

(3)肿瘤情况:肿瘤多发或肿瘤巨大、边界不清,伴有门静脉主干癌栓或胆管癌栓者为肝癌切除的相对禁忌证。单个或局限性肺转移,有时可以一并切除,而并非肝切除的绝对禁忌证。

5.根治性切除标准

①肿瘤数目不超过 3 个;②无门静脉主干及一级分支、肝总管及一级分支、肝静脉主干及下腔静脉癌栓;③无肝外转移,完整切除肉眼所见肿瘤,切缘及余肝无残癌;④术后影像学检查未见肿瘤残存,术前 AFP 阳性者术后随访 2 个月内血清 AFP 降至正常。

6.姑息性肝切除标准

局部病变须符合下列条件:①3~5 个多发性肿瘤,超越半肝范围者,行多处局限性切除;②肿瘤局限于相邻 2~3 个肝段或半肝内,无瘤肝组织明显代偿性增大达全肝的 50% 以上;③肝中央区(中叶或Ⅳ、Ⅴ、Ⅷ段)肝癌,无瘤肝组织明显代偿性增大达全肝的 50% 以上;④肝门部淋巴结转移者,肿瘤切除同时行淋巴结清扫或术后治疗;⑤周围脏器受侵犯者一并同时切除。

姑息性肝切除还涉及以下几种情况:原发性肝癌合并门静脉癌栓和(或)下腔静脉癌栓、肝癌合并胆管癌栓、原发性肝癌合并肝硬化门静脉高压、难切性肝癌的切除。此外,对于不适宜姑息性切除的肝癌,应考虑姑息性非切除外科治疗,如术中肝动脉结扎和(或)肝动脉、门静脉插管等。

7.手术操作要点

(1)麻醉:目前,连续硬膜外阻滞复合全身麻醉已成为肝肿瘤手术的主要麻醉方法。其优点有:①硬膜外阻滞主要起镇痛作用,不需要高浓度的局部麻醉药使运动神经阻滞达到肌肉松弛,这就避免或减少了由硬膜外阻滞所造成的血压下降对肝血流的影响;②全身麻醉所需要提供的只是肌肉松弛和镇静,全身麻醉药的用量可大为减少,同时避免了大剂量阿片类镇痛药的使用,从而减少对肝功能的不利影响。

(2)体位:左叶肿瘤取平卧位,右前叶肿瘤右侧垫高 45°,右后叶肿瘤 60°~90°向左侧卧位。

(3)切口:采用右肋缘下斜切口,避免开胸,必要时向右后及左肋缘下延长,可显著降低术后并发症发生。

(4)探查

腹腔脏器:胃、十二指肠、结肠应常规检查,以排除溃疡性疾病及肿瘤,如胃、肠存在恶性肿瘤可同时行胃、肠肿瘤的切除手术。

肝：了解肝的大小及肝硬化的程度，判断余肝的体积，估计余肝术后肝功能的代偿情况。

肿瘤：了解肿瘤的位置、大小、数目、边界，必要时行术中 B 超检查以协助定位。

肝门淋巴结及门静脉癌栓：一般讲，原发性肝细胞癌较少发生肝门淋巴结转移，而肝内胆管细胞性癌更易发生淋巴结转移。门静脉失去弹性，无空虚感，多提示门静脉癌栓的存在。

(5)手术方式：基本由术者习惯而定，一般遵循"左规右不规"的原则，即右叶肿瘤多施行肝局部或部分切除术；左叶的肿瘤则多采用规则性切除如左半肝切除术或左外叶切除术。对于局限于Ⅱ及Ⅲ段肿瘤，行规则性肝左外叶切除术；肝左内、外叶交界，位置较深或＞5cm 的肿瘤，行规则性左半肝切除术；局限于Ⅳa及Ⅳb段且≤3cm 的肿瘤行Ⅳa及Ⅳb段切除术；局限于左内叶且＞3cm 的肿瘤行Ⅳ段切除术；肝右叶浅表的肿瘤，且≤3cm，行肝局部切除术；局限于Ⅴ、Ⅵ、Ⅶ、Ⅷ各段且≤3cm 的肿瘤，行所在肝段切除术；侵犯肝右叶相邻肝段，行联合肝段切除术；肿瘤＞5cm 且累及肝右叶各段时行右半肝切除术；局限于尾状叶的肿瘤，行全尾叶切除术；若尾状叶肿瘤同时侵犯肝左、右叶，行联合肝切除术等。

(6)手术切缘：有人认为，切缘距离肿瘤越远，手术越彻底，但实际操作时，还需要视肿瘤部位、大小及肝硬化程度而定。肿瘤切除范围增加了，手术彻底性一定程度上可以得到提高，但安全性则相对下降，有时甚至由于盲目扩大手术范围而损伤一些不应伤及的重要管道，这是不足取的。目前国际上尚无切缘距肝肿瘤多少厘米为根治性切除界限的明确说法。通常肿瘤距切缘应＞1cm 或 2cm。随着术中 B 超的广泛应用，切除范围是否足够可通过术中 B 超进行检查，从而避免因疏忽而切破肿瘤。

(7)切肝的方法：切肝有不同的方法，刀柄法、手指离断法(Kelly 钳技术)、血管钳法、超声刀(CUSA)、吻合器、水刀、TissueLink、LigaSure、超声谐波刀以及射频能量切肝法(Habib4X)等，也可联合应用这几种方法。有学者倾向血管钳法，既可以较迅速地切割，又保证了主要管道的钳夹，减少了术中的失血。

(8)控制出血的方法：肝手术的关键是控制手术中的出血。典型的肝叶切除时，多先解剖肝门结扎有关的脉管，然后再进行肝叶的切除。目前多在常温下采取间歇性入肝血流阻断Pringle 法。每次阻断时间一般不超过 15 分钟，间隔 3～5 分钟可再行阻断，直至将病肝切除，无肝硬化者阻断时间可适当延长。第一肝门阻断控制术中出血的方法较为常用，术后一般无不良后果。但应用于肝硬化程度较重的患者时应慎重，时间不宜过长，否则有可能导致肝缺血坏死和术后肝性脑病。为避免对保留侧肝缺血性损伤，减轻内脏淤血，对部分肿瘤局限的患者也可考虑行选择性半肝血流阻断，即预先解剖患侧肝动脉、门静脉分支，切肝时用止血带或无损伤止血钳阻断，既减少了出血，又尽可能保护了健侧的肝功能。在肝切除过程中，肝静脉的血液反流是失血的重要原因，控制性降低中心静脉压力以及术中 B 超定位下指尖压迫肝右静脉均可减少肝静脉性出血。对于肿瘤邻近肝中、肝右静脉，或者Ⅸ段，尾状叶较大的肿瘤，需对肝内重要管道的解剖有充分的认识，动作轻柔、仔细操作、精细解剖，必要时可利用常温下全肝血流阻断的方法控制出血，但因其本身操作复杂，风险大，应慎重选择使用。

(9)肝断面的处理：肿瘤切除以后，应进一步处理肝断面。首先是止血，对于肝断面的渗血点，可通过缝扎的方法止血；对大血管损伤的处理，绝大多数为侧壁受侵，直视下以 prolene 缝线缝合或钳夹后修补甚为安全。其次是检查肝断面是否存在胆漏,如有胆漏,应予以缝扎关闭。再次是肝断面最后处理,依手术者的习惯及肿瘤的位置、余肝的体积、患者的情况而不同。有学者主张在不影响余肝静脉回流以及压迫较大的胆管的前提下,对拢缝合肝断面,可以最大限度地减少术后断面出血、胆漏及膈下感染的机会。如果肝断面处有重要的管道存在,对拢缝合将严重影响肝的血供或回流;余肝体积较小,对拢缝合导致的肝组织损伤会明显增加术后肝衰竭的风险;肝炎症、水肿或严重肝硬化的肝对合困难;肝断面甚大等,在确保肝断面无活动性出血及胆漏的情况下,可开放肝断面,表面喷涂生物蛋白胶,再敷以止血纱布。我们坚决反对为闭合创面而闭合创面的做法,操作过程中的灵活性是确保对拢闭合成功的关键与精髓。

(10)放置引流管:目的是观察术后出血、胆漏、了解腹水的情况以及减少手术区或膈下的积液等。

8.术后观察与处理

术后应密切注意患者的神态、生命体征、尿量与腹腔引流管引流量;检查患者的皮肤弹性和色泽、巩膜有无黄染、舌头是否干燥、腹部体征及腹壁切口愈合情况;定时复查血常规、肝、肾功能、凝血功能、血糖等生化指标以及肿瘤学指标的变化;复查彩超以明确腹腔积液及胸腔积液情况。

在肝切除术后,承担多种功能的肝的功能会发生一定程度的损害,需要应用一些药物以促进或改善肝功能,包括应用谷胱甘肽、肌苷、门冬氨酸钾镁、维生素 C 等。为减少术后出血,可静脉滴注维生素 K_1,也可联合应用酚磺乙胺(止血敏)、氨甲苯酸(止血芳酸)、凝血酶原复合物等,特殊情况下应用巴曲酶(立止血),但要注意高凝状态引起血栓形成的不良反应。为减少术后低蛋白血症及胸、腹水的发生,每天应用 $10\sim20g$ 白蛋白,静脉滴注,再联合应用利尿药,预防效果更好。肝癌患者多合并肝硬化,为减少门脉高压性胃病和应激性溃疡所致的上消化道出血,可常规应用抑制胃酸分泌的西咪替丁(甲氰咪胍)类或质子泵抑制药。

9.肝癌切除术并发症的处理

肝叶广泛切除后可能发生若干严重的并发症,有时可导致患者死亡。这些并发症的防治,除手术时需操作细致,麻醉恰当外,尚需加强术前准备和术后处理。

(1)腹腔内出血:有原发性出血和继发性出血两种可能,尤以原发性出血较为多见。出血部位可来自肝断面、裸区、三角韧带、肾上腺及胆囊窝等。术后出血的原因多由术中止血不彻底、结扎线脱落以及凝血功能障碍等引起。减少此并发症的关键是手术野严密止血,门静脉、肝静脉、肝短静脉、肾上腺静脉以及肝动脉等重要管道残端必须缝扎,必要时结扎加缝扎。肝断面出血点必须严密、仔细缝扎,确保无活动性出血、渗血。术后 1 周左右因肝切面组织坏死或感染而致继发出血者比较少见。对严重肝硬化凝血功能障碍者术前需纠正凝血功能,术中尽量缩小手术范围,尽量补充全血及新鲜血浆,必要时适当输注凝血酶原复合物、纤维蛋白原、血小板等凝血物质。一旦发生出血,处理原则主要为止血、输血等内科治疗。出血量过大,内科治疗无效,应剖腹探查,寻找出血点并予以相应处理。有时处理极为困难,因此预防最重要。重点是肝断面处理,可用肝缝线加 $1\sim2$ 针褥式缝合,保证断面的相互对合,不留无效腔。止血应彻底,断面缝合要严密。

(2)低血容量性休克:术前一般健康状况不佳,术中出血过多,手术时间过长,特别是应用降压麻醉不当,均可能造成术中及术后的休克,严重者可导致患者死亡。所以术后继续输血、给氧,并每日注射维生素 K_1 是必要的。此种情况一旦发生,应立即补液、输血等处理,同时保护心肺肾功能,必要时用中心静脉压监测。为减少其发生,对于手术复杂、术中生命体征不稳定以及年老、体弱的患者尤其予以特别的重视。

(3)腹膜炎:主要是由于术后肝切面的组织发生坏死,或切面的小胆管未经妥善结扎而有胆汁渗出所致。除术前术后应加强抗生素的使用外,术时对切断面仔细处理,以及术后通畅而充分的引流,均有一定的预防作用。在解剖肝门时对患侧肝管不予结扎,仅在断面上仔细结扎各支小胆管,使胆汁仍能自胆管向肠道引流,这在一定程度上也可以减少胆汁漏之发生,从而防止严重的继发感染。

(4)肝衰竭:目前肝癌切除术最严重的并发症,常导致患者死亡。肝衰竭的发生与以下因素有关:①严重肝硬化、肝萎缩、肝储备功能差;②肝切除量过大;③出血多、输血多;④肝门阻断时间长、麻醉时间长。加强术前的保肝疗法,给予高蛋白、高糖类饮食,术时及术后给予氧气吸入,注意止血和适当输血以防止缺氧和休克,避免在切断肝组织时长期钳住第一肝门血管,尽可能减少吸入性麻醉药之用量(必要时可酌给肌肉松弛药)以减少其对肝的损害,适量予以高渗葡萄糖液输给,是有益的预防措施。肝衰竭主要表现为 4 方面:肝性脑病、黄疸、腹水及凝血功能障碍。一般肝性脑病发生率低。黄疸的处理主要是应用护肝药物。部分学者主张用激素以提高机体应激能力并减少肝细胞破坏,有时可缓解病情并渡过危险期。腹水较常见,大多可缓解。腹水的处理,主要是血浆及白蛋白的补充,适当应用利尿药。凝血功能障碍较常见,通过补充凝血酶原复合物、冷沉淀、纤维蛋白原,酌情应用抗纤溶的氨甲苯酸等促凝、止血药物,大多可以改善,一旦出现弥散性血管内凝血(DIC)表现,则提示预后不良。肝衰竭一旦发生,预后多不良,关键在预防。术前肝储备功能的正确评估、严格掌握手术指征是预防术后肝衰竭的最好方法;减少余肝的损伤。切肝时在保证切除范围的情况下,尽可能保留正常的肝组织。熟悉肝的解剖,保证余肝的血供(肝动脉和门静脉)和流出道(肝静脉)的通畅。术后各类型的感染与上消化道出血是肝衰竭的重要诱因,术后必须合理使用广谱的抗生素预防感染、积极预防上消化道出血(降低门脉压力、保护胃黏液、制酸等)。

(5)上消化道出血:常在术后 5~14 天发生,多为门静脉高压、胃底食管静脉曲张破裂,胃、十二指肠应激性溃疡所致。由于剩余的肝组织体积小,术后肝必然充血;且因肝血流受阻也可能引起继发的门静脉高压而致胃肠道充血。有时血液也可以从肝创面经胆管流入肠道。通常应用胃黏液保护药、制酸、止血药物等处理可逐渐康复。当出血量较大时,可行胃镜检查并在直视下止血。术后应用生长抑素,如奥曲肽、生长抑素(施他宁)等对于减少门静脉高压引起的出血有一定作用。

(6)伤口感染或崩裂:肝切除后血浆蛋白往往显著降低,再加手术野有潜在的感染存在,手术创口极易发生感染,甚至形成崩裂。预防的方法是手术前后必须加强营养及给予大量维生素;手术时止血应彻底,伤口宜采用间断缝合,必要时须用张力缝线;对于贫血的患者,术后还需多次少量输血,并应避免腹内压增高。

(7)腹水漏:肝癌切除术后,患者肝功能尚未完全恢复,产生腹水后经切口或引流管口渗漏,如不及时处理,轻则导致水、电解质紊乱,重则可致全身功能衰竭、甚至死亡。处理此种情况,应及时用大三角针、粗丝线在渗漏处加密缝合,同时加强营养支持及利尿,保持水、电解质平衡。术中按腹壁层次严密缝合切口,一定程度上可减少腹水漏的发生率。

(8)胸腔积液:肝切除术后最常见,但并不严重的并发症之一,尤其是右叶手术后胸腔积液更为常见。机制尚不明了。可能与膈肌刺激、胸腔静脉和淋巴回流受阻以及术后低蛋白血症、胶体渗透压降低有关。术中尽量减少对膈肌的刺激和损伤,术后引流通畅、防止膈下积液,大量白蛋白和血浆支持,提高胶体渗透压等措施有助于减少胸腔积液形成。胸腔积液可用 B 超证实和定位,量少、患者无不适可不必处理。量多者则应行胸腔穿刺抽液。抽胸腔积液后应予以白蛋白或血浆补充,否则胸腔积液不仅不能控制,反而加重,甚至全身衰竭。抽胸腔积液后,应严密观察,如有气胸发生及时处理。

(9)胆漏:是肝切除常见的并发症。文献报道肝切除术后胆漏的发生率为 7.2%。发生的原因:肿瘤邻近大的胆管,切除过程中损伤胆管难以避免;肝断面处理时未发现潜在的胆漏处或断面开放时,胆管结扎线脱落等。如有可能,对拢缝合肝断面将在最大限度上减少术后胆漏的发生。术中胆道内注射亚甲蓝试验、胆管造影以及纤维蛋白胶的应用可降低胆漏的发生。而且随着肝切除技术的改进,此种并发症会逐渐减少。胆漏发生后,多数无须再次开腹,保持通畅的引流是治疗的关键。必要时可经皮穿刺胆道引流以及早期经内镜放置胆管内支架也是处理肝切除术后胆漏的有效手段。

(10)急性肾衰竭:较罕见,但因其治疗难,预后差,需高度重视。肾衰竭常见于肝切除量过多,失血量较大而未及时补充所致。另外如果肿瘤巨大,在行肝总动脉结扎,肝固有动脉插管后,可能肿瘤广泛坏死产生大量毒素引起急性肾小管坏死,导致急性肾衰竭。部分术前严重梗阻性黄疸患者也可因血清胆红素过高造成,伴有肾衰竭或肾疾病更易诱发。预防措施:严格掌握手术指征,对有肾基础疾病的患者尽可能避免行大的肝切除手术;及时补充血容量,防止低血容量性休克;对术后尿量明显减少甚至无尿而排除血容量不足等原因者应及早使用利尿药及扩张肾血管药如多巴胺等;避免使用肾毒性药物。血液透析几乎是唯一有效的治疗措施。

(11)膈下感染与积液:肝右叶切除术后,体温升高不退,使用多种抗生素无效,应想到膈下积液或感染的可能。发生的原因:因肿瘤切除的需要,右侧韧带及裸区游离范围较大且止血不够彻底;引流管位置不当;某些原因导致引流不畅;右肝大手术后,恢复异常"顺利",引流液甚少,医务人员盲目乐观过早拔除引流管。术后 1 周左右常规 B 超检查是早期发现膈下感染及积液的重要手段。B 超引导下穿刺抽液,必要时置管引流是有效的治疗方法。

(二)肝移植

在我国,肝癌是居第二位的恶性肿瘤,全世界每年新发肝癌 1/2 以上在我国。理论上肝移植是治疗肝癌合并严重肝硬化的最佳选择,因为肝癌生长具有多中心的特点,同时患者合并有门静脉高压和严重的肝硬化,使肝切除范围受到明显限制。肝癌肝移植在理论上彻底清除了肿瘤和肝内转移灶、最大限度地达到根治的要求,消除了肝癌产生的肝病背景(肝硬化或肝炎)。随着手术技术的成熟,免疫抑制药物的发展,肝移植已成为肝癌治疗的一个重要手段,并逐渐得到临床医师的认可和接受。

1.肝癌肝移植适应证

国际上广泛采用 Milan 标准和 UCSF 标准,国内尚无统一的标准。

（1）Milan标准:1996年,Mazzaferro等首先提出小肝癌肝移植指征（即Milan标准）。Mazzaferro等选取的肝移植受体都是肝功能失代偿、不能耐受手术切除或是因为肿瘤位置特殊无法切除的患者。所谓Milan标准,即肿瘤无血管侵犯、单个肿瘤直径≤5cm或多发肿瘤数目≤3个且最大直径≤3cm。符合这个标准的肝癌肝移植患者术后4年总体生存率和无瘤生存率分别为85%及92%。此后其他肝移植中心应用Milan标准得到了满意疗效。由于越来越多的证据表明,符合Milan标准的肝癌肝移植术后无瘤生存率明显高于肝切除,可获得与良性肝病肝移植同样满意的术后生存率和生活质量,且Milan标准的各项指标较容易通过影像学检查技术获得,因而1998年美国移植器官共享网络（UNOS）开始采用Milan标准作为筛选肝癌受体的主要依据。

（2）肝癌肝移植器官分配评分系统:2003年4月,UNOS综合美国肝肿瘤研究组"改良TNM分期"和终末期肝病模型（MELD）制定了"肝癌肝移植器官分配评分系统""改良TNM分期"Ⅰ及Ⅱ期等同于Milan标准。"肝癌肝移植器官分配评分系统"规定对肝癌肝移植患者给予额外的MELD加分,Ⅰ期、Ⅱ期或符合Milan标准的肝癌可以提高24分（在以后等待移植期间每90天加1分,代表患者可能增加10%的病死率）。"肝癌肝移植器官分配评分系统"综合考虑了患者的肝功能、全身情况和肿瘤进展,基本保证符合Milan标准的肝癌患者与良性肝病有平等机会获得供肝,该标准开始实施的第1年中肝癌肝移植数量较以前增加了将近3倍,肝癌患者平均等待时间从2.28年下降至0.69年。后来,UNOS又进行了调整,T_1期肝癌患者不再给予额外的加分,T_2期患者由原来的24分再降至22分。目前对调整后的效果尚待进一步的观察,但"肝癌肝移植器官分配评分系统"仍然受以下因素影响:供肝的数量、移植前诊断和分期的准确性和术后辅助治疗的进展。

（3）Pittsburgh改良TNM标准:Milan标准也有自身的不足,它对肝癌肝移植患者移植指征限制过于严格,使27%～49%的患者丧失移植根治的机会,同时原有TNM标准不能准确地评估肝癌肝移植患者预后。2000年Pittsburgh大学Marsh等提出了改良TNM标准,主要根据肿瘤大小、血管侵犯、有无两叶受累、淋巴结是否阳性及有无远处转移情况将肝癌分为Ⅰ、Ⅱ、Ⅲa、Ⅲb、Ⅳa、Ⅳb6期,Ⅰ～Ⅲb期符合肝移植标准,而Ⅳa及Ⅳb期则排除在肝移植之外。Marsh等对肝癌肝移植的回顾性分析显示,有27%超出Milan标准但符合Pittsburgh标准的病例获得了长期生存（平均随访时间3.3年）,其中49%的病例没有复发。Pittsburgh改良TNM标准主要将侵犯大血管、淋巴结受累、远处转移作为肝移植禁忌证,显著扩大了肝癌肝移植的适应证范围,使原来一些被Milan标准排除在外的肝癌患者获得肝移植机会,但其作为肝癌肝移植筛选标准的缺陷是:①在术前很难对微血管或肝段分支血管侵犯情况作出准确评估,并且很多有肝炎背景的肝癌患者,其肝门处的淋巴结肿大可能是炎性的,需要行术中冷冻才能确诊;②由于移植前根据影像学分期可能致20%～30%患者被低估肿瘤情况,如果指征稍微扩大,将会导致许多进展期肝癌患者进入肝移植等待名单,并且随着肝癌发病率的增加,这种趋势将会更加明显。有鉴于此,Pittsburgh改良TNM标准至今未被UNOS所接受。

（4）加州大学旧金山分校（UCSF）标准:Yao等于2001年提出了UCSF标准,即单个肿瘤直径≤6.5cm,或多发肿瘤数目≤3个且每个肿瘤直径均≤4.5cm、所有肿瘤直径总和≤8cm。符合UCSF标准的70例肝癌肝移植病例术后1年及5年生存率分别为90%及75%,与符合

Milan 标准的肝癌肝移植无显著性差异;超出 Milan 标准但符合 UCSF 标准的肝癌肝移植病例其 2 年生存率为 86%。与 Milan 标准相比,UCSF 标准显著减少了由于等待供肝时间延长而逐渐增加的受体丢失率,扩大了肝癌肝移植的适应证范围,同时术后复发率又无明显增加,显示出较 Milan 标准更好的参考价值,已经被较多的肝移植中心所接受。

(5)up-to-seven 标准:2009 年初 Mazzaferro 等通过回顾分析欧美 1556 例肝移植患者病理结果,提出了新的预后模型——"7 限理论(up-to-seven)",即对最大肿瘤直径(cm)与瘤灶数目之和不大于"7"的无血管侵犯的肝癌患者 5 年生存率可达 71%。这一良好的结果可看做扩展 Milan 标准的又一次尝试。

(6)上海复旦标准:通过对复旦大学肝癌研究所肝细胞癌肝移植资料的研究整理,在 UCSF 标准基础上适当放宽对肿瘤大小的限制,提出一个肝癌肝移植适应证新标准("上海复旦标准"),即单发肿瘤直径≤9cm,或多发肿瘤≤3 个且最大肿瘤直径≤5cm,全部肿瘤直径总和≤9cm,无大血管侵犯、淋巴结转移及肝外转移。按照这一标准筛选肝癌肝移植病例,其术后 3 年生存率及无瘤生存率分别达到 80% 及 88%,与最严格的 Milan 标准相比(77% 及 86%)无明显差异;"上海复旦标准"3 年复发率 11%,复发病死率为 6%,Milan 标准复发率 10%,复发病死率 5%,两者均无显著差异,但"上海复旦标准"较 Milan 标准入组病例多出 23%,较 UCSF 标准多 8%,统计资料显示,被 Milan 标准剔除但符合"上海复旦标准"的病例与符合 Milan 标准病例有同样满意的术后生存率及无瘤生存率。"上海复旦标准"在不降低术后生存率及无瘤生存率的情况下,显著扩大了肝癌肝移植的适应证范围,能使更多的肝癌患者从肝移植中受益,可能更符合目前中国的国情。

(7)杭州标准:浙江大学肝移植中心根据肝癌肝移植 15 年的基础与临床研究,提出了肝癌肝移植入选标准——"杭州标准"。该标准认为,肝癌肝移植受者应符合以下条件:肿瘤直径≤8cm,或肿瘤直径>8cm 且术前血清甲胎蛋白(AFP)水平≤400μg/L 及肿瘤组织学分级为高、中分化。该肝移植中心科研人员对符合国际上应用广泛的"米兰标准"和"杭州标准"的患者进行了对比研究。结果表明,符合"米兰标准"者 72 例,术后 5 年生存率为 78.3%。符合"杭州标准"者 99 例,术后 5 年生存率为 73.3%。两组患者移植后预后没有明显差异。在不符合"米兰标准"的 123 例患者中,符合"杭州标准"的有 26 例,其预后也优于其他 97 例超过"杭州标准"者。

(8)华西医科大学施行的标准:①UICC Ⅰ 期伴有失代偿肝硬化;②UICC Ⅱ 期肝癌,特别当肿瘤累及肝左、右叶,并发肝硬化时;③特殊位置的肝癌(如紧贴血管等重要结构)难以切除或根治性切除;④对中晚期肝癌病例,只要条件许可,辅助以手术前后的化疗或放疗,也可施行肝移植;⑤对于活体肝移植,由于供肝来源的特殊性和较好的报道效果,只要术前没有发现肝外转移和血管浸润,均可纳入肝移植。其中 112 例肝细胞癌肝移植术后 1 年、3 年、5 年生存率分别为 75.34%,62.34% 及 49.87%。超过 Milan 标准的大肝癌肝移植后仍可获得较好的生存率,其中单个肿瘤直径>10cm 或多个肿瘤仍局限于半肝者,3 年生存率可达 77%,肿瘤已弥漫全肝但无肝外转移者 2 年生存率可达 73.8%,但门静脉主干有癌栓者 1 年生存率仅 20%,表明除门静脉主干有癌栓外,即使肿瘤已弥漫全肝,行肝移植仍可取得较好的生存率及生活质量,提示不能切除的大肝癌施行肝移植是可以接受的。

2.活体供肝移植(LDLT)指征

由于尸体供肝的短缺,活体供肝移植数目正逐年上升。相对于尸肝移植,活体供肝通常来源于年轻健康的供体、冷缺血时间短、供肝质量优于尸肝,更重要的是活体供肝缩短了受体等待肝源的时间,使肿瘤血管侵犯、肝外播散情况大大减少。由于现有的 Milan 标准、UCSF 标准均来源于尸肝移植的脏器分配原则,对于 LDLT 可能不完全适合,国际上许多学者认为应该扩大 LDLT 移植指征。但也有学者反对任意扩大 LDLT 的指征,因为 LDLT 虽然缩短了等待供肝的时间,降低肿瘤进展的风险,但很遗憾这种"快速"的移植随之带来了较高的复发率,以往尸肝移植患者在较长的等待过程中使肿瘤的生物学特性充分显现出来,通过"自然选择"可以挑选更合适的受体,血管侵犯、肿瘤直径>5cm、肿瘤数目多于 3 个依旧是影响复发的重要因素,预示 Milan 标准在 LDLT 仍旧有一定的指导意义。

3.肝癌肝移植术后肝癌及肝炎的复发

(1)肝癌复发转移:20 世纪 60 年代肝移植的出现为肝癌治疗带来了新的思路,但术后复发转移一直是影响肝移植治疗肝癌疗效的主要因素。而且一旦复发转移,病情则迅速进展,某医院肝癌研究所报道复发后患者 1 年生存率仅 18%。

肝癌肝移植术后复发转移的特点如下。

复发率:6%～27.6%不等。

复发时间:中位时间 12 个月,75%复发间隔时间在 2 年内。

复发部位:常见的复发转移部位是肝、肺、骨,亦有脑、肾上腺、结肠及乳腺转移的报道。

复发肿瘤来源:①术前已经存在的微转移灶;②病肝切除过程中因挤压、搬动肝或肿瘤的破裂造成肿瘤细胞的转移。

复发的危险因素:①血管侵犯,为最危险因素;②肿瘤体积,直径>5cm 是危险因素;③肿瘤组织学分级,Ⅲ～Ⅳ级预后不良;④AFP 水平,300μg/L 为临界值预测更准确;⑤肿瘤病理分期;⑥淋巴结转移;⑦微转移灶或微卫星灶;⑧免疫抑制药,主要为类固醇激素。

由于术后抗排异治疗(免疫抑制)与抗肿瘤治疗(免疫增强)间的矛盾,以及肝癌本身较高的恶性程度,直至目前仍缺少行之有效的预防术后复发转移的手段。一般说来,预防肝癌肝移植术后肿瘤复发转移的策略包括术前、术中及术后 3 个方面。

(2)乙型肝炎复发:我国绝大多数原发性肝癌同时合并乙型肝炎后肝硬化,而合并严重肝硬化的原发性肝癌是我国肝移植的主要适应证之一,据不完全统计,原发性肝癌占国内肝移植的比例 30%～70%不等。尽管病肝的切除去除了体内最大的病毒源泉,但寄生于其他体细胞内的乙型肝炎病毒是乙型肝炎复发的基础,另外部分患者因免疫功能的下降存在再感染乙型肝炎病毒的可能。随着肝移植术后长期存活患者的不断增多,肝移植术后乙型肝炎再感染、复发的问题日益突出。国内外长期观察的资料表明,乙型肝炎受体如果术后不进行任何预防措施 100%患者术后复发;如果长期单纯使用拉米夫定约有 60%患者出现耐药的 YMDD 变异株;如果术后单纯使用抗乙型肝炎免疫球蛋白(HBIG)乙型肝炎复发率为 30%左右;目前国外最为肯定的治疗方案为拉米夫定结合大剂量 HBIG,可使乙肝复发率降至 5%。至于小剂量 HBIG 联合拉米夫定是否具有同样的预防作用目前尚未有确切定论。另外国内外对不用 HBIG 的方案如拉米夫定与阿德福韦的联合、应用其他核苷类似物如恩替卡韦、替诺福韦以及应用主动免疫方法如接种乙型肝炎疫苗等不同方案预防肝移植术后乙型肝炎复发的作用进行了有益的探索。

(三)肝动脉结扎插管化疗

近年来发现对肝的恶性肿瘤,无论为原发性或转移性,肝动脉结扎都是一种比较有效的疗法。因为通过实验研究和临床观察,发现肝内恶性肿瘤的血液供给主要来自肝动脉,仅有少量血供是来自门静脉;肝动脉结扎后肿瘤的血供可减少 90%～95%,而正常肝组织仅减少 35%～40%,所以肝动脉结扎后肝内癌肿会发生选择性坏死,因而可延长患者的生存期。不过肝肿瘤的这种缺血坏死仅是暂时的,在结扎后大约 1 个月通过侧支循环的逐渐建立,残余的癌细胞将重新开始生长,但临床缓解或好转的时期一般可达 18～20 周,患者食欲改善,疼痛消失,肿块缩小,体重增加。

1.适应证

①剖腹探查时发现腹内已有广泛的癌转移,不适宜做部分或全肝叶切除者;②主要症状由于肝内肿瘤所致,但术前已知有肝外肿瘤存在者;③为减小肝肿瘤的体积和减少毒性物质的产生,先做肝动脉结扎,为下一步的肝切除做准备;④通过股动脉插管造影或其他方法,已证明肝外和肝内的门静脉确实通畅者。

2.禁忌证

①术前有严重肝功能障碍,或有较明显的黄疸和腹水者;②术中发现肝有严重硬化,或者有门静脉阻塞现象,门静脉压在 53.3kPa(400mmHg)以上者;③肿瘤体积已超过全肝的 3/4,或病变之间已无正常肝组织残留者;④肿瘤过大影响肝门的暴露,致结扎术有技术上之困难者。

3.手术要点

剖腹探查后如果决定做肝动脉结扎术,结扎点原则上应尽可能靠近肝。由于解剖的变异和广泛的肿瘤所造成的局部情况,手术时须根据动脉结扎后肝组织和肝内肿瘤的不同颜色变化,或通过经肝动脉导管注射亚甲蓝溶液,观察肝组织蓝染的范围来判断肝动脉是否已达到完全结扎或适当结扎的目的,有时须结扎两个或更多的动脉支。结扎后的颜色变化并不恒定。有时因局部组织缺血,胆囊也须切除。临床上常用的插管途径是经胃网膜右动脉插管。可在术中由十二指肠上部上方解剖肝十二指肠韧带,解剖显露肝总动脉、肝固有动脉和胃十二指肠动脉;距幽门 5cm 处解剖出胃网膜动脉 2cm 左右,远端血管结扎,导管由胃网膜右动脉近端插入,直视下从胃十二指肠动脉插管至肝固有动脉或患侧肝动脉支,探查明确后注射亚甲蓝观察肝染色范围以核实。插管前以套线方式暂时阻断肝总动脉,有助于导管顺利插入预定位置。术中应注意有无变异的肝固有动脉、肝右动脉或肝左动脉,有时需在肝门处直接插入异位的动脉支。如果患肝硬化严重,有时可不结扎肝总动脉,以防术后产生肝衰竭。

抗癌药物的肝内灌注可使抗癌药高浓度地首先集中于肝,局部作用大而全身反应小。虽然肝内的局部灌注疗法有可能引起一时性的药物性肝炎,因此,肝功能不佳或有严重黄疸者一般是属禁忌,但实际上除了情况特别严重者以外,通常仍可适应局部灌注;并有肝硬化或门静脉高压者也不是灌注疗法的禁忌证。

（四）门静脉插管化疗

适应证：①剖腹探查时发现腹内已有广泛的癌转移，不适于做部分或全肝叶切除者；②门静脉主干及一级分支癌栓，经手术取栓术后预防癌栓再形成以及减少肝内复发转移；③联合肝动脉结扎插管，为巨大肝癌二步肝切除做准备。

二、射频消融

射频消融治疗（RFA）是肿瘤局部透热治疗的一种，以影像引导或直接将电极针导入肿瘤组织，通过射频在电极针周围产生极性分子震荡导致发热，使治疗区域温度达 50℃ 以上，中央区域可达 100℃ 以上，使局部细胞坏死。目前的射频消融治疗系统，一次凝固坏死区的直径可达 3～5cm。肝癌的射频消融治疗可通过开腹术中、腹腔镜和经皮穿刺 3 种途径，目前应用最多的是经皮穿刺局部射频消融治疗（RFA）。

1.RFA 的适应证

①单个肿瘤病灶大小＜5cm，尤其是＜3cm；肝内病灶少于 3 个，每个病灶不超过 3cm，无手术指征或有手术指征但因肿瘤部位手术切除困难；②复发性小肝癌手术困难的；③合并肝硬化，肝功能为 Child A 或 B 级，且无大量腹水；④无手术指征的大肝癌或多发肝癌 TACE 后。

2.RFA 的禁忌证

①黄疸较重，腹水较多，一般情况较差者；②已有远处转移或门静脉癌栓已形成者；③严重心、肺、肾功能损害者；④糖尿病、高血压控制不佳者；⑤肝内或膈下有急性炎症或脓肿者

3.RFA 的基本要求

消融范围应力求包括 0.5cm 的癌旁组织，以获得"安全边缘"。对边界不清，形状不规则浸润型癌，在邻近组织及结构许可的条件下建议扩大瘤周安全范围达 1cm 或以上。评估疗效的方法是消融术后 1 个月左右，采用对比增强 CT 及 MRI 或超声造影判定肿瘤是否被完全消融。若经 3 次消融仍不能获得完全消融，应放弃消融疗法，改用其他治疗。

4.RFA 的主要并发症

有皮肤灼伤、迷走神经反射、气胸、胸腔积液、肝胆管损伤、肝脓肿、内出血等。

（1）出血：主要原因是肝穿刺、肝硬化本身及肿瘤消融不完全。术中 B 超探查可最大限度避免穿刺引起的血管损伤，拔针前行针道消融可减少针道出血。术前尽可能改善患者的凝血功能，术后给予止血药物，将减少肝硬化本身所致的出血。腹带加压包扎将减少肝表面穿刺点的出血。

（2）邻近组织脏器损伤：主要包括邻近的消化道、肾及血管、胆管系统及胸膜等，最常见的为胃肠穿孔。预防方法：严格选择 RFA 的患者，必要时进行开腹的 RFA 将最大限度的减少邻近组织脏器的损伤。

（3）电极板皮肤烫伤：因射频治疗输出能量较高，治疗时间较长，或使用电极板面积较小，发生皮肤烫伤的可能性较高，尤其是开腹全麻的情况下更不易发现。严格、规范的放置和使用电极板将减少电极板皮肤烫伤的发生率。

（4）感染：主要包括肝脓肿和腹膜炎，胸腔感染较少见。常见的致病菌为大肠埃希菌、粪链

球菌及肠球菌等。可行腹部影像学检查结合穿刺液培养明确诊断。治疗上可经皮穿刺置管引流和静脉使用抗生素,在药敏结果出来前可经验应用,如三代头孢菌素等。

(5)迷走神经反射:射频产生的高温对肝包膜及肝内迷走神经刺激所产生的迷走神经反射,可引起心率减慢、心律失常、血压下降,严重者可导致死亡。术前可给予阿托品或山莨菪碱预防迷走神经反射。对于术前已有窦性心动过缓且阿托品试验阴性者,可给予安装临时起搏器,以防发生心搏骤停。

(6)针道种植性转移:其发生率为 0.2%~2.8%,多因术中未进行针道消融或消融不彻底所致,另外与肿瘤病理分级、术中活检及肿瘤位置有一定关系。通过对针道的充分毁损可降低针道种植的发生。

(7)术后发热、疼痛:发热的主要原因为术后肿瘤凝固性坏死炎症吸收,一般低于 38.5℃。有报道指出,体温与消融时间呈正相关,消融时间在 25 分钟以内患者体温可维持在正常范围,消融时间控制在 60 分钟以内,体温不会超过 38℃。疼痛多因肿瘤邻近肝包膜,术中、术后肝包膜张力增加引起。对于发热及肝区疼痛持续时间较长和温度较高的应警惕感染的发生。对于疼痛剧烈的应严密监测生命体征,排除腹腔内出血及邻近脏器组织的损伤。

(8)肾功能损害:射频消融术治疗因高温使癌细胞坏死,大量蛋白分解,其产物血红蛋白被吸收入血液可产生血红蛋白尿。术后嘱患者多饮水,静脉输液治疗,密切观察尿量、颜色及性质。

(9)凝血功能障碍:肝癌患者肝功能已有一定程度的损害,加上射频消融术导致肝功能进一步损害,加重凝血功能障碍。应加强病情的观察,了解患者有无鼻出血、牙龈出血及皮肤、黏膜出现散在的瘀点、瘀斑。行创伤性治疗时是否有出血不止的现象,监测出凝血时间的变化。

RFA 已成为肝癌综合治疗的一个重要方法,尤其对无手术指征或肿瘤生长部位不利于手术切除的小肝癌的临床疗效显著。

三、局部药物注射

1.适应证

B 超引导下经皮无水乙醇注射治疗(PEI)已广泛应用于治疗肿瘤≤5cm,肿瘤个数≤3 个,尤其以单个肿瘤≤3cm 因严重肝硬化不能切除肝癌的治疗。

2.禁忌证

有严重出血倾向、重度黄疸、中等量以上腹水、肿瘤巨大、肿瘤边界不清以及全身情况不能耐受治疗者属禁忌。

3.作用机制

可能有:①高渗脱水作用;②对肿瘤细胞直接毒性作用,导致蛋白质的变性坏死;③肿瘤血管坏死闭塞;④局部的无菌性炎症;⑤局部纤维组织增生,分割和限制肿瘤生长,同时机化坏死组织,起到化学切除肿瘤的效应。

4.操作方法

无水乙醇对肿瘤局部的凝固坏死作用能使直径 3cm 以下肿瘤的坏死程度达 90% 以上。

无水乙醇注射除了少数患者发热,局部疼痛外,对肝功能和全身影响不大,且可短期内反复多次注射。无水乙醇注射量:肿瘤直径 3cm 以下每次 2～5mL,肿瘤直径 3cm 以上每次 10～20mL,每周 1 次,体质好能耐受的可每周 2 次,4～6 次 1 个疗程。有报道对单个直径 3cm 以下肿瘤,无水乙醇注疗效甚至优于手术切除。局部药物注射目前还有碘油、醋酸、化疗药物、高温盐水、p53 基因、放射性核素(^{90}钇玻璃微球和胶体^{32}磷)等。

5.并发症

常见的有:①腹痛:乙醇沿针道外溢至腹腔,多为一过性,无需特殊处理;乙醇沿门静脉反流也可引起腹痛,停止注射后即可缓解;②发热:为乙醇性发热及肿瘤坏死性发热,常在 38℃ 左右,一般无需特殊处理,体温超过 39℃ 少见,可对症处理。③颈部灼热及酒醉:无需特殊处理;④一过性谷丙转氨酶升高。严重的并发症发生率为 4% 左右,有出血、肝功能损害、肾衰竭、肿瘤种植性转移等。

四、微波固化治疗

微波的交变电场的作用使肿瘤组织在短时间内产生大量热量,局部温度骤然升到 55℃ 以上,从而引起肿瘤组织的凝固性坏死而周围组织无坏死。另外,微波固化(MCT)可引起机体局部组织理化性质的变化,可提高机体免疫功能。

1.适应证

主要有:①不愿接受手术的小肝癌;②肝癌合并肝硬化(Child 分级一般为 A 或 B 级),肿瘤体积小、病灶局限;③不能手术切除的原发性肝癌,肿瘤直径≤5.0～6.0cm 的单发结节,或是多发结节≤3 枚;④手术未能切除或术后残留、复发性肝癌;⑤术中与手术并用可提高手术切除率。

2.禁忌证

①弥散性肝癌、巨块性肝癌;②严重黄疸、腹水、肝功能不全;③严重器质性疾病,心肾功能不全;④微波不能到达全部肿瘤位置者。

微波固化治疗也可通过开腹术中、腹腔镜和经皮穿刺(PMCT)3 种途径,PMCT 是 MCT 发展的热点,操作简单、安全、微创、疗效可靠、适应证广。研究认为,PMCT 对直径<3cm 以下肝癌结节效果满意;比较超声引导下微波和射频两种消融技术的临床应用价值,认为微波和射频(RFA)都是目前比较理想的介入超声治疗肝癌的手段,但是 PMCT 费用相对低廉,易被接受,符合我国国情。

五、冷冻疗法

冷冻治疗肝癌是一种安全可行的局部治疗方法。一般认为,快速冷冻、缓慢复融以及反复冻-融,能使冷冻区产生最大限度的凝固性坏死。冷冻治疗的特点为可产生一个境界清楚、范围可预测的冷冻坏死区,不仅能消灭瘤体,且能最大限度地保存正常肝组织。冷冻治疗小肝癌,可望根治;对较大肝癌冷冻可作为综合治疗的一种手段。

冷冻疗法的适应证:①合并严重肝硬化,无法耐受手术切除者;②病变须做广泛切除,估计切除后肝功能不能代偿者;③主瘤虽经切除,但余肝尚有残留结节者;④癌肿虽不大,但位置紧靠肝门或下腔静脉,致手术不能切除者。

目前应用的冷冻方法主要是液氮冷冻。一般用直径 3～5cm 的冷头做接触冷冻,或用直径 3～5mm 的冷头做插入冷冻,也可以用液氮做直接喷射冷冻,能产生极度低温而导致肝癌细胞不可逆性的凝固坏死,但由于受冷冻深度和广度的限制,对范围较大的癌肿还不能使之彻底治愈。术中应注意避免冷冻损伤较大的胆管。目前已有 B 超引导下经皮穿刺和经腹腔镜进行冷冻治疗,在获得相应治疗效果的同时,减少了因操作引起的损伤,有利于患者更快恢复和缩短住院时间。氩氦刀是一种只在刀尖冷冻,刀柄保持常温,唯一可用氦气解冻的微创靶向冷冻仪器。该系统有 4～8 个能单独控制的热绝缘超导刀,超导刀中空,可输出高压常温氩气(冷媒)或高压常温氦气(热媒)。温差电耦直接安装在刀尖,可监测刀尖的温度。氩气在刀尖急速膨胀,60 秒内使靶组织内温度降至 -160～-140℃,使肿瘤组织形成冰球;氦气在刀尖急速膨胀,可使温度急速升至 20～45℃,从而使冰球解冻,一般进行反复冷冻-解冻 2～3 次循环,这种冷热逆转疗法对肿瘤摧毁更为彻底,并可调控肿瘤抗原,激活机体抗肿瘤免疫反应。氩氦刀冷冻治疗肝癌的适应证同微波和射频,术中冷冻对直径>5cm 者也有效。

冷冻治疗的主要并发症包括皮肤冻伤、腹腔内出血、肝内低温、心律失常、肿瘤破裂、发热、胸腔积液、膈下或肝脓肿形成以及胆汁瘤或胆瘘等。

六、介入治疗

1.经皮穿刺肝动脉灌注化疗及栓塞(TACE/TAE)

(1)理论基础:肝癌血供的 95％～99％ 来自肝动脉,而肝组织血供的 70％～75％ 源于门静脉,肝动脉血供仅占 25％～30％。栓塞肝动脉可以阻断肿瘤的血供、控制肿瘤的生长,甚至使肿瘤坏死缩小,而对肝组织血供影响小。此外,有的栓塞剂还同时具有化疗、放疗等作用,因而,除了阻断血供外还能直接杀伤肿瘤。

(2)适应证:各期肝癌,以早、中期为好。适应证的掌握主要依病灶及患者情况而定,如病灶尚属早、中期,患者基本情况较好,适应证的控制可以相对放宽。反之,则应从严。不能手术切除的中、晚期原发性肝癌患者;能手术切除,但由于其他原因(如高龄、严重肝硬化等)不能或不愿进行手术的患者;对于此两类患者,放射介入治疗可以作为非手术治疗中的首选方法。原则上,可切除的肝癌术前不需要做 TACE 治疗。

(3)禁忌证:尽管曾有人认为肝癌介入治疗无绝对禁忌证,但有下列情况者不宜接受肝癌的介入治疗:①严重肝细胞性黄疸;②大量腹水,尤其是伴少尿的患者;③肝硬化明显,肝功能严重受损;④肿瘤病变已超过整个肝体积的 4/5 以上;⑤全身广泛转移;⑥终末期患者,这些患者疗效差,并发症发生率高。此外,还应重视肝储备功能,对于储备功能差的患者应慎重。

(4)常用灌注化疗药物:包括氟尿嘧啶(5-FU)500～1000mg,顺铂 60～100mg,卡铂 400～500mg,草酸铂 150～200mg,多柔比星(ADM)60～80mg,表柔比星(EADM)60～80mg,吡柔比星(THP)60～80mg,丝裂霉素(MMC)16～20mg,甲氨蝶呤(MTX)80～100mg 等。通常是三种

药物联合使用。如患者情况相当好,也可以四药联用;反之,如患者一般情况差,则可以减量,甚至仅用半量。

(5)栓塞材料:理想的栓塞材料应符合以下要求:无毒、无抗原性,具有良好的生物相容性;迅速闭塞血管,能按需求闭塞不同口径、不同流量的血管;易经导管传送、不粘管、易取得,易消毒;无致畸和致癌性。目前治疗肝癌广泛应用的栓塞材料有以下几种。

①碘化油:经肝动脉注入后可长期选择性滞留在肝癌组织中,所以可以与抗癌药物结合使用。

②明胶海绵:具有良好的可压缩性和再膨胀性,可以栓塞不同口径的血管。

③聚乙烯醇(PVA)颗粒:永久性栓塞剂之一。

④海藻酸钠微球血管栓塞剂:固体栓塞剂,克服碘化油流失的弊端。

⑤无水乙醇:液体栓塞剂和强烈的组织坏死剂。

⑥其他:如放射性微球、不锈钢弹簧圈、中药等。

(6)介入治疗原则

①应尽可能使用复杂类栓塞剂,碘油应尽可能和抗癌药物混合成碘油乳剂使用。

②先用末梢类栓塞剂作周围性栓塞,再行中央性栓塞。使用末梢类栓塞剂时应缓慢推注,以使其有足够的时间进入肿瘤组织。

③原则上碘油量应用足,一般在 10~20mL。如肿瘤病灶很大也可以增加用量,但术后应加强保肝治疗。

④不要将肝动脉完全栓塞,应尽可能保留肝固有动脉,以便下次介入治疗,但如有明显动-静脉瘘者则例外。

⑤如有两支动脉供应肿瘤,可将其中一支闭塞,使其肿瘤血供重新分布,以便治疗。

⑥有小范围肝动脉-门静脉瘘仍可用碘油栓塞,但大范围者应慎重。

⑦尽量避免栓塞剂进入非靶器官。

⑧导管不宜过分超选,以免遗漏病灶,尤其是首次治疗者。在绝大多数碘油进入已知病灶的前提下,最好整个肝都能有碘油浸润,以便碘油 CT 发现更多的病灶。

(7)注意事项

①碘油 CT:碘油量少仅 2~5mL,则 7~10 天检查是可以的,但如果碘油量超过 10mL,而患者的肝功能欠佳,即便是术后 2 周仍可看到肝组织内有大量的碘油。为此,对注入碘油的量＞5mL 者,术后 1 个月行 CT 检查是较合适的。

②介入治疗间隔时间:肝癌介入治疗通常第 1 个疗程需 3~4 次,每次间隔时间为 2~3 个月。原则上患者全身情况及肝功能基本恢复正常 3 周以上,才行下一次介入治疗。介入治疗的频率依随访结果而定;若介入术后 1 个月影像学检查肝肿瘤病灶碘油沉积浓密,肿瘤组织坏死且无新病灶或无新进展,则暂不做介入治疗。治疗间隔应尽量延长。最初几次治疗时密度可加大,此后,在肿瘤未进展的情况下延长治疗间隔,以保证肝功能的恢复。决定治疗间隔的长短有两个因素,即肿瘤病灶和机体状况。原则上既要让正常组织得到最大限度恢复,又能保持治疗效果。

③MRI 在随访中的作用:由于 MRI 受碘油影响较小,故可用作判断有无存活肿瘤组织,

为下一步治疗方案提供了较 CT 更多更明确的信息。为此,对于有下列情况者最好能做 MRI 检查:CT 检查示碘油充填良好的病灶;疑部分病灶无碘油沉积但血管造影无肿瘤征象,随后的碘油 CT 未能发现有新碘油沉积病灶。

④栓塞后侧支循环:肝癌肝动脉栓塞后原有的肝动脉供应系统或多或少会受到影响,因而侧支循环必然会建立。发现及正确处理侧支循环也是提高肝癌介入治疗的关键之一。如临床上发现局部肝动脉血管缺乏稀少或肿瘤内碘油沉积呈偏向性时应考虑有无侧支循环建立可能。

2.肝癌肺转移的介入治疗

肺转移是中晚期肝癌患者的常见现象。对这类患者的治疗应以治疗原发灶为主,尽可能控制肝癌病灶,同时对肺部转移灶采用多种方法进行介入治疗。目前可采用的方法有:肺动脉一次性大剂量化疗灌注;经肺动脉药盒导管系统连续化疗灌注;支气管动脉一次性大剂量化疗灌注,尤其是多发病灶较大者;肺内转移灶不超过 3 个的患者可行碘油乳剂肺动脉化疗栓塞。在介入治疗间期应加强免疫治疗,必要时可酌情使用全身静脉化疗。

3.肝癌经门静脉途径的治疗

尽管肝癌的主要血供来自于肝动脉,但肝癌确有门静脉供血成分,尤其是肿瘤的周边、肝内小结节及行多次肝动脉栓塞术后的肝癌病灶。但由于肝癌患者门静脉有离肝血流,尤其是局部性离肝血流、肝内门静脉分支血流的再分布以及门静脉在肿瘤血供所占的比例问题,经门静脉途径的治疗尚须进一步研究,不应作为常规治疗。

4.放射性核素介入治疗

介入治疗中的放射性核素治疗是指经皮通过血管途径将放射性物质引入到肿瘤的局部行近距离照射,既能充分杀伤肿瘤细胞,又尽可能避免损伤正常肝组织。常用的放射性核素为 ^{131}I 和 Y,常用方法包括经皮肝动脉灌注内照射栓塞(TARE)和经皮瘤内注射。TARE 与 TACE 相比,就是将化疗药物改为放射性核素注入肿瘤血管。对于 UNOS 标准 $T_2 \sim T_3$ 期肝癌,TARE 的效果较 TACE 更好,对于无法手术切除的肝癌也是安全的,但是 TARE 的远期疗效还需进一步观察。放射性核素治疗的缺点包括可能对患者和医护人员产生一定的放射性危害,对手术技巧和设备依赖性较大,放射性微球存在异位可能。

5.肝癌 TAE 或 TACE 治疗的不良反应

(1)不良反应:最常见的有恶心、呕吐、发热、纳差、上腹部不适等,多见于术后 1 周内,主要是前 3 天。多次 TAE 或 TACE 治疗,由于血管床部分堵塞,碘油可反流至胃肠道血管,导致持久性"胃痛",甚至是胆囊梗死。后期的问题是化疗后的白细胞和血小板下降以及脱发等。

处理:TAE 或 TACE 术后常规予以护肝、水化、给予中枢性止吐药物,如 5-羟色胺受体阻断药昂丹司琼、质子泵抑制药如奥美拉唑等;如患者肿瘤较大,一次性注入较多的碘油,可同时给予退热药物,如吲哚美辛(消炎痛)栓剂 1/3~1/2 粒塞肛,既可以有效较少发热反应,又可以最大限度减少口服退热药引起的胃肠道不适,甚至是消化道出血。小剂量静脉推注激素如地塞米松等,对于 TAE 或 TACE 术后降低黄疸,改善食欲有一定作用。

(2)并发症:术中导管在管腔内打结、动脉内膜夹层血肿;术后严重的并发症包括上消化道出血、急性胆囊炎及急性肝、肾衰竭、胆汁瘤、胃肠道穿孔、肺栓塞、截瘫等。

①导管在管腔内打结:导管选择性进入肝动脉时,时常人为地在腹主动脉内打结,但有时导管前端可出现缠绕打结,一旦出现此类情况,要沉着冷静,切不可强行拔出导管,以免出现死结。具体方法,向上推送导管,再进入导丝,使前端扭结环扩大,继而可松解。

②动脉内膜夹层血肿:一般发生在老年病例,因其动脉硬化,导管在血管内行进中,操作粗糙或不规范导致血管内膜损伤,其特征是,导管在行进中顶端有阻力,注入造影剂时,显示血管内膜有片状或条状影,长时间滞留,若用力推进导管,可使夹层进一步撕裂,扩大范围,此时应退出导管,改变行进方向,亦可更换不同形态导管,或用软头导丝导引,避开损伤部位,切不可强行插入。

③上消化道出血:过去多认为与术后恶心、呕吐导致食管胃底黏膜破裂、凝血功能障碍、化疗药物反流引起胃肠道局部溃疡出血等有关。近年则认为大量碘油经肝血窦逆流入门静脉引起门脉高压或加重原来的门脉高压也是出血的重要原因。因此,介入治疗时应严格控制碘油用量,术后积极应用胃黏膜保护药、制酸药及止吐药,酌情应用降低门脉压力的药物可减少上消化道出血。

④急性胆囊炎:胆囊动脉多发自肝右动脉,因此,TACE 治疗时难免会发生胆囊动脉栓塞及损伤。通常情况下进入胆囊动脉的栓塞剂量少,临床可无症状。当较大量栓塞剂进入胆囊动脉时,则发生缺血性胆囊炎,重者胆囊穿孔。预防应以超选择插管注药为主,严格透视下操作,早发现、早治疗,避免胆囊穿孔发生。

⑤急性肝衰竭:有报道 TACE 术后 2 周内出现急性肝衰竭者高达 12%,可能原因是术前对肝储备功能估计不足。术前应予以护肝、支持治疗,尽可能使患者肝功能达到 Child A 级;Child B 级肝功能行 TACE 治疗碘油用量应适当减少,避免使用明胶海绵等;Child C 级应为相对禁忌证,可考虑其他综合治疗。多次 TACE,间隔时间应适当延长,给肝充分恢复的时间。

⑥急性肾衰竭:TACE 造影剂、化疗药物均可引起肾损害;瘤体呈弥散性;此种情况下术中严格控制造影剂、化疗药及栓塞剂的用量。对于患者一般情况较差,且伴有严重肝硬化或门静脉癌栓,肝功能低下,尽量不做介入治疗。

⑦胆汁瘤:有报道 TACE 术后胆管缺血、坏死损伤的发生率高达 0.5%～11.3%,局部胆管因严重缺血、坏死、破裂、胆汁漏出并在肝组织内积聚,即形成所谓的胆汁瘤。TACE 术后胆管损伤主要见于无肝硬化背景、肿瘤少血供和使用铂类制剂。对于高危因素患者,TACE 术中适当减少铂类药物的浓度或剂量有可能降低胆管损伤的发生率。对胆汁瘤患者如临床症状不明显,可采用内科保守治疗,如果有黄疸或感染症状出现,内科治疗无效,应行经皮穿刺引流术。

⑧胃肠道穿孔:多发生在大量栓塞剂进入胃十二指肠动脉及胃左动脉,造成局部缺血、糜烂、坏死所致,因此应尽量超选择给药,同时术后加强制酸、保护胃黏膜治疗。早期发现、早期治疗,可降低胃肠穿孔所致的急腹症的危害。

⑨肺栓塞:发生率较低。原因多为病灶较大,存在肝动脉-肝静脉瘘,部分碘油乳剂不经毛细血管而直接进入肝静脉的分支,最后经下腔静脉进入肺动脉,从而导致肺栓塞。因此,如发现瘤体内存在动-静脉瘘时,应首先用明胶海绵碎块或不锈钢圈栓塞瘘口,再行其他治疗。

⑩截瘫:多发生在右膈下动脉参与供血的肝癌的患者,因为右膈动脉可与右肋间动脉有吻

合支,即使超选择有时也难免发生脊髓动脉栓塞。行膈动脉栓塞时,一定要用微导管进行超选择,并且透视下辨清肋间动脉的吻合支,同时行栓塞时要询问患者双下肢的是否有不适感觉,可能会减少截瘫的发生。

七、肝癌的放疗

原发性肝癌对放疗敏感,不能行根治性治疗的原发性肝癌需要包括放疗在内的多模式综合治疗。对于局限于肝内的肝癌患者,三维适形放疗(3DCRT)和调强适形放疗(IMRT)结合介入治疗的 3 年生存率可达 25%～30%。

1.肝癌放疗的指征

肿瘤局限,因肝功能不佳不能进行手术切除,或肿瘤位于重要解剖结构,在技术上无法切除,或拒绝手术。要求一般情况好,Karnofsky 评分≥70 分;手术后有残留癌灶者;需处理肝局部肿瘤,否则会产生一些并发症,如胆管梗阻、门静脉、肝静脉以及下腔静脉癌栓,对胆管梗阻的患者可先进行引流,缓解黄疸,再进行放疗;远处转移灶的治疗,如淋巴结转移、肾上腺转移以及骨转移,放疗可缩小转移灶,减轻患者的症状,改善生活质量,肺或脑转移的放疗也有效果。肝癌放疗的禁忌证,即为肝功能为 Child-PughC 的患者,不宜接受放疗。只要不是禁忌证,对于不能行根治性治疗的肝癌患者都应考虑包括放疗在内的综合治疗。

2.放疗的并发症

主要表现为早反应与晚反应两种。早反应一般发生在放疗中及结束后 6 个月内,晚反应一般发生在放疗结束 6 个月后。早反应最常见的是胃肠道不适,如厌食、恶心、呕吐、腹泻和胃、十二指肠溃疡;恶心、呕吐、腹泻常出现在放疗期间的后期,轻者口服甲氧氯普胺(胃复安),较重者可以应用昂丹司琼类药物,很少出现腹泻,但均不中断放疗。放射性溃疡可用 H_2-受体阻滞药或质子泵抑制药以缓解症状。放疗对肝的毒性表现为部分患者出现转氨酶升高,通常发生在放疗结束后,一般不高于正常值高限的 2 倍。放疗后白细胞下降,尤其是放疗前白细胞、血小板在正常值以下,放疗后下降可能更加明显。对于肿瘤位于膈下的肝癌,放疗后常会出现放射性肺炎或胸腔积液,这些患者常无症状,无须特殊处理。晚发反应主要有放射野内的肝萎缩、纤维化以及大血管受到放疗后出现的静脉狭窄。胆管系统并发症少见。

放疗严重的并发症为放射性肝炎,是放射性肝病(RILD)最为严重的时期,也就是肝功能失代偿期。放射性肝炎的表现:发生时间通常为放疗后 4～8 周;临床症状为疲乏、体重增加、腹围增大(腹水)、有时出现右上腹不适。体征多为腹水、肝大。实验室检查显示,天冬氨酸转氨酶(AST),丙氨酸转氨酶(ALT)升高,胆红素不升,碱性磷酸酶上升 3～10 倍。Lawrence 1992 定义的放射性肝炎诊断标准:①典型的放射性肝炎,碱性磷酸酶升高>2 倍,无黄疸,排除肿瘤进展导致腹水、肝大;②非典型 RILD,转氨酶超过正常最高值或治疗前水平的 5 倍。放射性肝炎必须与药物性肝炎、介入引起的肝损伤、病毒性肝炎发作、梗阻性黄疸和肝内肿瘤进展等鉴别。放射性肝炎的治疗,目前还没有一种共同的方案,一部分医师建议给予抗凝药和激素治疗,但大部分医生还是倾向于保守治疗,施以利尿药。如果病情不重,大部分患者接受治疗后 1～2 个月,症状缓解。少部分患者发展为黄疸,腹水进行性增多,需要腹腔穿刺放腹水、利尿及抗凝治疗,此时患者病死率相当高。放射性肝炎是否需要保肝药物治疗,目前还没有这方面的临床资料,从理论上说,保肝治疗对患者有益。

3.立体定向适形放疗

立体定向适形放疗又称光子刀,由三维治疗计划系统、立体定向体架、体位固定装置,电脑驱动多叶光栅、螺旋 CT 及直线加速器等成套设备组成。主要特点是利用三维技术使放射剂量与肿瘤靶区高度一致,周围正常组织得以保护,大大减少了正常组织的放射损伤,因而能够增加靶区的照射剂量以提高对肿瘤的控制率,并为加大分次剂量以缩短疗程奠定了基础。治疗的不良反应很少,绝大部分患者均能耐受。

八、肝癌的分子靶向治疗

1.表皮生长因子受体抑制药

作用于表皮生长因子受体(EGFR)的靶向药物目前主要包括大分子的单克隆抗体(如西妥昔单抗、尼妥珠单抗)和小分子的化合物(如吉非替尼、厄罗替尼)。临床上试用吉非替尼治疗肝癌的初步结果不佳,还需再观察。在美国东部肿瘤协作组(ECOG)E1203 研究中,31 例无法手术的晚期肝癌患者接受了吉非替尼治疗。在中位随访了 13.2 个月后,患者的中位无进展生存(PFS)期和中位生存期分别为 2.8 个月和 6.5 个月,无完全缓解(CR),1 例部分缓解(PR),7 例疾病稳定(SD)。该研究因未达到预期目标(4.5 个月 PFS 率达 63%)而停止了进一步研究。厄罗替尼对肝癌有一定的治疗作用,其单药或联合其他药物治疗肝癌均值得进一步研究。一项厄罗替尼治疗晚期肝癌的 II 期临床研究显示,38 例无法手术的晚期肝癌患者在接受厄罗替尼治疗后,12 例(32%)在 6 个月时仍没有出现肿瘤进展,其中 3 例(8%)达到 PR 并分别维持了 2、10、11 个月,19 例(50%)病情稳定(SD),中位疾病进展时间(TTP)为 3.2 个月,中位生存期为 13 个月。

Zhu 等用西妥昔单抗单药治疗了 30 例晚期肝癌患者,无 CR 及 PR,5 例 SD,所有患者的中位 PFS 期仅 41 天,中位生存期为 157 天,但患者耐受性良好。Gruenwald 等的 II 期临床研究纳入了 32 例患者。在 27 例可评价疗效的患者中,12 例(44.4%)SD,并持续 8 周。所有患者的中位 TTP 为 8 周,SD 患者和进展患者的 TTP 分别为 22.5 周和 6.5 周。该研究还发现,P21 和 P27(两种细胞周期蛋白依赖性激酶的抑制蛋白)的增加与 TTP 延长相关。进一步的研究将明确 P21 和 P27 是否可作为肿瘤反应的早期分子标志,用来选择对西妥昔单抗治疗的优势人群。古巴学者正在开展尼妥珠单抗联合肝动脉化疗栓塞(TACE)治疗肝癌的 I/II 期临床研究。初步结果显示,5 例可评价疗效的患者治疗后均存活 1 年以上,目前 3 例仍存活,其中例正在等待肝移植手术,2 例正过着高质量的生活。

2.抗血管生成制剂

在贝伐单抗单药治疗晚期肝癌方面,Schwartz 等报道,13 例晚期肝癌患者接受贝伐单抗单药治疗,2 例 PR,9 例 SD 超过 4 个月,其中 1 例患者 SD 时间维持了 12.7 个月。Malka 等的一项 II 期临床研究显示,30 例晚期肝癌患者接受贝伐单抗治疗,在 24 例可评估疗效的患者中,3 例 PR,13 例 SD,其中 7 例 SD 超过 16 周。贝伐单抗联合化疗也是目前晚期肝癌的治疗热点。Zhu 等应用 GEMOX-B 方案治疗晚期肝癌的Ⅱ期临床研究共纳入 33 例患者,其中 30 例可评估疗效,有效率为 20%,另外 27% 的患者 SD,中位生存期为 9.6 个月,中位 PFS 期为 5.3 个月,3 个月和 6 个月的 PFS 率分别为 70% 与 48%。Sun 等采用 XELOX 方案联合贝伐单抗治疗了 30 例进展期肝癌患者,平均治疗 8 个周期,3 例 PR,21 例 SD,平均 PFS 期为 5.4 个月,3 个月和 6 个月的 PFS 率分别为 70% 和 40%。在分子靶向药物联合治疗方面,Thomas 等报道了贝伐单抗联合厄罗替尼治疗晚期肝癌的Ⅱ期临床研究结果:目前已入组 29 例晚期肝癌患者,在 27 例可评估的患者中,1 例经治疗达到经确认的 CR,5 例 PR(其中 4 例经确认),9 例患者 SD 超过 16 周。该研究还在进行之中。

Fazio 等用沙利度胺(200mg/d,持续口服)治疗了 19 例晚期肝癌患者,6 个月 PFS 率达到 41%,最常见的不良反应为便秘(50%)和嗜睡(18%)。Chuah 等的一项沙利度胺治疗晚期肝癌的多中心Ⅱ期临床研究共纳入了 37 例患者,沙利度胺用量从 100mg/d 开始,每周增加 100mg,根据个体耐受性,最大剂量可增至 800mg/d(平均用量为 400mg/d)。结果显示,PR 1 例,SD 6 例,最常见不良反应为嗜睡(84%)和乏力(73%)。Chiou 等在对接受沙利度胺治疗的 42 例肝癌患者的资料进行回顾性分析后,认为沙利度胺有可能对早期、肿块直径较小的肝癌具有较好的疗效,特别是合并有肝硬化基础疾病的,并推荐以 200mg/d 的剂量长期维持治疗。

3.基因靶向治疗药物

基因靶向治疗的探索目前主要处于实验研究阶段并已取得显著进展。有研究表明,针对表皮生长因子受体(EGFR)的非病毒型基因导入系统可靶向性地与 EGFR 结合从而将目的基因转导入肿瘤细胞,在高转移入 HCC 裸鼠模型中显著抑制肝癌的生长,而肿瘤肝内播散及腹壁、腹腔淋巴结、肺转移均明显减少,表明 EGFR 介导的基因治疗有望在预防复发转移方面发挥作用。肿瘤基因-病毒治疗利用肿瘤增殖病毒在肿瘤细胞中的特异性增殖,高效表达抗肿瘤基因,其疗效明显优于单一的肿瘤增殖病毒治疗或传统的肿瘤基因治疗。利用甲胎蛋白(AFP)启动子结合隔离子等基因转录调控元件,构建特异性针对表达 AFP 原发性肝癌细胞的溶瘤腺病毒载体,在体外细胞及动物体内肿瘤模型中均可特异性靶向杀伤肝癌细胞。利用基因重组技术构建入端粒酶逆转录酶启动子控制腺病毒 EIA 基因表达并携带内皮抑素基因的基因-病毒系统,能在端粒酶阳性的肝癌细胞中特异性增殖并高效表达内皮抑素基因,对肝癌生长具有很强的抑制作用。

4.索拉非尼引领肝细胞癌分子靶向治疗

近年来,尤为瞩目的进展是索拉非尼(多吉美)对肝细胞癌(HCC)的靶向治疗。索拉非尼是一种多激酶抑制药,一方面通过抑制 RAF-1 激酶和 B-RAF 激酶,从而抑制胞外信号调节激酶(ERK)的磷酸化进而抑制整个 MAPK 通路信号的传导,可达到抑制肿瘤细胞增殖作用的目的;另一方面还可抑制细胞表面 VEGFR-2,VEGFR-3,PDGFR-β,FLT-3 和 c-KIT 受体的自身磷酸化因而影响 T 游酪氨酸激酶活性,从而抑制肿瘤新生血管生成,所以,索拉非尼具有双重抑制 MAPK 信号传导通路的作用。

索拉非尼治疗晚期 HCC 患者的Ⅱ期临床试验表明,35% 的患者疾病稳定达 4 个月,中位总生存(OS)期为 9.7 个月。其中磷酸化 ERK(β-ERK)免疫染色阳性(提示 Ras 信号传导通路活化)患者的 TTP 为 178 天,而染色阴性者为 46 天。在欧美国家进行的国际多中心随机双盲安慰剂对照Ⅲ期临床试验表明,索拉非尼治疗组与安慰剂组的中位 OS 期分别为 10.7 个月和 7.9 个月(P<0.001),中位 TTP 分别为 5.5 个月和 2.8 个月(P<0.001)。其后在以我国为主的亚太地区进行的同样的多中心随机双盲对照Ⅲ期临床试验证实,索拉非尼治疗组与安慰剂组的中位 OS 期分别为 6.5 个月和 4.3 个月(P=0.014),中位 TTP 分别为 2.8 个月和 1.4 个月(P<0.001)。这两项大规模多中心临床研究的患者病情不同(与欧美患者比较,亚太地区患者多为乙型肝炎病毒感染、肿瘤多为多结节、病期更晚、肺转移更多),但二者取得基本一致的临床结果:索拉非尼治疗欧美和亚太地区晚期 HCC 患者的中位 OS 期分别延长 44% 和 47%,TTP 分别延长 74% 和 73%,风险比(HR)相似(OS 的 HR 分别为 0.69 和 0.68,TTP 的 HR 分别为 0.58 和 0.57),严重不良反应的发生率也相似,主要为腹泻、手足皮肤反应、脱发等,且大多安全耐受。两项研究及其亚组分析比较显示,索拉非尼在不同人种、地域、肝病背景、病期及不同程度血管浸润和远处转移的 HCC 患者中均能取得相似疗效。索拉非尼是循证医学证实可延长 HCC 患者生存期的首个全身治疗药物。2008 版美国国立综合癌症网络(NCCN)的指南推荐索拉非尼作为晚期 HCC 的一线治疗用药,欧洲药品管理局(EMEA)和美国食品药品管理局(FDA)于 2007 年先后批准索拉非尼用于治疗无法手术切除的 HCC。我国食品与药品监督管理局(SFDA)于 2008 年批准索拉非尼用于治疗无法手术切除或远处转移的 HCC。目前正在进一步探索索拉非尼与其他抗肿瘤治疗的联合应用,包括与化疗药物或其他分子靶向药物联合治疗晚期 HCC,与肝动脉化疗栓塞联合治疗中期 HCC,以及根治性治疗(肝切除术或局部消融术)后辅助治疗预防复发等途径。

5.舒尼替尼治疗肝癌的初步研究结果

舒尼替尼是一种口服的多靶点受体酪氨酸激酶抑制药,具有抗肿瘤与抗血管生成的作用。舒尼替尼具有抑制 VEGFR-1,VEGFR-2,PDGFR-α 及 β,FLT-3,CSFR-1 和 RET 受体的激酶活性,而这些受体的信号通路与肿瘤的增殖、新生血管及转移密切相关。一项 34 例晚期 HCC 的Ⅱ期临床试验,每天口服37.5mg,连续服用 2 周,停 1 周,此为 1 个疗程,结果表明,1 例 PR,持续 20 个月,17 例 SD,3 例 AFP 较治疗前下降超过 50%。中位随访时间 8.1 个月,PFS 为 3.9 个月,TTP 为 4.1 个月,中位 OS 为 9.8 个月。另外 2 个Ⅱ期临床试验也观察到了抗肿瘤作用。其中一项结果表明,每天口服 50mg,连续服用 4 周,停 2 周,37 例晚期 HCC 中,13 例 SD 持续时间超过 3 个月,8 例 SD 持续时间超过 6 个月,1 例达到了 PR;中位 TTP 时间为 4.8 个月,中位 OS 时间为 10.1 个月。主要不良反应有骨髓抑制、疲乏无力、恶心呕吐、腹泻、转氨酶升高等,其他还包括消化道出血、高血压、肝性脑病、肾衰竭等。目前正在与索拉非尼头对头进行Ⅲ期临床试验,全球预计入组 1200 例晚期或转移性 HCC 患者,600 例每天服用 37.5mg 舒尼替尼,600 例每天 2 次,每次 400mg 索拉非尼,主要终点事件为总体生存时间。试验结束或许为治疗晚期 HCC 提供更多可供选择的药物。

九、化疗及新靶点药物

蒽环类抗生素、顺铂、5-氟尿嘧啶、丝裂霉素单药有效率一般小于 10%,尤其是对于合并活动性肝炎或肝硬化的患者,化疗毒性反应显著,严重影响了其临床应用和治疗获益。奥沙利铂＋5-氟尿嘧啶＋亚叶酸钙(FOLFOX4 方案)、奥沙利铂＋吉西他滨(GEMOX 方案)、奥沙利铂＋卡培他滨等方案显示了一定的疗效且毒性可控,但总体效果仍较差。化疗适应证为:合并有肝外转移的晚期患者;虽为局部病变,但不适合手术和局部治疗者;合并门静脉主干癌栓者。

肝癌常用的化疗方案如下。

1.FOLFOX4(奥沙利铂＋亚叶酸钙＋5-氟尿嘧啶)

奥沙利铂,85mg/m^2,静脉滴注,d1;亚叶酸钙,200mg/m^2,静脉滴注,d1～2;5-氟尿嘧啶,400mg/m^2,静脉注射,d1～2;或 5-氟尿嘧啶,600mg/m^2,持续静脉滴注 22 小时,d1～2。每 2 周重复。

2.GEMOX(吉西他滨＋奥沙利铂)

吉西他滨,1000mg/m^2,静脉滴注,d1;奥沙利铂,100mg/m^2,静脉滴注 2 小时,d2。每 2 周重复。

3.PIAF(顺铂＋阿霉素＋5-氟尿嘧啶＋α-干扰素)

顺铂,20mg/m^2,静脉滴注 1 小时,d1～4;阿霉素,40mg/m^2,静脉滴注,d1;5-氟尿嘧啶,400mg/m^2,静脉滴注,d1～4;α-干扰素,5×10^{6}U/m^2,皮下注射,d1～4。每 3～4 周重复。

4.阿霉素

阿霉素,60mg/m^2,静脉滴注,d1。每 3 周重复。

5.卡培他滨＋奥沙利铂

卡培他滨,1000mg/m^2,口服,bid,d1～14;奥沙利铂 130mg/m^2,静脉滴注,d1。每 3 周重复。

在上述方案中,阿霉素可用吡柔比星替代,5-氟尿嘧啶和卡培他滨可用替吉奥替代。

索拉非尼已被 NCCN 指南推荐用于晚期肝癌的一线治疗。一项全球性随机双盲对照临床研究(SHARP 试验)证明,索拉非尼和安慰剂治疗晚期肝癌的有效率无明显差异(均无 CR,PR 分别为 7 人和 2 人),但中位总生存期分别为 10.7 个月和 7.9 个月,中位疾病进展时间分别为 5.5 个月和 2.8 个月,索拉非尼组可延长患者生存期。在亚太地区进行的 Oriental 研究则进一步证实了 SHARP 试验的结果,研究显示对于有肝炎、肝硬化背景的肝癌患者,索拉非尼同样具有改善生存的疗效,用法为 400mg,口服,2 次/天。绝大多数患者对索拉非尼治疗有良好的耐受性和依从性,不良反应主要有:手足皮肤反应,表现为手足红斑、皮肤发疱、皮肤变硬、起茧、皲裂、脱屑等,主要发生于受压区域,如手掌和足跖部位,通常在服药 2 周后出现,6～7 周会有明显的减轻甚至消失;高血压,发生率为 29％左右,一般不需处理,应用降压药物后仍严重或持续的高血压偶有发生,需考虑永久停用索拉非尼;腹泻,症状轻微但时有发生,个别严重者可应用洛哌丁胺。

(张　麒)

第六章　胆道系统肿瘤

第一节　胆囊癌

胆囊癌是胆管系统最常见的恶性肿瘤,发病率居消化道恶性肿瘤的第 5 位,恶性程度高,预后非常差,5 年存活率不到 10%,总体中位生存时间为 8~10 个月。男女之比为 1:3,发病年龄随年龄的增加而增加多数在 40 岁以上,70 岁左右达到高峰。起病隐匿,临床症状无特异性,大部分患者发现胆囊癌时已是典型进展期。

一、发病因素

与胆囊癌发生密切相关的高危因素有:胆石症、胆囊息肉(直径大于 1cm 息肉或单发息肉或广基无蒂息肉容易恶变)、胰胆管汇合异常、肥胖、吸烟、糖尿病、内外源性雌激素、性别(女性尤其是多产妇女)、节段性胆囊腺肌症、慢性炎症性肠病、结肠息肉、Mirizzi 综合征、伤寒菌携带者、职业因素(从事炼油、化工、造纸、制鞋、纺织等)、胆囊造瘘术后、胆囊癌家族史、细菌感染(如沙门菌、伤寒和副伤寒杆菌以及螺旋杆菌等,可能与细菌感染诱导胆汁酸降解有关)、饮食习惯、手术治疗消化性溃疡与胆囊癌有关、年龄(>60 岁的人群)等。临床上见到以上高危因素患者时,应该注意对胆囊癌的筛查,对合并有胆囊癌高危因素的患者应行胆囊切除,以提高对胆囊癌的早期诊断率。

胆石症是胆囊癌最主要的危险因素,95%以上的胆囊癌患者合并有胆囊结石,相对危险度是普通人的 8.3 倍。胆石症发生胆囊癌的高危因素包括:①年龄>60 岁,尤其女性。②胆石症病史 10 年以上。③结石直径>2.0cm 或多发结石,充满型结石者。④胆囊颈部结石嵌顿或 Mirizzi 综合征者。⑤B 超提示胆囊壁有局限性增厚。⑥胆囊结石疼痛由间断性转变为持续性。⑦合并胆囊息肉样病变。⑧胆囊无功能、瓷性胆囊。⑨萎缩性胆囊炎或胆囊壁钙化。

二、病理学

(一)大体分型

胆囊癌多发生在胆囊底部,其次为胆囊壶腹和颈部。通常表现为胆囊内的肿块,也可表现为局部胆囊壁增厚或息肉样新生物。根据大体外观可分为乳头状和非乳头状。日本胆道外科协会将 GBC 分为隆起型和扁平型。隆起型可以为乳头状或结节状。也可分为浅表型和浸润型。

（二）组织学分型

分为 5 种：腺癌（90％）、未分化癌（42％）、鳞癌（3％）、混合型（1％）、其他少见肿瘤如腺鳞癌、燕麦细胞癌、癌肉瘤等（2％）。

90％以上为腺癌，可分为：①硬癌（60％）：纤维组织丰富、质地硬，早期表现为胆囊壁的局限性硬结或增厚；常早期侵犯肝，淋巴转移率较高；晚期整个胆囊壁可增厚、胆囊腔闭塞成为较大硬块；胆囊管阻塞时，胆囊可积液、肿大。②乳头状癌（25％）：肿瘤软而呈胶状，细胞内含有较多假黏液蛋白，可长至较大，充满胆囊内腔；较少直接侵犯肝，淋巴转移率低。③黏液腺癌（15％）：质软、突入胆囊腔内，可生长至较大的体积，肿瘤常发生坏死及出血。

其余 5％～20％为分化不良或未分化癌：未分化癌恶性程度高，转移早，预后极差。按癌细胞分化程度的差异，可分为高、中、低和未分化腺癌，分化程度高则预后较好，分化差或未分化癌预后最差。

（三）转移途径

胆囊癌可多种途径播散，包括直接侵犯、淋巴、血行、沿神经血管丛播散、腹腔内种植、胆管腔内播散等。直接侵犯（肝脏及周围脏器）和淋巴转移是胆囊癌的主要转移方式。在确诊的胆囊癌病例中，癌肿局限在胆囊壁仅约 25％，出现局部淋巴结转移或侵犯肝脏等邻近脏器 35％，40％存在远处淋巴结或脏器转移。

1.直接侵犯

占 65％～90％，因胆囊床一侧的胆囊壁没有浆膜层，胆囊癌通过胆囊床直接侵犯肝（第Ⅳ和Ⅴ肝段）比较多见。同时由于胆囊静脉丛直接回流入附近的肝，癌肿既可沿血管神经丛直接侵犯肝实质，晚期也可经血行途径引起肝内远处转移或远处脏器转移。癌肿可直接侵犯胆囊周围邻近脏器（胆总管、胃窦、十二指肠、胰腺和横结肠等），或经血管神经丛沿肝十二指肠韧带上下蔓延，直接侵犯肝外胆管或肝门周围淋巴结转移压迫胆总管而致梗阻性黄疸。

2.淋巴转移

占 40％～85％。当胆囊肌层受犯时，即可出现淋巴结转移，胆囊癌淋巴结转移的模式和范围与胆囊的淋巴引流途径是一致的。淋巴结转移绝大多数首先发生在胆囊管淋巴结，其次是胆总管周围淋巴结和肝门淋巴结，最后转移至其他区域淋巴结：胰腺周围、十二指肠旁、门静脉周围、腹腔干、肠系膜上动脉周围淋巴结等。少数可逆行向上转移至沿肝门部。

3.血行转移

占 20％～25％，经胆囊深静脉回流至肝方叶，表现为近原发灶处肝内局部肿块，伴或不伴卫星结节，肺转移较少见。

4.沿神经蔓延

少见，占 10％～15％。可沿胆囊壁内或肝十二指肠韧带内神经丛蔓延。

5.胆管内播散

少见，肿瘤沿胆囊颈管下行至胆总管，在颈部和胆总管内壁种植，癌组织也可脱落进入胆总管，造成梗阻性黄疸。

6.腹腔种植

少见，胆囊癌破溃或穿孔致腹腔广泛种植。

三、诊断

(一)临床表现

1.症状

胆囊癌早期因缺乏特异性症状而不易被察觉,当出现明显的临床症状时,多已属晚期并已有转移而无法根治性切除,预后极差。胆囊癌早期可出现一些类似于良性胆道疾病(急性或慢性胆囊炎、胆石症等)的症状,如上腹部隐痛、胀痛不适、恶心、呕吐、乏力、纳差等。

(1)右上腹痛不适:是胆囊癌最常见的症状(60%~87%),40%的胆囊癌患者可出现腹痛症状加重、发作频率增多或持续时间变长。

(2)恶心、呕吐:占 30%~40%,与急慢性胆囊炎有关,少数因肿瘤侵犯十二指肠致幽门梗阻。

(3)黄疸:约 30%患者因肿瘤直接侵犯或肝门淋巴结转移压迫肝外胆管或胆管内播散均可导致梗阻性黄疸。

(4)其他:少数患者因合并感染或肿瘤性发热,而出现低热。一旦出现上腹部肿块、黄疸、腹水、明显消瘦、贫血和邻近脏器压迫症状,提示已属晚期。

2.体征

早期胆囊癌无特异性体征。合并急性胆囊炎时可有右上腹压痛;胆总管受到侵犯或压迫时,可出现阻塞性黄疸;胆囊管阻塞致胆囊肿大、肿瘤累及肝或邻近器官时可叩及腹部肿块;晚期还可出现肝大、腹水、下肢水肿等。

(二)实验室检查

迄今尚未发现对诊断胆囊癌具有重要诊断价值的特异性肿瘤标志物。血清和胆汁中CEA(癌胚抗原)及 CA19-9(糖链抗原)测定对早期诊断有一定的帮助,特别是后者的阳性率较高,可用作辅助诊断和根治术后的疗效观察。有研究表明,CA19-9 及 CEA 平行法联合检测可将灵敏度提高到 84.4%,系列法联合检测可将特异度提高到 90.7%。迄今未发现对胆管癌具有特异性诊断价值的基因标志和诊断方法,文献报道与胆囊癌关系比较密切的基因有 p53,K-ras 和 CDKN2(9p21)。细针穿刺细胞学检查特异性高,但敏感性差、假阴性率高,且有一定并发症,临床很少应用。

(三)医学影像学检查

1.超声检查

超声具有简便、无创、费用低、可反复检查等优点,为首选的检查方法。超声对胆囊癌的诊断敏感性为 85%,诊断符合率 80%。对胆囊微小隆起性病变以及早期胆囊癌的诊断价值优于CT,可作为胆囊癌的筛选检查方法,因此,定期行超声检查对早期诊断胆囊癌具有重要价值。

(1)B超:B超下诊断胆囊癌有 4 种类型:Ⅰ型为隆起型,乳头状结节从胆囊壁突入腔内,胆囊腔存在;Ⅱ型为壁厚型,胆囊壁局限或弥漫不规则增厚;Ⅲ型为实块型,因胆囊壁被肿瘤广泛浸润、增厚,加之腔内癌块充填形成实质性肿块;Ⅳ型为混合型。超声能清晰显示病变的大小、部位、数目、内部结构以及胆囊壁的厚度和肝受犯范围。其不足是:易受胃肠道气体干扰,对同时患有胆囊结石的微小胆囊黏液隆起性病变检出率低。

（2）彩色多普勒超声：彩色多普勒超声能测及肿块内血流，可与胆囊胆固醇性息肉和结石鉴别。对胆囊隆起性病变的鉴别诊断具有重要价值。同时能无创地精确显示胆管和肝受犯范围和程度，以及肝门区主要血管（肝动脉、门静脉等）的受犯情况，与 CT 和 MRI 血管成像价值相近，甚至可替代血管造影。对胆囊癌的精确分期和手术可切除性评估有较高价值。此外，近来开展的超声造影检查对胆囊癌诊断准确率更高。

（3）实时谐波超声造影（CEUS）：通过周围静脉注射六氟化硫微泡造影剂，随后用 CnTI 谐波技术在低声压下对病灶进行观察，可以实时观察肿块增强的方式及回声强度变化，并且与周围肝实质进行对比，有利于对病灶范围做出判断。

（4）内镜超声（EUS）：EUS 是近年来发展起来的一项技术，采用高频探头隔着胃或十二指肠对胆囊进行扫描，避免了肠道气体的干扰，不仅能检出＜5mm 的病变，并可清晰地显示出胆囊壁的 3 层结构，能精确判定胆囊壁各层结构受犯深度和范围、周围血管受犯情况以及区域淋巴结有无转移，因而对胆囊癌早期诊断、精确分期及手术可切除性评估具有更高价值，可作为超声和彩超检查的补充手段。

2.动态增强 CT

（1）CT 的优势：CT 具有较高的软组织分辨率，对胆囊癌的诊断、分期、评估手术切除可能性均有帮助，是术前不可缺少的检查，对治疗方案的决定、术式的选择和预后判断具有很高价值，在这方面 CT 明显优于超声检查。增强 CT 能够精确显示肿瘤直接侵犯肝或肝门部、是否有肝转移、淋巴结及邻近脏器转移情况。

（2）CT 的典型表现：①胆囊壁局限或整体增厚，多超过 0.5cm，不规则，厚薄不一，增强扫描有明显强化。②胆囊腔内有软组织块影，基底多较宽，增强扫描有强化，密度较肝实质低而较胆汁高。③合并慢性胆囊炎和胆囊结石时有相应征象。厚壁型胆囊癌需与慢性胆囊炎鉴别，后者多为均匀性增厚；腔内肿块型需与胆囊息肉和腺瘤等鉴别，后者基底部多较窄。薄层和增强 CT 扫描可精确显示胆囊壁厚度及胆囊壁的浸润深度、肝及邻近器官和组织的受犯范围和程度、有无区域淋巴转移和肝内转移等。

（3）螺旋 CT 血管成像（CTA）：CTA 能对门静脉、肝动脉等周围血管受犯情况可做出精确判断，对术前可切除性评估具有重要价值。CT 对判断胆囊癌可切除和不可切除的准确率分别为 80％和 89％。

3.磁共振（MRI）

（1）MRI 的优势：与 CT 相比，MRI 具有更高的对软组织分辨率，在对腔内小结节型早期胆囊癌的显示优于 CT。磁共振胆管成像（MRCP）可无创地获取整个肝内外胆道树的影像，对胆管受犯范围和程度可做出精确判断；磁共振血管成像（MRA）能精确地显示肝门区血管的受犯情况，与 CTA 价值相近。MRI 对胆囊癌的术前分期、可切除性评估、手术方式的选择及评估预后等具有较高价值。

（2）胆囊癌的 MRI 典型表现

Ⅰ期：胆囊壁局限性或弥漫性不规则增厚，胆囊内壁毛糙不光整或凹凸不平，可伴有突向腔内的菜花状或结节状肿块，T_1WI 呈低信号，T_2WI 呈等偏高信号，MRCP 可见胆囊内充盈缺损影,但胆囊壁的浆膜面光整。

Ⅱ期:胆囊窝内不规则异常软组织肿块,与胆囊壁分界不清,胆囊壁外层即浆膜面毛糙,胆囊窝脂肪间隙模糊不清,但与胆囊窝邻近肝组织分界尚清晰。

Ⅲ期:胆囊窝脂肪间隙消失,胆囊区见不规则软组织肿块,T_1WI 呈等偏低信号,T_2WI 呈等偏高信号,肿块占据胆囊大部分囊腔,胆囊基本形态不同程度消失,MRCP 表现为胆囊不显影或胆囊显示不清。胆囊窝周围邻近肝实质内出现异常信号,T_1WI 呈偏低信号,T_2WI 呈高信号,边缘不规则,与胆囊分界不清。

Ⅳ期:胆囊癌的 MRI 和 MRCP 表现除了上述Ⅲ期的表现外,还可有直接侵犯胃窦部、十二指肠,侵犯邻近腹膜、肝十二指肠韧带的表现,侵犯肝内外胆管和结肠等,以及腹腔肝门淋巴结转移、胰腺及胰头周围淋巴结转移、后腹膜淋巴结转移等的相应 MRI 征象。

MRA 能精确地显示肝门区血管的受犯情况,同时 MRCP 还能精确显示肝内外胆管受犯范围和程度。有学者报道 MRI 结合 MRA 和 MRCP 可以用于检查血管侵犯情况(灵敏度100%,特异度87%)、胆管受犯(灵敏度100%,特异度89%)、肝受犯(灵敏度67%,特异度89%)和淋巴结转移(灵敏度56%,特异度89%)。但由于存在运动伪影,缺乏脂肪和部分容积效应,MRI 往往难以评估胆囊癌对十二指肠的侵犯,且 MRI 也难以显示网膜转移。磁共振B-TFE序列是近年来采用的一种新的成像序列,属于梯度回波序列中的真稳态进动快速成像序列,具有扫描速度快、运动伪影少等特点,目前在临床中主要用于心脏、大血管的检查。有研究说明该技术能够清楚地显示增厚的胆囊壁、胆囊内的肿块及胆囊腔的改变,对于病变的检出率明显高于 MRI 常规序列。该序列除了能显示胆囊本身的改变外,还能清晰地显示病变对邻近肝、胆道等有无侵犯。而且在该序列中血液亦呈现为高信号,故也可以清楚显示病变对血管的包绕、侵犯及血管内有无癌栓,也有利于血管与淋巴结的鉴别。B-TFE 能够提供较多的胆囊癌的术前分期信息,对临床客观地评价患者术前情况、确定手术方式、评估预后提供了很大帮助。

4.正电子发射——断层扫描(PET-CT)

PET-CT 是目前判断胆囊占的良恶性、胆囊癌根治术后的有无复发和转移的最精确的检查方法,同时能精确显示意外胆囊癌行胆囊切除术后的肿瘤残余情况以及远处淋巴结和脏器的转移情况。一项研究对 16 名临床症状、影像学检查均提示良性胆囊病变的患者行 FDG-PET,诊断胆囊癌灵敏度为80%,特异度为82%。目前,FDG-PET 在诊断胆囊癌中的作用仍在研究,其不足是检查费用昂贵,应根据患者个体情况来选择。

5.内镜逆行胰胆管造影(ERCP)

ERCP 对胆囊癌常规影像学诊断意义不大,仅有一半左右的病例可显示胆囊,早期诊断价值不高,适用于鉴别肝总管或胆总管的占位病变或采集胆汁行细胞学检查。

(四)鉴别诊断

胆囊癌的鉴别诊断根据肿瘤的病程而不同。早期的胆囊癌主要与胆囊息肉、胆囊炎和胆囊结石鉴别。对老年女性、长期患有胆囊结石、胆囊萎缩或充满型结石、腹痛症状加重、发作频率增多或持续时间变长时,应警惕胆囊癌的可能,宜做深入检查。晚期胆囊癌需要与原发性肝癌侵犯胆囊鉴别,肝癌侵犯胆囊后可在胆囊区和肝门部形成较大肿块,类似晚期胆囊癌侵犯肝门胆管或淋巴结转移。胆囊颈管癌可直接侵犯或通过淋巴转移发生高位的胆管阻塞,临床表现类似肝门部胆管癌。胆囊癌常需与以下疾病鉴别。

1.胆囊腺瘤性息肉

与早期胆囊癌鉴别困难,年龄>50岁;单发息肉,直径>1.2cm;蒂宽、胆囊壁厚者,应高度怀疑恶变,尽早手术。

2.胆囊胆固醇沉着症

常多发,超声为等回声团,无声影,直径多<10mm;彩超不能测及血流。

3.胆囊结石

B超为强光团回声伴声影,可多发,位置可随体位变化。

4.黄色肉芽肿性胆囊炎

患者一般情况好;常有反复胆囊炎发作病史;胆囊壁明显增厚但形态较光整、内壁光滑。

5.原发性肝癌侵犯胆囊

多有肝病史,AFP明显升高,肿块较大、多位于胆囊窝区或肝门部。

(五)临床分期

1.分期原则

此分期仅适用于胆囊癌(C23.0)和胆囊管癌(C24.0),并需经组织病理学确诊。

以下是 TNM 分期的评估流程:

T 分期:体格检查、影像学检查和(或)手术探查。

N 分期:体格检查、影像学检查和(或)手术探查。

M 分期:体格检查、影像学检查和(或)手术探查。

2.区域淋巴结

区域淋巴结为肝门部淋巴(包括胆总管周围淋巴结、肝总动脉周围淋巴结、门静脉周围淋巴结和胆囊管周围淋巴结),腹腔淋巴结以及肠系膜上动脉周围淋巴结。

3.TNM 临床分期

T:原发肿瘤

T_x:原发肿瘤无法评估。

T_0:无原发肿瘤证据。

Tis:原位癌。

T_1:肿瘤侵及固有层或肌层。

T_{1a}:肿瘤侵及固有层。

T_{1b}:肿瘤侵及肌层。

T_2:肿瘤侵及肌肉周围结缔组织,尚未穿过浆膜或侵入肝脏。

T_{2a}:肿瘤侵及肌肉周围结缔组织,尚未穿过浆膜。

T_{2b}:肿瘤侵及肝脏侧肌肉周围结缔组织,尚未穿过肝脏。

T_3:肿瘤穿过浆膜(脏腹膜)和(或)直接侵及肝脏和(或)一个其他的邻近器官或组织,如胃、十二指肠、结肠、胰腺、网膜、肝外胆道。

T_4:肿瘤侵及门静脉主干或肝动脉或侵及 2 个以上肝外器官或组织。

N:区域淋巴结

N_X:区域淋巴结转移无法确定。

N_0:无区域淋巴结转移。

N_1:1～3 个区域淋巴结转移。

N_2:4 个或以上区域淋巴结转移。

M:远处转移

M_0:无远处转移。

M_1:有远处转移。

4.pTNM 病理学分期

pN_0:区域淋巴结清扫术标本的组织学检查通常包括至少 6 个淋巴结。如果淋巴结检查为阴性,但是淋巴结检查数目没有达到要求,仍可归类为 pN_0 分期。

5.分期

0 期	Tis	N_0	M_0
Ⅰa 期	T_{1a}	N_0	M_0
Ⅰb 期	T_{1b}	N_0	M_0
Ⅱa 期	T_{2a}	N_0	M_0
Ⅱb 期	T_{2b}	N_0	M_0
Ⅲa 期	T_3	N_0	M_0
Ⅲb 期	T_1,T_2,T_3	N_1	M_0
Ⅳa 期	T_4	N_0,N_1	M_0
Ⅳb 期	任何 T	N_2	M_0
	任何 T	任何 N	M_1

四、治疗

(一)治疗原则

胆囊癌的治疗目标是:根治;延长生存期,提高生活质量;缩短住院时间。治疗原则也有三,即早期治疗、根治治疗、综合治疗。改善预后的关键是:重预防,早发现早治疗,规范胆囊癌手术,重视综合治疗。

1.早期治疗

早期治疗的关键在于早期诊断。由于胆囊癌早期症状不典型,临床上不易早期诊断。大多数是在常规胆囊切除术中或术后(包括开放胆囊切除术和腹腔镜胆囊切除术)快速冷冻活检或石蜡病理中确诊。这类患者多为 Nevin Ⅰ期、Ⅱ期或 TNM 分期为 0 期、Ⅰ期,以往认为仅行胆囊切除术即可达治疗目的。但近年的研究表明,由于胆囊壁淋巴管丰富,胆囊癌可有极早的淋巴转移,并且早期发生肝转移也不少见。因而,尽管是早期病例,亦有根治性切除的必要。

对有胆囊癌易患因素的病变行预防性胆囊切除术,特别是对 50 岁以上的慢性萎缩性胆囊炎、结石直径＞3cm,瓷性胆囊、胆囊息肉、胆囊腺肌病、原发性硬化性胆管炎(PSC)、胰胆管汇合异常等患者,应行预防性胆囊切除术。

2.根治治疗

胆囊癌根治性手术的目标是肿瘤完全切除,病理学切缘阴性,切除范围至少应包括胆囊、受累的肝(切除胆囊附近 2cm 以上肝组织,甚至肝右叶切除或扩大肝右叶切除)和区域淋巴结。淋巴清扫要求将整个肝十二指肠韧带、肝总动脉周围及胰头后方的淋巴结缔组织连同血管鞘一并清除,真正使肝门骨骼化才符合操作规范,必要时还需游离胰头十二指肠,行腹主动脉周围骨骼化清扫。若位于胆囊颈部的肿瘤侵犯胆总管,或胆囊管手术切缘不够,应该进行胆总管切除和肝管空肠吻合。

3.综合治疗

不能切除或不宜切除的胆囊癌,可采用综合治疗,包括化疗、放疗、免疫治疗、中医治疗和靶向治疗等。对放化疗等辅助治疗的效果存在争议,传统的观念认为胆囊癌对放化疗均不敏感,疗效有限。但随着辅助治疗的研究深入,新的放化疗技术方法的进步以及新的化疗药物的应用,越来越多的前瞻性研究显示了令人振奋的结果,放疗、化疗及免疫治疗等综合治疗能明显地提高胆囊癌患者的生存时间和生活质量,因此,随着胆囊癌的综合治疗的研究不断深入,综合治疗将会更加受到重视。

(二)整体治疗方案

1.胆囊癌治疗方法选择的依据

在选择胆囊癌的治疗方法前,需弄清以下情况。

(1)肿瘤情况:TNM 分期是国际公认的确定治疗方法的依据之一,包括肿瘤的大小、胆囊壁的浸润深度、肝受犯范围和程度、淋巴结转移情况,肝外胆管和血管(尤其是门静脉和肝静脉)的受犯范围和程度,邻近脏器(胃、十二指肠、胰腺和横结肠等)受犯情况,以及远处脏器是否有转移等。通常 0～Ⅲ期可选择手术治疗,Ⅳ期则根据具体情况可选择手术和姑息性治疗。

(2)肝功能情况:对需要行较大范围肝切除的患者,术前应对肝储备情况进行精确评估。

(3)全身情况:包括年龄、心肺功能、糖尿病、其他脏器严重病变。

2.治疗方法的选择

应严格按照病理分期(TNM 分期)、邻近器官受犯情况、肝功能情况及患者的全身情况,选择合理的治疗方案。

(1)手术治疗

①单纯胆囊切除术:沿肝将胆囊完整切除。Tis 及Ⅰ期切缘阴性患者 5 年生存率可达90%以上。

②胆囊癌根治术:包括完整切除胆囊及胆囊床外 2cm 以上的肝组织,将肝十二指肠韧带骨骼化清扫(包括肝门区后胰头后淋巴结)。Ⅱ期、Ⅰ期切缘阳性患者,5 年生存率70%～90%。

③扩大根治术:胆囊癌根治术同时需切除邻近脏器(胃、十二指肠、结肠等),累及肝外胆管时,同时行肝外胆管切除、胆管空肠鲁氏 Y 形吻合术,甚至胰十二指肠切除术。Ⅲ期及部分ⅣA期患者,5 年生存率可达 20%～40%。

④姑息性手术:对部分Ⅳ期胆囊癌患者出现相关的并发症,为延长患者生存时间或改善患者生活质量而施以相应的手术,5年生存率0～5%。

姑息性减黄术:对无法根治性切除或不能耐受手术的胆囊癌患者出现梗阻性黄疸时,可行PTCD外引流或置入金属内支架管,或经ERCP置入塑料胆道内支撑管或金属内支架管,近来可回收胆道金属内支架及具有内放射治疗作用的金属胆道支架管,也开始应用于临床。部分能耐受手术的患者,也可行肝胆管空肠鲁氏Y形吻合术、U管或T管支撑引流术、金属胆道支架置入术。

胃空肠吻合术:伴有十二指肠梗阻。

姑息性胆囊切除术:对伴有胆囊炎患者,出现局限性腹膜炎,胆囊可能发生坏疽甚至穿孔时。

(2)规范胆囊癌的活检方法:不应剖开胆囊取组织活检,应整块切除胆囊送检,避免胆汁外溢、癌细胞播散和种植。

方法:在胆囊肿块周围正常肝、胃、肠处解剖和分离,整块切除胆囊游离缘肿块,将胆囊从胆囊床全层切下。肿瘤位于胆囊床一侧或向肝浸润性生长应行肝楔形切除;肿块向横结肠、十二指肠、胃窦部浸润性生长则应行胃、肠部分切除术;黄色肉芽肿性胆囊炎和胆囊胃肠道瘘:肿块处穿刺活检,化学胶封堵。

高度癌疑照此方法处理而病理为良性病变者,亦不应视为违反医疗常规,但对此观点,因受现行的医疗规范的限制,目前尚有争议。

(3)腹腔镜在胆囊癌诊治中的相关问题:当腹腔镜胆囊切除未及时发现肿瘤时,关于腹壁戳孔处肿瘤种植和胆囊切除几个月内便有腹腔内广泛播散的事实(发生率约6%,发生穿孔种植或腹腔播散的患者平均生存时间不足10个月),已越来越引起人们关注,因此,术前高度怀疑或已确诊为胆囊癌的患者,一度被视为腹腔镜手术的禁忌。若在腹腔镜手术下怀疑为胆囊癌(可切除)时,应立即中转开腹手术。腹腔镜胆囊切除术中应避免胆囊破裂、胆汁外溢,应用标本袋装入标本后取出,并常规剖检胆囊,对可疑病灶,应及时送快速病理检查。

随着腹腔镜技术的完善以及对术中操作的重视和改进,由于50%以上的胆囊癌患者在手术时被发现不能切除,因此,部分学者主张:对TNM分期Ⅰ～Ⅲ期胆囊癌患者,先行腹腔镜探查,如经探查发现肿瘤能被切除则转开腹手术,如不能切除则终止手术,或选择其他治疗方法。优点是创伤小、恢复快,可明显改善患者的生活质量、缩短住院时间,也有利于其他综合治疗方法的尽早实施。

(4)化疗

①术后辅助治疗:以往的文献报道显示胆囊癌的化疗效果不佳,常用的药物有氟尿嘧啶(5-FU)、丝裂霉素(MMC)、多柔比星、表柔比星、顺铂等。近年来,一些新的化疗药开发并应用于胆管癌的治疗,以及化疗增敏方面的研究的进展,胆管癌的辅助化疗值得期待。例如:紫杉醇、紫杉特尔、依立替康、吉西他滨等。单一用药的有效率约为10%;联合化疗:FAM方案(5-FU+ADM+MMC)、吉西他滨+顺铂、吉西他滨+紫杉特尔、吉西他滨+氟尿嘧啶等,有效率为15%～30%。有文献报道口服希罗达对胆管肿瘤效果较好,对晚期胆囊癌有效率为50%。

某医院普外科对胆囊癌和肝外胆管癌体外药敏实验的研究发现,药物敏感性由高到低依次为紫杉醇(TAL)100%,吉西他滨(GZ)75%,米托蒽醌(Mito)66.7%,长春新碱(VCR)58.3%,羟喜树碱(HPT)58.3%,丝裂霉素(MMC)48.9%,卡铂(CP)48.5%,顺铂(DDP)46.7%,表柔比星(EADM)46.7%,多柔比星(ADM)30.3%,氟尿嘧啶(5-FU)33.3%,甲氨蝶呤(MTX)15.6%。结果提示,胆囊癌和胆管癌对 TAL,GZ,Mito,VCR,HPT 较敏感,MMC,CP,DDP,EADM 次之。

近年来有关胆囊癌化疗的系列性研究报道逐年增加,尤其是一些新的化疗药开发并应用于胆道癌的治疗,以及化疗增敏方面的研究的进展,辅助化疗的价值将日益受到重视。目前较为常用的胆囊癌化疗方案有:紫杉醇或紫杉特尔或吉西他滨联合奥沙利铂的方案。

②术前辅助化疗:胆囊癌的新辅助化疗,临床应用少,鲜有报道。

③选择性动脉插管灌注化疗:有报道在手术中经胃网膜右动脉置管入肝动脉,经皮下埋藏灌注药泵,于切口愈合后,选用 FMP 方案等化疗药物进行灌注化疗,根据病情需要间隔数周重复使用。此外,通过门静脉注入碘化油加入化疗药物,使其微粒充分进入肝窦后可起到局部化疗和暂时性阻断肿瘤扩散途径的作用,临床应用取得了一定效果,为无法切除的胆囊癌伴有肝转移的患者提供了可行的治疗途径。

④腹腔化疗:腹腔内灌注顺铂和氟尿嘧啶对预防和治疗胆囊癌的腹腔种植转移有一定的疗效。亦有报道开腹手术直视下置入缓释氟尿嘧啶,未开腹术后患者通过腹腔引流管在 B 超指导下将缓释氟尿嘧啶洒于胆囊床周围,可能会延长生存期。

(5)放疗

①适应证:胆囊癌根治术后、不能切除或姑息性切除的晚期胆囊癌、术后局部复发者。

多组前瞻性的研究结果显示,胆囊癌对放疗有一定敏感性,可减少胆囊癌根治术后的复发率,对术后局部复发的病例以及不能切除或姑息性切除的晚期胆囊癌可缓解症状和延长生存时间。其中以 Kresl 和 Coworkers 的报道效果最好,外照射联合氟尿嘧啶等化疗可使根治性切除术患者的 5 年生存率由 33%提高到 64%。近年来,伽马刀、射博刀等定向放射也有应用于胆囊癌原发灶和转移灶的治疗,可能有一定疗效,但缺乏大宗资料的研究。

②放疗方法选择:放疗方法有术前、术中、术后放疗以及经 PTCD 导管实施腔内照射,临床上应用最多的是术后放射治疗。术前放疗的目的是:降低肿瘤细胞的活性,减少术中转移的机会;尽可能地缩小肿瘤,增加手术切除的机会。但术前放疗临床应用少,鲜有报道。根据手术中明确的肿瘤部位和大小,并以金属夹对术后放疗的区域做出标记,进行外照射治疗。照射的剂量为 40~70Gy,分 5~7 周完成。术中放疗的剂量通常为 20~30Gy,术后可联合外照射和化疗治疗:45Gy 外照射、氟尿嘧啶 350mg/m² 第 1~5 和第28~32 天滴注化疗。

体外照射范围,原则上应包括原发灶和区域淋巴结。病灶局限又无远处转移的非根治性切除是术后体外照射的最好适应证。综合各家术后放疗结果报道,接受术后放疗的患者中位生存期均高于对照组,尤其是对于 Nevin Ⅲ 期、Ⅳ 期或非根治性切除的病例,相对疗效更为明显。术后放射治疗一般在术后 4~5 周开始,外照射 4~5 周,选择的剂量既为肿瘤的治疗量又应在正常组织耐受范围之内。一般每周照射 5 天,1 次/天,每次为 1.8~2.0Gy。治愈性切除的预防性照射进行 5 周,总量为 50Gy,非治愈性切除的放射总量为 60~65Gy。腔内照射是指通过 PTCD 的导管将^{226}镭、^{60}钴及^{192}铱等密封的小放射源送入胆管腔内的放疗。腔内照射具有局部病灶照射剂量大、周围脏器放射损伤小的优点,尤其适用于胆管狭窄。但对远离放射源的胆管断端及手术剥离面照射剂量不够,所以一般将腔内照射与体外照射联合应用,剂量分别为 10～20Gy 和 40～50Gy。

(6)介入治疗

①介入性胆道引流术:对已失去手术机会伴有黄疸的晚期胆囊癌,尚可采用介入性胆道引流术减黄,如 PTCD 外引流或经 PTCD 或 ERCP 途径置入胆道内支撑管或金属内支架引流等。

②介入区域性化疗:对肿瘤姑息性切除和肝转移患者还可行介入区域性化疗。具体方法是首先行选择性腹腔动脉造影,导管进入肝总动脉后,30 分钟内持续输注丝裂霉素 20mg,以后隔 6 周重复 1 次上述治疗。从第 2 次起每次丝裂霉素剂量为 10～15mg,每个患者至少接受 5～7 次治疗,总剂量为 75～85mg。也可选用紫杉醇、吉西他滨和奥沙利铂等化疗药物。结果表明,高选择性动脉内化疗对肿瘤局限于胆囊壁(Nevin Ⅰ～Ⅲ期)者效果较好;如果肿瘤侵犯胆囊壁以外,区域性化疗起不到控制肿瘤生长的作用。介入区域性化疗的优点是:a.靶器官的药物浓度高;b.术前应用使肿瘤和周围血管之间产生炎性间隙,有助于提高手术切除率;c.术后应用可杀死体内残留的肿瘤细胞,减少术后复发和转移;d.对于不能切除的胆囊癌患者,介入性区域性化疗能有效地抑制肿瘤生长,延长患者生存期;e.减轻全身性的毒副作用。

(7)靶向治疗:有关胆囊癌的靶向治疗的研究报道不多,但研究已证实表皮生长因子受体(EGFR)和C-Erb-B2 在胆囊癌组织中均有表达,因此,厄洛替尼,一种口服的表皮生长因子的酪氨酸激酶抑制药物,可用于胆囊癌的靶向治疗。环氧化酶-2(COX-2)在血管内皮生长因子介导的肿瘤发生中具有重要作用,预示 COX-2 抑制药可用于胆囊癌的靶向治疗药物,也可与化疗联合。

(8)其他治疗:其他治疗方法包括免疫治疗、生物治疗、中医治疗、射频消融治疗等,疗效尚不确定。有文献报道应用干扰素 α-2b 及胸腺肽或胸腺五肽、白介素-Ⅱ等生物制剂联合化疗,可提高疗效。

3.意外胆囊癌的诊治

意外胆囊癌是指在术中未能及时发现而在术后经病理证实的胆囊癌,常见原因有:术中未能认真剖检胆囊而漏诊;急性胆囊炎手术因胆囊壁明显增厚而不易发现病灶;胆囊息肉行腹腔镜胆囊或开腹手术以及胆囊壁增厚误诊为黄色肉芽肿性胆囊炎等,术中未送病理检查。1997年 6 月至 2001 年 5 月,上海市 40 家二三级医院手术病理证实胆囊癌 390 例,其中意外胆囊癌 78 例,所有病例 TNM 分期均在Ⅲ期以下(0 期 9 例,Ⅰ期 27 例,Ⅱ期 31 例,Ⅲ期 11 例),无一例再手术。

2009 年 10 月,AJCC 会议强调了意外胆囊癌再次根治性手术的必要性,应根据癌肿的部位、大小、浸润深度、累及范围、病理分期、术中是否播散,决定是否再手术及手术方式。①病理分期:查阅原始病历资料、术前术后影像学资料、手术记录、病理巨检和镜检报告;②癌肿是否播散:了解术中胆囊破裂、癌组织破碎、胆囊大部分切除残留黏液烧灼、LC 穿刺孔种植、有无腹块,腹水。一般而言,Ⅱ～Ⅲ期的意外胆囊癌应再手术治疗,术前应行相关检查,排除癌症转移或播散。

其实大多数意外胆囊癌只要术中仔细剖检胆囊并及时送病理检查是可以发现的,因此,意外胆囊癌防治的关键首先是在术中仔细剖检胆囊并及时送病理检查,对符合再手术条件的应及时再手术。

4.胆囊癌并发症的处理

(1)胆囊癌相关并发症的处理:合并急性胆囊炎胆囊肿大坏疽甚至穿孔,可行姑息性胆囊切除或胆囊造口术;出现阻塞性黄疸时,可根据具体情况选择合适的减黄方法,如内引流或外引流等;出现十二指肠梗阻时可行胃空肠吻合术等。

(2)胆囊癌术后并发症的处理:胆囊癌的术后并发症发生率为 20%～30%,死亡率为 0%～4%,主要包括:腹腔脓肿、胆汁瘤、胆道感染、肺部和伤口感染、胆道狭窄严重时可出现黄疸等。对胆汁漏、腹腔感染可在超声引导下穿刺置管引流,并加强营养支持和积极抗感染治疗;对出现黄疸患者,可采用介入性胆道引流减黄术,如 PTCD 外引流或经 PTCD 或 ERCP 途径置入胆道内支撑管或金属内支架引流减黄。

5.出院后建议

(1)适当休息。

(2)调节饮食,加强营养。消炎利胆、保肝治疗。

(3)门诊定期随访复查:定期复查 B 超或 CT、肝功能、CEA 及 CA19-9 变化等。

(4)行胆道外引流患者,保持引流通畅,并记录每日引流量。

(5)胆道梗阻患者,如出现腹痛、发热和黄疸,及时到医院就诊。

(6)根据整体治疗方案安排辅助放化疗等治疗。

6.胆囊癌的预后

目前胆囊癌的预后仍很差,系列的大宗病例资料回顾性研究显示,胆囊癌患者(包括手术和非手术)的 5 年生存率不足 5%,平均生存时间不足 6 个月,根本原因是 40%以上的患者就诊时已属晚期,不能根治性切除,根治性切除率仅约 25%。根治性手术可明显提高生存率,其生存时间主要取决于肿瘤侵犯胆囊壁的深度和范围以及淋巴结转移情况根治性切除患者的总的 5 年生存率超过 40%,T_1 期行单纯胆囊切除术患者的 5 年生存率接近 100%,T_2 及 T_3 期没有淋巴结转移的患者根治性切除术后 5 年生存率超过 50%,出现黄疸、淋巴结转移或远处转移的患者 5 年生存率为 0%～10%。

(1)影响预后的因素:临床因素中,意外胆囊癌预后最好,中位生存期 26.5 个月;可疑胆囊癌患者中位生存期为 9.2 个月。同时,因肿瘤引起的梗阻性黄疸、胆道感染以及肠梗阻这一系列合并症均影响其预后。

病理因素方面,与绝大多数恶性肿瘤一样,胆囊癌预后与 TNM 分期明显呈正相关,分期越晚预后越差,其中 T 分期尤其重要。T 分期不但指肿瘤侵犯深度,同时预示淋巴结转移以及远处转移的概率;不同 T 分期患者,手术切除率不同,直接影响患者预后。淋巴结转移以及远处转移患者,均提示预后差。

(2)治疗方法与预后:手术切除是胆囊癌唯一有效的治疗方法,其预后与能否行根治性切除术以及切缘是否阴性密切相关。$T_{1a}N_0M_0$ 患者,行单纯胆囊切除术,术后切缘为阴性者,术后 5 年生存率为 99%～100%；$T_{1b}N_0M_0$ 患者为 95%～100%。$T_2N_0M_0$ 患者行根治性切除术（切缘为阴性者），术后 5 年生存率为 60%～80%，高于行单纯胆囊切除患者的 5 年生存率（10%～22%）。T_3 患者行根治性切除术后 5 年生存率为 15%～63%。T_4 患者绝大部分由于伴有门静脉侵犯或腹膜种植等原因，无法根治性切除，故行姑息性手术或行内支架置入术，其术后 5 年生存率几乎为零。

（3）胆囊癌的生物学特性与预后：胆囊癌恶性程度高、预后差，在基因水平上研究胆囊癌的生物学行为，有助于胆囊癌的早期诊断和治疗。胆囊癌的发生、发展是一个多基因共同作用的结果，许多基因与胆囊癌的发生、发展、转移以及预后有密切关系。目前对胆囊癌相关基因的研究集中在对 p53 和 ras 基因，关于其他基因的报道很少。随着胆囊癌分子生物学研究的进一步发展，将逐渐揭示胆囊癌发生、发展、转移的基础，并寻找特异性高、敏感性高、简便实用的肿瘤标记物用于临床检测，改善胆囊癌的预后情况。

（张　麒）

第二节　胆管癌

胆管癌是起源于胆管上皮细胞的恶性肿瘤，临床较少见，占所有消化道肿瘤的 3% 左右，为肝脏胆管系统第二大恶性肿瘤。胆管癌的发病以老年人为主，多为 65 岁以上，且随年龄增长发病呈上升趋势。男性发病略高于女性，约为 1.5∶1。胆管癌根据根据解剖位置分为肝内胆管癌（IHCC）（20%～25%）、肝门部胆管癌（50%～60%）和远端胆管癌（EHCC）（20%～25%）。肝外胆管癌包括肝门部胆管癌和远端胆管癌。肝门部胆管癌也称 Klatskin 瘤，范围累及左、右肝管至肝总管，现国内外临床广泛采用 Bismuth-Corlette 分型，该分型根据病变发生的部位，将肝门部胆管癌分为 5 型，即Ⅰ型：肿瘤位于肝总管，未侵犯汇合部；Ⅱ型：肿瘤位于左右肝管汇合部，未侵犯左、右肝管；Ⅲ型：肿瘤位于汇合部胆管并已侵犯右肝管（Ⅲa）或侵犯左肝管（Ⅲb）；Ⅳ型：肿瘤已侵犯左右双侧肝管。在此基础上，国内学者又将Ⅳ型分为Ⅳa 及Ⅳb 型。

一、发病因素

胆管癌的病因至今尚不十分清楚，已发现与下列因素有关：①胆管慢性炎症：长期的慢性炎症刺激是胆管癌发生的基础；②胆石症；③溃疡性结肠炎：溃疡性结肠炎患者胆管癌发生率较一般人群高 10 倍，可能与慢性门静脉菌血症有关；④胆管囊性畸形：先天性胆管囊肿患者胆管癌的发病率高达 2.5%～28%，癌变机制认为可能与胰液反流、胆汁淤滞、结石形成和囊腔内慢性炎症等有关；⑤硬化性胆管炎：原发性硬化性胆管炎患者患胆管癌机会高于一般人群；⑥K-ras 基因突变：近年来分子生物学研究表明胆管癌 K-ras 基因 12 密码子突变率达 77.4%，说明 K-ras 基因突变在胆管癌的发生中可能起较重要的作用；⑦肝吸虫感染、胆管手术史、放射性二氧化钍、乙型肝炎病毒感染等。

二、病理学

(一)大体分型

巨检时,胆管癌可分为乳头型、结节型、硬化型和弥漫型。肿瘤可以多中心和伴发胆囊癌。

1.硬化型

最常见,多位于肝门部。呈生姜样质硬肿块,剖面灰白色或淡黄色,胆管壁极度增厚,中央仅见纤细腔道,甚至完全闭锁,与正常胆管交界处呈漏斗样缩窄。肿瘤常沿胆管周围组织、神经淋巴间隙、血管浸润扩展,并可侵犯肝实质。有时肿瘤沿黏膜向近或远端胆管浸润延伸,黏膜增厚和发白处即为肿瘤组织。

2.乳头型

少见,多位于胆管下段和壶腹部。肿瘤呈息肉状或菜花样向腔内生长,扩张的胆管壁薄,隔着胆管壁能叩及质软肿瘤,边界清晰、稍能推动。癌细胞分化程度高,很少向胆管周围、血管、神经侵犯,手术切除率高,预后好。

3.结节型

少见,多位于胆管中下段。肿瘤小而局限,呈结节状凸向胆管腔,管腔不规则狭窄,胆管壁稍增厚。肿瘤可侵犯胆管周围组织、血管和肝。此类型癌细胞分化程度高、生长缓慢,切除率较高,预后稍好。

4.弥漫型

极少见。肿瘤细胞分化程度低,肝内外胆管受到广泛侵犯,胆管壁广泛增厚,呈一条索状管道结构,管腔狭窄,管周结缔组织炎症反应明显与硬化性胆管炎难以鉴别。手术切除率极低,预后极差。

(二)组织分型

98%以上为腺癌。高分化腺癌最常见,占60%～70%,中分化占15%～20%,低分化及未分化腺癌少见。镜检时,胆管癌大部分是分化良好的有黏液分泌的腺癌,甚至在其转移灶中有时也很难找到腺体及细胞的异形。癌细胞呈腺泡状、小腺腔、腺管状或条索状排列。癌细胞为柱形,核长卵型,浅或深染,异形性不大。同一腺腔中细胞异质性,核质比例升高,核仁明显,间质和周围神经浸润。腺腔周围的间质富于细胞,并呈同心圆排列,这些都是胆管癌的重要特征。其中,正常的腺上皮和那些核大、核仁明显的腺上皮存在于同一腺腔中最具有诊断价值。硬化型胆管癌伴有明显纤维化。部分胆管癌伴有神经内分泌分化,这种癌的预后较差。胆管癌可向肝十二指肠韧带旁、肝总动脉与腹腔动脉周围淋巴结转移,亦可向胰头后和肠系膜上动脉周围淋巴结扩散,肝转移亦较多见,但较少发生远处转移。

(三)转移途径

直接侵犯和淋巴转移是胆管癌的主要转移方式,血行转移和种植转移少见。胆管癌常沿胆管周围组织、神经淋巴间隙、血管浸润扩展,并可侵犯肝实质。有时肿瘤可沿黏膜向近或远端胆管浸润延伸。胆管癌具有较高的淋巴结转移率。

三、诊断和分期

(一)临床表现

1.症状

胆管癌早期缺乏特异性临床表现,仅出现中上腹胀、隐痛不适、乏力、纳差等症状。当出现尿色加深、巩膜与皮肤黄染时,部分患者(20%~30%)因伴有 ALT 轻度升高,易误诊为肝炎而进入传染病病房治疗。部分患者有胆石病史,可出现中上腹绞痛,伴畏寒、发热等症状,甚至已行胆道手术,术中发现有胆管狭窄而仅放 T 管引流,再次手术时取狭窄处胆管壁活检,才发现为胆管癌。少数患者在 ERCP 时发现扩张的胆管内有充盈缺损,酷似结石,肿瘤较大时也可不出现黄疸。大多数患者表现为黄疸进行性加深,尿色深如红茶,大便呈陶土色,伴皮肤瘙痒。经 B 超、CT 等检查,发现有肝内胆管扩张、肝大。肝功能检查直接胆红素和总胆红素明显升高,碱性磷酸酶和血清总胆汁酸值升高,才考虑为胆管癌而做进一步检查。胆管癌的临床表现取决于肿瘤发生在胆管的部位,常见症状如下。

(1)黄疸:梗阻性黄疸是肝外胆管癌最常见的症状(90%以上),而肝内胆管癌则很少出现黄疸。中上段胆管癌多表现为进行性无痛性黄疸,少数下段胆管癌和壶腹部癌,可因肿瘤坏死脱落而表现为波动性黄疸。

阻塞性黄疸相关症状有:皮肤瘙痒、尿色加深如浓茶、大便色浅或陶土便等。

(2)腹痛不适:部分晚期患者以及合并胆石症的患者,可出现肝区疼痛、中上腹痛不适等症状。

(3)畏寒、发热:合并胆道感染时可出现畏寒、高热,甚至可发生急性梗阻性化脓性胆管炎,常需急诊胆道引流。

(4)消化道症状:包括食欲缺乏、纳差、腹胀、腹泻、恶心等。

(5)出血倾向:黄疸患者可发生出血倾向及凝血机制障碍,表现为牙龈出血或鼻出血,也可因严重的肝硬化并发门脉高压性上消化道出血等。

(6)其他:乏力、消瘦;患者主诉上腹部肿块等。

2.体征

(1)黄疸:皮肤巩膜进行性黄染,伴皮肤瘙痒可见皮疹或皮肤抓痕。

(2)胆囊肿大:肝门部胆管梗阻时肝外胆管不扩张,胆囊萎瘪,通常不能叩及肿大胆囊。但当癌肿累及胆囊管致阻塞时,胆囊亦可积液肿大。中下段胆管癌引起的胆道低位梗阻,常可叩及肿大的胆囊。

(3)肝大:上段胆管癌起先来自左或右肝管时,首先引起该侧肝管梗阻、肝内胆管扩张、肝实质萎缩和门静脉支的闭塞,门静脉血流向无梗阻部位的肝内转流,该肝叶便增大、肥厚,可产生肝叶肥大-萎缩复合征。

晚期患者现肝淤胆肿大、消瘦、右上腹包块和腹水等。因此,对出现淤胆三联征、腹痛和消瘦的患者应考虑到胆管癌的可能。如果既往有 PSC 病史,则高度怀疑发生胆管癌。

（二）实验室检查

肿瘤相关抗原检测是诊断胆管癌的另一条途径。胆管癌患者血清胆红素、碱性磷酸酶、谷氨酰转移酶明显升高和凝血酶原时间延长等，但对诊断胆管癌价值不大。血清和胆汁中 CA19-9 值和 CEA 的显著升高对胆管癌有一定诊断价值，其中以 CA19-9 价值更高，当血清 CA19-9＞100U/mL 诊断胆管癌敏感性和特异度分别可达 89％和 86％。因此，CA19-9 还可用作判断肿瘤是否根治性切除以及术后的疗效监测。但在胆道感染时，胆管良性病变患者的 CA19-9 值亦可显著升高。因此，术前宜在胆道感染得到控制的情况下检测血清 CA19-9 值，当 CA19-9＞222U/mL 时应高度怀疑为胰胆管癌。有研究表明，CA19-9 及 CEA 平行法联合检测可将灵敏度提高到 84.4％，公式 CA19-9＋（CEA×40）的诊断准确率为 86％。血清 CA242 的敏感性较 CA19-9 低，但特异性比 CA19-9 高。CA50 诊断胆管癌的敏感性可达 94.5％，但特异性只有33.3％。CA125 特异性高达 96％，且在胆道炎症中，血清 CA125 几乎不升高，故血清 CA125 显著升高对胆管癌的诊断有一定价值，但敏感性只有 28％。有学者报道，从人胆管癌组织中提取、纯化出一种胆管癌相关抗原（CCRA），建立了血清 CCRA 的 ELISA 检测法，对胆管癌的诊断敏感性达 77.78％，特异性达 75％。近来有研究认为，肿瘤型 M2-丙酮酸激酶（TuM2-PK）检测胆管癌的敏感性和特异性分别高于 CA19-9。另有研究将黏蛋白类（MUC5AC）作为胆管癌新的肿瘤指标。

在细胞学检验中，胆汁脱落细胞检查诊断胆管癌的阳性率太低，仅 6％～27％。经 ERCP 内镜刷洗物或经 PTCD 刷洗物细胞学检查，阳性率可有所提高，但癌细胞播散、并发胆道出血、胆瘘、胆道感染的机会增加，临床应用较少。常规细胞刷检的敏感性和特异性分别为 37％～63％和 89％～100％。主要用于对 PSC 患者定期检查胆管上皮细胞的异型程度，以便能早期诊断和及时治疗。数字图像分析（DIA）和荧光原位杂交检验（FISH）显著提高了细胞刷检的诊断率。FISH 是通过荧光检测染色体扩增来判断，可显著提高 PSC 患者胆管癌的诊断率。

迄今未发现对胆管癌具有特异性诊断价值的基因标志和诊断方法。文献报道与胆管癌关系比较密切的基因有 K-ras，C-myc，C-neu，C-erbB2，C-met，p53，Bcl-2。p53 肿瘤抑制基因的过表达或 K-ras 基因突变与胆管上皮细胞的异型和肿瘤的侵袭性相关。p53 基因突变率为 25％～75％，p53 蛋白表达阳性，与胆管癌分化程度密切相关，在中、高分化胆管癌中表达明显。在胆囊癌和胆管癌中，ras 癌基因常通过点突变被激活，突变率可达 60％～75％，K-ras 基因点突变在硬化型和浸润型肝门部胆管癌中多见。C-met 基因表达增加可能在胆管癌的侵袭和转移机制具有重要作用。凋亡抑制基因 Bcl-2 的过表达可抑制细胞凋亡、延长细胞寿命、介导免疫逃逸，导致细胞恶性转化。Bcl-2 蛋白在胆道癌中表达率可达 50％～84.2％，与肿瘤的分化程度密切相关，其表达率随分化程度增高而降低，呈负相关，与 p53 相反。C-erbB2 蛋白表达与基因扩增高度相关，与胆道癌的转移和预后有着密切的关系。

（三）影像学检查

1.超声诊断

这是最为简便、快捷、准确、经济和可重复进行的无创性检查方法，已被临床证实为可信赖的诊断技术。超声显像一般较难直接检出肿瘤，仅仅 20％左右的病例可发现中等或低回声软组织肿块影,但可以根据肝内、外胆管的扩张情况来推断肿瘤的部位,如果超声显像显示肝内胆管扩张至肝门部中断,而肝外胆管正常,胆囊不大、空虚,说明梗阻部位在肝门区,提示肝门部胆管癌可能;若肝内、外胆管扩张伴胆囊增大,说明梗阻部位在胆管的中、下段,提示中、下段胆管癌可能;如仅显示一侧肝内胆管扩张,应考虑Ⅲ型肝门部胆管癌可能,患者可无黄疸。超声对判断梗阻性黄疸和定位的符合率均接近100%。

彩色多普勒超声可提供门静脉、肝动脉有无侵犯的信息,有助于对肿瘤的可切除性和切除范围做出初步评估。

内镜腔内超声可避免肠气的干扰,所采用的超声探头具有细径、高频的显著特点,可对敏感区反复扫描,因而可以更清晰、更准确地显示肝外胆管肿瘤,往往可以显示直径0.5mm以上的病变,对肿瘤浸润深度的判断准确率为82%～85%,对胆管内表浅占位病变的鉴别诊断较有价值,且对判断区域淋巴结转移情况有一定帮助。但必须指出内镜腔内超声探及范围有限。门静脉血管腔内超声(IPEUS)开展并不广泛,对确定门静脉是否受侵的准确率高达96.7%左右,对胆管癌的诊断、可切除性的判断以及切除范围有帮助。

在超声显像的基础上,超声引导下穿刺胆道作胆道造影检查可提高诊断率,也可穿刺胆道抽出胆汁作肿瘤标记物CA199等检查或者作胆汁肿瘤脱落细胞学检查,有经验的医师可直接穿刺病变组织作组织学检查。研究表明:胆管癌患者近50%胆汁CEA值在40mg/mL以上,CA199与CEA检查结果一致;胆汁脱落细胞学检查阳性率58%左右;直接穿刺组织学检查的阳性率75%左右,均有一定的诊断价值。对于肝门部胆管癌超声引导下经皮肝穿刺门静脉造影(PTP)可以术前精确评估门静脉分叉部受侵程度和范围。经皮肝穿胆道镜(PTCS)活检率高。

超声诊断也存在一定的局限性,例如诊断易受操作技术的影响,与操作者的经验和工作的细致程度密切相关,存在着漏诊、误诊现象;体形肥胖或胃肠道积气时,使胆道显示困难,中下段胆管癌漏、误诊现象较多,采用饮水充盈胃肠道以扩大声窗或脂餐法、利胆法等方法可以进一步提高诊断率。

2.经皮肝穿胆道造影(PTC)和内镜逆行性胰胆管造影(ERCP)

PTC和ERCP两者均为经典和传统诊断胆管癌的重要方法。两者均有较高的空间分辨率,对胆管癌的诊断也存在共性,主要以胆管扩张、狭窄或闭塞、充盈缺损等表现为主,能准确显示胆管内腔细微结构如黏膜的改变,对狭窄性质的鉴别诊断价值大。两者术中均可行胆汁细菌培养和脱落细胞学检查,同时也可行胆道钳夹病理活检,做出病理诊断。

PTC曾经是诊断恶性梗阻性黄疸(OJ)的金标准,可清晰地显示肝内外胆管树的形态、分布和阻塞部位;对近端高位的肝门部胆管癌,由于左右肝管交通通常受阻,PTC仅能得到穿刺一侧梗阻以上胆管的图像,为得到完整的胆管树影像,可做双侧胆管穿刺造影;对胆管完全性梗阻,PTC只能显示梗阻以上的胆管,不能显示梗阻病变的长度和肿瘤远端的边界,对肝门区胆管癌诊断的确诊率达90%以上。顺行性胆管造影可自然显示壶腹部形态,若PTC时胰管显影,可进一步明确是否伴有胰胆管合流异常,胰胆管合流异常与胆管癌的发病关系密切,值得重视。PTC操作简单,易于掌握,技术成功率接近100%。

PTC的主要并发症为术后出血、胆汁从穿刺部位漏出、胆道感染等。建议:严格遵守无菌操作技术,避免多次、多部位穿刺,应提高单次穿刺的成功率;在造影结束后尽可能尽早抽出胆管内的胆汁和造影剂及需置管引流(PTCD),并且 PTC 对可手术胆管癌患者一般安排在手术切除前 1 天进行。

ERCP 对壶腹癌、胰头癌和下段胆管癌的检诊率高于 PTC,但完全性梗阻病例不能显示梗阻以上的部位,对判断手术切除价值不大;如为不全梗阻,逆行造影可将肠道细菌送入梗阻以上胆管,诱发胆道感染;对于较高位的胆管癌,常需 ERCP 结合 PTC 联合检查,这样就加大了感染并发症的概率,严重者可导致化脓性胆管炎,往往抗生素难以奏效;但 ERCP 结合 PTC 可以相互补充,可以完整地显示胆系,有助于明确病变性质、部位,提高诊断率,因此尽管增加了并发症风险,也不失为一种有效的检查方法;正因为 ERCP 为侵入性检查,可引起急性胰腺炎、胆管炎、出血、穿孔等严重并发症,限制了其临床应用;近年来已不再将 ERCP 作为胆管癌基础的常规方法,甚至有少数专家将 ERCP 列入上段胆管癌的相对禁忌证,为减少并发症,建议 ERCP 后应常规作鼻胆管引流(ENBD)。

PTC 和 ERCP 能准确显示胆管内细微结构如黏膜的改变,且空间分辨率高,对早期胆管癌的诊断价值高,但无法观察管壁、管外结构,对判断能否手术价值不大,加之其有创性,目前很少用于胆管癌的单纯诊断,多用于胆道的胆汁引流和胆道肿瘤的介入治疗。但必须强调:尽管影像学近年来进展迅速,CT、MRI、超声、PET-CT 等对胆管癌的诊断已取得了实质性的进展,但各种检查均存在各自的不足,至今还没有一种影像学检查可以完全替代 PTC 和 ERCP,废弃 PTC、ERCP 的时机尚不成熟。

3.核素显像

正电子发射断层成像(PET)因其可评价胆管上皮的代谢状况,反映病变在细胞代谢、受体、酶和基因等方面的变化,已广泛应用于肿瘤的功能成像。PET 借助[18]F-2 脱氧-D 葡萄糖在胆管细胞癌和肝癌细胞内被磷酸化的程度不同,通过该葡萄糖类似物在癌细胞内累积而形成热区及信号背景比率的增强等特征进行诊断,能确诊直径 1cm 大小的胆管癌灶,对胆管良恶性狭窄的鉴别诊断价值较大。

但 PET 因存在空间分辨率低、对解剖结构显示不清、费用昂贵、检查时间长等缺陷,临床普及率不高,临床应用较少。临床上 PET 多与 CT 联合用于肿瘤的诊断及疗效分析。

4.血管造影(DSA)

胆管癌一般为乏血供肿瘤,血管造影多无明显的肿瘤染色,肿瘤血管可显示增粗、迂曲、扩张。单纯 DSA 对胆管癌的诊断意义不大,临床上血管造影的主要目的:了解门静脉、肝动脉与肿瘤的关系及受侵犯情况,多用于术前对肿瘤的可切除性做出正确评估。

肝门区胆管癌具有壁外浸润的特点,常侵犯肝动脉、门静脉,选择性肝动脉造影可显示肝动脉是否被肿瘤包裹,门静脉相可观察门静脉与肿瘤的关系。经皮肝穿门静脉造影可更清晰地显示门静脉是否被肿瘤侵犯以及被侵犯的部位和范围,为手术中血管的修补和重建提供准确的信息。

由于血管造影(DSA)的有创性、费用高,诊断性血管造影仅作为辅助性检查手段,逐渐被无创的检查如螺旋 CT 血管成像等所代替。

5.CT 诊断

CT 对肝门部胆管癌肿瘤的检出率为 40％以上，稍高于超声成像，肝门部肿块与扩张的左右肝管构成蝴蝶状图像为 CT 的典型图案。CT 平扫、增强和三维重建技术可显示胆管原发病灶和周围脏器的改变，反映胆管的扩张程度、肝叶体积的变化、肿瘤的血供等情况，对临床诊断、分期与预后的评估有重要意义。

螺旋 CT 血管成像能代替血管造影显示肝动脉、门静脉和受累情况，为可切除性提供准确信息。

近年来随着多排 CT 的应用，出现了无创性螺旋 CT 胆道造影（SCTC），采用三维技术多角度显示胆道解剖结构，确诊率高，优于常规 CT 和 us，不少专家甚至认为优于 ERCP、PTC。但也有专家认为 SCTC 空间分辨率和对胆管腔内细微结构如黏膜改变的观察不及 ERCP、PTC，尚不能完全替代之。多层螺旋 CT 曲面重组阴性法胆管成像为无创性胆管成像技术，对肝外胆管癌与扩张胆管的关系更直观。

CT 在显示肝外胆管管壁受侵情况优势明显，但难以精确显示肝门部结构和肝内肿瘤侵犯的范围。

6.磁共振成像（MRI）和磁共振胰胆管成像（MRCP）

MRI 和 MRCP 为胰胆管病变无创性诊断的重要方法，对胆管癌的诊断价值已得到肯定。MRI 可进行多序列、多方位扫描，对胆汁信号敏感，组织分辨率高，尤其冠状位成像更能反映肝门部结构，对胆管癌肝门、肝内侵犯范围的判断优于 CT，对评价肿瘤的可切除性及预后意义大，但在显示肝外胆管管壁时不及 CT。胆管癌的 MRI 表现以胆管软藤样扩张的间接征象为主，常缺乏明确的软组织块影。直接征象：管壁局限性或弥漫性增厚，轴位呈"圆圈征"，也可不规则，管壁厚度＞5mm，应高度重视，应疑诊胆管癌；软组织肿块：T_1W_1 加权为低或等信号，T_2W_2 加权为稍高信号，增强扫描时肿块强化信号不均，延迟强化明显。

MRCP 因成像序列的改进及相控阵线圈的应用，较多专家认为可获得比 ERCP 更有价值的图像。重 T_2 加权胆、胰呈明显的高信号，高信号是因为有胆汁和胰液的缘故，MRCP 具有独特的优点：不受梗阻部位的限制，梗阻的近、远端胆管均可显示，可清晰显示胆管梗阻端的形态，如截断状、锥状、鸟嘴状和鼠尾状等，截断处多不规则，梗阻以下胆管不扩张，胆管壁不规则增厚 5mm 时即可在 MRCP 上得以显示；可准确判断肿块梗阻胆管的长度和范围，对手术方法的设计提供更多的信息；无须注射造影剂，对胆管内压力无影响，安全无创性，无并发症，无技术操作的依赖性。MRCP 对梗阻部位定位准确率接近 100％，但空间分辨率差，不能显示胆管腔内细微结构如黏膜的改变，不及 PTC 和 ERCP，对显示肝外胆管壁时不及 CT。

（四）诊断

由于缺乏特异性临床表现，胆管癌的早期诊断较为困难，一般患者在出现梗阻性黄疸后再作相关检查，已非早期。

临床上经典的肝门部胆管癌的诊断模式：黄疸＋肝内胆管扩张＋肝外胆管、胆囊空虚＋肝门部肿块。肝门部胆管局限性梗阻，在排除胆管结石后，80％～90％为肝门部胆管癌，因此较多专家提出肝门部胆管癌的诊断标准：①患者有进行性加重的梗阻性黄疸或中上腹隐痛、胀痛等不适；②影像学检查中有二项以上提示肝门部局限性梗阻性病变；③排除胆管结石及以往胆道手术可能导致的胆道狭窄。肝门部胆管癌定性诊断方面尚缺乏特异性强、阳性率高的方法，通过 ERCP 或 PTC 作肿瘤脱落细胞学检查或钳取组织活检阳性率均低，采取细针直接穿刺肝门区肿块的并发症多、细胞含量少、阳性率不高，因此术前组织学检查在肝门部胆管癌诊断中的应用并不多。

中远端胆管癌根据进行性加重性梗阻性黄疸和中远端胆管梗阻的影像学特点，一般可以做出诊断，但需与相关疾病相鉴别：①胰头癌：常压迫或侵犯中远端胆管并造成梗阻，胆道造影类似中远端胆管癌，但胰头癌 CT 扫描可见胰头肿块，MRCP 或 ERCP 可见胰管近端梗阻而远端胰管扩张；②十二指肠乳头癌：可表现为远端胆管梗阻，胆道造影类似远端胆管癌，但 ERCP 检查时，内镜可见肿大的乳头，胰管多扩张。中远端胆管癌定性诊断也较为困难，术前 ERCP 取胆汁作脱落细胞学检查或者刷取细胞学检查以及钳取细胞学活检，阳性率均较低，阴性不能排除胆管癌的诊断；术中如仅局限于胆管腔内癌灶，不易取材，除非术中检查时发现肿瘤已侵犯胆管周围组织或已有淋巴结转移，使术中病理学诊断成为可能。

在目前严峻性医疗氛围中，无病理学诊断，仅靠临床诊断施行胰十二指肠切除，不少医务人员心存顾忌，但鉴于获得术前病理诊断困难，加之中远端胆管癌误诊、漏诊的后果更为严重，且因病理诊断常需反复检查，可能延误治疗胆管癌的最佳时机，目前大多数学者已达成共识：影像学检查资料和术中探查结果无法排除中远端胆管癌者，虽无病理诊断，仍有施行胰十二指肠切除的指征。

肿瘤标记 CA199 升高，尤其是显著升高，特别是胆道引流减压后无明显下降，对胆管癌具有一定的诊断价值，CEA、CA50、CA242、CCRA 以及基因肿瘤标记物 K-ras、CerbB-2、C-myc、P53、端粒体酶等对定性诊断有一定的帮助。

由于胆管癌存在着术前较难获得组织学诊断的具体实际，在已临床诊断而无组织学诊断的情况下，是否施行手术，仍需全国专家组达成共识并制定诊疗规范，便于基层工作者参照，旨在既不延误患者的治疗，又能减少医疗纠纷。

（五）临床分期

1.分期原则

此分期仅适用于肝内胆管癌、胆管细胞癌和混合性肝细胞/胆管细胞癌，并需经组织病理学确诊。

以下是 TNM 分期的评估流程：

（1）T 分期：体格检查、影像学检查和（或）手术探查。

（2）N 分期：体格检查、影像学检查和（或）手术探查。

（3）M 分期：体格检查、影像学检查和（或）手术探查。

2.区域淋巴结

右叶肝内胆管区域淋巴结包括肝门部淋巴结（胆总管周围淋巴结、肝动脉周围淋巴结、门静脉周围淋巴结和胆囊周围淋巴结），十二指肠周围淋巴结及胰腺周围淋巴结。

左叶肝内胆管区域淋巴结包括肝门部淋巴结和肝胃韧带淋巴结。

若肝内胆管癌扩散到腹腔淋巴结和（或）主动脉周围淋巴结和腔静脉周围淋巴结，为远处转移。

3.TNM 临床分期

T:原发肿瘤

Tx:原发肿瘤无法评估。

T_0:无原发肿瘤证据。

Tis:原位癌(胆管内肿瘤)。

T_{1a}:单发肿瘤最大径≤5cm,无血管浸润。

T_{1b}:单发肿瘤最大径＞5cm,无血管浸润。

T_2:单发肿瘤伴肝内血管浸润,或多发肿瘤伴或不伴血管浸润。

T_3:肿瘤穿透脏腹膜。

T_4:肿瘤侵及邻近肝外组织。

N:区域淋巴结

Nx:区域淋巴结转移无法确定。

N_0:无区域淋巴结转移。

N_1:有区域淋巴结转移。

M:远处转移

M_0:无远处转移。

M_1:有远处转移。

4.pTNM 病理学分期

pN_0 区域淋巴结清扫术标本的组织学检查通常包括至少 6 个淋巴结。如果淋巴结检查为阴性,但是淋巴结检查数目没有达到要求,仍可归类为 pN_0 分期。

5.分期

0 期	Tis	N_0	M_0
Ⅰ期	T_1	N_0	M_0
Ⅰ A 期	T_{1a}	N_0	M_0
Ⅰ B 期	T_{1b}	N_0	M_0
Ⅱ期	T_2	N_0	M_0
Ⅲ A 期	T_3	N_0	M_0
Ⅲ B 期	T_4	N_0	M_0
	任何 T	N_1	M_0
Ⅳ期	任何 T	任何 N	M_1

四、治疗

(一)治疗原则和目标

手术切除是目前胆管癌根治的唯一手段,能否根治性切除取决于病变局部范围、血管侵犯、有无远处转移等。以往认为胆管癌的放化疗效果不佳,但随着辅助治疗的研究的深入,新的放化疗技术方法的进步以及新的化疗药物的应用,越来越多的前瞻性研究显示了令人振奋的结果,放疗、化疗及免疫治疗等综合治疗能明显地提高胆管癌患者的生存时间和生活质量,因此,合理的综合治疗也是必不可少的。

胆管癌的治疗目标是:力争根治性切除;尽量延长生存时间,提高生活质量;缩短住院时间。

治疗原则是:早期诊断、早期治疗;根治性切除;合理的综合治疗;预防复发和转移。

(二)整体治疗方案

1.胆管癌治疗方法选择的依据

在选择肝癌的治疗方法前,需对肿瘤的可切除性、患者能否耐受手术等进行精确评估。

(1)肿瘤局部和胆道条件:肿瘤大小、Bismuth 分型、TNM 分期、胆管受犯范围和程度、有无肝叶萎缩等。

(2)血管条件:肝动脉、门静脉受犯范围和程度,是否需要血管切除创建? 能否创建? 如何创建? 从肝中静脉与肿瘤的关系以及第三肝门粗大的肝短静脉能否利用,分析达到肝切缘阴性所需的肝切除范围,是半肝切除还是扩大切除甚至全肝切除。

(3)肝功能状况和肝储备功能:吲哚青绿排泄试验(简称 ICG 试验)结合螺旋 CT 肝体积测定对制定肝切除手术方案的更有价值。

(4)对可能预留的肝叶进行充分评估:肝叶是否代偿增大,血供情况,引流该叶的肝静脉和肝段术中是否可以保留,选择性胆管引流后黄疸减退情况,肿瘤切除后胆管是否能重建等;术中是否行门静脉和(或)肝动脉切除重建,肝血流阻断以及术后并发症对肝功能的影响。

(5)术前对拟切除肝叶的门静脉分支进行栓塞(PVE):以刺激预保留的肝叶代偿增大,改善术后预保留肝叶的储备功能,有助于减少术后肝衰竭的发生率。

(6)全身情况包括年龄、心肺功能、糖尿病、其他脏器严重病变等。

2.胆管癌的术前评估

术前应根据患者的全身情况、对手术的耐受能力、病变的范围和程度以及有无远处转移等方面,对肿瘤切除可能性进行精确的评估。目前缺乏一种既能明确肿瘤范围,并能对手术可切除性、切除方式及预后都有较好指导作用的术前评估。

以肝门胆管癌为例,Bismuth 分型法对肿块与胆管系统的定位有价值,并对手术方法及治愈性切除方式有指导作用,但不能反映出肿块与周围其他结构的关系,亦不能作为病程的定期。TNM 分期则可反映出肿瘤对胆管外的脏器、血管的侵犯和淋巴结转移情况。因此,如能将两个系统结合起来,则能对肝门胆管癌进行更精确地术前评估。

国内某学者采用"两步评估法",取得较好效果。其做法为:根据术前影像学资料进行 T 分期,并分析 T 分期对肿瘤切除率、手术方法的指导作用及与预后相关性;再结合 Bismuth 分型法分层,分析两者结合对治愈性手术方式选择及切除率的指导价值。T 分期为:T_1 期,肿瘤局限于肝管汇合部和(或)单侧扩展至二级胆管;T_2 期,肿瘤侵及肝管汇合部和(或)单侧扩展至二级胆管同时合并同侧门静脉受累和(或)同侧肝叶萎缩;T_3 期,肿瘤侵及肝管汇合部并且双侧都扩展至二级胆管;或肿瘤单侧扩展至二级胆管同时合并对侧门静脉受累;或肿瘤单侧扩展至二级胆管同时合并对侧肝叶萎缩;或肿瘤累及门静脉主干或者双侧门静脉受累。研究资料显示,Bismuth Ⅰ型/T_1 期肿瘤切除率及根治性切除率均高于其他分型/分期;T_3/任何 Bismuth 分型或 Bismuth Ⅳ 型及任何 T 期均无根治性手术切除可能。在同一 T 期,Bismuth Ⅰ型、Ⅱ型、Ⅲ型间手术切除率并无显著性差异,Bismuth Ⅳ 型则无根治性切除可能;而在相同 Bismuth 分型随 T 分期增加切除率降低。另外,当 T_2 期伴单侧门静脉侵犯且左右门静脉汇合可疑受侵犯时,则需要在肝切除基础上联合对侧门静脉部分切除后再吻合。改良 T 分期并没有对不同的 T 分期肿瘤位置进行严格限制,因此,和 Bismuth 分型结合对临床工作指导意义更大。

出现下列情况,常提示肿瘤不能根治性切除:双侧Ⅱ级以上胆管受犯;门静脉主干受犯并累及汇合甚至双侧分支;一侧肝叶萎缩而对侧门静脉分支受犯;一侧肝叶萎缩而对侧Ⅱ级以上胆管受犯;远处转移(腹膜、肺、肝多处转移以及远处淋巴结转移等)。

对肝门胆管癌应取积极手术治疗的态度,只要没有手术禁忌证,均应行手术探查。有学者在讨论 Klatskin 瘤的鉴别诊断时指出,发现有 31% 的假阳性率。因此他认为,在无病理证据情况下,不要认为预后不佳而过早地去下肿瘤不可治愈或不能切除的决定。

3.术前是否减黄(术前胆道引流)

目前胆管癌的术前减黄已非必需,取决于患者的全身情况和有无急性胆管炎,仅在患者一般情况差、不能耐受手术或伴有急性胆管炎发作时应用。

术前减黄的优点是:能有效降低胆道高压所引起的并发症发生率;减少肝叶切除所致肝衰竭;不足是:有出血、感染、胆漏等并发症;肝功能改善有限。

(1)适应证:①血清胆红素>170~205μmol/L;②难于定性,在胆管引流等同时可获得胆管树图像评估分期、分级等;③长期、持续性黄疸患者;④合并严重营养不良、一般情况差的患者;⑤合并严重胆管感染;⑥高位胆管癌或进展性胆囊癌须行扩大肝叶切除者。

(2)常用的引流方式:①PTCD;②经十二指肠镜插入鼻胆管或临时胆管支架引流;③手术引流。术前胆管内引流的主要方式是经内镜放置临时胆管内支撑管;外引流的主要方式是 PTCD。

(3)选择内引流还是外引流:理论上内引流优于外引流:胆汁进入肠道,更符合生理状态,减少体液和电解质丢失,有利于改善患者营养状态、减轻内毒素血症。但由于内引流后,肠道内细菌可进入胆道内而易诱发急性胆管炎,因此,也有学者主张术前先选择外引流,如患者不能耐受手术或肿瘤无法切除,再转为内引流(放置胆管金属支架或塑料内支撑管)。

PTCD 引流还是经内镜胆管引流? 经十二指肠镜插入鼻胆管或临时胆管支架引流适用于低位胆管梗阻,不适于肝门胆管梗阻,如失败应改行 PTCD 或应尽早手术,以预防急性胆管炎发作。经内镜放置胆管支撑管不仅有导致急性胆管炎和胰腺炎的可能,还易造成肝、十二指肠韧带充血水肿,增加手术难度。同时,PTCD 简单易行、置管成功率高引流效果好,且随着介入技术进步,并发症发生率明显减少;因此,近年来越来越多的学者认为,不论是上段还是中下段胆管癌的术前胆管引流首选 PTCD。

PTCD 引流是一步法还是两步法? 一步法是指 PTCD 导管插过肿瘤狭窄部位和肝胰壶腹括约肌进入十二指肠内,部分胆汁可经导管侧孔进入十二指肠内。两步法是指先行 PTCD 单纯外引流(导管放置在肝内胆管,不通过梗阻部位),待患者一般情况好转后再决定是手术还是放置金属胆道支架。各有利弊,目前倾向于外引流:胆管炎危害大于内引流好处。

（4）完全引流还是选择性引流：肝门部胆管癌存在肝门胆管分割现象，单侧穿刺引流常不能达到满意效果，多点穿刺则增加并发症的风险。如有肝叶切除的可能，引流的肝叶应是被保留的肝叶部分。

（5）引流时间：动物实验发现，即使胆红素降至正常，肝功能恢复至少需 6 周以上。但延长引流时间则增加导管堵塞和感染的风险，甚至肿瘤进展播散而延误手术，而引流时间过短则效果不明显。综合文献资料，引流时间以 4～6 周为佳。

4.胆管癌的手术治疗

手术治疗是唯一可能治愈肝门部胆管癌的方法，目的是切除肿瘤和恢复胆道通畅。肝内胆管癌应遵循原发性肝癌治疗原则；肝门部胆管癌（包括近肝门区的肝内胆管癌）应行肝叶或肝段及相应肝胆管的切除和胆道重建；中段胆管癌且局限者可行胆管部分切除、胆管空肠鲁氏 Y 形吻合术；对下段胆管癌和中段胆管癌累及胰腺者应行胰十二指肠切除。

胆管癌的手术治疗主要包括根治性切除、姑息性切除和单纯引流术。根据手术切缘有无癌细胞残留，手术切除可分为：R_0 切除，即切缘镜下检查无癌细胞；R_1 切除，切缘镜下可见癌细胞；R_2 切除，切缘肉眼可见癌细胞。

由于胆管炎性狭窄、畸形、结核、硬化性胆管炎、转移性癌肿、肝癌胆管癌栓都可产生与胆管癌相同的临床表现，故只要患者没有手术禁忌，均应积极手术探查，必要时经术中冷冻切片或快速石蜡切片检查以明确诊断。在未经手术探查和病理证实之前，不能随便下胆管癌的诊断，不能轻易下肿瘤不能切除的结论，也不能随便放置记忆合金胆道内支架。术前应从患者的全身情况、对手术的耐受能力、病变的范围和程度以及有无远处转移等方面，对肿瘤切除可能性的进行精确的评估，并选择合理的手术方式和辅助治疗方案。

（1）肝门胆管癌的手术方式

①肝门胆管癌根治性切除术：实施肝门胆管癌骨骼化切除，将包括肿瘤在内的肝段或肝叶、胆总管、胆囊、部分左右肝管以及肝、十二指肠韧带内除血管以外的所有软组织整块切除，将肝内胆管与空肠做鲁氏 Y 形吻合。

②肝门胆管癌扩大根治性切除术：视肿瘤累及肝管范围的不同或是否侵犯血管，在肝外胆管骨骼化切除的同时，一并施行左半肝、右半肝或尾叶切除，门静脉部分切除、修补，或整段切除后血管重建。

肝门部胆管癌特殊的转移方式常是局部切除术后复发率居高不下的根源。肝门部胆管癌主要是沿胆管壁上下浸润及向神经周围、淋巴间隙播散，从而使胆管周围重要结构如肝动脉、门静脉、肝实质等易受到侵犯，其中肝、十二指肠韧带结缔组织内癌细胞残留是肝门部胆管癌切除后易复发的重要因素。故有学者提出联合部分肝切除，必要时联合胰十二指肠切除的扩大根治术，并要求手术中遵循不触碰肿瘤原则，达到整个术野都不能有癌细胞残留。其术式包括肝门部胆管癌切除、肝、十二指肠韧带骨骼化切除、必要时做肝叶切除和（或）尾状叶切除连同门静脉和（或）肝动脉切除。

以往的观点认为，肝门部胆管癌行联合肝叶切除的胆管癌根治术时，近端肝内胆管的重建条件需断端切缘无癌侵犯，暴露良好，因而对左、右肝管均受累的Ⅳ型肝门部胆管癌则无法行联合肝叶的根治性切除，往往需行肝移植术。另外对血管侵犯的处理，以往的观点认为，由于多数患者长时间的阻塞性黄疸,肝储备与代偿能力明显下降,行长时间的肝门阻断和血管重建术需慎重。而现在较以往的观念有改变,主要归纳如下:①左、右肝管均累及、限于Ⅰ级胆管内(Ⅳ型),可做扩大3叶切除术。有意大利学者提出对欲切除的半肝,术前通过门静脉栓塞,使其萎缩,而保留的半肝代偿性肥大,以减少术后肝衰竭的发生率。②肿瘤累及肝动脉、门静脉者,可切除累及血管段并行血管重建。③少数情况,肿瘤侵及尾叶、累及下腔静脉,亦可切除相应肝段叶＋血管重建。该术式主要适用于Bismuth Ⅰ及Ⅲ型患者。某医院随访74例肝门部胆管癌扩大根治术病例,1年、3年、5年存活率分别为75.4%,24.4%及12.2%,最长1例现已无瘤存活8年,提示肝门部胆管癌应积极行手术切除治疗,对无明显手术禁忌证的患者行肿瘤切除联合肝叶切除的扩大根治术可延长患者存活期。国外学者的研究资料显示,手术治疗48例肝门部胆管癌,发现联合肝叶和(或)门静脉和(或)肝动脉切除者切缘阴性率达80%,而局部切除者仅为30%。肝门部胆管癌切除,自从采用肝门部血管"骨骼化"、扩大切除范围并附加肝叶切除术以来,手术切除率便有显著提高,但由于患者有不同程度的梗阻性黄疸,在严重黄疸的情况下,若施行广泛的肝切除术,例如施行右3叶切除术,手术的危险性也大大提高。因此,手术前引流肝内胆管使患者血清胆红素水平下降至接近正常,已成为日本医学界较为一致的意见,但因有增加感染并发症、延长治疗时间、导管并发症发生率高等顾虑在国际上尚未达成共识。扩大根治术使生存率明显提高,但同时我们也必须注意到术后并发症和病死率也随之增高。日本学者的资料显示,扩大根治术术后并发症发生率及病死率分别高达29%和48%。因此,在选择手术方式的时候要充分考虑患者的全身状况。

③肝门胆管癌姑息性部分切除术:包括肝门胆管癌部分切除、狭窄肝管记忆合金内支架置入、肝管空肠鲁氏Y形吻合,术中可同时行胃、十二指肠动脉插管、药泵皮下埋置以利术后区域灌注化疗。这样做利于切开狭窄的肝管,充分发挥内支架的作用,减少癌瘤体积,为术后综合治疗提供方便,比如可切取小块癌组织进行化疗药物敏感性测定,挑选注入药泵的化疗药物。

④姑息性胆管引流术:保存肿瘤的肝管空肠鲁氏Y形吻合术;间置胆囊肝管空肠鲁氏Y形吻合术;肝管置管内引流或外引流术;PTCD;经PTCD或ERCP记忆合金胆管内支架置入等;经ERCP鼻胆管引流术或塑料内支撑管置入术。

临时胆管支撑管:引流效果稍差,维持时间较短,2～3个月需更换;但费用低,可更换;良性胆管狭窄、生存时间超过2年以上,不宜放置金属胆管支架。金属胆管内支架的应用实践说明:a.金属支架也会被胆泥堵塞(一般可用1年左右);b.置入胆管后不能再取出;c.置入下段胆管后可发生反流性胆管炎、十二指肠不全梗阻和穿孔;d.肿瘤可经网眼长入管腔。

因此,放置金属胆管支架的指征为:a.肝癌累及肝门部胆管、肝门胆管癌行姑息性胆管引流时;b.胆囊癌累及肝门部胆管伴腹水或肝内转移;c.胃肠道和腹腔癌肿肝门部转移。

下列情况则不放置金属胆管内支架:a.胆管良性病变,如炎症、畸形、损伤等;b.胆总管中、下段和壶腹部病变性质不明而又无手术禁忌证者。

术后肿瘤复发或胆泥堵塞胆管内支架致梗阻性黄疸者,只要患者情况尚可,可分别不同情况,经ERCP或PTCD途径,再次疏通或引流胆管,以延长患者的生存期。

近来有两种新的记忆合金支架已应用于临床。一种是具有内照射作用的金属支架,其优点是既能起到胆管支撑引流作用,同时还可进行内照射治疗。另一种是可回收金属带膜胆管支架,其优点是既能防止肿瘤或肉芽组织长入支架内,又可在金属支架被胆泥堵塞时取出重新置换。但由于临床应用时间短,还存在支架不能顺利取出以及取支架可能造成的出血、胆管感染等并发症得可能,因此在胆管癌的应用有待于观察,应慎用。

⑤全肝切除后原位肝移植术:目前尚有争议。反对者认为花费大量的人力、物力,同时耗费宝贵的供肝资源而仅仅达到改善生活质量的目的不值得。提倡者认为肝门部胆管癌具有肝内转移、生长缓慢、肝外转移较晚的特点,是肝移植的良好适应证。具体做法是选用原位肝移植、胆管重建,并行肝总管与受体空肠鲁氏 Y 形吻合,最大限度地切除患者的远端胆管以防止复发。有学者在 1990—2003 年对 36 例已经不能切除的肝门部胆管癌患者施行全肝切除加原位肝移植术,术后 1,3,5 年的生存率分别为 82%,53% 和 30%,达到与根治性切除组相似的疗效。肝门部胆管癌肝移植术的适应证为:a.已确诊为 Ⅱ 期患者,开腹探查无法切除者;b.拟行 R_0 切除但因肿瘤中心型浸润,只能做 R_1 或 R_2 切除者;c.手术后肝内局部复发者。到目前为止,尚缺乏大宗资料证实,在无有效的辅助治疗措施帮助下肝移植尚不是胆管癌的主要治疗手段。

(2)中段胆管癌手术方式

①根治性切除术:a.胆管部分切除、胆管空肠鲁氏 Y 形吻合术:肿瘤比较局限,胆管上下切缘阴性(>1cm);b.胰十二指肠切除术:胆管下切缘阳性;累及胰腺者。

②姑息性胆管引流术。

(3)下段胆管癌手术方式

①胰十二指肠切除术。

②姑息性胆管引流术。

③胃空肠吻合术:出现十二指肠梗阻时,可行胃空肠吻合术;或经胃镜置入金属支架解除梗阻。

5.辅助治疗

(1)放、化疗:随着辅助治疗的研究的深入,新的放化疗技术方法的进步以及新的化疗药物的应用,越来越多的前瞻性研究显示了令人振奋的结果,放疗、化疗及免疫治疗等综合治疗能减少胆管癌根治术后的局部复发率,对不能切除的晚期和局部复发的病例也可延长生存时间和改善生活质量,因此,合理的综合治疗也是必不可少的。

胆管癌的手术切除范围有限,胆管切端累及、区域淋巴结清扫不彻底的情况较常见。因此,术后宜辅助放疗、化疗,静脉给药或行区域动脉灌注化疗。患者带 T 管引流者,采用氟尿嘧啶胆道灌注,也有一定的疗效。文献资料显示,胆管癌的化疗效果略逊于胆囊癌,但放疗效果优于胆囊癌。

此外,胆管癌还有一些特殊的放疗方法,如定向放疗(伽马刀)治疗;经介入方法(PTC/ERCP)或在术中置入胆道内支架放入铱[192]或钴[60]放射粒子行腔内放疗;用抗 CEA 碘[131]对无法切除的胆管癌做放射免疫治疗等。

(2)光动力疗法(PDT):胆管肿瘤的光动力治疗(PDT)是一项新出现的治疗方法,其原理是将特殊的光敏剂注入体内,肿瘤组织摄取和存留的光敏剂较多,然后在应用特定波长

（630nm）的激光进行光照射，在生物组织中氧的参与下发生光化学反应，产生单态氧和（或）自由基，破坏组织和细胞中的多种生物大分子，最终引起肿瘤细胞的坏死，其中也可直接应用内镜引导将光纤插入胆管肿瘤部位，进行近距离局部光照射。目前光动力治疗是一种重要的姑息性治疗方法，这种治疗主要的不良作用是光毒性，可能持续4～6周，几个Ⅱ期的研究报道了光动力治疗的有益结果，中位生存期为330～439天，1年生存率为45％～78％。因此，光动力治疗是胆管肿瘤局部控制的一种有前景的方法。

肝门胆管癌PDT治疗的相对适应证：已成功行胆道引流的无法切除的；因伴随疾病而不能耐受手术的；胆管切缘可疑肿瘤残留的。禁忌证：卟啉症；近期接受过光敏药物如博来霉素等；置入带膜金属胆管支架；严重的肝肾功能不全。相对禁忌证：腹膜转移；Karnofsky评分＜30％；胆汁瘤或肝脓肿等。PDT治疗前应对胆汁淤积严重的胆管癌患者进行保肝、减黄等预处理。

（3）射频消融术：射频消融术是根据电流通过组织时可使电极周围组织中的正负离子高速震荡，高速震荡的离子因摩擦产生大量的热量，产生局部高温使肿瘤组织凝固坏死的原理产生的，并且射频治疗还可使肿瘤周围产生一个反应带，阻断肿瘤的血供，可有效阻止肿瘤的生长、转移。国内有学者对射频消融术联合内镜下支架置入治疗与单纯支架置入治疗做对比，发现胆管通畅期延长。

6.多学科集合模式诊治胆管肿瘤

胆管癌特别是肝门胆管癌和胆胰十二指肠结合部肿瘤，因其早期缺乏特异性症状而不易诊断，当出现梗阻性黄疸时多已属晚期，常因癌症侵犯肝和周围大血管而无法根治性切除，预后极差，是目前胆管外科的难题之一。虽经国内外学者的不懈努力，在胆管癌的诊治上取得了一定的进展，但仍存在着许多问题需要解决：早期诊断和术前定性诊断，术前肿瘤可切除性的评估不准确，术前胆管引流（术前减黄）的指征掌握不严，引流方式选择不合理，缺乏综合治疗的优化方案。特别是存在着外科、内科、介入放射科、超声科、内镜及放化疗等都独自参与治疗的"混乱"局面，易导致治疗方案选择不当，尤其是胆管金属内支架的滥用，使一些患者失去了手术根治的机会，影响了患者的疗效。

近年来，肿瘤多学科集合治疗模式（MDT）的提出，预示着肿瘤多学科治疗的新时代的到来，可有效提高肿瘤的诊治水平。这种新模式具有以下特点：肿瘤多学科治疗应有共同的治疗原则和明确具体的治疗目标；有总体统一的治疗模式，以供多个临床学科遵循，各学科的治疗模式相互衔接，达到统一的治疗目的；有统一的或公认的数量化的客观评价或评估疗效的方法，使各种方法之间在循证医学基础上具有可比性。多学科集合诊治模式的出现既能够充分利用各个学科高度发展的优势，又弥补了当今学科高度细分所带来的局限，从而使肿瘤的诊治趋于系统化和规范化。

近年来，某医院采用MDT模式诊治胆管肿瘤：由普外科牵头，整合了肝外科、肿瘤内科、放射诊断科、放射介入科、超声诊断科、放疗科以及内镜中心等多个重点学科，合理地利用多学科的优势，构建了胆管肿瘤的诊治流程，术前诊断和评估体系。2009年7月至今，我们应用MDT模式诊断诊治了胆管肿瘤100余例，在术前诊断和评估、手术治疗、术后辅助和姑息性放化疗、胆管梗阻非手术引流等方面有着独特的经验，在提高根治性手术切除率、减少术后并发症和降低死亡率、延长了患者生存时间和改善生活质量等方面取得了满意的效果。

7.胆管癌并发症处理

(1)胆管癌相关并发症的处理:胆管癌的相关并发症主要是梗阻性黄疸和胆道感染。

(2)胆管癌术后并发症的处理:胆管癌术后并发症的处理与胆囊癌的术后并发症基本相同。

胆漏、胰漏是胆管癌术后较严重的并发症:多数患者可通过穿刺置管引流、应用生长抑素、抗感染及营养支持等非手术治疗而痊愈,少数患者需再手术引流。

8.出院后建议

(1)适当休息。

(2)调节饮食,加强营养。消炎利胆、保肝治疗。

(3)门诊定期随访复查:定期复查 B 超或 CT 及肝功能、AFP,CEA,CA19-9 等。

(4)行胆管外引流患者,保持引流通畅,并记录每日引流量。

(5)出现腹痛、发热和黄疸,及时到医院就诊。胆道感染者可予抗感染、保肝治疗;再次出现黄疸患者可根据具体情况予胆管引流。

(6)根据整体治疗方案安排辅助放化疗等治疗。

(三)预后

胆管癌的疗效很差,文献报道总的 5 年生存率仍不超过 5%。预后差的原因是由于大部分胆管癌患者出现临床症状时已经处于肿瘤进展期,手术切除率低;同时术后复发率高,术后 5 年复发率＞60%;75% 的患者在明确诊断后 1 年内死亡。据某地区胆道癌研究协作组资料统计,仅 26.2% 的患者获根治性切除的机会,术后 1,2,3,5 年生存率分别为 58%,40%,28.3% 和 11.1%。除乳头状腺癌和腺瘤癌变的近期疗效较好外,其余病理类型者绝大多数在近期内死亡。行姑息性引引流术的大多数患者在术后 1 年内死亡。不论采用何种内支撑法解除胆管梗阻,平均生存期为 7 个月左右。

胆管癌的预后与能否根治性切除肿瘤密切相关,以病理切片证实切缘阴性的患者预后最好。肝内胆管癌术后的 5 年生存率为 8%～47%;中下段胆管癌术后的 5 年生存率为 20%～54%;肝门胆管癌术后 1,3,5 年的生存率分别为 67%～80%,25%～40%,11%～21%,其中以根治性切除术切缘阴性的患者预后最好,5 年生存率达 40%,不能切除的胆管癌很少能生存超过 1 年。肿瘤切除术后结合化、放疗的患者的平均生存时间为 17～27.5 个月。不能切除但能耐受化疗和放疗的患者平均生时间为 7～17 个月。预后最差的是那些肿瘤无法切除又不能耐受化放疗的仅行内支撑引流的患者,生存时间仅为数周。提高早期诊断率和手术切除率,加强术后的综合治疗,有望进一步提高胆管癌的疗效。

1.影响预后的因素

(1)影响预后的临床和病理因素:临床因素中,病期的早晚是最主要因素。早期发现患者,手术切除率以及预后情况均高于晚期患者;术前血白蛋白低于 30g/L,血胆红素高于 $171\mu mol/L(10mg/dL)$,CA19-9＞1000U/mL,多处病灶、肝包膜受犯、胆管切缘阳性、区域淋巴结转移、MUC1 表达阳性等均提示预后不良。病理因素中肿瘤的组织学类型、TNM 分期、淋巴结转移、肝浸润、胰腺浸润、切缘癌残留等均影响预后。

(2)治疗方法与预后:手术切除是提高胆管癌最有效的方法,根治性手术切除患者的预后高于行姑息性切除术患者。在施行根治性切除术的前提下，预后不受胆管肿瘤位置的影响，5年生存率为20%～40%。姑息性手术术后，平均生存期约为10个月，1年生存率为26%～37%。大多数研究亦表明，手术和非手术胆管引流治疗胆管癌在近期黄疸缓解率、并发症发生率、早期(1个月)病死率及远期生存率方面均无明显差异。但是，在远期并发症如黄疸复发、胆管炎等方面，非手术胆管引流发生率明显高于手术胆管引流。光动力疗法联合胆管内支架术预后优于单纯胆管内支架术。有关文献报道前者中位生存期493天，后者中位生存期98天。

(3)胆管癌的生物学特性与预后：胆管癌总体预后差，故加强胆管癌生物学特性的研究对于提高胆管癌的临床诊治水平以及预后具有重要意义。目前与胆管癌有关的热点癌基因有K-ras，erbB-2，C-myc，BRAF和FHIT等，抑癌基因有p53，APC，p16^{NK4a}，DPC4等。在对胆管肿瘤生物学特性研究取得进展的同时应该认识到：①今后对胆管肿瘤的研究重点该放在积极探索哪些基因或哪些标志物可以作为早期诊断标志；②建立胆管癌和胆囊癌的细胞株及动物模型，为进一步研究胆管肿瘤的生物学特性提供有利工具；③胆管肿瘤的发生是多基因协同作用、多因素参与和多阶段综合发展的结果，因而研究中应注重多因素、多基因协同作用在胆管上皮细胞癌变过程中的作用。

2.胆管癌三级预防是改善胆管癌预后的关键

能否手术切除，是胆管癌预后最重要的指标，而能否手术取决于病情的发展程度。故早期发现、早期诊断、早期治疗，对胆管癌患者尤其重要。

(1)一级预防：即病因预防。现有研究提示，原发性硬化性胆管炎、胆总管囊肿、长期的胆管内结石、胆管腺瘤等均为胆管癌的重要危险因素。建议对危险因素高的病因积极治疗，必要时进行预防性切除，从而有助于减少胆管癌的发生率。对PSC患者，通过十二指肠镜(包括子母镜)细胞刷刷取脱落细胞学检查或组织活检，定期观察胆管上皮细胞的异型程度；对胆管癌高发区，应积极地早期治疗那些可能导致胆管癌的疾病，如肝炎、胆石症等。

(2)二级预防：即早发现、早诊断、早治疗。对于具有高度危险因素的患者，建议定期随访B超以及CEA、CA19-9。一旦确诊，根据病情具体情况，定具体治疗方案。目前仍认为手术切除是最有效的手段。姑息性切除、肝内外引流术、光动力疗法对延长患者生存时间有一定帮助。

(3)三级预防：康复预防。对不能手术或手术后的患者，争取康复治疗，这些患者可采用保肝、支持治疗等方式，以减轻痛苦，提高生活质量。

(4)胆管癌根治性切除术后预防复发转移的措施：术后辅助放化疗等综合治疗，有助于减少术后复发率，延长患者生存时间和提高生活质量。

(张　麒)

第七章　胰腺肿瘤

第一节　胰腺癌的病理学诊断

一、胰腺导管腺癌

胰腺导管腺癌的发病高峰在 50～70 岁,40 岁以前极为少见。其占胰腺恶性肿瘤的 85%～90%,可能来自胰腺导管上皮,并且在表型上与之类似,可产生黏液,并表达特征性细胞角蛋白。其中约 10% 的病例有家族聚集倾向,显示一定的遗传易感性。约 85% 的病例诊断时肿瘤已经扩散到胰外。尸检时偶尔可以见到微小癌或显微镜下癌,常发现已有浸润和神经周围播散。

(一)大体特征

多数导管腺癌为实质性肿块,质地较硬,与周围组织界限不清,切面呈黄白色或灰白色。少见出血和坏死,可见一些微小囊腔,偶尔肿瘤可广泛性的囊性变。在手术标本中,胰头部癌体积一般较小,可完全埋在胰腺组织内,仅使胰头轻度或中度肿大,多数胰头癌的大小在 1.5～5cm,直径为 2.5～3.5cm。较小的肿瘤有时外观不明显,叩之仅感觉质地稍硬和不规则结节感。胰体/尾部的肿瘤在诊断明确时通常要比胰头肿瘤更大一些,形成硬而不规则的肿块,有时累及整个胰体尾部。偶尔,导管腺癌可发生于异位胰腺组织。

由于肿瘤的位置与肝外胆管关系密切,胰头癌早期通常可侵犯胰内胆总管并导致狭窄。癌组织侵犯胰管可导致胰管狭窄或阻塞,造成狭窄前的导管极度扩张以及胰腺组织的萎缩和纤维化,出现阻塞性慢性胰腺炎,导致胰腺弯曲变形变硬。胰头癌侵及 Vater 壶腹和(或)十二指肠壁时,常造成导管和壶腹部的正常结构模糊不清,但十二指肠黏膜表面一般尚完整,少数病例在肠腔内形成菜花样肿物或不规则形溃疡。胰体/尾癌会阻塞主胰管,一般不累及胆总管,但常侵及周围组织如门静脉、肠系膜血管或腹腔神经丛,在临床上出现腹痛和手术时难以完整切除肿瘤。胰腺癌时出现的脂肪坏死主要限于胰腺本身,偶尔累及腹膜,多为局灶性的脂肪坏死灶。

(二)组织学特征

胰腺导管腺癌的分化程度分为低分化癌、中分化癌和高分化癌,后两者由分泌黏液的柱状细胞形成管状或导管样结构,与正常胰管有不同程度的相似,间质通常伴有显著的纤维组织增生性反应。在同一肿瘤中分化程度常有差异,但在高分化肿瘤中出现低分化灶是很少见的。

1.高分化癌

由大导管样结构和中等大小的肿瘤性腺体构成。其典型的表现为腺管样和筛状结构。也可以观察到不规则的小乳头状突起,其中无明确的纤维血管轴心,尤其在大导管样的结构中多见,核分裂象少见。由于肿瘤性腺体浸润胰腺实质,可见非肿瘤性导管、腺泡和胰岛分布在癌性结构之间。

有时,肿瘤性导管样腺体分化良好,难以和非肿瘤性的导管相鉴别区分。但是在含有黏液的肿瘤腺体结构中会出现破裂或结构不完整,该特征不会见于正常的导管。产生黏液的肿瘤细胞多为柱状,胞质呈嗜酸性,偶有淡染,甚至透明,其比非肿瘤性导管的细胞更大,胞核大小不等,呈圆形或椭圆形;其核膜清楚及核仁清晰,不会见于正常的导管细胞。尽管肿瘤细胞核多定位于细胞的基底,但是它们通常显示不同程度的极性丧失。

2.中分化癌

以中等大小、形状各异的导管样结构及腺管样结构为主,其结构不完整的腺体很常见。与高分化癌相比,无论是核的大小、染色质的结构和核仁的明显程度方面有更大的变异性,核分裂象更为常见。细胞质通常为轻度嗜酸性,少数情况下透明细胞非常丰富。与高分化癌相比,黏液产生偏少,导管内原位癌成分也更为少见。肿瘤的边缘,特别是在侵犯胰周组织处,常见局灶腺体分化不良或不规则。

3.低分化癌

由密集排列的、形状不规则的小腺体以及实性癌细胞巢或条索混合构成。典型的大导管样结构以及导管内肿瘤成分消失。可见小灶性的鳞化,梭形细胞,或见有不超过20%的分化不良的区域肿瘤组织。可见一些散在的炎症细胞,并可发生局灶的坏死和出血。肿瘤细胞多形性明显,黏液减少或消失,核分裂象多见。在肿瘤的边缘,可见小簇的肿瘤细胞浸润腺体和胰周组织。

4.癌旁非肿瘤性胰腺组织的变化

在癌组织周围的导管上皮内20%～30%的病例中可以发现原位癌,可见于远离肿瘤的部位甚至手术残端。50%的癌症病例可见导管上皮的乳头状增生和非典型增生,而非癌病例中极少见到。目前,导管上皮原位癌和非典型增生统称为胰腺上皮内肿瘤,并被认为是浸润性导管癌的癌前病变。分子遗传学证据显示这些病变和浸润性癌具有多种相同的遗传学改变。

在导管腺癌中,由于癌性的导管阻塞(阻塞性慢性胰腺炎),癌旁非肿瘤性胰腺组织可伴有不同程度的纤维化和炎性改变。如果主胰管完全阻塞,导管的近端会明显扩张,引起胰腺实质的纤维化和萎缩。约10%的胰腺癌病例有明显的胰腺炎,胰腺炎的发生可能导致胰腺癌漏诊延误诊断。

低分化癌通常破坏胰岛。然而,在高分化和中分化癌中,小叶组织可能完全破坏,而胰岛组织通常保存良好,这种现象被称为胰岛胰腺。胰岛可以发生萎缩和增生两种改变,最常见的是胰岛有不同程度的破坏,并导致亚临床或显性糖尿病。罕见情况下,远离导管腺癌的胰岛组织增生,并导致患者出现低血糖。

(三)组织化学和免疫组织化学特征

1.组织化学特征

在组织化学的检查中显示大部分胰腺导管腺癌的黏液染色呈现阳性,少部分导管腺癌的黏液染色呈阴性。这些黏液属于胃型或小肠型。

2.免疫组织化学特征

免疫组织化学的标志物不能明确地鉴别胰腺和胰腺外的腺癌,但是有些标志物对于胰腺导管腺癌和非导管型的肿瘤或其他胃肠道癌的鉴别有意义。

(1)黏蛋白:大多数导管腺癌表达 MUC1、MUC3 和 MUC5/6、CA19-9、CA125、Du-Pan-2、Span-1 及 TAG72。这些标志物会不同程度地对正常胰腺导管上皮细胞进行标记,特别是在慢性胰腺炎的标本中。某些浆液性囊腺瘤和腺泡细胞癌的肿瘤细胞表达明显,因此,大大限制了它们在鉴别诊断中的应用。

(2)癌胚抗原(CEA):抗 CEA 的单克隆抗体不识别 CEA 家族的其他成员,因此可以用于分辨非肿瘤性的导管改变,比如导管乳头样增生,以及各种肿瘤。在浆液性囊腺瘤中 CEA 是阴性的。

(3)细胞角蛋白、波形蛋白、内分泌标记以及酶:正常的胰管及胆管细胞和胰腺中央腺泡细胞表达 CK7、CK8、CK18 和 CK19,偶有表达 CK4。腺泡细胞仅表达 CK8 和 CK18,胰岛细胞表达 CK8 和 CK18,偶尔还有 CK19。导管腺癌与正常导管上皮表达的细胞角蛋白组合相同,即 CK7、CK8、CK18 和 CK19。>50% 的癌能表达 CK4,但通常 CK20 是阴性的。既然非导管类型的胰腺肿瘤(腺泡癌和内分泌肿瘤,CK8、18、19)以及肠道癌(CK8、18、19 和 20)的常见角蛋白类型与导管癌的角蛋白类型有所不同,可以根据它们的角蛋白类型进行鉴别诊断。

导管腺癌通常是波形蛋白阴性的。除了极少的例外情况,诸如突触素(Syn)和嗜铬素(CgA)之类的内分泌标志物的标记结果也是阴性的,但它们也可能含有一些散在的、紧邻肿瘤细胞的内分泌细胞,尤其是在分化非常好的癌中。它们的胰酶标记结果,如胰蛋白酶、糜蛋白酶和脂肪酶一般都是阴性的。

(4)生长因子和黏附分子:胰腺癌过度表达表皮生长因子(EGF)及其受体(EGFR)、c-erbB-2、c-erbB-3、转化生长因子 α(TGF-α)、金属硫蛋白、CD44v6 以及膜 E-钙黏蛋白。

(四)电镜特征

导管腺癌细胞的电镜特点是顶浆中的黏液颗粒,腔面见有不规则的微绒毛及大小各异的胞核程度不同的失极性排列。$0.4 \sim 2.0 \mu m$ 黏液颗粒可以显示为实性或是丝状和点状的电子密度;通常其中有一个致密的偏心核心。有些细胞具有胃小凹细胞的特征,其颗粒具有点状-脑质样结构。肿瘤分化特征的丧失是细胞极性丧失,基底膜消失,出现不规则的腔隙及丧失黏液颗粒。

(五)分子遗传学特征

胰腺导管腺癌中常见 1p、3p、6p、8p 和 17p 的基因结构重排或缺失。超过 90% 的病例有 K-ras 癌基因突变,但是没有浸润癌和 PIN 的慢性胰腺炎患者也常常显示 K-ras 突变,大大限制了其在组织学和细胞学的诊断价值。95% 以上病例伴有 p16 的失活,约 50% 的病例有 c-erbB-2 癌基因高表达。50% 左右的导管腺癌有 DPC4 抑癌基因失活,而良性病变中没有 DPC4 基因失活。约半数病例检测到 p53 基因突变和(或)蛋白聚积,且 P53 蛋白积聚也见于部分 PIN 组织中,提示它是胰腺癌发生过程中的早期基因事件。DNA 倍体分析发现,约半数病例存在 DNA 的非整倍体,在分化差的肿瘤中发生率较高。

（六）鉴别诊断

主要是高分化导管腺癌与慢性胰腺炎之间的鉴别。这两种病变在大体上表现极为相似。然而,在胰腺导管中见到结石,最可能诊断为晚期慢性胰腺炎。镜下大块组织和活检标本所采用的诊断标准相同。低倍镜下,导管腺癌腺体结构紊乱,出现杂乱排列的浸润性管状及导管样结构,缺乏分叶状排列。有些肿瘤性导管可有破裂,出现乳头状上皮结构,并被增生性纤维组织间质包绕。而在慢性胰腺炎中,可见单个腺泡和胰岛,残留的小导管及保留的小叶状排列,有些导管可出现扩张并含有结石。高倍镜下,导管腺癌出现不同程度的上皮非典型增生,常见核分裂象。另外,至少有局灶性细胞核极向紊乱,并可见明显的核仁。慢性胰腺炎的导管上皮可有萎缩或偶见增生,但一般无非典型性增生和核分裂象。导管腺癌出现神经周围和血管浸润,脂肪组织中出现孤立的导管,周围围绕薄层纤维肌性组织及肿瘤性腺体邻近肌性动脉,而在慢性胰腺炎中未能见到这些病理改变。有关导管腺癌与其他胰腺肿瘤,如导管内乳头状黏液性肿瘤、腺泡细胞癌或神经内分泌肿瘤的鉴别诊断参阅表 7-1-1。

表 7-1-1　导管腺癌与慢性胰腺炎鉴别诊断的组织学标准

项目	导管腺癌	慢性胰腺炎
导管特征		
分布	不规则,杂乱	排列规则,分叶状
部位	神经周围,血管内,胰腺外	胰腺内
形状	破裂	导管完整
内容物	中性粒细胞,坏死碎片	结石,分泌物栓子
细胞学特征		
细胞核	多形性	一致,圆形或卵圆形
	可见核分裂象	无核分裂象
	核仁明显	无核仁或较小
核极性	常常丧失	保留

（七）导管腺癌的亚型

与导管腺癌密切相关的胰腺癌为腺鳞癌、未分化癌(包括破骨细胞样巨细胞癌),印戒细胞癌;这些被认为是导管腺癌的亚型。这些癌在分化很差的情况下,也包含一些小灶状的具有导管分化的肿瘤性腺体。黏液性非囊性癌也曾被认为是导管腺癌的亚型,近年被证实为是一种与导管内乳头状黏液性肿瘤有关的特殊肿瘤类型。

1.腺鳞癌

腺鳞癌相对发生频率为 $3\%\sim4\%$,是一种少见肿瘤;其性别分布、所处胰腺部位及大体表现均与导管腺癌类似。其特征是产生黏液的肿瘤性腺体成分与鳞状成分以不同比例混合。鳞状成分至少占肿瘤的 30%。有时鳞状成分非常明显,甚至掩盖腺体成分,这种病理改变可能被诊断为"鳞状细胞癌"。但是广泛组织取材常能发现腺体成分。腺鳞癌中可以存在灶状分化不良的细胞和梭形细胞。在转移癌中,常以腺癌成分为主,甚或仅出现腺癌成分。

2.未分化癌

未分化癌又称为多形性巨细胞癌、多形性大细胞癌及肉瘤样癌,占胰腺外分泌癌的 2%～7%。其发病年龄与一般导管腺癌相似,但生物学行为更具有侵袭性。

肿瘤常较大,质软,有明显的出血、坏死和(或)囊性变。在镜下,肿瘤见大的单核嗜酸性多形细胞和(或)卵圆形细胞构成,多见核分裂象,偶尔出现奇异性多核巨细胞或梭形细胞。细胞黏附性差,呈松散的片块状或肉瘤样排列,有少量疏松的纤维间质。广泛组织取材通常可以发现普通的导管腺癌病灶。主要由梭形细胞构成的癌也会含有鳞状分化的区域。有时梭形细胞成分呈现异源性分化,伴有软骨样、骨骼肌或骨样成分,可能诊断为癌肉瘤。未分化癌常出现血管、淋巴管及神经周围侵犯。在免疫组化方面,大多数肿瘤细胞表达细胞角蛋白,通常 vimentin 阳性。在电镜下,某些病例可见微绒毛和黏液颗粒。出现 K-ras 突变为导管起源提供了证据。

3.伴有破骨细胞样巨细胞的未分化癌

在该肿瘤的早期报道中,有人认为它比通常的导管腺癌预后好,但近年的报道否认这一观点,多数患者在一年内死亡。该肿瘤的特征是由单核多形性梭形或多角形细胞以及散在的非肿瘤性破骨细胞样巨细胞构成。破骨细胞样巨细胞通常聚集在出血区,并可能有含铁血黄素,偶尔可见被吞噬的单核细胞,也可见骨样基质形成。巨细胞通常有 20 个以上均一的小细胞核。在许多病例中,都并存相关的原位或浸润性腺癌。

在免疫组化方面,有些单核多形性肿瘤细胞表达细胞角蛋白、vimentin 以及 p53。而破骨细胞样巨细胞是细胞角蛋白和 p53 阴性的,但其 vimentin、白细胞共同抗原(CD45、CD56)及 CD68 等组织细胞标志物呈阳性。单核多形性肿瘤细胞中可以检测到 K-ras 突变,而破骨细胞样巨细胞缺乏 K-ras 突变。

4.印戒细胞癌

印戒细胞癌是一种极为罕见的腺癌。肿瘤大部分(至少超过 50%)由单个排列的印戒样细胞构成,胞质内充满黏液。肿瘤细胞呈弥漫性浸润。肿瘤细胞在免疫组织化学染色见 CEA 强阳性。在做出该诊断之前必须排除胃原发性肿瘤或乳腺小叶癌的转移。印戒细胞癌预后极差。

5.混合性导管-神经内分泌癌

混合性导管-神经内分泌癌,又称混合性类癌-腺癌、黏液性类癌,或是混合性外分泌-内分泌肿瘤。该肿瘤的特征是在原发肿瘤及其转移灶中可见导管细胞和内分泌细胞混合存在。根据定义,内分泌细胞必须占肿瘤组织至少 30%。导管样分化的定义是可以产生黏液并且导管类标志物。内分泌细胞的特征是神经内分泌标志物阳性和(或)有激素产物。

混合性导管-神经内分泌癌在胰腺中非常罕见,其生物学行为与通常的导管腺癌相似。混合性导管-神经内分泌癌应与伴有散在内分泌细胞的导管腺癌相鉴别,因为在 40%～80% 的导管腺癌中可见散在的内分泌细胞;在高分化癌中尤其常见,这些内分泌细胞可以沿着肿瘤性导管样结构的基底呈线性排列或是间插在肿瘤柱状细胞之间。

6.其他罕见导管腺癌

其他具有导管样表现的非常罕见的癌包括透明细胞癌及纤毛细胞癌。最近报道了带有

"髓样"组织学特征的癌。所谓的微腺样癌或微腺癌的特征是具有微腺管样到实性筛状结构。它们大多数情况下不单独存在，而是属于导管、内分泌或是腺泡癌的一部分。

（八）分级和分期

目前，胰腺导管腺癌的分级方案均采用三级系统。分级标准是根据组织学（腺体结构）、细胞学（以胞核为主）特征及核分裂状态进行综合评估。如果肿瘤内存在异质性，即分化程度与核分裂活性的级别有差异，可按较高级别与核分裂活性进行划分。资料显示，最具相关性的生物学差异在于 G_1/G_2 和 G_3 之间的差异。肿瘤分级可能比增殖活性更有预后意义。

导管腺癌的病理学分期依据 WHO 标准。分期的标准是根据原发性肿瘤的大小和浸润范围、有无区域淋巴结转移以及远处转移。

（九）肿瘤的侵袭和转移

当手术切除时，胰腺癌仍局限于胰腺内的少见。在胰头癌中，肿瘤可通过神经鞘侵犯至胰周，其主要累及腹膜后脂肪组织。再侵及腹膜后静脉和神经。在大部分晚期病例中，可见肿瘤直接蔓延到邻近的器官和（或）腹膜。在胰体尾癌中，由于肿瘤发现得更晚，局部的蔓延通常更为广泛，可累及脾、胃、左侧肾上腺、结肠以及腹膜等部位。胰头癌的淋巴扩散，分别为十二指肠后（胰十二指肠后）和胰头上淋巴结组、胰十二指肠前和胰体下淋巴结组。更远的淋巴结转移见于肝十二指肠韧带、腹腔干、肠系膜上动脉根部及肾动脉水平的主动脉周围淋巴结。胰尾癌首先转移到胰尾上下淋巴结组和脾门淋巴结。它们也会通过淋巴管扩散到胸膜和肺。有时，远处淋巴结转移是胰腺癌首发的临床表现。胰腺体尾部癌较胰头癌更易发生血行转移。

血行转移可以转移到任何器官，依转移频率的大致次序，分别为肝、肺、肾上腺、肾、骨、脑和皮肤。大部分的胰腺癌在胰腺切除时已经发生了隐匿性的肝转移。即使小胰腺癌也会伴发转移，提示在胰腺癌发生和进展过程中迅速获得了转移倾向。分子生物学研究发现，可手术切除的胰腺癌患者的腹腔和骨髓中经常可以出现微小转移灶。

二、胰腺浆液性囊腺瘤

（一）一般特征

胰腺浆液性囊腺瘤是一种囊性上皮性肿瘤，由富含糖原的导管型上皮细胞构成，并且产生类似于血清样的液体，多数病例为良性。常出现腹部膨大性肿物引起的症状和体征。极少有黄疸。有时在影像学检查或剖腹手术时偶然发现。

浆液性肿瘤包括微囊性浆液性囊腺瘤（浆液性微囊性腺瘤）、实性浆液性腺瘤、巨囊性浆液性囊腺瘤（浆液性巨囊性腺瘤）、VHL 相关性浆液性囊腺瘤和浆液性囊腺癌。有的学者将实性浆液性腺瘤视为浆液性囊腺瘤的实性亚型。所有胰腺浆液性囊腺瘤具有相同的细胞组成。细胞扁平或立方形，核圆形而规则，胞质透明，内含糖原及 PAS 反应阳性。免疫组织化学染色表达导管标志物。上皮细胞形态呈良性表现，可形成微乳头状。尽管细胞形态相似，但浆液性囊腺瘤在胰腺内的分布、大体表现、性别分布和遗传学改变等方面均有差异，提示它们是不同的疾病。

(二)浆液性微囊性腺瘤

浆液性微囊性腺瘤是最常见的,约占所有浆液性囊腺瘤的 60%。以胰体或胰尾部居多,几乎均发生于女性。浆液性微囊性腺瘤表现为单个、圆形略有凸起的肿物、边界清楚,最大直径约 1~25cm。切面呈海绵状或蜂窝状,可见许多小囊,内含浆液性(透明水样)液体。囊腔直径 0.01~0.5cm 大小,少数直径>2cm。这些囊腔通常排列在中央星状瘢痕周围,其中可有钙化灶,并可见纤细的纤维间隔向周边呈放射状分布。囊腔之间可见纤维组织,常呈玻璃样变性,也可能含有胰岛。组织学上,囊内衬有形态一致,富含糖原的立方形或扁平上皮细胞。细胞无异型性,缺乏核分裂象。偶见肿瘤细胞形成囊内乳头状突起,但是没有纤维血管轴心。

(三)浆液性巨囊性腺瘤

又称巨囊性浆液性囊腺瘤或浆液性少囊和边界不清的腺瘤,约占浆液性囊腺瘤的 30%,多数位于胰头和胰体部,无性别差异。位于胰头部的肿瘤可能引起胆总管壶腹部的梗阻。典型的肿瘤为直径 4~10cm 的囊性肿物。切面可见 1 个或数个充满透明或棕色水样液体的囊腔,其囊腔直径 1~2cm,但亦有报道囊腔直径达 8cm 的病例。囊腔排列不规则,没有中央星状瘢痕,有时可见宽的分隔纤维。肿瘤边界不清,囊可以延伸至周围胰腺组织深部。浆液性巨囊性腺瘤与浆液性微囊性腺瘤组织形态相似。但有时衬覆的上皮更倾向于立方形而非扁平上皮,核较大。肿瘤边界不清,小囊可以延伸到周围胰腺组织。

(四)浆液性囊腺癌

是由富含糖原的细胞组成的恶性囊性上皮性肿瘤。大体及组织形态与浆液性微囊性腺瘤非常相似,但可出现邻近结构和血管的浸润或者转移。

(五)实性浆液性腺瘤

这种病变由透明细胞小管构成,组织学上与发生于浆液性囊性肿瘤的病变难以区别。

三、胰腺黏液性囊性肿瘤

(一)一般特征

几乎全部发生于女性,多数为中年妇女。绝大多数病例位于胰腺体-尾部。胰头部很少累及,且多为黏液性囊腺癌。胰腺黏液性囊性肿瘤是由不同生物学行为的一系列病变组成的。根据上皮内肿瘤的分级(不典型增生),肿瘤分为腺瘤、交界性(低度恶性)及非浸润性或浸润性癌。

最常见的表现是缓慢增大的腹部肿物。缺少浸润成分的黏液性囊性肿瘤完整切除后多数可以治愈。浸润癌的预后取决于浸润的范围,癌播散到囊壁外的病例预后差。值得注意的是,明显良性的黏液性囊性肿瘤如果仅仅引流的话,可以复发,并伴有明显恶性特征,因此,即使肿瘤是良性也应当完全切除。

(二)大体特征

典型的黏液性囊性肿瘤为一圆形肿物,表面光滑,外有包膜,包膜厚度不等,但常见有钙化。肿物最大直径 2~35cm,平均 6~10cm。切面见有单房或多房性肿瘤,囊腔直径从几毫米到数厘米,内容物为黏液性,偶尔可见出血。单房性肿瘤的内壁光滑,而多房性肿瘤内壁常有乳头状突起及附壁结节。恶性肿瘤容易出现乳头状突起和(或)附壁结节并呈多房性。原则上肿瘤与胰腺导管系统不相通,但也有例外病例报道。

(三)组织学特征

黏液性囊性肿瘤含有两种明显的成分:囊肿内衬的上皮细胞和上皮下致密的富于细胞的卵巢型间质。囊肿内衬上皮为分泌黏液的柱状细胞,偶尔亦可见 Paneth 细胞、杯状细胞、鳞状细胞及散在的内分泌细胞。也可显示其他复杂的结构,如形成乳头状或息肉状突起,假复层结构及隐窝样凹陷,并在较大程度上表现有非典型性。肿瘤中常见上皮剥脱,伴随的出血和炎症可类似假性囊肿,因此需要广泛取材以显示上皮成分。黏液性囊性肿瘤根据上皮细胞的结构复杂程度,可以分为黏液性囊腺瘤、交界性(低度恶性)黏液性囊性肿瘤,以及非浸润性或浸润性黏液性囊腺癌。

黏液性囊腺瘤细胞核位于基底部,核轻度增大,无核分裂象。交界性黏液性囊性肿瘤有乳头突起及隐窝样凹陷形成,细胞排列成假复层,核拥挤,轻度增大,可见核分裂象。黏液性囊腺癌可以是浸润性或非浸润性。它们显示高级别上皮内肿瘤改变,这些改变常为局灶性,可通过从不同区域多处取材才能发现。上皮多形成乳头伴不规则的分支及出芽,核复层,有重度不典型增生,且常见核分裂象。浸润性黏液性囊腺癌的特征是恶性上皮成分浸润至间质。浸润的成分通常与普通的导管腺癌相似,但黏液性囊腺癌也可以出现浸润性腺鳞癌、破骨细胞样巨细胞瘤或绒癌。浸润灶可能很局限,因此需要仔细检查。肿瘤的卵巢样间质由紧密排列的梭形细胞组成,细胞核圆形或卵圆形,胞质少。常有不同程度的黄素化;从腺瘤到癌,间质黄素化呈减少趋势。体积大的肿瘤间质可能纤维化,细胞不丰富。罕见情况下可以出现肉瘤样间质或肉瘤样的附壁结节。

(四)免疫组织化学特征

多数肿瘤上皮标志物阳性,包括:CEA、EMA、CK7、CK8、CK18 和 CK19。随着上皮不典型增生程度的增加,分泌的黏液由硫酸性黏液变为唾液酸或中性黏液。肿瘤细胞可表达胃型黏液标记 M1 和 PGⅡ、肠型黏液标记 CAR-5 和 M3SI、胰腺型黏液标记 DUPAN-2 和 CA19-9。有些肿瘤内分泌标志物免疫染色局灶阳性,特别是 5-羟色胺。p53 是与黏液性囊腺癌显著相关的标记。出现假肉瘤样或明显肉瘤性区域时,后者间叶性标志物免疫染色可有不同程度的表达。

(五)鉴别诊断

黏液性囊性肿瘤需与导管内乳头状黏液性肿瘤鉴别,后者与导管系统相通,无卵巢样间质。另外,鉴别诊断还包括浆液性囊腺瘤、实腺泡细胞囊腺癌、性-假乳头状肿瘤和淋巴上皮囊肿囊性内分泌肿瘤等在内的其他囊性肿瘤以及假性囊肿相鉴别。

四、胰腺导管内乳头状黏液性肿瘤

(一)一般特征

导管内乳头状黏液性肿瘤起源于主胰管或其主要分支.并分泌黏液的一种乳头状肿瘤。占胰腺外分泌肿瘤的 3%~5%,占胰腺囊性肿瘤的 24%,属最常见的一种囊性肿瘤。男性多见,平均年龄60岁。多数肿瘤常发生在胰头部,多为单个囊性肿块或节段性侵犯导管,亦有弥漫浸润的报道。由于手术后残余组织可见复发,提示该肿瘤起源可能是多中心性。该肿瘤可以累及Vater壶腹。

(二)大体特征

整个导管系统(包括Vater壶腹)可发生弥漫性受累。导管内乳头状黏液性肿瘤通常分为大导管型和分支导管型。大导管型多在胰头部,常含有黏稠的黏液。分支导管型肿瘤偏小,多半不含有浸润癌,与大导管型相比,其主要累及胰腺局部区域。在每个病例之间,该肿瘤在乳头状结构的数量、分泌黏液的多少及导管扩张或囊肿形成的程度上可有很大差异。导管内乳头状黏液性肿瘤通常1~8cm;呈囊性,如果有分支受累可以呈多灶性。囊腔内壁光滑、颗粒样或绒状,后者提示乳头状生长。如果有偏大的乳头时,扩张的导管内见有疣状赘生物或充满软乳头状肿块。该肿瘤的黏液呈黏性或胶样。有浸润时在纤维组织内可以见到胶冻样区域。肿瘤周围及退化的胰腺间质常呈灰白色,实性,表现为慢性阻塞性胰腺炎的改变。

(三)组织学特征

导管内乳头状黏液性肿瘤瘤细胞呈高柱状,含有黏液,衬有扩张的导管或导管分支的囊腔。其典型病变的上皮形成乳头状或假乳头状结构。

现确认有4种不同形态学类型的乳头结构:分别是肠型、胰胆管型、嗜酸细胞型和胃型。①肠型:肿瘤上皮中多见杯状细胞和潘氏细胞,亦可见一些神经内分泌细胞。呈绒毛状结构,类似肠绒毛性腺瘤,可产生MUC2和CDX2,但无MUC1产生。伴随的浸润癌多为胶样(黏液性非囊性)亚型,至少80%是由细胞外黏液湖构成,可见其中漂浮的肿瘤性腺上皮细胞团或条索,甚或有少量印戒细胞成分可被证实。②胰胆管型:表现交织复杂的分支乳头,无MUC2和CDX2表达,但有MUC1阳性。③嗜酸细胞型:又称导管内嗜酸细胞乳头状肿瘤。可见大量的乳头,被覆细胞偏大,胞质见嗜酸性颗粒状,MUC1或MUC2的表达程度不同。④胃型:与其他类型共存,呈乳头状突起,被覆类似于胃小凹细胞的黏液性细胞,MUC5染色阳性,无MUC1、MUC2和CDX2表达。

所有类型的导管内乳头状黏液性肿瘤均可累及萎缩性胰腺炎区域较小的导管,但这种生长方式很难与浸润癌鉴别。肠型导管内乳头状黏液性肿瘤通常出现导管中的黏液漏出,聚集形成无细胞的间质内黏液湖,与胶样癌相类似。

(四)分类和分级

由于同一肿瘤内不同区域的差异较大,因此取材十分重要,应特别注意乳头区域,因为这通常是重度上皮内肿瘤(不典型增生)发生的区域;另外要注意硬化区域,常是浸润的表现。根据WHO分类,分别命名为导管内乳头状黏液性腺瘤、交界性导管内乳头状黏液性肿瘤、导管内乳头状黏液性癌伴有或不伴有浸润。

1.导管内乳头状黏液性腺瘤

可见相对单一的乳头,上皮由含有黏液的高柱状细胞组成,没有或有轻度不典型增生。

2.交界性导管内乳头状黏液性肿瘤

出现较为复杂的乳头,被覆细胞的细胞核呈假复层分布。上皮见有中度不典型增生。

3.导管内乳头状黏液性癌

在伴有重度不典型增生的导管内乳头状黏液性肿瘤中,即使没有浸润也称为导管内乳头状黏液性癌。癌呈现复杂的乳头状或微乳头状结构。筛状及小片状上皮以出芽方式向腔内生长。重度不典型增生的细胞失去极性、黏液成分减少、细胞及核呈多形性、核增大、出现核分裂象,其重度不典型增生时,细胞可以无黏液。非浸润性病变称为非浸润性导管内乳头状黏液性癌。如果见浸润,该肿瘤不仅是导管内病变,这时可称为乳头状黏液性癌。当导管内乳头状黏液性肿瘤为浸润性病变时,浸润成分可以类似于管状导管腺癌或黏液性非囊性癌。如果以浸润成分为主,就可以诊断为导管癌或黏液性非囊性癌。

(五)鉴别诊断

在组织学上,导管内乳头状黏液性肿瘤与黏液性囊性肿瘤很难鉴别,因为两者均有囊状结构,且具有相似的上皮成分。然而,该两种肿瘤是完全不同的两种病变。伴有胃型乳头的小分支导管的导管内乳头状黏液性肿瘤可能类似于导管潴留囊肿,但缺少明确的黏液性上皮或乳头状结构。区别小的胃型导管内乳头状黏液性肿瘤与大的胰腺上皮内肿瘤(PIN)灶几乎是不可能的,尤其是 0.5～1.0cm 的病变。黏液性囊性肿瘤多见于女性,平均发病年龄约在 50 岁,几乎所有病变多位于胰体和胰尾部,它具有特征性的富于细胞的卵巢样间质,并与胰腺导管无关。

(六)预后

其预后取决于是否出现浸润癌、范围及组织学类型。完整切除的导管内乳头状黏液性肿瘤通常可治愈,但少数病例局部亦有复发。浸润癌的发生多与胰胆管型肿瘤有关,其次为肠型。如果普通导管腺癌见有较广范围的浸润性成分的,则预后较差。但是胶样癌侵袭性稍低,切除后 5 年生存率约为 55%。

五、腺泡细胞癌

(一)一般特征

腺泡细胞癌是伴有腺泡状结构和实性结构的恶性上皮性肿瘤,可以产生胰酶,占胰腺外分泌肿瘤的 1%～2%。多见于成年人,男性多于女性,偶见于儿童和青少年。多数病例表现为腹部肿块,伴有或不伴有黄疸。由于部分肿瘤分泌脂肪酶,可发生广泛的皮下脂肪坏死及关节疼痛。约有一半的肿瘤在诊断时已经发生转移,另有 1/4 随后发生转移。转移通常局限于淋巴结和肝。

(二)大体特征

腺泡细胞癌可发生于胰腺的每个部位,以胰头部最为常见。大体结构上表现为界线清楚的鱼肉样肿物,体积大,最大直径 2～15cm,呈多结节状;结节质地软,呈黄色或棕色。亦见出血、坏死或囊性变的区域。偶见肿瘤附于胰腺表面。该肿瘤可侵犯邻近组织,如十二指肠、脾或大血管。

(三)组织学特征

组织学特征是一种富含细胞的肿瘤,肿瘤细胞被纤维条索分割成大结节状,但缺乏导管腺癌中特征性的纤维间质反应。肿瘤细胞团中含有丰富的微血管。并见有坏死且多呈梗死样形态。肿瘤细胞大小基本一致,可有多种排列结构,最典型的排列是形成小的腺泡状结构,有时类似正常胰腺。细胞团中见有很多小囊腔,呈筛状结构。一些病例囊腔更为扩张,呈腺样结构,但缺乏分隔的间质。实性的肿瘤细胞巢被小血管分隔,无囊腔形成。在细胞巢中细胞极性多不明显,但在肿瘤与血管交界的区域极性较为明显,肿瘤细胞核多位于基底部沿微血管呈假栅栏状排列。在一些少见病例中,肿瘤细胞亦可呈小梁状或脑回状排列。目前将一部分具有微腺体结构的肿瘤(曾经报道为"微腺癌")归为腺泡细胞癌。肿瘤细胞多呈锥形,胞质少至中等量,腔面衬附的细胞胞质较多。肿瘤细胞胞质呈双嗜性或嗜酸性,颗粒状。细胞核为圆形或卵圆形,较为一致,只有轻度多形性。其特征性表现见单个、居中的明显核仁,但不是所有肿瘤细胞均出现。核分裂数目多少不等,可从 0 个至>50 个/10HPF。

(四)组织化学、免疫组织化学和分子遗传学特征

经淀粉酶消化后的胞质内的酶原颗粒呈 PAS 染色弱阳性。脂肪酶活性的检测显示丁酸盐脂酶染色多为阳性。黏液卡红或阿辛蓝染色阴性或仅在腺泡腔面胞膜处阳性。由于肿瘤细胞中酶原颗粒含量很少,因此用组织化学染色证实肿瘤向腺泡分化方法不十分敏感。通过免疫组织化学染色发现肿瘤细胞中胰酶的产生对腺泡细胞癌的诊断有益。可选用抗胰蛋白酶、弹性蛋白酶、脂酶及糜蛋白酶等抗体进行检测。95％的病例表达胰蛋白酶和糜蛋白酶,而脂酶阳性率偏低(约 70％)。在实性区域肿瘤细胞做免疫组化染色发现胞质弥漫阳性,而在腺泡区域仅胞质顶端阳性。在腺泡细胞癌中,在少部分肿瘤细胞的内分泌及导管分化的标志物可阳性。1/3～1/2 的病例可见有散在的 CgA 或 Syn 阳性肿瘤细胞。半数以上病例有 CEA 和 B72.3 局灶阳性。血清 AFP 升高的病例偶见。在分子遗传学水平,腺泡细胞癌显示 11p 等位基因可发生高频率丢失和 APC/β-连接素通路的突变,该改变与胰母细胞瘤相似,而与导管腺癌明显不同。

(五)电镜特征

在电镜下观察,肿瘤细胞有外分泌的特征:丰富的粗面内质网及相对丰富的线粒体。细胞极性明显,管腔侧有分化良好的微绒毛,邻近的细胞间有紧密连接。大多数腺泡细胞癌均带有电子致密的酶原颗粒,颗粒的直径为 125～1000nm。尽管其在细胞中的分布不尽相同,但在具有极性的细胞中,它们多位于胞质顶部,在颗粒与顶部细胞膜融合处的腔隙内可见其分泌性内容物。在许多病例中,除了典型的酶原颗粒,在超微结构中可见另一种类型的颗粒——不规则纤丝颗粒,可能是异常的酶原颗粒。

(六)组织学亚型

1.腺泡细胞囊腺癌

腺泡细胞囊腺癌罕见。大体结构表现为囊性肿瘤,镜下具有腺泡细胞癌的特征。尽管单个囊肿可衬以分化好的腺泡上皮,但也见有实性区域,并且肿瘤浸润胰腺周围组织。而腺泡细胞囊腺癌的侵袭性与实性腺泡细胞癌相同。

2.混合性腺泡-神经内分泌癌

具有两种或两种以上细胞类型。根据细胞类型的不同,这些"混合性癌"可命名为"混合性腺泡-神经内分泌癌""混合性腺泡-导管癌"或"混合性腺泡-神经内分泌导管癌",其中最具特征

的是混合性腺泡-神经内分泌癌。在大多数混合性腺泡-神经内分泌癌仅通过免疫组化证实肿瘤的多向分化。虽然在形态学上肿瘤的不同区域可显示腺泡或内分泌分化，但大多数区域具有介于两者之间的特征，并在免疫组化染色证实腺泡标记或内分泌标记阳性（或两者均为阳性）的细胞混合存在。依据免疫组化染色肿瘤细胞的比例来看，多数混合性腺泡-神经内分泌癌主要是由腺泡成分构成。

六、胰母细胞瘤

（一）一般特征

胰母细胞瘤是极为少见的一种恶性上皮性肿瘤，其由边界清楚的实性细胞巢构成，混有腺泡及鳞状小体，并有纤维间质分隔。肿瘤以腺泡分化为、主导，可见少量的内分泌分化或导管分化。主要见于婴幼儿和 10 岁以内的儿童。男性多于女性。如果肿瘤为局灶性，完整切除后在儿童患者预后常很好，伴有转移并导致死亡的病例常见于成年人。

（二）大体特征

约 50％的肿瘤位于胰头部，其余分布于胰体或胰尾。肿瘤直径通常 1.5～20cm。多数为单发实性肿瘤，质地软，边界清楚，包膜完整或部分有包膜。切面呈分叶状，呈褐色，可见纤维分隔，伴有出血及坏死。合并 Beckwith-Wiedeman 综合征的患者，肿瘤大体上呈囊性。

（三）组织学特征

胰母细胞瘤主要由上皮成分组成，极少数病例中亦有间叶成分。肿瘤细胞丰富，排列成岛状，由纤维间质分隔，低倍镜下呈"地图样"外观。上皮成分是单一的多角形细胞，胞质或腺腔内可见 PAS 阳性染色，常见核分裂象，这些细胞巢构成的实性区域与明显腺泡分化的区域交替出现。胰母细胞瘤形态学特征之一是鳞状细胞巢或"小体"，但不能作为确诊的依据。这些结构可以是上皮样细胞岛，也可以是旋涡状梭形细胞巢，或是角化的鳞状细胞岛。鳞状小体与周围细胞相比，核更大，倾向于卵圆形。在不同的病例及不同的肿瘤区域，鳞状小体的数目及构成是不同的。

（四）组织化学和免疫组织化学特征

90％以上胰母细胞瘤有腺泡分化。经淀粉酶消化后，PAS 及胰酶免疫染色阳性，包括胰蛋白酶、糜蛋白酶及脂酶。瘤的阳性区域可能为局灶性，通常限于腺泡分化区域的肿瘤细胞质内。213 以上的病例可见局灶性内分泌分化的标志物（CgA 或 Syn）阳性，半数以上的病例有导管分化的标志物 CEA、DU-PAN-2 或 B72.3 表达。在多数情况下，表达腺泡标志物的肿瘤细胞的比例高于表达内分泌或导管标志物的肿瘤细胞。

（五）电镜特征

电镜下，胰母细胞瘤显示腺泡分化的特征，富含粗面内质网、线粒体及位于顶浆的致密的酶原颗粒。另外，还可见类似于腺泡细胞癌的不规则纤丝颗粒。极少数病例亦可见致密核神经分泌型颗粒及黏蛋白原颗粒。在鳞状小体中可见张力丝。

（六）与腺泡细胞癌的关系

胰母细胞瘤及腺泡细胞癌均显示腺泡分化，均见少量内分泌及导管分化。在组织学上，腺泡的形成是胰母细胞瘤的特征,其实性区类似于腺泡细胞癌实性排列的区域。儿童预后比成人好。因此有人认为,胰母细胞瘤可以看作发生于儿童的腺泡细胞癌。由于胰母细胞瘤仍然具有特征性的组织学、免疫组化及临床特点,因此还是将其归为独立的肿瘤。

七、实性-假乳头状肿瘤

(一)一般及大体特征

实性-假乳头状肿瘤是形态一致的瘤细胞构成实性及假乳头状结构的肿瘤,常有出血和(或)囊性变,且不同程度地表达上皮、间质及内分泌标志物。好发于青春期和年轻女性,平均年龄 26 岁。大约 10% 的病例发生于男性。肿瘤见于胰腺的任何部位,为圆形、实性肿物,常有波动感,多有包膜且与周围胰腺组织分界清楚。直径大小 2~18cm。多发性肿瘤少见。肿瘤切面呈分叶状,可见出血、坏死和充满坏死物的囊性区域。有时整个病变几乎全为出血囊性变,肿瘤被误认为假囊。肿瘤壁可以有钙化。少数肿瘤仅与胰腺相连甚至位于胰腺外。侵及邻近器官及门静脉者罕见。

(二)组织学特征

肿瘤实性区可见均匀一致的小圆形细胞,呈片块状、索条状或小梁状排列,类似于内分泌肿瘤。肿瘤细胞胞质嗜酸性或透明,有时可见大小不等的淀粉酶消化后 PAS 染色阳性的嗜酸性小球,缺乏糖原及黏蛋白,可见 Grimelius 阳性的细胞。肿瘤细胞染色质细腻,核呈圆形或卵圆形,核仁不明显;核分裂象极少见。实性区可见丰富而纤细的特征性血管网。围绕血管的细胞保留下来形成假乳头状或类似于"室管膜样"菊形团,远离血管的许多细胞出现变性。囊性区是广泛变性的结果,可有出血,伴有胆固醇肉芽肿和泡沫细胞聚集。透明变的纤维结缔组织内见灶性钙化或骨化。肿瘤组织通常与周围正常胰腺组织分界清楚,但浸润性生长也很常见,可以向周围的胰腺、胰周组织甚至血管内浸润。

(三)组织化学及免疫组织化学特征

免疫组织化学显示实性-假乳头状肿瘤的出现与肿瘤细胞表型不一致,因此,其细胞系分化存有争议。肿瘤免疫染色可有 α_1-抗胰蛋白酶、CD56、CD10、神经元特异性烯醇化酶、孕激素受体和波形蛋白阳性,部分病例表达突触素。而嗜铬素和胰酶染色阴性。通常认为 β-连环蛋白基因异常,尤其是细胞核定位见 β-连环蛋白也异常有助于此肿瘤诊断。

(四)电镜特征

肿瘤细胞见圆形或锯齿状的核,可有一个小核仁及边聚的异染色质,其胞质丰富,富含线粒体。有大小不等的可能代表 α_1-抗胰蛋白酶的沉积的酶原样颗粒。这些颗粒的成分一般不完整,形成多层囊泡状或脂滴状。少数肿瘤见神经分泌样颗粒。罕有细胞连接并缺乏微绒毛,通常可见小的细胞间间隙。

(五)生物学行为和预后

该肿瘤完全切除后,多数患者可无瘤生存多年。通常在最初诊断时,约 15% 的病例伴有转移,基本局限于肝和腹膜,并且转移病例也有长期存活的报道。虽然没有明确建立恶性肿瘤的诊断标准,但是明确的神经周围浸润、血管浸润或对周围组织的浸润较深表示恶性生物学行为,这类病变应该归于实性-假乳头状癌。

八、其他胰腺癌

嗜酸细胞癌可见于胰头或胰尾部。显微镜下见肿瘤细胞体积大，富含颗粒状嗜酸性胞质，核大及核仁明显。超微结构显示细胞有丰富的线粒体，并缺乏酶原及神经内分泌颗粒。可发生局部浸润，淋巴结及肺转移。

非黏液性、糖原缺乏的囊腺癌可见有大的包膜的肿物，囊性区衬以浆液性腺瘤样成分及恶性柱状上皮。该肿瘤细胞黏液染色阴性，电镜下显示嗜酸性肿瘤细胞特征。绒癌是一种侵袭性肿瘤，可伴有血清 HCG 水平升高，其由细胞滋养细胞及合体滋养细胞构成，免疫组化显示 HCG 阳性。绒癌可为"单纯性"或与黏液性囊腺癌伴发。透明细胞癌是由透明细胞组成的癌，其可出现胞质空泡，含有糖原和数量不等的黏液。可见腺癌样或导管内乳头状成分。免疫组化染色见细胞角蛋白阳性，无 vimentin 表达，但有 K-ras 基因突变，提示为该肿瘤的导管表型。胰腺透明细胞癌应与转移性肾细胞癌或肾上腺皮质癌鉴别。纤毛细胞癌这类病变属于导管腺癌，但在超微结构上具有很多纤毛细胞。微腺体癌，又称为微腺癌，其特征是肿瘤细胞呈筛状或微腺体状的生长方式，通过免疫组织化学染色可以重新归类为腺癌，腺泡细胞癌和内分泌癌。髓样癌这种新近描述的癌具有合体细胞生长方式，推挤样的边界，以及淋巴-上皮样特征。

九、胰腺转移性肿瘤

胰腺转移癌并不常见，占胰腺恶性肿瘤的 3%～16%，男女比例相等。转移癌可累及胰腺的任何部位，病变可呈单发性、多发性或弥漫性。胰腺的转移性肿瘤可以是上皮性，也可以是非上皮性肿瘤。胰腺可通过直接扩散受累亦可能通过远处淋巴或血供转移受累。

（张　麒）

第二节　胰腺癌的综合诊治

高度重视胰腺癌患者的早期诊断，在注意胰腺癌的典型表现的同时，应警惕那些不典型的腹部症状仍是胰腺癌诊治的关键。但是，当临床出现症状时，胰腺肿瘤常常已侵犯胰腺以外或已出现播散转移，难以手术根治切除；尤其在胰腺癌早期，其症状隐匿，缺乏特异性，诊断十分困难。由于胰腺的解剖结构特征，胰腺癌的临床表现呈多样化，并与肿瘤的部位、有无梗阻、有无转移以及邻近器官的受累情况等密切相关。尽早关注胰腺癌的相关临床表现，早期明确胰腺癌的诊断并进行治疗，对改善胰腺癌患者的预后具有十分重要的意义。

一、临床症状

胰腺癌早期缺乏特异性的临床症状，且表现多样性，如厌食和体重下降等不典型的症状，易于被临床医生忽视，并易与胃肠、肝胆疾病相混淆。胰腺癌约 95% 的患者来源于胰腺的外分泌细胞,5%源于胰岛细胞,且70%的胰腺癌位于胰头部,因此胰腺癌主要的临床表现是肿块压迫引起的相关症状,并伴随内分泌或外分泌功能的改变,且症状的变化与肿块的大小和部位及有无转移有关。临床手术中的情况显示,胰腺肿瘤浸润的范围极为广泛,腹膜、肝脏、肝十二指肠韧带、肠系膜根部以及盆腔膜等处均可发现多个大小不等的结节,这些转移灶均可导致不同的临床症状。

胰腺癌的首发症状在诊断中具有重要的临床意义。虽然胰腺癌的临床症状不典型,但仍应关注可疑的首发症状:患者年龄超过40岁、有长期大量吸烟史、梗阻性黄疸;不能解释的近期出现的体重减轻,并超过体重的10%;无法解释的上腹部或腰背部疼痛;不能解释的消化不良;突然出现的糖尿病而且缺乏易感因子如糖尿病家族史或肥胖;一次或几次"特发性"胰腺炎史;不能解释的脂肪泻等。

黄疸、腹痛和不明原因的体重减轻是胰腺癌较为常见的症状,另外,患者可表现为腹胀不适、乏力、腰背痛、纳差、腹部包块、发热和腹泻等。依据肿瘤部位不同,症状表现也存在一定的差异:胰头癌以上腹痛、黄疸和上腹饱胀不适为最多见;胰腺体尾癌以腹痛、上腹饱胀不适、上腹肿块及腰背痛为最多见;全胰腺癌以腹痛、上腹饱胀不适和黄疸为多见。

(一)腹痛

40%~70%胰腺癌患者以腹痛为首发症状,腹痛为胰腺癌的常见症状,也是胰体尾癌的最突出主诉。在胰腺癌病程中,70%~90%的患者出现腹痛症状,且常早于黄疸3个月发生。腹痛的部位以中上腹多见,但胰头癌可偏于右上腹,体尾癌可偏于左上腹,以左下腹痛为主要临床表现的胰腺癌罕见,有时腹痛也可在脐周或全腹。腹痛呈现多源性和表现多样化,且在病程中可发生变化。

腹痛主要是由于癌肿使胰腺增大,压迫胰管,使胰管呈不同程度的梗阻、扩张、扭曲及压力增高,引起上腹部持续性或间歇性疼痛。病变早期常呈中上腹部范围较广但不易定位的饱胀不适、隐痛或钝痛,并常在进食后1~2小时加重。也可因饮酒或进食油腻食物而致胆汁和胰液排泌增加而使胆道、胰管内压力骤升,引起阵发性剧烈的上腹部疼痛。胰腺的血管及神经分布十分丰富,又与腹膜后神经丛相邻,故当癌肿扩展、转移而影响腹膜时引起疼痛。典型的胰腺癌的腹痛症状常在仰卧时加重,夜间尤为明显,而弯腰或屈膝位可减轻疼痛,可能是由于癌肿浸润压迫腹腔神经丛之故。研究显示胰腺癌的疼痛来自对胰腺感觉神经纤维的刺激,主要由内脏交感神经传导,胰腺的内脏神经尽管分布复杂,但均经腹腔神经丛在腹腔神经节换元后,向脊髓的相应节段投射,上达中枢产生疼痛反应。

(1)阵发性剧烈上腹痛,可放射至右肩胛部,与胆绞痛相似。部分为饮酒或进食油腻食物而诱发,多见于胰头癌的初期,约占腹痛的30%。

(2)上腹钝痛,是最为多见的腹痛性质,约占70%。主要表现为持续性或间断性胀痛,常在进食后约2小时加重,数小时后减轻或缓解;如不进食或少量进食,疼痛可耐受,因此患者常自动限制进食量。

(3)涉及腰背部的上腹痛,常见于胰腺癌的晚期,约有25%的患者有此症状,尤其以胰体尾癌多见。疼痛特点是腰背痛比上腹痛更为显著,患者取坐位、行走、弯腰、侧卧、蜷曲可使疼痛减轻或缓解,取仰卧位时加剧,夜间比白天明显。这种疼痛的原因可能是随着肿瘤的生长,超越胰腺界限,浸润、压迫腹膜后神经丛所致,仰卧时被浸润的腹腔神经丛受到伸展牵拉而致疼痛加重,屈曲时受到牵拉的神经松弛而使疼痛减轻。临床常将此症状称为"胰性疼痛",作为晚期胰腺癌的典型表现,虽该症出现率不高,但特异性较高,是诊断胰腺癌一个很有价值的线索。

(二)体重减轻

在消化道肿瘤中,体重减轻虽非胰腺癌的特异性表现,但胰腺癌患者的体重下降最为突出,约10%患者以消瘦为首发症状,严重消瘦发生率达65%～90%,其发生频率甚至可略高于腹痛和黄疸。部分胰腺癌患者在发病后短期内即出现明显消瘦,伴有乏力、衰弱等症状。一般在1月内体重减轻10kg左右或更多,甚至在2～3个月体重减轻可达30kg以上;体重下降具有进行性发展、程度严重以及与肿块部位无关等特点。

引起体重下降的原因可能有:胰腺癌导致的基础能量消耗增加;胰腺癌肿压迫、梗阻胰管或对胰腺实质的破坏,导致胰腺外分泌不良或胰液流出受阻,影响消化、吸收功能;胰头癌引起十二指肠梗阻或狭窄,及胃排空障碍,而影响消化;此外还与疼痛、精神紧张、睡眠不佳、食欲缺乏、癌肿的消耗以及继发糖尿病等多种因素有关。胃排空障碍引起消化不良,十二指肠梗阻引起呕吐,常提示已为胰腺癌晚期。

(三)黄疸

黄疸是胰腺癌患者的重要症状,根据癌肿部位的特征而有不同程度的黄疸出现,乳头壶腹部癌100%有黄疸出现,即使在早期也发生黄疸;而阻塞性黄疸是胰头癌的最突出表现,约90%的胰头癌患者病程中出现黄疸,约半数患者以黄疸为首发症状;部分患者黄疸可呈波动性,可能与梗阻处炎症或水肿的消长有关。胰体、尾癌早期无黄疸,但到晚期,癌肿侵入胰头,或转移至胆总管、淋巴结、肝脏,引起肝外或肝内胆管梗阻时,也可出现黄疸。

黄疸可与腹痛同时或在疼痛发生后不久出现。大多数病例的黄疸是由于胰头癌压迫或浸润胆总管所致,少数是由于胰体尾癌转移至肝内或肝、胆总管淋巴结所致。黄疸的特征为肝外阻塞性黄疸,通常呈持续性且进行性加重,完全梗阻时,尿色如浓茶,大便可呈陶土色,皮肤黄染可呈棕色或古铜色,伴瘙痒。黄疸一旦出现,往往不会消退。但少数患者因肿瘤的炎变及水肿暂时消退、胆肠瘘形成、癌组织坏死脱落等因素,黄疸可暂时减轻或消退。

(四)其余消化道症状

1.上腹部不适

发生率约70%,10%～30%的患者表现为首发症状,多感觉上腹闷,进食后腹胀,限制食量或打嗝排气后症状减轻。

2.食欲缺乏

约30%患者有此表现,其可能原因与胰腺癌伴发的胃排空延迟有关,也与胆总管下端及胰管被肿物阻塞,胆汁和胰液不能进入十二指肠,以及胰腺外分泌功能不良等因素有关。

3.恶心、呕吐

少数患者因肿瘤侵入或压迫十二指肠和胃,引起梗阻性呕吐,呕吐物多为胃内容物。

4.排便异常

有1%～15%患者由于胰腺外分泌功能异常而导致腹泻。脂肪泻为胰腺癌的晚期表现,也是胰腺外分泌功能不良的特有症状,但临床少见。约有10%患者因经常性进食不足而出现严重便秘。

5.消化道出血

3%～10%的患者临床出现消化道出血,以呕血、黑便或实验室检查大便隐血阳性为临床表现。消化道出血的原因可能是胰腺癌压迫或侵入胃及十二指肠,使之变形、狭窄、糜烂或溃疡所致;癌肿浸润胆总管或壶腹部,发生糜烂或溃疡引起急性或慢性出血;癌肿侵入脾静脉或门静脉引起栓塞,导致继发性门静脉高压,发生食管-胃底静脉曲张,如静脉破裂则可引起消化道大出血。

(五)精神症状

胰腺癌伴发抑郁症的患者较多,有报道胰腺癌患者抑郁的发生率显著高于其他消化道肿瘤患者。半数以上的胰腺癌患者在确诊前就有抑郁的表现,与胰腺癌引发的疼痛、化疗引起的全身不适以及肿瘤本身等因素有关。抑郁症可使患者的长期生存率降低,增加就诊或住院时间,降低生活质量。精神状态对胰腺癌的发生、发展、死亡和转归有不可忽视的影响。其他需引起重视的精神症状还有焦虑、失眠、个性改变、情绪低落以及兴趣丧失等。

(六)其他表现

1.发热

约10%的患者在病程中有发热出现。临床可表现为低热、高热、间歇热或不规则热等。原因可能与癌组织坏死及癌细胞本身释放的内源性致热源或炎症因子,继发胆道或其他器官感染有关。

2.急腹症

以突然发作的上腹或右上腹疼痛、发热、恶心、呕吐等为主要表现,并可能以胰腺癌的首发症状出现。急腹症的原因可能与胰腺癌伴发急性胰腺炎、急性胆囊炎或急性化脓性胆管炎等相关。少数胰腺癌患者可出现急性胰腺炎,或以其为首发症状,表现为突发的上腹疼痛、发热、恶心、呕吐等症状,同时伴有血、尿淀粉酶升高等实验室检查异常。胰腺癌患者伴有胆囊炎、胆管炎的比率较高,有报道显示可达30%以上,以急性胆囊炎或胆管炎发作为首发症状就诊的胰腺癌患者约3%。主要临床表现为突发的上腹部或右上腹绞痛,伴有寒战、高热,并迅速出现黄疸,以急性化脓性胆管炎或胆囊炎完全相同,但实际上是胰腺癌的并发症。

3.血栓性静脉炎

5%～20%的胰腺癌患者可出现血栓静脉炎(Trousseau 征),呈游走性或多发性,且多发于下肢,以胰体尾癌较胰头癌多见,在分化较好的胰腺癌中更易出现。临床尸体解剖检查发现,动脉或静脉栓塞的发生率约为25%,以髂静脉、股静脉栓塞最为多见,但并无临床症状表现。动脉栓塞多见于肺动脉,肾、脾、脑血管及冠状动脉也有报道,但发生概率较小。下肢深静脉血栓可导致患侧下肢水肿。门静脉血栓栓塞可引起食管下段静脉曲张或腹水,脾静脉血栓形成后出现脾大,也可能合并 Budd-Chiari 综合征。

4.症状性糖尿病

约24%的患者在诊断胰腺癌前就已诊断为糖尿病,两者同时患病者约占75%,约有30%的患者空腹或餐后血糖升高,约45%患者糖耐量异常,少数患者甚至以糖尿病为首发症状。症状型糖尿病的临床特点有:患者年龄相对较大,常高于60岁,且以女性多见;无糖尿病家族史;无多食、多饮、多尿的典型三多症状,但短期内体重下降明显;起病时常有腹痛或腹部不适。因此,如糖尿病患者出现持续性腹痛,或老年人突然出现糖尿病表现,或原有糖尿病无明显原因突发加剧者,应警惕发生胰腺癌的可能。胰腺癌患者糖尿病的发病率明显高于普通人群,并以胰体、尾癌患者较多见。发生原因可能与癌肿浸润、破坏胰岛组织有关。研究者通过十余项对照和队列研究发现,有 5 年以上糖尿病病史者患胰腺癌的危险性较无该病史者高 2 倍。

国外文献将胰腺癌所引起的糖尿病称为胰腺癌相关糖尿病,其发病及生化调控机制尚未完全明了。目前的假设认为该症状仅仅是由胰腺损伤引起的 B 细胞数量减少所致,患者的 C 肽浓度和胰岛素水平应该与慢性胰腺炎引起的糖尿病一样呈下降趋势,而这恰与此研究结果相悖。所以,尚不能简单地将胰腺癌相关糖尿病的病因归结为肿瘤引起的腺体破坏或继发的阻塞性慢性胰腺炎症,尤其是在小胰腺癌或早期胰腺癌中,糖尿病的发生更倾向于体液变化的结果而不是局部的肿瘤影响。

5.脾破裂

目前仅有极少数报道显示胰腺癌出现脾破裂,临床出现上腹部或左季肋部疼痛,左上腹包块、发热、上消化道出血及休克等症状。原因可能与胰腺癌侵犯脾门或形成血管栓塞等因素有关。临床应注意不明原因脾破裂是否合并胰腺癌。

6.其他少见症状

血栓性静脉炎、关节炎、嗜酸性粒细胞增多症、脂膜炎等少见表现曾被视为胰腺癌四联症,是胰腺外分泌酶增多所致。近年的临床报道显示胰腺癌还可能出现胸闷、胸痛、咳嗽、咯血、颈部淋巴结肿大、低血糖、皮下转移瘤、眼眶部转移瘤、脑血管意外、黑棘皮病、血尿、少尿、臀部脓肿、肢体水肿等少见的特殊表现。

(七)第二原发胰腺癌的临床症状

第二原发胰腺癌是指在胰腺以外的癌症之后发生的原发性胰腺恶性肿瘤。国内对第二原发胰腺癌的报道显示,首发症状为腹痛的占 34.4%,黄疸占 21.9%,上腹不适占 15.6%,同时伴有消化不良(40.6%)和乏力(18.8%)。第二原发胰腺癌的主要症状为消化不良、腹痛、黄疸、体重下降、乏力、症状型糖尿病、发热、腹泻等。与普通进展期胰腺癌相比,第二原发胰腺癌患者的消化不良症状稍多,腹痛、黄疸发生比例较少,但两者无显著性差异。因此,第二原发性胰腺癌症状更不典型,临床上更应引起重视。

(八)小胰腺癌的临床症状

小胰腺癌迄今尚无统一的诊断标准,大多数学者认为肿瘤直径≤2.0cm,无论是否有无淋巴结转移及胰周浸润的胰腺癌称为小胰腺癌。1987 年国际抗癌联盟(UICC)在对胰腺癌的 TNM 分期进行修订时,特别强调了直径小于 2.0cm 的肿瘤,将其进一步分为 T_{1a}(肿瘤直径< 2.0cm)和 T_{1b}。由于胰腺癌的生物学特性,临床上所发现的小胰腺癌不等于早期癌,此时术中也可见淋巴、神经周围浸润或出现淋巴结转移,但胰腺癌肿体积越小预后越好的结论已经得到了研究者的公认。因此,小胰腺癌的合理诊治对于胰腺癌患者的预后有重要的意义。

胰腺由于其解剖位置深在,胰腺肿瘤越小临床表现越小,因此小胰腺癌的症状则更不典型。在临床发现的肿瘤直径<1.0cm 的胰腺癌患者中约 50%无任何症状和体征,另一些患者或肿块稍大(直径≤2.0cm)的小胰腺癌患者,按肿瘤部位,胰头癌常可较早地出现临床症状,

特别是出现梗阻性黄疸或有阻塞性胰腺炎的表现。

胰体、尾部癌的症状较轻且不典型,以主诉心窝部疼痛较多,一些患者表现为上腹不适、消化不良、体重减轻或有突发性糖尿病的表现,一般很少能早期发现,腹痛虽是体、尾部癌中常见的临床表现,但在小胰腺癌中其表现却不突出。待胰体、尾部癌出现腹痛时,常已是晚期。

由于对小胰腺癌的一些常规检查多为阴性,以致多数患者延误了诊断。因此,强调对首发症状的重视,提高对胰腺癌的警惕,尤为重要。胰头癌首发症状以黄疸最多,特别是无痛性黄疸,食欲缺乏、倦怠、腹痛、心窝部疼痛、恶心、糖尿病、体重下降等亦可见于初发病例,采集病史时不容忽视。胰体尾部癌多以心窝部疼痛为首发症状。

总之,胰腺癌的临床表现少且无特异性,特别是小胰腺癌的不典型症状对诊断、治疗及改善预后尤为重要,应充分提高警惕,必要时坚持随访。在关注临床症状的同时还应注重高危人群的筛查、随访,对胰腺癌家族史者、慢性胰腺炎患者和无家族史的糖尿病患者应尤为重视。

二、体征

胰腺癌早期常无明显和特异的体征,进展期胰腺癌有多种体征,典型的胰腺癌可见消瘦、上腹压痛和黄疸,且表现形式与病程长短、癌肿位置及组织学类型等有关。胰腺癌还可出现肝脏肿大、胆囊肿大(Courvoisier 征)、胰腺肿块(肿瘤或腹腔内转移的淋巴结)和血管杂音(左上腹或脐周),晚期胰腺癌患者可有腹水,少数患者还可有锁骨上淋巴结肿大(Troisier 征)或直肠指检可触及盆腔转移癌。不同部位的胰腺癌体征上也有一定的区别,胰头癌以黄疸最多见,体尾部癌体征较少,以上腹部压痛最多见。

1.黄疸

10%~30%的患者以黄疸为首发表现,有 57%~79%的患者在病程中出现黄疸,且以男性多见。62%~90%的胰头癌患者有黄疸,绝大多数是梗阻性黄疸,90%的患者血清胆红素在 $102.6\mu mol/L$ 以上。胰尾癌常无黄疸体征,少数病例在晚期可出现,以黄疸为首发症状更是罕见。患者形成黄疸的主要原因是癌肿梗阻胆道,呈进行性,且不易消退,虽有波动但不会降至正常,波动的原因可能是由于梗阻处的肿瘤组织水肿溃烂或炎症消退所致。黄疸形成的其他原因还可能是胰腺癌患者晚期出现肝转移所致。

无痛性黄疸曾被作为胰腺癌黄疸的特征。但近年来的报道却发现黄疸伴有腹痛的患者至少占 60%,无痛性黄疸仅占 30%左右。另有约 30%的患者合并顽固性皮肤瘙痒,多呈进行性。梗阻性黄疸患者还可出现小便深黄、大便呈白陶土样。

2.腹部包块

由于胰腺深藏于腹腔后部,一般不易触及癌肿本身,但在晚期胰腺癌深触诊时可叩及固定、坚硬的结节样包块。约 8.2%的胰腺癌患者有腹部包块,其中胰头癌、胰体尾癌及全胰癌的发生率分别约为 5%、14%、16%。胰头癌的肿块多位于右上腹、中上腹,体尾癌多位于左上腹。肿块可以是肿瘤本身,也可以是腹腔内转移的淋巴结。

由于胰腺解剖结构特点,癌肿常处于较深部位,触诊有一定的困难,小的肿瘤一般难以叩及,大的肿瘤多呈边缘不清楚的质硬结节状肿块,可有轻度压痛,并常有一定的上、下活动度。

如触诊时肿瘤已完全固定,表示已有较广泛的腹膜后浸润。当肿物压迫腹主动脉或脾动脉时,可在脐周或左上腹听到吹风样血管杂音,尤以胰体尾癌多见。

3.胆囊肿大

约 50％的胰腺癌患者可触及胆囊肿大,多见于胰头癌伴肝外胆道梗阻患者。临床上对梗阻性黄疸伴有胆囊增大而无压痛者称为库瓦济埃征(Courvoisier 征),是诊断胰头癌的重要指征,但胆囊大小与梗阻程度、梗阻时间、胆囊原有体积以及既往是否有胆囊炎等因素有关;部分患者因淤胆导致肝大,覆盖于肿大的胆囊上,则临床检查时不易触及。此外,腹壁肥厚和患者不合作也会导致胆囊肿大未发现。也有胆囊肿大而非癌症的病例报道,如胆石致黄疸患者,结石嵌顿于胆囊管,或因炎症使胆囊管狭窄或闭锁,导致胆囊积脓或慢性积水,可出现胆囊大。

4.肝脾大

黄疸患者因胆汁淤积而导致肝大;亦有肝淤血导致肝大;如患者在胰腺癌晚期出现质硬、表面光滑或边缘整齐的肝大则需考虑肝转移癌的可能。若癌栓阻塞脾静脉时可叩及脾大。

5.胸腔积液和腹水

约 20％的患者出现此症,一般多见于胰腺癌晚期,少数以首发症状出现。胸腔积液和腹水性状可为血性或浆液性。形成原因多为胰腺癌的腹膜浸润、扩散所致;或由于肿瘤本身或转移淋巴结压迫门静脉或门静脉、肝静脉发生血栓、癌栓而引起;胰腺癌还可导致营养不良,低蛋白血症也是胸腔积液、腹水形成原因之一。

6.其他体征

临床也有发生锁骨上淋巴结转移(Troisier 征)、直肠指检触及盆腔转移癌(Blumer Shelf征)的报道。

三、诊断及鉴别诊断

1.诊断

(1)病理诊断:病理学检查证实为胰腺癌,包括术前进行的经胰管镜胰管细胞刷片或活检;超声内镜或 CT 引导下经皮细针穿刺活检;术中切割针穿刺活检。不强求施行手术切除前必须获得恶性活检证据。但是新辅助化疗前应有组织学诊断。

(2)临床诊断:早期胰腺癌多无明显症状和体征,消化道症状大多是非特异性的,因此,胰腺癌的临床诊断主要依赖于影像学检查和 CA19-9 的联合检测。影像学检查具有胰腺癌典型占位性病变或 CA19-9 升高者。CA19-9 水平＞100U/mL 诊断胰腺癌的准确性＞90％。

2.鉴别诊断

(1)壶腹周围癌:壶腹周围癌指位于胆总管末端、肝胰壶腹部和十二指肠乳头部的癌,由于这些来源不同的肿瘤所在的特殊解剖部位,常有着相同的临床表现,手术时也难以将其截然分开,故常作为一个类型,统称为壶腹周围癌。此外,壶腹部周围癌还可来源于多种不同的组织,如胰腺导管上皮、腺细胞本身、胆管上皮、壶腹和十二指肠乳头的腺上皮组织。

本病发病年龄多在 40～70 岁,男性居多,半数患者在有症状出现后 3 个月内就诊,仅10％的患者在就诊时间在 1 年以上。上腹闷胀不适,黄疸,肝、胆囊肿大为其主要症状,可并发胆道感染,与胰头癌的临床表现极为相似,容易混淆。一般临床上可进行 B 超、PTC 及 ERCP 等检查,结合症状、体征便可诊断本病,同时鉴别其他易误诊的有关疾病。晚期肿瘤患者,若病灶巨大,侵犯胰头,单凭影像学检查可能难以与胰头癌鉴别,明确诊断需要手术后病理检查。

(2)转移性胰腺癌:转移性胰腺癌的原发灶可来源于胃癌、肺癌、肝癌、食管癌、结肠癌和肾癌。其 CT 表现多种多样,大致分为 3 种情况,即单发不规则肿块,多发肿块和胰腺弥漫性肿大。其中以单发肿块最多见,而单发肿块多位于胰头部。转移灶的大小依检查时间早晚不同各异。其形态大多呈不规则状,部分可见分叶,密度上表现为低密度及等密度,但以低密度为主。形态与密度改变没有明显特异性,但从局部表现很难与原发胰腺癌鉴别,必须密切结合临床及其他一些间接征象加以辨别。而原发灶明确或者既往肿瘤病史是诊断的前提。

转移性单发肿块罕有胆道及胰导管的扩张。转移性胰腺癌是原发癌细胞脱落后通过血行或淋巴道转移至胰腺,其癌细胞并非起源于腺管上皮,所以一般不造成胰腺管扩张,也不浸润胆总管壁,除非肿物较大,外压胆总管,可引起梗阻性扩张。而胰腺癌是起源于胰腺导管上皮细胞,因此,很容易造成胰腺导管的梗阻、扩张,胰头癌常直接浸润胆总管下端各壁,而发生梗阻性胆管扩张,引起黄疸。

胰腺多发肿块比较容易考虑转移性胰腺癌的可能,如果原发灶确定,可以诊断,但是转移性多发肿块与转移性胰腺弥漫性肿大应与急性胰腺炎、全胰癌鉴别。急性坏死型胰腺炎有时因低密度坏死与胰实质紧贴在一起似胰腺多发性弥漫转移,但强化后实质边界不清,胰周有低密度水肿带,临床症状典型可以鉴别。部分全胰癌表现为胰腺多发病灶和灶性弥漫性肿大时,二者鉴别较困难,须紧密结合临床病史。

(3)浆液性囊腺瘤:浆液性囊腺瘤起源于胰腺腺泡的中心细胞,多见于头颈部,一般分为微囊型和寡囊型两类。微囊型多见,占 70%～80%,最大的肿瘤直径可达 25cm,平均 6～10cm,由许多直径<2cm 的小囊组成,切面呈蜂窝状或海绵状,有时可见到中央纤维瘢痕,囊壁菲薄,囊腔内液体清亮。寡囊型则由单个或数个直径>2cm 的囊组成。

浆液性囊腺瘤多见于女性,临床表现无特征性,如腹痛、腹胀不适、食欲缺乏、黄疸、消瘦、腹块、腹泻等,实验室检查,包括肿瘤指标的检测多在正常范围内,无诊断价值。其诊断主要依赖影像学检查,如 B 超、超声内镜、CT 及 MRI 等。CT 的诊断价值尤为突出,不仅能发现胰腺的囊性病变,而且能显示钙化、分隔等特征性表现。浆液性囊腺瘤的典型 CT 表现为多个直径<2cm 的囊,构成蜂窝状、中央呈星状瘢痕、并有中央型钙化的边界清楚的囊实性肿块,但也仅只有 30% 的患者有这种特征性的病症。

(4)黏液性囊腺瘤:黏液性囊腺瘤起源于胰腺外周的导管上皮,多见于体尾部,为巨囊或多房性,囊腔多在 2cm 以上,与胰管不相通,囊腔内可见纤维分隔,囊液为黏稠淡黄色液体。黏液性囊腺瘤具有高度潜在恶性,瘤体愈大,恶性的可能性也愈大。一般来说,黏液性囊腺癌的直径均>3cm。

黏液性囊腺瘤也多见于女性,临床表现也无特征性。某医院的资料显示,黏液性囊腺瘤首发症状以腹痛最为多见(21%),其次为腹胀(15%)。38% 的患者无临床症状,因其他疾病或体检行影像学检查时偶然发现。黏液性囊腺瘤的 CT 特征为单房或多房性低密度肿瘤,内有纤维分隔,囊壁较厚,可有结节,偶见高密度的钙化影。如囊壁不规则,分隔厚而不均匀,有乳头状突起,强化较明显者,或囊壁钙化明显,甚至呈蛋壳样钙化者,或有周围浸润征象者,提示恶性可能。对不典型病例,如单囊、无囊壁结节或者囊内有出血坏死者,CT 常不能做出明确的诊断。

(5)导管内乳头状黏液性肿瘤(IPMN):导管内乳头状黏液性肿瘤是最近几年才被认识的一种胰腺囊性肿瘤。IPMN 多位于胰头、钩突部,其次为体尾部,也可累及整个胰腺。其基本的病理改变是胰管内出现分泌黏液的异常上皮,导致胰管内大量黏液潴留、胰液淤滞和胰管扩张。根据肿瘤的起源不同分为主胰管型、分支胰管型和混合型 3 种类型。肿瘤与胰管相通,切面见主胰管及部分分支显著扩张,并有大量黏液潴留,导管壁部分增厚或有乳头状突起。导管内乳头状黏液腺瘤有恶变倾向,其中,主胰管型 IPMN 的恶变率高达 60%～92%,分支胰管型的恶变率为 6%～40%。某医院 1999 年 1 月至 2008 年 10 月收治的 78 例 IPMN,分支胰管型的恶变率高达 58%,可能与就诊相对较晚有关。

IPMN 多见于中老年男性,腹痛往往是主要的首发症状,可能与胰管堵塞造成的胰管高压有关,这也是导致有些患者反复急性胰腺炎发作的主要原因。此外,另有些患者因胰管的长期阻塞,引起内、外分泌功能受损,而导致特发性的慢性胰腺炎,常表现为脂肪泻、糖尿病和体重下降。血清 CA19-9 水平在浸润性 IPMN 组显著高于非浸润组,因此,测定血清 CA19-9 水平对鉴别 IPMN 的良恶性有参考价值。主胰管型 IPMN 的 CT 检查可发现导管节段性和弥漫性扩张,并见扩张的导管内充满低密度的黏液或多发的乳头状结节。如主胰管直径>10mm,或胰管内结节>10mm,提示恶性可能。分支胰管型的 CT 表现为分叶状囊性肿物,包膜薄,境界清,与胰管相通。如肿瘤直径>30mm 且伴有导管腔内结节,提示恶性可能。

此外,超声内镜引导下细针穿刺吸取囊液并做细胞学、肿瘤标志物及淀粉酶的检测对鉴别胰腺囊性肿瘤有帮助,但潜在的出血、感染和肿瘤播散等并发症及较低的阳性率限制了其在临床的广泛开展。

(6)实性假乳头性肿瘤:实性假乳头性肿瘤的组织来源尚不清楚,可能起源于胚胎发生过程中与胰腺原基连接的生殖脊-卵巢原基相关细胞,这符合该病女性多见的特点。肿瘤为实性或囊实性,多有包膜。较小的肿瘤以实性区为主,而较大的肿瘤以充满陈旧血液的囊性区为主,仅在边缘残留少数肿瘤细胞。实性假乳头性肿瘤属于交界性或低度恶性肿瘤,以膨胀性生长为主。随着肿瘤生长可发生恶性变,侵犯、突破包膜,并可浸润周围组织、血管和器官等。

实性假乳头性肿瘤好发于年轻女性,早期无症状,或上腹部轻微腹痛、腹胀等非特异性消化道症状,部分患者有腹泻、消瘦等症状。多数患者以腹部肿块为首发表现,就诊时肿瘤体积往往超过 10cm。实性假乳头性肿瘤的 CT 检查显示一低密度境界清楚的胰腺占位,似有包膜,其中液性成分较水的密度高,提示出血或坏死液化。即使肿瘤体积很大,也很少出现胰管和胆管梗阻征象;可以发现血管弯曲、管腔变窄,也往往是肿瘤推挤移位和压迫所致,很少有血管受侵表现。

(7)胰腺的神经内分泌肿瘤:神经内分泌肿瘤既往习惯称为胰岛细胞瘤,包括胰岛素瘤、胰高糖素瘤、生长抑素瘤、胃泌素瘤、血管活性肠肽瘤、分泌血清素的肿瘤、ACTH 和异位产激素肿瘤、混合外分泌-内分泌肿瘤、分化差的内分泌肿瘤、无功能瘤和微腺瘤。

其中,无功能性胰腺内分泌肿瘤虽亦具有产生内分泌激素的特性、但其分泌的物质不会引起典型临床症状,因此,临床上更容易被忽视。良性胰腺神经内分泌肿瘤与神经内分泌癌在临床上、组织学上难以鉴别。若呈浸润性生长、伴有局部侵犯或远处转移,则诊断为神经内分泌癌。

(8)原发性胰腺淋巴瘤:原发性胰腺淋巴瘤极为罕见,约占淋巴结外恶性淋巴瘤的 2%,占胰腺肿瘤的 0.5%。原发性胰腺淋巴瘤的病因至今未明,可能与某些病毒感染(如 EB 及人类 T 淋巴细胞等病毒)、幽门螺杆菌等细菌感染、职业暴露(如杀虫剂、橡胶煤油加工等)、免疫力低下以及基因遗传有关。西方国家报道的均是 B 细胞淋巴瘤,但有日本学者报道过 T 细胞淋巴瘤。

原发性胰腺淋巴瘤好发于 35～75 岁的成年男性,男女之比为 7:1。临床表现缺乏特征性,早期症状不明显,常以腹痛、腹块、体重减轻为首发症状,无明显的腰背部疼痛,黄疸较胰腺癌少见。病灶主要位于胰头部。常见的诊断手段包括 B 超,增强 CT 和 MRI。增强 CT 对鉴别胰腺导管腺癌和原发性胰腺淋巴瘤可提供有价值的信息。原发性胰腺淋巴瘤通常无明显的胰管扩张和胰管受侵表现,而胰腺导管腺癌因近端胰管受侵犯常导致远端胰管扩张。此外胰腺导管腺癌在肾静脉水平以下淋巴结较少受累。细针穿刺活检对原发性胰腺淋巴瘤的诊断有重要意义,可以在超声或 CT 引导下实施。有助于明确诊断,制定有效的化疗方案。

原发性胰腺淋巴瘤的诊断标准,具体为:①无浅表和纵隔淋巴结肿大;②外周血白细胞计数正常;③肿块局限在胰腺并累及胰腺周围淋巴结;④无肝、脾累及。分期主要采用 Ann Arbro 的非霍奇金分期系统,分为 4 期:Ⅰ期,病变仅局限在胰腺内;Ⅱ期,病变除胰腺外,还累及区域淋巴结;Ⅲ期,病变除胰腺外,还累及横膈上下淋巴结;Ⅳ期,病变除胰腺外,还累及多个脏器并有更远处淋巴结转移。

(9)胰腺假性囊肿:胰腺假性囊肿多由急性胰腺炎胰周积液纤维化包裹所致,或是外伤、手术后胰液渗漏潴留的结果,由于囊壁无胰腺上皮细胞内衬,称之为胰腺假性囊肿。少数患者因胰腺炎或外伤轻微,可无相应的病史。临床表现主要为急性胰腺炎或胰腺外伤之后出现持续上腹、恶心呕吐、体重下降和发热等,腹部甚至可扪及囊性肿块。血尿淀粉酶测定以及 B 超、CT 等影像学检查,是与胰腺癌鉴别的主要方法。

囊肿内胰酶经囊肿壁吸收后可出现于血尿中,可引起 50% 病例的血清和尿液中淀粉酶呈轻度到中度增高。在急性胰腺炎所致假性囊肿,血清淀粉酶常持续升高,而慢性胰腺炎所致者常正常。

B 超检查是诊断胰腺假性囊肿的一项简便而有效的手段,典型者于上腹可探及一位置明确、范围肯定的液性暗区。B 超对鉴别包块和囊肿特别有助,对胰假性囊肿的诊断正确率可达 73%～91%。动态的超声探查可了解囊肿大小的改变。此外,在 B 超引导下,可做囊穿刺,抽取囊液做生化和细胞学检查。CT 扫描可见胰腺假性囊肿为边缘光滑的圆形或卵圆形密度均匀减低区。假性囊肿形成早期壁相对较薄,后期形成慢性囊肿壁相对较厚,可有钙化,合并感染时壁可增厚,但均无壁结节,增强后壁强化不明显,与周围组织间隙较清晰。如显示有气液平面,说明有感染性脓肿形成。

X 线钡剂检查对胰腺假性囊肿亦有定位价值,除可排除胃肠腔内病变外,尚可见到囊肿对周围脏器的压迫和移位征象。如在胃后有大的假性囊肿存在,钡剂可显示胃向前推移,胃小弯亦可受压。胰头部假性囊肿可使十二指肠曲增宽,横结肠向上或向下移位。腹部平片偶可发现胰腺钙化阴影。

通过 ERCP 可确定囊肿的存在和位置,并有助于与胰腺癌相鉴别。胰腺假性囊肿的 ERCP 表现有囊肿充盈;主胰管梗阻,梗阻端呈锥形或截然中断;胆总管受压移位;非沟通性囊肿时胰管分支受压和局限性分支不充盈。但约有半数假性囊肿不与主胰管沟通,故胰管造影正常不能否定诊断。ERCP 亦可检查有否瘘管存在。但 ERCP 可促使继发感染或使炎症扩散,故在诊断业已肯定的病例,不宜列为常规检查。

选择性动脉造影和螺旋 CT 动脉造影对假性囊肿有肯定的诊断价值,能显示病变部位。囊肿区呈无血管区,并见邻近血管移位变形。动脉造影能正确地诊断血管受侵情况,确定有否出血和出血来源,判断囊壁内有否假性动脉瘤存在。血管造影对判断假性囊肿是否侵入脾内,较 B 超和 CT 更有价值。

(10)肿块型胰腺炎:胰头肿块型胰腺炎是慢性胰腺炎的一种类型,即为胰头局限性炎症性肿大,形成肿块,见于 30% 的慢性胰腺炎患者。胰头肿块型胰腺炎患者与无胰头肿大的慢性胰腺炎患者相比,在临床症状出现时保存有较好的胰腺内、外分泌功能,可能是处于慢性胰腺炎临床过程中的相对早期。胰腺的炎症变化可能与胰腺癌有一定的关系,如晚期病程的酒精性慢性胰腺炎可能转变为胰腺癌,二者之间的密切联系使处于一定病程阶段的慢性胰腺炎病例,从临床角度难以与胰腺癌鉴别。

胰头肿块型胰腺炎病因繁多、病理机制复杂,80% 以上为慢性酒精性损害所致,与胰头的解剖生理有密切相关。由于胰头占全胰组织比例大,慢性胰腺炎患者的胰头部较胰体、胰尾部易发生炎性肿块;特别是分开胰管和胰胆管共同通道异常的患者,存在有胆、胰液引流紊乱,在酒精等病因的作用下,胰头更容易遭受炎症侵害,发展为胰头炎性肿块。

胰头肿块型胰腺炎肉眼下所见为胰头肿大,呈结节状、表面凸凹不平,质地坚韧,周围炎性粘连,难与胰头癌区别。其病理特征为胰腺腺泡细胞减少和纤维结缔组织的明显增多。常有局灶性坏死、假性囊肿形成,胰头实质钙化、胰头部主胰管狭窄,主胰管结石。鉴于胰头局部解剖特征,作为胰头慢性炎症发展和纤维组织增生的后果,胰头肿块型胰腺炎患者常发生胆总管下端狭窄,门静脉压迫和严重的十二指肠管腔变窄。在胰头炎性肿块患者,胰头部导管癌的发生率为 3.7%。

胰头肿块型胰腺炎临床表现可与胰头癌类似,即腹痛、厌食、恶心呕吐、体质量减轻和梗阻性黄疸。即使根据病史、体征、影像资料,甚至术中所见也难以和胰头癌鉴别,而且临床上多数胰腺癌常合并有慢性阻塞性胰腺炎。以下几方面可以作为与胰头癌相鉴别的要点:①胰头肿块型胰腺炎一般局部边界不清楚,轮廓不整,主胰管及胆总管呈不规则扩张,管壁多不光滑,沿胰管分布结石或胰腺实质内钙化;②通过胰头肿块有无低血供病灶区,胰腺周围有无转移灶及肿大淋巴结等间接征象和胰头癌相鉴别;③对有胆系感染、急性胰腺炎、饮酒、外伤史等要高度怀疑肿块型胰腺炎的可能;④肿瘤标志物的检测亦有助于明确诊断,CA19-9 对胰腺癌诊断的敏感性为 74.15%,特异性为 90%,同时检测血清及胰液中 CEA 水平亦可提高诊断率。

(11)自身免疫性胰腺炎(AIP):自身免疫性胰腺炎是由自身免疫炎症介导、以胰腺肿大和胰管不规则狭窄为特征的一种特殊类型慢性胰腺炎,是一种少见病,占慢性胰腺炎发病率

5％～6％。镜下可见胰腺组织内广泛的淋巴细胞及浆细胞浸润导管周围,腺体中、重度萎缩或完全消失、胰腺间质致密纤维化,可见闭塞性静脉炎,并有小叶间隔增厚。AIP 一般以激素治疗为主,无需手术。只有激素治疗后症状不改善,或者无法除外恶性肿瘤才考虑手术治疗。但由于 AIP 临床特点与胰头癌、胆总管下端癌相似,难以鉴别,常因临床认识不足误诊为胰腺癌而行手术切除,误诊率高达 96％。

AIP 起病隐匿,老年男性多见。临床表现多样,但剧烈的上腹痛及急性胰腺炎少见,63％患者有黄疸,35％有腹痛,17％可合并溃疡性结肠炎或克罗恩病,但后者少见。年轻人和老年人的临床表现有差别,年轻人多有轻微的腹痛症状及血淀粉酶升高,老年人多有阻塞性黄疸。AIP 无饮酒或胆石等其他慢性胰腺炎易患因素。AIP 的胰外现象可能累及胆囊、胆管、肾、肺、涎腺、胃、十二指肠、结肠。可合并原发性硬化性胆管炎、干燥综合征、溃疡性结肠炎、系统性红斑狼疮、糖尿病等自身免疫性疾病。此外,还可有腹膜后纤维变性,胰周动脉或门静脉的狭窄。

AIP 典型 CT 特点:平扫胰腺呈"腊肠样"弥漫性肿大,以胰头为主,密度均匀,增强后轻微强化;胰腺小叶常消失,胰周脂肪间隙变小,呈低密度囊状缘,类似一个包膜,即"晕环"征;胰腺周围局部淋巴结轻度肿大也很普遍;主胰管狭窄及胰腺段胆总管狭窄合并近端胆管扩张;罕有胰腺钙化或囊肿。AIP 在超声内镜下也表现为胰腺弥漫性或局灶性肿大,伴随弥漫性低回声实质。EUS 下细针穿刺胰腺可为 AIP 提供细胞学或组织学依据。自身免疫性胰腺炎 ERCP 特征性表现为主胰管节段性或弥漫性不规则狭窄,多有胰腺段胆总管的狭窄,局灶病变时狭窄胰管近端可轻度扩张,其中 AIP 累及胆管时表现为节段性胆管狭窄改变,具有较高的诊断价值,上述改变经激素治疗后可恢复。相反,胰头癌影像学表现多有主胰管突然截断、近端扩张,胰腺多无弥漫性肿大;实验室检查有肿瘤标志物升高,免疫球蛋白水平、自身抗体等结果二者有区别,对激素的反应性不同。

日本胰腺病学会于 2002 年提出本病的诊断标准:①胰管不规则狭窄伴胆总管下段狭窄(长度＞1/3 主胰管)及胰腺弥漫性肿大;②血清球蛋白升高,抗心磷脂抗体 E 阳性;③淋巴细胞、浆细胞浸润的纤维化改变。其中①为必备条件,结合②或③任何一项即可诊断。

日本标准对胰腺影像要求过于严苛,许多激素治疗有效的患者被排除在外。因此,目前广泛应用的是美国 Mayo Clinic 医院的诊断标准:即①可明确诊断的组织学特征;②特征性的胰腺 CT 和胰管影像及血清 IgG4 升高;③激素治疗有效。≥1 条标准者即可确诊。

总之,典型的影像学检查加上支持本病的异常实验室检查或组织学上异常表现就足够诊断 AIP。实验室检查提示,有自身免疫系统紊乱患者尤其要考虑此病,这些患者中早期的细针穿刺可能有帮助,特别是准备手术的患者。因病理学确诊难,对临床和实验室检查强烈提示此病的患者,激素治疗可用作诊断工具,应在激素治疗后 2～4 周行影像学检查以明确肿块是否消失。

四、治疗

(一)综合治疗原则

(1)目前胰腺癌首选治疗方法为手术。对病变局限,经术前检查可以手术者,尽量争取剖腹探查行根治术,必要时行术前放疗或化疗。术中经探查不能根治者,可行姑息手术,如胆管减压引流或胃空肠吻合术,以缓解梗阻,解除黄疸等症状,并建议病理活检,术后行放疗、化疗以及中医药综合治疗。

(2)可手术切除的胰腺癌但有肿瘤残留者,术后 1 个月内行 4～8 周期化疗或同时联合放疗及中医药治疗。

(3)病变虽局限,但术前检查已明确不可能手术者,可采取放疗、化疗或中医药等综合治疗,部分患者肿瘤缩小后争取行手术切除。

(4)病变广泛以全身化疗,中医中药、生物治疗等为主,必要时可行局部放疗或介入化疗。

(5)晚期患者一般情况差,不宜手术、化疗、放疗者,可予以营养支持、对症治疗以及中医中药治疗以改善生活质量。

(6)术后局部复发者,如无黄疸及肝功能明显异常,身体状态较好者,建议 5-Fu/吉西他滨化疗或同步放疗,存在肠道梗阻和肝功能异常者,先解除梗阻,肝功能好转后再考虑治疗。

(二)西医治疗

1.手术治疗

外科手术是目前胰腺癌最有效的治疗方法,但相当多的患者就诊时已属中晚期而无法作根治性切除。胰头癌的手术切除率在 15% 左右,胰体胰尾部癌切除率更低,在 5% 以下,直径少于 2cm 的早期癌切除率可很高,遗憾的是<2cm 胰腺癌难以检出。早期胰腺癌手术切除率为 90%～100%,5 年生存率可达 70%～100%,胰腺癌的早期发现是获得最佳治疗效果的关键。

手术探查适应证:①年龄<70 岁;②Ⅰ期或Ⅱ期的胰头癌;③无肝内及远处转移,无腹水者。

(1)根治术

①胰、十二指肠切除术:是胰头癌的首选根治性切除术式,简称 Whipple 术。切除范围包括:胰头、远端 1/2 胃,全段十二指肠、下段胆总管及 Treitz 韧带以下的 15cm 空肠并相应淋巴结清扫并行消化道重建。

②全胰腺切除术,全胰腺切除术后患者完全失去胰腺功能,因此全胰腺切除治疗胰腺癌还是一个有争议的问题。

③胰头癌扩大根治术:在 Whipple 或全胰切除的基础上,将已受癌肿侵犯的大血管一同切除,切除后再做血管吻合重建和消化道重建。

④胰体、尾部癌根治术:作胰体、胰尾切除及脾脏切除。

(2)姑息性手术:胆管减压引流术及胃-空肠吻合术等。

2.放射治疗

腺癌对放射线不敏感,多数报告认为放疗不能延长寿命,故无明显的治疗价值。常见的方法有内照射、术前和术后体外照射。外照射一般用直线加速器局部放疗,每周 5 次,每次 1.5～2Gy,总剂量为 40～60Gy。近年应用先进的三维立体定向放疗新技术,可最大限度地减少对肿瘤周围正常组织的照射量而大大提高肿瘤区的照射剂量,可提高放疗局部控制率和长期生存率。

3.化学治疗

由于胰腺癌细胞表达多药耐药基因,对大多数化疗药物产生耐药性,化疗对胰腺癌疗效不佳。临床经验认为单一用药效果差,疗效一般不超过15%。现多采用联合用药。

客观缓解率在15%以上的药物只有5-FU、吉西他滨、卡培他滨和泰素帝、草酸铂等。

(1)常用的化疗方案

①吉西他滨:吉西他滨$1000mg/m^2$,静脉滴注30分钟,每周1次连用7周,休息1周,为第一周期;从第2周期开始吉西他滨$1000mg/m^2$,静脉滴注30分钟,d1、d8、d15,休息1周,28天后重复治疗。

有效率13%~18%,中位生存期4.8个月。吉西他滨疗效较5-FU等为优,且毒性低,目前尚没有疗效超过吉西他滨的单药方案。吉西他滨被美国FDA批准为治疗晚期胰腺癌的药物,已经取代5-FU成为一线标准抗胰腺癌药物。

②5-FU:5-FU $200mg/(m^2 \cdot d)$ 0~20天,持续静脉泵注,均28天重复治疗。

③卡培他滨:卡培他滨$1000mg/m^2$/次,口服,每日2次,d1~d14,21天重复治疗。

④5FU+CF 5-FU $425mg/m^2$,持续泵注,d1~5,28天后重复。

⑤吉西他滨+醛氢叶酸+5-FU(GEM+LV+5-FU):吉西他滨$1000mg/m^2$,静脉滴注30分钟,d1、8、15、22,LV $200mg/m^2$,静脉滴注2小时,d1、8、15、22,5-FU $750mg/m^2$,持续静脉滴注,d1、8、15、22,6周重复。有效率19.1%,OS 8个月,1年存活率38%。

⑥奥沙利铂+卡培他滨:奥沙利铂$130mg/m^2$,静脉滴注,d1,卡培他滨850~$1000mg/m^2$/次,Bid,d1~14,21天后重复治疗。

(2)介入性化疗(区域性动脉灌注化疗):可用动脉插管的方法,把化疗药物注射到供应肿瘤的血管,增加肿瘤局部药物浓度,多数资料表明,介入化疗比全身化疗疗效略好。

(3)腹腔化疗:腹腔化疗是把化疗药物直接注射到腹腔,起到局部化疗的效果。

4.止痛治疗

晚期胰腺癌出现顽固性疼痛者,可按世界卫生组织(WHO)推荐的"三阶梯止痛"法控制疼痛。对胰腺癌侵犯腹腔神经丛出现持续上腹部及腰背部疼痛,剧烈难忍者可行腹腔神经丛阻滞止痛,常用药物有6%石炭酸或无水乙醇。

5.其他治疗

胰腺癌有雌激素受体存在、有人试用三苯氧胺治疗胰腺癌,有一定的姑息治疗效果。

基因治疗,尚在探索中。

(张 麒)

第八章　骨科肿瘤

第一节　概述

原发性骨肿瘤可来源于软骨、骨、纤维化组织、血管组织、脊索组织等,良性骨肿瘤的发病率明显高于恶性骨肿瘤,良恶性之比约为 2.08：1。

骨良性肿瘤和肿瘤样病变中,骨软骨瘤最常见,其次为软骨瘤及骨巨细胞瘤。骨恶性肿瘤则以骨肉瘤为常见,主要发生于儿童和青少年。其他的肉瘤,包括软骨肉瘤、纤维肉瘤和恶性纤维组织细胞瘤主要见于成年人。

在骨的恶性病变中,骨转移癌为原发恶性骨肿瘤的 35～40 倍。70%～80% 的癌症最终会发生骨转移,发生率仅次于肺和肝脏,原发病灶 80% 以上来自乳腺癌、前列腺癌、肺癌、甲状腺癌和肾癌(表 8-1-1),但除脑肿瘤外,几乎所有的肿瘤都有可能发生骨转移。胃癌和结直肠癌不常出现骨转移,但由于其基数大,骨转移时常能够见到。

表 8-1-1　常见肿瘤骨转移的发生率和预后

来源	转移发生率(%)	中位生存期(月)	5 年生存率(%)
多发性骨髓瘤	95～100	20	10
乳腺癌	65～75	24	20
前列腺癌	65～75	40	15
肺癌	30～40	<6	<5
肾癌	20～25	6	10
甲状腺癌	60	48	40
恶性黑色素瘤	15～45	<6	<5

骨的良恶性肿瘤、转移癌甚或非肿瘤性疾病经常有相同或相近的影像学及临床表现,有时肿瘤分化不典型,病理亦不能明确诊断,临床医生需要对此抱以高度的警觉。

一、临床表现与诊断

(一)临床表现

骨肿瘤多表现为局部疼痛、肿胀(肿块)和活动受限,开始多较轻微,以夜间痛为主,呈间歇性,以后逐渐加重。亦有以病理性骨折为首发症状。患者年龄、肿瘤生长速度、肿瘤发生的部位、疼痛性质、既往史对骨肿瘤的诊断有重要帮助。良性肿块如果迅速增大或疼痛性质变化，应警惕恶变的可能。

（二）实验室检查

除常规检查项目外，需行血的酸性磷酸酶、碱性磷酸酶、乳酸脱氢酶、钙、磷及蛋白电泳检查。尤文肉瘤可有白细胞增多及血沉加快。血清乳酸脱氢酶活性增高，白细胞可高达$(10\sim30)\times10^9/L$，尤其是肿块内组织坏死、出血后。怀疑骨转移时，除 PSA、AFP、HCG、M-蛋白可以用来排除或证实相应的肿瘤之外，如果没有病史或病理资料，仅通过实验室检查确定肿瘤来源多有困难。

（三）X 线检查

对骨肿瘤诊断有重要价值，除胸片可证实或排除肺转移外，X 线检查可显示骨病灶侵犯范围、特征及变化。一般来说，恶性骨肿瘤有骨膜反应和软组织阴影，且边界多不规则，无明显轮廓，骨皮质破坏。X 线的敏感性较低但特异性较高，只有病灶直径$\geqslant1\sim2cm$，局部脱钙量达30%～50%时，X 线才能发现骨小梁的破坏性病变。

（四）CT 检查

与 X 线平片比较有其优势：可以评估软组织包块，鉴别钙化增多是由于肿瘤边缘修复还是肿瘤本身的钙化。但 CT 观察骨的整体变化不如 X 线，对空间的分辨率亦不足，且可出现假阳性结果。

（五）MRI 检查

诊断骨关节病的价值优于 CT，可在 CT 及 X 线未出现异常前即发现早期病变，且可进行多断面成像，有利于了解肿瘤全貌、侵犯范围及与邻近结构的关系。但 MRI 对骨皮质显示不佳，无法观察骨皮质的完整性及肿瘤对骨皮质的侵犯程度。

（六）核素扫描

包括以^{99}Tcm-亚甲基二膦酸盐（MDP）为基础的全身平面骨显像（骨扫描，ECT）、可使用各种核素的 SPECT 显像、以^{18}F-FDG 为基础的 PET、h-PET 或 PET-CT 显像。核素扫描能比X 线平片、CT 提前 3～6 个月做出诊断，但骨骼外伤、感染、关节炎、退行性变等良性疾病亦出现代谢增高，故而其假阳性率较 X 线及 CT 高。骨代谢不高的肿瘤，核素扫描可能出现假阴性。相反，^{18}F-FDG 核素显像较难估计高生理性摄取部位附近的骨（如颅骨）转移。单独^{18}F-FDG PET显像探测溶骨性病变灵敏度较高，对成骨性病变敏感性较差，有的甚至不摄取。对脊柱病灶，特别是椎骨受累部位的误诊率超过 10%。PET-CT 由于 CT 的帮助，可以提高骨病灶的检出率。核素扫描阳性病变，通常需要 X 线平片、CT 或 MRI 进一步确认，必要时选择浅表、对患者影响最小又能明确诊断的病灶行活检。核素扫描检查全身各脏器，可以明确有无其他部位的肿瘤或查找原发病灶。

骨肿瘤的切除范围常关系到功能保留，明确手术的安全边界十分重要。有研究认为，病灶的 X 线测量结果明显小于大体测量。其骨结构与软组织的显示范围均小于病理边界；MRI 测量结果与 X 线测量相近，但对软组织肿块的假包膜或菲薄的骨壳明显优于 X 线，与病理所见基本一致。对骨肉瘤邻近软组织水肿和骨髓水肿十分敏感，甚至比大体病理更为清晰；核素扫描所确定的影像学边界大于病理边界。

（七）骨活检

骨肿瘤明确诊断依赖于病理组织学检查，CT 或 MRI 引导下经皮骨穿刺活检尤其适合病灶性质不明、手术指征不强的患者，并可避免手术活检引起的创伤。穿刺活检的成功率与穿刺点的选择、选用器械、操作者技术水平和病理科医师对标本的处理能力等诸多因素有关，有经验的骨肿瘤中心活检准确率可达 90%。经皮骨穿刺活检几无并发症，但椎体的穿刺活检由于部位结构复杂，需要慎重。腰穿针穿刺骨活检适用于以溶骨性或破坏性为主的骨病变，成骨性病变如有骨膜及骨旁软组织受累，也可选用。

（八）病理学分类及 TNM 分期

骨肿瘤类型众多（表 8-1-2），形态多变，经常有各单位病理医师对同一块组织甚至同一切片有不同解释的情况，病理与 X 线片均典型的病例仅占骨肿瘤的 2/3。有时临床与影像学很典型，但穿刺标本中细胞间变程度不高，无法做出病理诊断，以成骨为主的肿瘤和低度恶性的肿瘤诊断尤其困难。在这些情况下，可能需要病理、影像学及临床医师共同会诊，方能最大限度地接近正确的诊断，单凭某一方的意见并不足以形成最终诊断。

表 8-1-2　WHO 骨肿瘤组织学分类（2002 版）

软骨肿瘤	尤文肉瘤/原始神经外胚瘤（PNET）
骨软骨瘤	尤文肉瘤
软骨瘤	造血系统肿瘤
内生软骨瘤	浆细胞骨髓瘤
骨膜软骨瘤	恶性淋巴瘤
多发性软骨瘤病	巨细胞瘤
软骨母细胞瘤	巨细胞瘤
软骨黏液样纤维瘤	恶性巨细胞瘤
软骨肉瘤	脊索肿瘤
中心型、原发型、继发型	脊索瘤
周围型	血管肿瘤
退分化型	血管瘤
间叶型	血管肉瘤
透明细胞型	平滑肌肿瘤
成骨性肿瘤	平滑肌瘤
骨样骨瘤	平滑肌肉瘤
骨母细胞瘤	成脂肪性肿瘤
骨肉瘤	脂肪瘤
经典型	脂肪肉瘤
成软骨细胞型	神经肿瘤
成纤维细胞型	神经鞘瘤

成骨细胞型	其他肿瘤
毛细血管扩张型	釉质瘤
小细胞型	累及骨的恶性转移瘤
低级别中央型	其他病变
继发型	动脉瘤样骨囊肿
骨旁型	单纯性骨囊肿
骨膜型	纤维结构不良
高级别表面型	骨性纤维结构不良
成纤维性肿瘤	朗格汉斯细胞组织细胞增生症
促结缔组织增生性纤维瘤	脂质肉芽肿病
纤维肉瘤	胸壁错构瘤
纤维组织细胞性肿瘤	关节病变
良性纤维组织细胞瘤	滑膜软骨瘤病
恶性纤维组织细胞瘤	

不少骨病变的临床过程显示为良性,但病理形态和细胞遗传学特征符合肿瘤的一般特征,这类疾病包括:单纯性骨囊肿、动脉瘤样骨囊肿、纤维结构不良、骨性纤维结构不良、朗格汉斯细胞组织细胞增生症等,即 WHO(2002 版)骨肿瘤分类中的其他病变,它们在骨肿瘤的鉴别诊断中很重要。

Enneking 等提出手术分期系统(SSS)是骨与软组织肿瘤的另一种分期方法,分期依据是分级(G)、局部浸润(T)和是否存在区域性或远处转移,包括良性肿瘤,为术前制订治疗方案和术后疗效评判提供了客观标准,目前在临床上广泛使用,可作为 AJCC 分期系统的补充。

SSS 分期中良性肿瘤用数字 1、2、3 表示,分别代表潜隐性、活跃性和侵袭性。恶性肿瘤用罗马数字Ⅰ、Ⅱ、Ⅲ表示,Ⅰ为低度恶性,Ⅱ为高度恶性,Ⅲ表示存在区域或远处转移。肿瘤侵袭范围以 A 和 B 表示,A 为间室内,B 为间室外。间室内是指肿瘤限制在包膜内,或破除包膜,但仍限制在解剖间室内,即限制在肿瘤扩展的自然屏障内。间室外指肿瘤穿透间室进入屏障外。自然屏障包括骨皮质、关节软骨、关节囊、腱鞘,主要筋膜间室、韧带的止点与附着点。

二、鉴别诊断

年龄、部位、病灶形态及数目、病史等有可能提供鉴别诊断的线索。

1.根据发病年龄

某些肿瘤好发于特定年龄组,如骨巨细胞瘤多数发生于骺板愈合之后,20 岁之前很少发生。单纯性骨囊肿在骨成熟前,几乎只发生于长骨。动脉瘤样骨囊肿多见于 20 岁之前,朗格汉斯细胞组织细胞增生症多见于 10 岁前,原发性骨肉瘤好发于青少年,骨髓瘤及转移癌一般发生于 40~50 岁以后。有指南建议,<40 岁者首先考虑骨原发病变,≥40 岁者首先排除转移癌,男性要首先排除前列腺癌,女性要排除乳腺癌。

2.根据发生部位

骨巨细胞瘤好发于长骨关节紧靠关节面,软骨母细胞瘤好发于长骨成熟前骨骺,骨肉瘤好发于长骨干骺端,尤文肉瘤好发于骨干,骨髓瘤多发生于红髓部位之中轴骨,单纯性骨囊肿位于长骨中心位置,动脉瘤样骨囊肿、软骨黏液瘤、非骨化性纤维瘤、巨细胞瘤多偏心生长。

3.根据病灶数目

骨肿瘤一般为单发,多发者良性多见于骨软骨瘤、内生软骨瘤、纤维异常增生症、朗格汉斯组织细胞增生症及血管瘤病等。恶性多见于骨髓瘤、转移癌及淋巴瘤。

4.根据病灶边缘

生长慢的良性肿瘤边缘锐利,常有薄的硬化边,如骨囊肿、非骨化性纤维瘤等,如果边缘为渐宽的逐渐过渡到正常骨的硬化带,应考虑骨的炎性改变。生长稍快的良性肿瘤边缘清楚但无硬化带,如巨细胞瘤、动脉瘤样骨囊肿。恶性骨肿瘤边缘多不清楚,呈虫蚀状或渗透状。

5.根据 X 线表现

X 线为成骨的肿瘤,良性可表现为有规则性和结构性的骨小梁,恶性可表现为无结构的绒毛、棉团和云絮状高密度影。软骨来源可出现软骨钙化,表现为爆米花状、点状、弧状或小环状钙化。骨囊肿 X 线表现为无结构的透亮区。一般良性骨肿瘤无骨膜反应,或骨膜反应呈连续性且较光整,如骨样骨瘤、软骨母细胞瘤,非肿瘤性病变如骨髓炎、朗格汉斯细胞组织细胞增生症等。恶性骨肿瘤的骨膜反应多呈多层状、放射状或三角状骨膜反应。

在骨肿瘤的鉴别诊断中,特别要注意排除骨结核和转移癌:

(1)骨结核基本发生于中轴骨,多累及关节,骨转移癌可发生于任一部位。核素扫描时骨结核放射性摄取增浓程度较低且分布均匀,骨的原发或继发肿瘤则相反。

(2)骨转移癌可发生于任何年龄,以中老年多见,男女比例约为 3:1。部位多在脊柱、骨盆和长骨干骺端,病灶可为单发或多发,以后者多见。骨转移癌可无不适仅在检查中被发现,文献报道 22.6%~30.0%的病例缺少恶性肿瘤病史。如有症状多表现为疼痛、病理性骨折、脊柱不稳、脊髓或神经根压迫、骨髓抑制。高钙血症在我国的发生率远低于欧美。负重时和休息时均存在的持续性疼痛是肿瘤生长活跃的标志,并不代表骨的连续性破坏。负重时加重而休息时缓解的疼痛是病变威胁到骨的完整性、导致承重能力有所降低的标志。

肿瘤骨转移是十分常见的现象,由于 ECT、CT、MRI、PET-CT 的广泛应用,诊断并不十分困难。但在特殊的情况下,可能有骨病灶和其他部位占位病灶同时出现,或仅有骨的单发或多发病灶,但疾病的良恶性较长时间内难以确定;也可能是骨病灶的性质大致明确,其他部位无病灶可寻,或原发肿瘤已消失多年。这时的诊断需要慎重。经常需要与原发骨肿瘤鉴别的骨转移情况有:

(1)无肿瘤病史而怀疑骨转移癌,须行术前活检,如确诊为转移癌,应在病理结果指导下寻找原发肿瘤。

(2)有近期恶性肿瘤病史,全身多处骨质破坏,基本可考虑为转移癌。但要警惕二发癌或骨病灶并非肿瘤的可能性。

（3）有近期恶性肿瘤病史，仅有单发骨病灶，最好能够活检以明确病理诊断。

（4）有远期肿瘤病史，骨病灶的定性更要慎重。有文献报道，在长期存活的恶性肿瘤患者中，约 15％的新发骨病灶可能是其他新发肿瘤或非肿瘤病变。

三、外科治疗

（一）肿瘤切除边缘的评估与界定

随着综合治疗技术的进步，对肢体恶性骨肿瘤采取瘤体切除和肢体重建的保肢治疗是目前的趋势。对于骨与软组织肿瘤，需要考虑肿瘤的生长方式、侵袭性、累及范围、对运动系统功能的影响程度等多方面内容。对于四肢恶性肿瘤的治疗，医师需要兼顾权衡彻底切除肿瘤与重建因为切除肿瘤而造成的运动系统功能损害。由于多数恶性肿瘤侵袭性较强，就诊时已普遍累及邻近组织，必须行广泛或根治性切除。如果对周围组织的切除范围超过必要限度，将对保留肢体及重建功能带来困难；如果不顾肿瘤的病理类型及其侵犯周边组织的程度，为了勉强保留肢体而缩小切除范围，又将大大增加局部复发的机会。一般骨科医师最常犯的错误是过分地重视肢体功能的保留及重建，而忽略了肿瘤本身的有效治疗，即以牺牲肿瘤治疗的外科边界为代价，保留维持良好功能所需的组织解剖结构。必须清醒地认识到，骨与软组织恶性肿瘤，尤其是位于四肢的病变，治疗是否彻底有效是影响肢体及患者能否长期生存的决定性因素，运动系统功能的优劣只是影响患者的生存质量。恶性骨与软组织肿瘤局部复发的后果不仅影响患者的肢体功能、增加再截肢的风险，而且显著增加患者的肺转移率和病死率，在加重患者的痛苦和医疗费用负担的同时，进一步缩短患者的生存期。因此，对肿瘤进行临床分期，并基于这种分期所定义的合理切除范围，确定相应的安全切除边界具有非常重要的临床意义。Enneking 于 1980 年最早提出切除边界评估的概念，并建立了肿瘤外科分期系统，对肿瘤的临床分期方法及各期切除方式进行了规范，以期在获得较为可靠的局部无瘤安全性的同时，尽可能保留周围组织，为功能重建创造良好条件。只有科学地制定严密的术前计划，术中细致评估肿瘤并严格执行计划，术后进行认真的标本评估以验证是否达到了治疗所需的外科边界，才能不断积累经验，提高疗效。骨肿瘤专业医师必须面对的巨大挑战是：在获得全面完整的临床及影像学检查资料后，在充分了解肿瘤的生物学特性及发生部位的解剖特点的基础上，如何根据肿瘤的分化程度及肿瘤的部位、是否有远处转移等情况，正确评估骨与软组织肿瘤患者的病情，确立其外科分期；在严格遵循普遍原则的同时，如何灵活掌握应用外科分期系统，优化患者的治疗方案。

切除缘可以分成以下 4 类。

1.治愈性广泛切除缘

术中切除组织的边界距离肿瘤反应区 5cm 以上，属于根治性外科边界。这种手术切除范围很大，包括反应区和较多的正常组织，因此术后除了残余的跳跃灶或淋巴结转移引起的复发，局部复发率很低，能够确保初次手术的高度恶性肿瘤基本无局部复发。

2.广泛切除缘

此种外科边界与治愈性边界相比是不充分的，但它仍然位于反应区外，且广泛边界进一步还可分为充分广泛边界和不充分广泛边界。充分广泛边界是在反应区外 2cm 以上的外科边界，不足 2cm 为不充分广泛边界。当达到广泛边界时，复发率低，但不能与根治性外科边界相比。实际上，充分的广泛边界结果与治愈性边界预后一样好，这可能是由于放疗或化疗有效的结果。

3.边缘性切除缘

此种外科边界通过反应区。具有厚包膜的肉瘤易从周围组织中剥离出来，此种外科边界被作为边缘性边界。而在与肿瘤紧密粘连的包膜样组织内进行剥离时，外科边界为囊内边界。除特殊情况外，肉瘤边缘性切除的局部复发率很高。如无辅助治疗，此种手术的局部复发率达 80%。如果结合放疗，预计 80% 可得到局部控制。

4.肿瘤内切除缘

切除边界经过肿瘤实质，局部复发几乎不可避免。如果联合有效的放疗，可以降低局部复发率。

显然，肿瘤切除范围越大，彻底切除的可能性就越大。但是切除范围超出必要限度的话，不仅增加手术创伤和手术难度，而且增加患者术后的功能损失和重建的难度，所以对于每个具体的骨与软组织肿瘤，到底切除多大的范围才是恰到好处，才能在肿瘤切除干净的同时又最大限度保留患者功能，一直是困扰临床医师的难题。理论上说，可以在术前根据体格检查、影像学资料、病理检查等资料来设计手术切除的范围。但是，同样的骨肿瘤在与周围组织的不同接触面上相邻的是不同的筋膜、脂肪、肌肉等组织，而肿瘤在这些组织中生长的危险因素是不同的，因而切除的范围也应有所区别。不同类型的肿瘤其生物学行为也不同，切除缘的标准也应有所不同，高度恶性肿瘤和低度恶性肿瘤所应该达到的治愈性切除缘肯定也会不一样。大多数情况下只能通过手术后研究切除下来的标本才知道实际达到的外科边界，因此，如果能在术前精确设计好切除缘将具有更大的价值。

要成功地实现保肢手术，获得精确的定制假体，保证手术效果与术后肢体功能的恢复，术前必须对肿瘤的侵袭范围进行精确的判断，确定分期，制订手术方案并为关节假体的定制提供必要的参数，这对于保证肿瘤切除边界的广泛性，减少术后复发，避免术中因发现意外的肿瘤侵袭而改变手术方案从而导致假体的不匹配至关重要。手术前的影像学评估具有重要意义。近年来不断发展应用的磁共振成像技术，具有很高的敏感性和多平面成像能力，对于肿瘤切除缘的设定与评估具有非常重要的参考价值。磁共振的 T_1WI 影像能很好地显示解剖结构，能早期显示肿瘤对周边组织和骨髓的侵犯，有助于正确评估肿瘤侵袭范围；T_2WI 能显示含水量较高的肿瘤组织和关节腔积液，脂肪抑制技术有助于肿瘤性质的鉴别。骨肉瘤 MRI 信号与其成分有关，瘤骨较多时信号较低，因瘤骨所占比例多变，肿瘤内的坏死、囊变和出血等继发性改变也常使信号混杂，故肿瘤内部信号多种多样，缺乏特征。总体而言，病灶在 T_1WI 多呈略低信号，与高信号髓腔差别显著，T_2WI 表现多样，成骨性肿瘤以低信号较多，溶骨性肿瘤以高信号较多；软组织肿块的境界清楚，但信号缺乏特征。MRI 虽可辨识骨膜反应和放射性骨针，因信号不显著，对诊断帮助不大。肿瘤侵及骺板和骨骺：在骺板已愈合者表现为肿瘤直接侵入骨骺并累及骨性关节面，骨骺内出现异常信号影；骺板未闭合者表现为肿瘤沿骺板横向浸润，很少直接穿破骺板。肿瘤周围的水肿在常规成像中与肿瘤组织有时难以区别，通过增强扫描可见肿瘤边缘强化多较中心明显，而瘤周水肿一般不强化，可以使肿瘤边界更清楚。与此同时，MRI还能很好地显示肿瘤与肌肉、血管、神经、相邻关节的关系，并能发现跳跃病灶。MRI对骨与软组织肿瘤的诊断价值不及X线检查和CT，但是在显示肿瘤内出血、坏死及侵犯周围组织的范围等方面效果明显优于CT及X线平片。作为一种快速发展的成像技术，MRI检查结果对于骨与软组织肿瘤的重要意义在于肿瘤侵袭范围的判断，有助于术前切除范围计划制定。文献表明，MRI下确定的肿瘤侵袭范围与病理检查确定的肿瘤实际侵袭范围最接近，而CT和X线平片所确定的范围均与实际范围有较大差异。以骨肉瘤为例，成骨型骨肉瘤X线平片及CT表现主要为瘤骨形成，可见象牙质样瘤骨、棉絮状瘤骨、针状瘤骨，形态不规则。MRI上瘤骨无论在T_1加权像（T_1WI）还是T_2加权像（T_1WI）均表现为低信号，X线平片及CT显示的骨膜反应在MRI上表现为皮质增厚。溶骨型骨肉瘤15例，X线检查及CT主要以骨质破坏为主，边界不规则，界限不清晰。MRI在T_1WI呈不均匀低信号或混杂信号，T_2WI呈不均匀高信号，边缘清楚，形态不规则，在高信号中间混杂有低信号影，与X线平片和病理检查对比为肿瘤骨和骨膜反应区。混合型X线平片及CT上兼有骨质破坏及瘤骨征象，MRI在T_1WI呈低信号，T_2WI呈稍高信号，信号不均匀。皮质旁骨肉瘤X线检查及CT表现为骨干旁边象牙质样骨块影，基底部与骨皮质相连，边界清晰，与周围软组织有非常清晰的境界；MRI表现为环绕骨干生长的低信号肿块。有学者利用磁共振影像上围绕肿瘤周围的连续或断续的低信号线（LSL）来判断规划手术切除范围。如果在T_1加权像和T_2加权像上均表现为没有变化的信号明显的一条LSL，称为强LSL，说明在恶性肿瘤与周围组织之间存在防止肿瘤细胞穿透的屏障，在这条线的外面切除即可以达到安全的广泛切除边界，不需要严格执行5cm以外的标准。如果仅存在弱LSL或者根本看不出低信号带，说明恶性肿瘤细胞很有可能已经穿透周围组织，如果靠近低信号线切除的话，其结果可能是肿瘤内切除，因此必须严格按照治愈性切除的原则施行广泛切除，有可能需要连同周围重要神经、血管一并切除，必要时移植重建。

手术之前即使术者应用解剖影像学如CT、MRI和功能影像学如ECT、PET-CT等确定了肿瘤范围，利用三维重建、血管造影等了解了肿瘤所在部位的解剖特点，依然是术者依据自己的临床经验建立肿瘤的三维构想，但是对于解剖部位复杂或者形状不规则的肿瘤，依然难以通过目测确定肿瘤的精确切除范围，若切除范围过小，截骨端易残留肿瘤，计划中的边缘切除或广泛切除被动地转变为肿瘤内切除，导致复发率提高。相反，如果试图避免肿瘤切除边界不足，盲目扩大肿瘤切除范围，切除过多的正常骨结构将会给骨缺损重建带来困难，导致术后肢体运动功能损失。不规范的骨肿瘤外科治疗会造成肢体的残疾，甚至丧失治疗肿瘤的机会，危及生命。应用计算机导航技术有可能术中实时引导手术人员进行恰当的肿瘤切除及骨缺损重建，为保留肢体功能创造条件。计算机导航技术最大的优势体现在术前设计，术中实施计划，肿瘤切除后边界确认及骨结构重建。骨肿瘤计算机导航技术需要手术小组的密切参与。将患者的CT和MRI影像导入工作站后，通过CT图像确定骨组织的侵袭范围，依据MRI确定髓内或软组织侵袭范围，将CT和MRI图像融合，在CT图像中标记、勾画出肿瘤边界。术者依据骨骼肌肉系统肿瘤外科分期（Enneking分期），设计肿瘤切除范围并标记，供术中导航指引。如有特殊假体设计，也在术前依据CT数据定制肿瘤模型，在导航引导下截除肿瘤，依残留的骨结构设计假体，提高假体匹配程度，进而提高术后功能恢复水平。术中系统可以实时精确地显示解剖位置,使手术小组能够实时观察 CT 显示的肿瘤三维图像。按照术前标记操作,使术前设计的理想切除范围具有可操作性和可视性,同时还能指导、验证术者术前的手术计划和术中的操作结果。肿瘤切除后,可以从解剖角度验证肿瘤外科边界是否恰当,并有记载,而非术者主观判断。由于骨盆的三维解剖关系复杂,手术操作困难,在有限的视野中存在视觉偏差,肿瘤切除后的复发率高于肢体肿瘤,如过多切除正常骨结构,对骨缺损重建将造成困难。利用计算机导航技术可以精确定位,能够精确地切除肿瘤,尤其是在髋臼周围(Ⅱ区)和侵及骶髂关节部位(Ⅳ区),能够目标明确地完成术前设计的外科边界,避免盲目性,尽可能地保留髋臼等负重的正常骨质,为重建打下基础,从而极大地保留患者的肢体功能。传统的四肢肿瘤刮除手术外科边界的确定主要靠术前的影像学评估,术中则主要依据肉眼或电透来判断,计算机导航技术能够将术前的影像学应用到术中,实时指导术者确认刮除边界是否已超越肿瘤边界,从而达到科学地扩大刮除的要求,避免盲目扩大或刮除不足。对于一些仅需去除病灶的良性肿瘤,如骨样骨瘤、骨软骨瘤等,若位于骨干等解剖相对简单的部位,传统手术即可以定位并切除,而若位于股骨近端后侧等解剖结构复杂的区域,传统的手术由于定位困难,常常会造成术中较大的创伤。计算机导航技术能精确定位肿瘤位置,并能指导术者在术中定位,减少手术创伤,尽可能保留正常解剖结构,从而达到手术部位重要结构的微创化。保留关节的肿瘤切除,因切除区域可操作范围极其有限,假体匹配要求较高,术前采用肿瘤骨制作模型,计算机导航引导截除瘤骨模型,依此加工假体,术中安装定制假体。由于肿瘤切除后缺乏标志性结构,从而使人工假体安装时精确定位变得困难,只能靠术者的经验来确定髓内定位棒的力线和与髓腔的关系,往往会出现髓内定位棒力线与自然力线不吻合的情况,从而增加假体远期失败的概率。计算机导航技术则能提供精确的定位手段,并能够验证术者的判断,克服假体安放过程中的不吻合问题。计算机导航技术能够融合 CT、MRI、PET-CT 等的图像,将传统的静态图像与功能影像进行融合,能够很好的进一步确认肿瘤的边界,CT、MRI 的融合可以利用 MRI 显示肿瘤软组织范围及髓腔的优势弥补 CT 对肿瘤软组织侵及范围判断不足的缺点,协助制订手术计划,再利用术中导航验证,做到完整的肿瘤切除。总之,计算机导航技术是肿瘤手术今后一个很好的发展方向。但是应该清醒地认识到,导航只是精细完成手术的辅助工具,骨肿瘤外科专家的经验仍然是手术治疗成败的关键。除了详细分析判读和制订术前计划外,手术当中术者也要从多种途径判断计算机虚拟重建的影像是否与病变骨相吻合,避免过度依赖计算机导航系统得到错误的结果。

(二)肿瘤的切除与重建

1.良性肿瘤

四肢良性肿瘤早期一般没有明显的自觉症状,往往是在发现软组织肿块之后来就诊,或者是参加剧烈的体育运动或者意外受伤导致肢体出现疼痛、活动受限后前来就诊时拍摄 X 线平片偶然发现骨肿瘤病变。对于良性肿瘤,通过分析其临床病史,影像学特特点,穿刺活检的病理诊断,根据骨与软组织肿瘤的外科分期,对肿瘤的性质、生长速度、侵袭性等全面评估后,选择合适的手术方法,目的在于既达到临床治愈,减少复发的治疗目标,又尽量控制肿瘤周围正常组织的切除范围,减少重建困难和功能损失。

软组织肿瘤的手术切除范围可以分为以下几种。

(1)囊内切除:在肿瘤的包膜之内将肿瘤小块切除,部分病变有可能残留。

(2)边缘切除:在肿瘤包膜之外将肿瘤整块切除,容易留下假包膜外或者反应区内的卫星病灶。

(3)广泛切除:将肿瘤连同周围的少量健康组织整块切除,由于不在自然屏障之外,理论上仍有可能残留肿瘤细胞。

(4)彻底切除:将肿瘤以及间区的周围组织在间区之外整块切除,一般不会遗留肿瘤细胞。

对于1期的良性肿瘤,可行囊内切除,但应尽量行边缘切除,以减少复发。对于活跃的2期良性肿瘤,可行边缘切除,不需要广泛切除。对于存在侵袭性的3期良性肿瘤,由于肿瘤贯穿包膜,因此需要广泛切除,如果仅行边缘切除很容易复发。

大多数良性骨肿瘤可以通过刮除手术获得满意的治疗效果。与切除术相比,刮除术局部复发率较高,但常能保留较好的功能。虽然手术技术上并不复杂,但医师应严格遵守一些手术原则,以免增加局部复发率,特别是对那些侵袭性较强的良性肿瘤。病灶刮除术第一步是在病灶表面骨皮质上开一个较大的骨窗,窗口边缘应该圆滑,这样可以减少继发性骨折的危险。窗口应该尽可能大于病变的范围,以便观察肿瘤的全貌。如果所开骨窗比病灶小,手术中难免会在相邻骨面下遗留部分病灶组织。完成开窗后再用大刮匙刮除肿瘤,然后用电动磨钻将所留空腔周壁打磨加深1~2mm(骨肿瘤的病灶刮除术必须使用电动磨钻打磨),去除周围的反应性骨组织。最后大量冲洗以清除碎屑及肿瘤细胞。这就是"简单"的病灶刮除术最基本的要求。"扩大"的病灶刮除术要进一步使用一些辅助治疗措施,如液氮、苯酚(石炭酸)、骨水泥或电刀热灼来广泛清除有可能残留的肿瘤细胞。许多学者报道这些手段能明显降低侵袭性肿瘤,比如骨巨细胞瘤的复发率,采用"扩大"的病灶刮除术治疗后其复发率目前可以降低到10%。因为单纯刮除术属于病灶内切除,存在肿瘤组织残留的可能性,侵袭性肿瘤更有可能复发。虽然无随机临床试验证明,但在常规应用这些方法之前,以往文献报道的复发率为50%~60%,与历史经验相对照,现在显然已有巨大的进步。

刮除术后遗留的空腔可使用自体骨移植、异体骨移植、人工骨或者骨水泥充填。自体骨移植愈合最快、最可靠,但供骨区会出现一些并发症,填充较大空腔时可能数量不足。异体骨松质植骨虽然比自体骨稍逊,但也能比较可靠地获得骨愈合,它也能满足较大用量的需要,而且不会产生供骨区的并发症。尽管理论上有传播疾病的危险,但未见因使用冻干异体骨松质而出现肝炎或感染HIV病毒的报道。人工骨相对价廉,使用方便,立等可取,用于填充骨肿瘤术后较大骨缺损的报道尚不多见。骨水泥也能用于空腔的填充。它除了对肿瘤本身有辅助治疗作用以外,还能提供即刻稳定性,方便术后的康复训练,也降低了病理性骨折的危险。骨水泥的另一好处是利于发现肿瘤的局部复发。采用植骨或骨替代品填充后,很难辨识肿瘤的局部复发,但使用骨水泥填充则易于发现,表现为骨水泥周边膨胀性的透光带。总之,如果刮除手术后骨组织的强度降低明显,有继发骨折的危险时,应该同时行自体骨、人工骨或者异体骨移植,必要时同时应用内固定给予加强支撑。

2.恶性肿瘤

恶性肿瘤的治疗方案主要依据肿瘤的分期。如果常规检查没有发现局部或者远处转移灶,综合处理方案首先应该着重于肿瘤的局部治疗上,如果预计手术能够将肿瘤全部切除,局部不会残留肿瘤细胞,治疗方案的设计应该以治愈肿瘤为目标。虽然生物化学、基因、免疫等新兴治疗方法不断涌现,在恶性肿瘤的治疗过程中也发挥了一定的作用,但是手术仍然是治疗恶性肿瘤的最有效手段。肿瘤侵犯正常组织的范围,肿瘤的侵袭性,肿瘤复发导致的后果,辅助治疗的效果及其代价和并发症,何时进行手术及何时进行辅助治疗等,都在综合治疗方案的考虑之列。尽管首次治疗时,患者肿瘤周围的解剖结构清晰完整,躯体的防御机制没有受损,是控制肿瘤的最好机会,但是临床医师设计的最佳方案可能需要患者改变特定的生活方式,或者承受沉重的经济负担。有时候不得不在满足患者的要求和追求最佳治疗结果之间做出取舍,尊重患者的选择。在恰当有效的活检明确恶性肿瘤的诊断后,临床医师在手术之前应该全面评估患者的预后,制定详尽的治疗方案和周密的手术计划,并与患者及其家属仔细、全面商量并共同讨论利弊,由患者及其家属根据生活状况和自身意愿权衡选择确定最终的综合治疗方案。如果术前评估预计患者难以承受手术的打击,应该尽量避免手术。或者仅行减瘤术,术后结合其他非手术治疗手段减少或消灭残存的肿瘤组织。这类患者最终难免预后不良,但是经过治疗至少可以改善患者的生活质量和生存时间,减少痛苦。

(1)切除边缘:只有切除原发肿瘤及其周围所有的肿瘤细胞才有可能治愈肿瘤。只有术后手术野内不残留任何具有分裂潜能的肿瘤细胞才是真正成功的手术。要取得手术的成功,术中必须仔细分离正常的组织和肿瘤污染组织,以达到将肿瘤细胞彻底切除的目的。如果同时要施行自体组织移植术,例如游离植皮或皮瓣移植,必须使用完全无肿瘤沾染的另外的手术器械,以免肿瘤细胞自身种植到供区。术前要调整好患者的全身状态,避免感染因素。如果手术时间较长,术中要重复使用抗生素。异体骨或假体使用之前应避免暴露太久,以防止细菌污染。尽量使用含抗生素的骨水泥固定。关闭切口之前使用含抗生素的冲洗液或碘伏溶液反复冲洗创面。

对于分期为ⅠA期的恶性软组织肿瘤,广泛切除复发率低,边缘切除难免复发,包膜内切除不可取,即使附加放疗、化疗还是不如边缘切除效果好。对于ⅠB期的恶性软组织肿瘤,有条件者可行病灶的广泛切除,为降低局部复发率,可以选择截肢术。ⅡA期肿瘤应该行彻底切除,如果条件只允许行广泛切除则应后续有效的放疗化疗等,否则很快复发。对于ⅡB期的肿瘤,即使行彻底切除也难免复发,如果对放疗、化疗不敏感,应该行超关节离断术。

没有远处转移的原发性四肢恶性骨肿瘤的手术,只能在切除肿瘤和保留功能之间寻找最佳平衡点。高位截肢肯定是最彻底的切除肿瘤的方法,虽然治愈率与保肢术在统计学上没有显著性差异,局部复发率和并发症率也比保肢术低,但是术后严重影响患肢外观和功能,患者往往难以接受。只要有可能,患者一般更愿意接受保肢手术,对假肢功能缺乏了解也是一个重要因素,随着材料学、电子技术和软件科学的不断发展,假肢的质量和性能不断完善,使得高位截肢的患者也可以通过假肢获得比较好的功能,甚至能进行体育运动。因此,对于某些不能保肢或不愿保肢的患者,截肢手术仍然不失为可以接受的较好的手术方式。

(2)保肢治疗:由于化疗药物的改善尤其是新辅助化疗方法的开展,保肢治疗不仅成为可能而且成功率不断提高。对于四肢高度恶性骨肿瘤,术前化疗,术中切除肿瘤累及区域及其远端2cm以上的安全区,术后辅以化疗,成为常规的治疗方式。文献回顾表明,保肢治疗是安全的,选择保肢治疗的患者其局部复发率和生存期与选择截肢治疗者没有显著性差异。保肢方案已经成为外科治疗的主要发展方向。国际保肢学会于1981年成立并召开了第一次会议,统一了肿瘤的分期系统、手术方法和治疗结果的评定标准,促进了保肢技术在全世界的推广和应用。

保肢治疗可以分为3个阶段,每一个步骤都会影响患者的疗效和生存率。首先是肿瘤切除必须保留重要的结构,其次必须实现稳定无痛骨结构的重建,再者需要恢复周围软组织和重建骨骼功能。Enneking分期为Ⅰ期和ⅡA期的四肢骨肿瘤容易切除,周围大部分的软组织可以保留,只需要重建恢复骨骼的稳定性,因而常规实行保肢。ⅡB期的肿瘤,由于侵犯多个间室,切除可能有困难。如果新辅助化疗能够有效缩小肿瘤,则有可能使最初认为无法切除的肿瘤转化为可以切除的肿瘤,肢体得以保存。Ⅲ期肿瘤如果不截肢只能行姑息性切除,与ⅡB期肿瘤一样,需要骨骼和软组织重建。术前即需制订缺损的重建方案,准备好特殊器械,落实相关科室台上会诊医师,包括整形、血管、泌尿、妇科以及显微外科医师在内的多科协作是取得手术成功的关键。单纯软组织肿瘤切除术后的重建比较简单,只需保留肢体的动力,重建功能和皮肤的覆盖。同时累及骨与软组织的肿瘤切除术后的重建包括不同材料的使用和方案设计,比单纯软组织肿瘤切除术后的重建更为复杂。

(3)骨缺损的重建:位于肋骨、锁骨、髂骨翼以及腓骨近端的肿瘤,切除术后对功能基本没有影响,不需要重建。影响功能的骨缺损需要重建,尤其是恶性肿瘤术后通常造成节段性骨缺损。理想的重建方法是能够同时重建骨的功能性、稳定性和持久性,不会折断或松动,不增加感染机会,不影响术后进一步的治疗。目前使用的重建方法都不能完全达到上述理想目标。临床常用的节段性骨缺损重建方法包括:自体骨、异体骨、可调式和组配式假体、异体骨复合假体等。

①自体骨:是最早应用的移植重建材料,包括如下内容。

a.带血管蒂或者不带血管蒂的游离大块自体骨移植:游离的带血管蒂自体骨移植优点是直接建立血供,抗感染能力强,移植骨能够继续生长及塑形,包含骨骺的移植骨还可以继续生长延长。骨愈合后远期关节功能比较满意,不需翻修。缺点是供区功能损失及部分并发症。

b.局部骨转移移植,通过邻近骨干的纵形截骨、滑动推移植骨:局部骨转移适用于骨缺损范围较小或者关节融合术者。将骨干纵形截开形成长条形骨块,推移至植骨区,供区缺损处填充碎骨粒或人工骨。优点是不需要血管吻合,供区功能损失不大。缺点是应用范围局限,术后早期并发症较高,应力性骨折等。

c.瘤段灭活再植:瘤段灭活再植是指肿瘤累及的骨段完整切除后,采用各种化学或物理方法灭活其中的肿瘤组织,然后原位回植并固定。优点是组织相容性良好,外形匹配,费用低。缺点是灭活过程可能会降低骨强度,没有血供,感染机会相对增加,灭活不完全者尚有肿瘤局部残留复发可能。

d.骨延长技术:撑开牵引骨延长技术可以用于长骨中段的大段缺损。优点是自体骨修复效果理想,以后不需要再次手术。缺点是只适合于低度恶性肿瘤或者已经完成化疗的患者。对于肿瘤切除术后需要进行化疗的高度恶性肿瘤患者不合适,容易增加感染机会。

②异体骨:也是重建骨缺损常用的材料。节段性异体骨移植后有潜在的与受体骨整合的

可能性。优点是异体骨已经商品化,可以根据需要预定部位和尺寸,可以保留修复肌腱韧带等软组织附着点,手术操作相对简单,尤其适合于长骨中段的骨缺损。如果异体骨能够与自体骨很好愈合,大段异体骨可以终身提供生物支撑功能,不需翻修。缺点之一是有潜在的传播疾病和增加感染的危险,少数患者会出现异体骨的排异吸收。由于异体骨始终无法完全血管化,不愈合率高达30%,即使愈合后,也不能与正常骨骼一样更新修复,因而容易出现细微骨折。保留关节面的异体骨早期功能相当满意,但是远期关节进行性退变明显。严密对合骨端、合并使用自体骨移植、局部应用骨生长因子、坚强的内固定等手段可以促进异体骨与受体骨的愈合。

③可调式和组配式假体

a.组配式假体:可以替代近至髂骨翼远至胫骨远端的任何骨骼。现代的假体材料和生产工艺实际上可以生产出替代人体任何部位骨骼的组配式假体。这就使得临床医师在切除肿瘤和重建人体时有了更大的选择余地。优点是各种尺寸规格均可随时组合获得,不用担心来源不足或感染疾病。

b.可调式假体:更加适合生长发育中的骨骼未成熟的儿童和青少年,能够在儿童和青少年的生长阶段多次调节延长假体以适应健侧肢体长度。假体与受体骨之间的结合可以通过骨水泥、多孔表面、假体锁定钉等获得。

与一般假体一样,肿瘤型假体的仍然要面对塑料衬垫磨损、金属碎屑、假体松动下沉以及远期感染等问题,而且使用寿命更短,生存期较长的患者必须面对假体翻修的问题。好在只有部分假体组件磨损、断裂的情况下只需更换损坏的部件,不必全部翻修。

④异体骨复合假体:是指肿瘤型假体与异体骨配套移植。目的是获得假体的良好抗磨性能和异体骨良好的软组织附着能力。假体通过长柄穿过异体骨置入受体骨中。它的好处是可以提供生物学重建,同时具有骨水泥假体的即刻稳定性。该方法比较适合于肩关节重建,以便更好地修复肩袖的功能,也可用于胫骨近端提供更好的软组织覆盖。

四、化疗

恶性骨肿瘤的临床疗效在近30年来取得的长足进步在很大程度上应归功于化学治疗的逐渐完善。原发性骨肿瘤的现代化疗理念和实践是从20世纪70年代开始发展起来的,在认识到单一化疗药物的低反应性和高耐药性等不足后,Rosen等采用多药联合使用、周期性规则用药的辅助化疗治疗骨肉瘤,大幅度提高了5年生存率;接着又在手术前引入化疗治疗手段,由此提出新辅助化疗的概念,并于20世纪80年代初完善了该理念,使恶性骨肿瘤的治疗效果上了一个台阶,不仅进一步提高了5年生存率,更使保肢手术的比例得到很大提高;随后又认识到剂量强度的问题,发展了一些新药,把一些原作为二线用药的药物(如异环磷酰胺)引入一线用药方案,并认识到不同给药途径的价值和意义,形成了目前以新辅助化疗为主体、强调多药联合使用、强调剂量强度和周期规则用药,静脉和动脉多途径结合的骨肿瘤现代化疗格局,主要用于治疗骨肉瘤、尤文肉瘤、造血系统肿瘤、恶性纤维组织细胞瘤、纤维肉瘤、原始神经外胚瘤、恶性巨细胞瘤等肿瘤。

恶性骨肿瘤化疗需遵循的一般原则是:应多药联合化疗,选用药物需涵盖细胞周期特异性和非特异性,以控制处于细胞各周期的瘤细胞,消灭局部和远处微小病灶,防止耐药细胞出现;新辅助化疗;用药剂量强度要足够;根据患者的具体情况制订最佳化疗方案;遵照既定的方案周期、规则用药;用药过程中及治疗结束后始终注意防治药物的毒性反应,监测肝、肾、心脏及骨髓造血功能,必要时监测血药浓度;对术前化疗组织反应欠佳者,术后化疗以加入新药为宜,不应草率更换取代尚有一定疗效的药物。用药途径以静脉为主,必要时可选择动脉灌注用药。

(一)辅助化疗

辅助化疗一般是指在手术控制局部肿瘤后,应用抗肿瘤药物来治疗可能转移至肺、骨骼、淋巴结和其他部位的微小病灶。从 20 世纪 70 年代早期开始采取辅助化疗对骨肉瘤和尤文肉瘤进行治疗,获得了很好疗效,显著提高了 5 年生存率。早期采用多柔比星和大剂量甲氨蝶呤联合用药不仅使转移性骨肉瘤的治疗取得了很大突破,同时也促进了骨肉瘤多种有效化疗方案的成功制订。联合化疗的原理是联合应用对肿瘤具有治疗作用的药物,使其作用相加或协同作用,不增加细胞毒性,克服抗药性产生。多药联合化疗在尤文肉瘤的治疗也获得了疗效上的突破。多药联合使用、规则周期用药等一些辅助化疗原则也在其后形成的新辅助化疗中得到了沿用。

(二)新辅助化疗

骨肿瘤新辅助化疗的概念是 20 世纪 70 年代末由 Rosen 等首先提出来的,是指术前即开始应用化疗,并根据肿瘤原发灶对化疗药物反应程度指导术后化疗方案的修正。新辅助化疗并不是一个简单的"术前化疗+手术+术后化疗"的治疗方案,而是通过术前化疗(通常是两个疗程),然后行肿瘤切除,根据肿瘤组织坏死程度,制订术后化疗方案:如果肿瘤坏死率>90%,术后则继续原化疗方案,而坏死率<90%者,应调整术后化疗方案。这是一个概念的更新,突出了化疗的作用,提高了化疗的地位,纠正了以往医生尤其是外科医生只注重手术,认为化疗只是一种辅助性治疗的错误观念。其积极意义在于:①可早期进行全身治疗,消灭潜在的微小转移灶;②通过评估术前化疗效果,指导术后化疗;③使肿瘤瘤体、肿瘤周围的反应带缩小,肿瘤新生血管减少,边界变清晰,提高保肢手术率;④允许有充分时间设计保肢方案,制作假体;⑤减少手术中肿瘤播散的机会;⑥早期识别高危病例组。目前新辅助化疗的概念得到广泛的认可,已成为骨肉瘤治疗的标准模式,它在提高患者长期生存率的同时,增加了保肢手术的可行性。新辅助化疗已取代辅助化疗,成为大部分恶性骨肿瘤不可或缺的治疗手段之一,其地位已不仅仅是"辅助"而已了。

骨肉瘤最初的术前化疗以大剂量甲氨蝶呤(HD-MTX)为基础,但单剂只在 15%~20%的患者产生良好的组织学反应。在化疗方案中增加了顺铂(CDP 或 DDP)和多柔比星(ADM)并加大了 HD-MTX 的剂量(由 $8g/m^2$ 增加至 $12g/m^2$)后,反应率大大增加,而联合使用 ADM、CDP、异环磷酰胺(IFO)和 HD-MTX 几种药物不同组合也获得了 60%~70%的反应率。新辅助化疗的应用,使 90%~95%的骨肉瘤患者可以获得保肢手术机会,5 年生存率达到60%~80%。尤文肉瘤的术前化疗作为常规应用已超过 20 年,同骨肉瘤一样,术前化疗效果可以通过病理组织学评估,以尽早识别高危病例。术前化疗也能使原发病灶得到更彻底的切除,提高保肢率。在使用 ADM、CTX、IFO、ACD、VCR 和 VP-16 等联合化疗,尤文肉瘤的 5 年生存率可超过 50%。

在 20 世纪 80 年代提出了剂量强度概念。剂量强度是指疗程中单位时间化疗药物剂量，它主要包括标准的药物剂量、恰当的给药途径和准确的化疗间隔三方面内容。剂量强度与治疗效果和预后呈明显正相关，不论是降低每次给药剂量，还是延长给药间隔时间，剂量强度均会降低。这个概念的提出使化疗时更注重足量与规则用药，为达该目的，现在可依靠粒细胞集落刺激因子（G-CSF）、自身骨髓移植（ABMT）和（或）末梢血液造血干细胞移植（PBSCT）等手段来支持大剂量化疗，并保障下次化疗的及时进行，保证疗程按计划完成。

（三）新辅助化疗疗效评估

患者接受新辅助化疗后，一般从下列几个方面对其疗效进行评价，其一是临床症状（包括全身和局部）是否改善，如：疼痛的缓解或消失，肿块的缩小，关节活动度的增加；其二是影像学表现，如：肿瘤软组织肿块缩小，软组织内成骨性改变，肿瘤边界变得清楚，有新骨形成，瘤段骨密度趋于正常，但是骨破坏范围不能作为可靠指标，可无明显缩小；其三是生化检测指标是否变化，如：碱性磷酸酶（ALP）的下降等；其四是术后肿瘤细胞组织病理学表现，主要是肿瘤细胞坏死率测定，是新辅助化疗疗效判断的金指标。

具体而言，对于术前化疗反应良好的表现为：病痛减轻或缓解，软组织肿块缩小变硬；对于成骨性肿瘤如骨肉瘤，血生化检查 ALP 下降；常规 X 线摄片和 CT 检查显示骨的破坏范围不再扩大或病灶缩小，肿瘤病灶由低密度转变成高密度或钙化/骨化增加，骨破坏病灶周围出现增高密度新生骨形成的包壳，软组织肿块缩小，由边缘模糊转变成边界清晰，有的边缘出现连续或不连续的骨包壳，甚至出现厚实、致密的环状包壳（环状骨化）或多层骨包壳，骨髓密度普遍增高，转变成致密的瘤骨，通过测量 CT 值可确定病灶内的液化坏死或出血灶，但是，X 线平片和 CT 均不能确定病灶内肿瘤组织的存活状况；常规 MRI T_2 加权影像显示肿瘤周边低信号强度成熟胶原组织构成的假膜形成，三维 MRI 可显示化疗前后肿瘤体积变化情况，明显缩小者提示反应良好，但是 SE 序列的 T_2 加权常不能确切区分肿瘤组织和坏死组织，也难以准确界定肿瘤的边界，病灶体积的改变也不是预测化疗反应的可靠指标，更有价值的是动态增强MRI 检查，可显示病灶内出现坏死、液化或出血（鉴别坏死和存活肿瘤组织），肿瘤边界清晰，周围反应带缩小或消失，正常的肌肉层次清楚（区分瘤体和病灶周围水肿，准确界定肿瘤边界），提示反应良好；动态增强 MRI 主要是通过分析时间-信号增强曲线（TIC）、首次强化斜率和参数成像等来鉴别存活肿瘤、水肿和坏死组织，并可通过参数成像判断肿瘤坏死率；血管造影需综合分析肿瘤染色、血管增生、动脉扩张和血管伸展 4 项放射学指标，反应好的表现为肿瘤血管减少，新生血管密度显著降低，肿瘤染色区域缩小，因大块组织坏死、液化或出血而出现大片无染色区；在骨肉瘤等肿瘤放射性核素骨扫描也有一定价值，尤其是 [201] Ti 显像观察化疗前后肿瘤形态大小变化情况，对比化疗前后病灶摄取 [201] Ti 的变化，降低明显者提示化疗反应佳；但是在采用放射性核素骨扫描评价化疗对转移癌患者的疗效时应注意排除"闪耀现象"的干扰。为此，临床上用来评价疗效的骨显像应推迟在治疗后 6 个月进行。

上述这些指标对化疗疗效的判断有一定的帮助，但只能作为参考指标。术前化疗疗效最重要、敏感且客观的评估标准是肿瘤对化疗药物的组织学反应，即测定肿瘤坏死率。坏死率的测定应由临床医生和病理医生共同完成。首先判断肿瘤的切除缘，然后确定取材部位，要全面取材，如果切除的肿瘤标本大，通常要取 20 块以上的组织块，应包括上下髓腔、残留皮质骨、邻近关节软骨、周围软组织、韧带附着处,特别是肿瘤坏死灶周围的组织,每个组织块至少制作两张病理切片,最后综合各张切片的病理诊断作出全面的判断。根据坏死率,化疗反应的组织学分级可分为 4 级。Ⅰ级:肿瘤坏死很少或几乎没有坏死,坏死率≤5%;Ⅱ级:化疗轻度有效,肿瘤部分坏死,部分区域尚存肿瘤活细胞,坏死率>60%,但≤90%;Ⅲ级:化疗有效,肿瘤绝大部分区域坏死,仅见散在存活的肿瘤细胞,坏死率>90%但≤99%;Ⅳ级:肿瘤细胞全部坏死,未见活的肿瘤细胞,坏死率 100%。目前,只将肿瘤组织学反应简单分为反应好和反应差两级,以肿瘤坏死率 90%为界:组织坏死率>90%者为反应好,不足 90%者为反应差,并以此作为指导术后化疗的依据。组织学反应好者术后沿用术前方案,反应差者则应更改化疗方案,增加新的药物或提高药物的剂量。

(四)常用化疗药物及方案

以对化疗反应性好的骨肉瘤和尤文肉瘤为例,目前用于骨肉瘤化疗的主要药物有多柔比星(ADM)、顺铂(CDP)、大剂量甲氨蝶呤(HD-MTX)、长春新碱(VCR)、足叶乙苷(VP-16)、博来霉素、环磷酰胺(CTX)、放线菌素 D(通常博来霉素、环磷酰胺和放线菌素 D-BCD 三药合用)和异环磷酰胺(ifosfamide,IFO)等,用于尤文肉瘤的主要药物为 CTX、ADM、放线菌素 D(ACD)、VCR 和 VP-16 为主的联合化疗。

HD-MTX、ADM 和 CDP 是骨肉瘤化疗的 3 种主要药物。MTX 最常用,疗效与剂量密切相关,大剂量优于中等剂量,应选择大剂量:$8\sim12g/m^2$。HD-MTX 也是迄今为止被认为是单药有效率最高的抗骨肉瘤药物,需用四氢叶酸解毒。ADM 是另一种对骨肉瘤有较好疗效的化疗药物,缺少 ADM 的化疗方案或在化疗过程中减少 ADM 的用量会影响骨肉瘤患者的生存率,但 ADM 对心脏有较大的毒性,一般每次 $60\sim80mg/mz$,总量不宜超过 $500mg/m^2$。CDP 每次用药 $100\sim120mg/m^2$,动脉内应用更显优越性,是动脉化疗的首选药物。目前有应用多柔比星的衍生物表柔比星和顺铂的衍生物卡铂或草酸铂等药物作为治疗用药的,前者可降低心脏毒性,后者能降低肾毒性和耳毒性。IFO 被认为是第 4 种抗骨肉瘤的关键药物,既往作为组织反应差的二线用药,但在 Rosen 的 T20 方案已作为一线用药,用量 $2g/m^2$,每天 1 次,连续 5 天。VCR 以及博来霉素、环磷酰胺和放线菌素 D 组成的 BCD 疗效很低,目前大多数骨肉瘤化疗方案已剔除了这些药物。为消除单药化疗使肿瘤细胞容易产生耐药性的缺点,现采取不同药物的联合化疗。

以骨肉瘤为例,国际上有代表性的化疗方案有 Rosen 的 T 系列方案,德奥联合小组的 COSS 系列方案,意大利 Rizzoli 研究所及 Jaffe 等的系列方案。Rosen 的 T4 方案是标准的术后化疗;T5 方案则采用术前加术后化疗,药物与 T4 相同;T7 方案则是最早的新辅助化疗,此后方案均为新辅助化疗;T10 方案术后用 ADM/CDP 来针对化疗反应差的情况;T12 方案的出发点是为了缩短术前化疗反应好者的疗程并改善反应差者的预后,经 5 年随访,T12 方案和 T10 方案疗效相同;T19 方案把 IFO 作为一线用药以改善术前化疗疗效;T_{20} 方案则在继续以 IFO 作为一线用药的基础上,摒弃了 BCD,代之以 ADM(与 HD-MTX 和 IFO 联用,可加或不加 CDP)。德奥联合小组 COSS 系列方案的 COSS-77 和 COSS-80 分别相当于上述 T4 和 T7 方案;COSS-82 方案研究则发现 BCD 疗效不理想,并表明术前的初始化疗至关重要;COSS-86 方案把 IFO 作为一线用药,与 CDP 联合并和 ADM+HD-MTX 交替使用,以强化高危患者的疗效。意大利 Rizzoli 研究所方案初始时采用静脉和动脉联合给药(术前动脉持续灌注 CDP,静脉用 HD-MTX),二期研究术前加用 ADM,反应差者术后加 IFO 和 VP-16;三期和四期研究则术前再加 IFO,形成 HD-MTX、CDP、ADM 和 IFO 四药联合应用,效果优于三药合用,并发现 CDP 动、静脉给药途径对化疗疗效影响不大,对 CDP 采取静脉途径给药。Jaffe 设计的 TIOS 方案研究了术前 MTX 和 CDP 动脉途径化疗的疗效,发现 CDP 在动脉途径化疗的优势,确立了 CDP 作为动脉化疗首选用药的地位。Bacci 的 N 系列方案在 N4、N5 方案也采用 HD-MTX、ADM、CDP 和 IFO 四药联用。

(五)化疗给药途径

传统的化疗给药方式是全身静脉化疗。研究表明肿瘤组织内的化疗药物只有达到一定的组织浓度时才能获得好的疗效。以 CDP 为例,当肿瘤内顺铂浓度 $>16\mu g/g$ 时,肿瘤组织坏死率为 $60\%\sim90\%$,而顺铂浓度 $<12\mu g/g$ 时,肿瘤组织坏死程度低于 40%;剂量越大,肿瘤组织坏死程度越高,疗效越好。但是,全身静脉用药时往往肿瘤局部药物浓度低,即使用药量已达极限,肿瘤局部药物浓度仍不能达到满意灭瘤,再加大剂量则机体不能耐受,可出现致命毒性反应。为减少全身毒性,提高肿瘤的化疗有效率,局部化疗是一种可行的办法,可将全身用药的最大限量用于病变局部,使局部药物浓度较全身静脉化疗显著提升,达到很高的肿瘤坏死率。目前,比较有代表性的化疗方案中,T 方案为静脉给药、Jaffe 方案为动脉给药、COSS 方案为双途径给药。

可供选择的局部化疗有动脉内灌注化疗、高温隔离灌注化疗、动脉介入化疗与栓塞和边续性血液滤过的血管介入区域性大剂量化疗(HICCH)等方法。

动脉内灌注化疗法适用于血供丰富的各种原发性和转移性恶性骨肿瘤,除了用于术前化疗外,还可用作术后的二次动脉灌注治疗以杀灭残存的肿瘤细胞,对不能手术或术后复发的患者,也可应用动脉灌注化疗有效缓解症状,减轻患者的痛苦、改善生存质量。可采用 Seldinger 技术动脉内插管,先进行骨肿瘤的供血动脉干造影,然后将导管头端尽可能超选择至供血动脉的最远端,以等量或小于静脉化疗剂量的药物行动脉内灌注化疗。灌注首选用药为 CDP,用量为 $120\sim200mg/m^2$,连续灌注 $48\sim72$ 小时。也可选用 ADM、MTX 及 5-FU(氟尿嘧啶),可单独或联合用药,联合用药时剂量应减低。

高温隔离灌注化疗(HILP)是借用体外循环技术,对患肢行隔离灌注化疗,使化疗药物主要作用于肿瘤局部而较少影响全身其他系统,并可结合高温对原发灶发挥最大灭活作用,提高化疗效果,减轻毒副作用,是将物理、化学及生物治疗结合在一起的新技术。目前首选的药物是铂制剂,如 CDP。因为该类药物有较广谱的抗肿瘤活性(尤其对骨肉瘤有明显疗效),与高温有协同作用(在 42℃ 时能达到最佳疗效),对灌注局部无严重不良反应,而对全身多脏器的毒性能借助隔离技术克服。在操作时,一般是在肢体复温到 39℃ 以上时,一次加入化疗药,以期达到最佳疗效。对于下肢肿瘤,CDP 最大可耐受剂量可达 $250mg/m^2$。

动脉介入治疗及栓塞可在手术前进行以减少术中出血,防止肿瘤播散,对不能手术者行姑息性动脉化疗栓塞,对于转移性骨肿瘤及原发灶缺乏相应有效的治疗方法者也可选用。近年来,该方法已成为骨肿瘤综合治疗的重要组成部分。应用介入治疗,不仅提高了化疗的疗效,而且可使肿瘤坏死缩小、形成假包膜、与正常组织明确分界,从而在避免损伤更多正常软组织的前提下,使肿块完整切除的可能性大大增加,提高保肢术成功率、减少局部复发。在动脉插管灌注化疗药物后,可采用无水乙醇与明胶海绵、弹簧钢圈联合应用的方法,先以无水乙醇栓塞肿瘤细小供血血管,以达到永久栓塞及不易产生侧支循环的目的,再以明胶海绵等栓塞稍粗血管,以防无水乙醇反流溢出引起误栓。

连续性血液滤过的血管介入区域性大剂量化疗(HICCH)是利用血液滤过技术,在一定时间范围内,通过动脉的介入导管,灌注大剂量的化疗药物,同时将回流的静脉血用血泵拉出,进行持续的血液滤过,在体外进行药物清除,使肿瘤细胞暴露于化疗药物的浓度及时间得到提高和延长,这样就能提高动脉灌注化疗药物局部治疗效果,同时减少了化疗药物对正常细胞的毒性作用,特别是对全身及骨髓的不良反应。与传统动脉内灌注化疗相比,HICCH 能明显降低正常细胞的毒性作用,进一步减轻大剂量化疗引起的毒副作用,同时可以使灌注的时间大大延长,使肿瘤细胞暴露于高浓度药物的时间明显延长,从而达到大剂量、低毒性的目的。

另外,有一些学者还提出了术中、术后应用局部化疗的方法以加强局部病灶的控制。如在病损部位的植骨填充物中添加化疗药物 MTX、CDP 等,在刮除后的瘤腔壁用化疗药物处理,或者在瘤腔内埋管术后注入化疗药物。这些方法虽有用于临床的报道,但其用药剂量、用药时间、适应证等还有待进一步研究。

虽然这些局部化疗在减轻全身毒性,提高局部病灶的化疗疗效方面有着很大的优势,但是在应用过程中应注意到动脉灌注化疗只提升了肿瘤局部的药物浓度,不能达到有效的全身血药浓度、杀灭全身微小转移灶,因此并不能提高患者的长期生存率(因临床研究动脉途径化疗并不能提高生存率,以双途径给药的 COSS 系列方案近期也取消了动脉途径给药),不能完全取代全身静脉化疗;同时,也要注意到动脉灌注化疗有可能因局部药物所致的肌肉皮肤炎症反应、肌肉水肿、肌肉坏死及骨坏死等并发症而影响保肢治疗的不利方面。另外,这些方法往往需要特殊操作和特殊仪器,所需用药量大大增加(特别是 HICCH),使化疗费用明显增加。因此,可以动静脉结合化疗以控制局部及全身转移肿瘤。

(六)化疗耐药问题

恶性骨肿瘤的生存率直接与肿瘤细胞对化疗的敏感度有关。例如,在骨肉瘤疗效的相关因素中,化疗敏感性是最重要的因素。为获得良好的疗效,需要进行系统、正规化的化疗。但是即使采用了正规化疗,少数患者仍化疗失败,其主要原因是多药耐药的产生。化疗耐药可分为原发耐药和继发耐药。原发耐药为在诊断时已经存在,继发耐药是在化疗应用过程中产生。耐药的机制主要包括:①减少药物进入细胞的输送;②增加药物的代谢;③靶酶的改变;④增加DNA 的修复;⑤多药耐药致癌基因——MDR 及其基因产物的过度表达。

为避免耐药的产生,寻找可预见的耐药性指标和研究参与耐药性的因素和机制至关重要。既往的研究发现骨肉瘤的多药耐药性(MDR)是化疗失败的主要原因,因为多药耐药基因MDR1 编码的糖蛋白(P-gp)的表达与化疗失败有显著相关性,P-gp 高表达时对化疗反应不佳。此外,原癌基因 erbB-4 的表达也与较差的化疗组织学反应和更低的无瘤生存率显著相关;骨肉瘤中 p53 基因突变和失活不仅影响骨肉瘤的发生、发展、预后,而且影响骨肉瘤化疗的效果,p53 蛋白阳性表达,提示有高的恶性发展趋势,死亡率高;p53 同其他指标(如 P-gp)联合检测骨肉瘤预后更准确,P-gp 与 p53 基因共同表达的骨肉瘤预后差。

一些药物或化合物如维拉帕米(异搏定)、免疫抑制剂、激素、肿瘤坏死因子(TNF)及咖啡因均有逆转多药耐药的效应,可能是通过与化疗药物竞争药物结合位点,使细胞内药物外排减少,细胞内化疗药物浓度增大,达到杀伤肿瘤细胞而起作用。为克服 MDR 基因,可用 Ribozyne 切割 MDR1 基因的 mRNA 来降低 P-gp 的表达;可用反义寡脱氧核苷酸或反义寡核苷酸抑制 MDR 基因的复制、转录及翻译;也可采用上述一种或几种 MDR 基因逆转剂,如维拉帕米和环孢素与化疗药物合用,在儿童骨肉瘤治疗取得一定疗效。但是,由于肿瘤细胞的异质性,化疗不敏感还存在许多不明因素,尚需进一步研究。

(七)化疗常见并发症及防治

为保证化疗取得良好疗效,需保证药物的剂量,给药不能延迟,要按计划规则联合用药,但是大剂量、多药联合并密集用药也使化疗并发症发生率明显升高,这就要求充分重视化疗并发症及其防治,以保证安全、遵照计划完成化疗。常见的并发症包括局部组织坏死和栓塞性静脉炎等局部反应以及造血系统、消化系统、泌尿系统、心血管系统等全身反应。

1.局部组织坏死和血栓性静脉炎

化疗药渗漏进入皮下组织可造成皮肤和皮下组织坏死,轻者局部红肿、疼痛,严重者可出现大片皮肤和皮下组织坏死。注意严格输液操作可有效预防,另外采用中心静脉置管也可有预防作用。一旦发生,应立即用硫代硫酸钠或生理盐水局部注射稀释药物,并用冰袋冷敷 12 小时。药物对血管内膜的刺激可引起栓塞性静脉炎,为防止其发生,应将药物稀释到一定浓度再使用,要经常改变给药血管或采用中心静脉置管给药。

2.造血系统反应及防治

骨髓抑制是最常遇见的问题,多数化疗药物会导致骨髓抑制,超高剂量 MTX 尤为突出,多药联合使用会加重骨髓抑制的程度。对于近期刚接受化疗或接受过数次化疗的患者尤其要警惕,因为这些患者骨髓储备能力已经很差。骨髓抑制一般出现在用药后 5～7 天,严重者出现时间更早且可持续 2 周以上。骨髓受影响最大的是白细胞系统,尤其是粒细胞;血小板减少也常见,有时红细胞也会有下降。白细胞减少可出现难以控制的严重感染,血小板减少可并发严重出血。对化疗引起的骨髓抑制应以预防为主,在化疗间隙期应积极支持治疗,注意加强营养,补充维生素;化疗前应保证患者白细胞计数在 4×10^9/L,血小板计数在 100×10^9/L 以上。早期应用粒细胞集落刺激因子(G-CSF)可有效动员骨髓造血系统,预防白细胞减少,减轻骨髓抑制程度和缩短骨髓抑制时间,保障下次化疗的及时进行。在已经接受了数次化疗的病例,不需等白细胞明显下降,在化疗药用完后就可使用。有贫血者也可使用促红细胞生成素(EPO)。对已经出现严重骨髓抑制的病例,应加强监护和支持治疗,加大 CSF 剂量,使用广谱抗生素,必要时及时输血和输注血小板,防止致命感染和出血的发生。近年来,自身骨髓移植(ABMT)和(或)末梢血液造血干细胞移植(PBSCT)也被用作防治粒细胞减少症,以保障化疗强度。

3.心脏毒性

多柔比星和表柔比星两者突出的不良反应是心脏毒性,而且有累积效应,累积剂量多柔比星应控制在 $550\mathrm{mg/m^2}$ 体表面积、表柔比星在 $1100\mathrm{mg/m^2}$ 体表面积以下,如果超过则容易出现严重心肌损害,心力衰竭的发生率可达 25%～30%。应重在预防,严格控制累计剂量,延长用药时间,加强心电图监测,出现 ST-T 改变、QRS 波降低、T 波延长及心律失常时,要及时停药,在用药过程中可用 ATP、辅酶 Q10 及小剂量激素保护心肌。

4.消化系统反应及防治

恶心和呕吐是最常见的消化道反应,会对患者的生理和心理产生很大影响并影响化疗的耐受性。MTX、ADM 和 IFO 均可导致恶心、呕吐。可在化疗前后应用昂丹司琼(枢复宁)等中枢性止吐药预防,如呕吐严重,则应加强支持,并防止水、电解质紊乱。口腔炎是另一常见消化道反应,以使用大剂量 MTX 最为明显,因为药物抑制了口腔黏膜上皮细胞的正常增值所致,表现为口腔黏膜红肿、疼痛,可出现大面积溃疡,影响范围可达咽部,因疼痛明显严重影响进食,并可能并发白念珠菌感染。处理应加强口腔护理,保持口腔卫生,进食前 0.5% 利多卡因溶液漱口止痛,可用四氢叶酸溶液漱口或锡类散、西瓜霜等喷涂。另外,MTX、ADM、CDP 及 IFO 均可不同程度引起肝脏损害,而且肝损害与 MTX 累计剂量有关,对化疗前就存在肝损害的患者应提早加强 CF 解毒,同时使用还原型谷胱甘肽保肝等对症治疗。

5.泌尿系统反应及防治

大剂量 MTX 和铂制剂有肾毒性,可引起肾脏损害。MTX 可沉积在肾小管内引起肾小管堵塞、肾小管受损,在用药前后应水化,同时静脉输注碳酸氢钠碱化尿液,可同时用甘露醇利尿,保持每天尿量在 3000mL 以上,用药结束后要用四氢叶酸解毒;水化、碱化尿液必须从化疗前 1 天开始,直到化疗后 3 天。铂制剂可引起肾小管上皮细胞急性变性、坏死,肾间质水肿甚至急性肾衰竭在用药前后也需水化,注意尿量监测,应用利尿剂,保证每天尿量在 3000mL 以上。环磷酰胺和异环磷酰胺的代谢产物丙烯醛可引起膀胱黏膜上皮细胞损害、坏死和脱落,导致出血性膀胱炎,用药前也应水化、碱化尿液,并保证每天尿量在 3000mL 以上,同时要用美司钠中和丙烯醛,减轻其毒性反应。

6.肺损害

MTX 可引起肺损害,发生率约 5%,主要表现为肺实变,常呈弥漫型,片状分布,部位不确定,可引起继发性肺水肿、胸膜炎等,通常能在 1~8 周自行恢复,如不及时诊断和处理可致死。因此,使用 MTX 应采取甲酰四氢叶酸(CF)解救、水化、碱化尿液等解毒措施,并进行 MTX 血药浓度的监测。CF 解救在 MTX 静脉点滴结束后 4~6 小时开始,CF 用量 8~15mg/m² 静脉点滴或肌内注射,每 6 小时一次,共 12 次。MTX 用药 24 小时后开始每隔 12 小时监测 MTX 血药浓度,直至低于 $0.5\mu mol/L$。上述解毒措施同样可以预防或减轻 MTX 引起的骨髓抑制、肝功能损害和皮肤、黏膜损害。

7.生殖系统损害

男性患者接受 CTX、IFO 等药物治疗可引起性腺损害,出现少精子或无精子,导致不育,且通常是永久性不育。CDP 和 MTX 也有类似作用。处理办法是化疗前获取精子予以人工保存,需要时人工授精。对女性也会造成性腺损害,出现月经周期异常、停经甚至发育停止,尚未初潮者可导致原发性闭经。CTX 和 IFO 等氮芥类药物更易引起女性性功能障碍。应监测卵巢功能,必要时雌激素替代治疗。

8.皮肤及其附件损害

部分化疗药可引起皮肤及毛囊损害,导致皮肤干燥、色素沉着、皮疹、表皮剥脱及脱发等。

这些皮损和脱发通常都是可逆的。

另外,CDP等药物还可导致听力损害和周围神经病变等异常,应注意监测,可用维生素 E 缓解周围神经损害。

五、放射治疗

发生于骨骼系统的肿瘤多为其他部位转移而来,属于原发的相对较少。有统计表明,原发性骨肿瘤与继发性骨肿瘤之比为 1：35。另外,骨肿瘤除有良、恶性之分外,尚有部分骨组织内的病变性质难以确定,如孤立性骨囊肿、骨嗜酸细胞肉芽肿等。本文重点讨论原发性骨肿瘤的诊治,尤其是骨肿瘤的放射治疗。

原发性骨肿瘤的发病率较低,约为 1/10 万。所有患者中,骨肉瘤约占 40％,软骨肉瘤、尤文肉瘤、骨纤维肉瘤分别约占 20％、12％及 5％。在 15～19 岁的患者中,骨肉瘤约占 60％,尤文肉瘤占 30％。

(一)诊断

骨肿瘤的诊断主要根据患者的临床表现、X 线摄片、CT 扫描检查及病理检查而做出的。

1.临床表现

骨肿瘤的常见症状包括:骨骼系统的疼痛;局部的压痛、肿胀、肿块;压迫周围组织所产生的症状(如盆骨肿瘤压迫而产生的排便、排尿困难症状;肿瘤压迫神经、脊髓产生瘫痪症状),但多数症状并无特异性。临床上,患者也可能出现病理性骨折。比较有意义的是,不同骨肿瘤的性别、年龄特征对疾病的诊断有一定的参考意义。例如,软骨肉瘤、骨肉瘤在临床上以男性多见;良性软骨母细胞瘤、骨肉瘤多见于 10～20 岁的年轻患者;骨巨细胞瘤则在 20～40 岁的患者中多见。此外,肿瘤的不同发生部位亦提示不同的诊断:骨巨细胞瘤、骨肉瘤、骨纤维肉瘤好发于四肢的长骨;软骨肉瘤、骨髓瘤则好发于躯干骨;发生于长骨骨干的多为尤文肉瘤;骨肉瘤多发生在干骺端;良性软骨母细胞瘤则多发生于骨骺。

2.影像学检查

X 线检查可以既简单又明确地了解肿瘤的发生部位、性质,确定其究竟起源于骨骼内还是起源于邻近的软组织,肿瘤属于单发还是多发。在实际检查中,病理骨折很常见,而恶性者还常常伴有骨骼周围软组织的肿胀。骨膜反应亦常可见到。X 线上见到的骨膜反应包括:良性骨肿瘤可见骨膜增厚、梭形膨胀;恶性骨肿瘤可见三角形、放射状骨膜反应。如出现葱皮样骨膜反应,多提示为尤文肉瘤。但是,由于 X 线的表现变化较多,故需要注意,不能片面地以其为诊断依据。

此外,由于恶性骨肿瘤的肺转移较常见,常规的 X 线胸片可以了解患者的肺部有无转移灶出现,对于疾病的临床分期及治疗方法的选择,具有较大的意义。

3.病理检查

病理检查的方法包括针吸活检、切开活检、术中的冷冻切片及术后的病理诊断等。需要指出的是,病理组织学的检查虽然是具有决定意义的检查方法,但并非绝对可靠,只有综合考虑患者的临床表现、放射影像学检查结果及病理学检查结果,才能做出确切的诊断。

（二）治疗原则

治疗上，良性骨肿瘤的患者应争取进行彻底手术，而恶性骨肿瘤则需要手术、放疗、化疗等方法综合治疗才能取得效果。

手术是治疗骨肿瘤的主要手段，包括刮除术、切除术、肿瘤段切除、远端肢体再植、截肢、关节离断术等方法。放射治疗作为骨肿瘤的主要辅助治疗手段，对于不同类型的骨肿瘤，其敏感性不尽相同：多发性骨髓瘤、嗜酸细胞肉芽肿、动脉瘤性骨囊肿的放射敏感度很高，一般总剂量25～35Gy 的治疗即可痊愈；尤文肉瘤、骨巨细胞瘤则需要 45～55Gy 的剂量才能显效；而骨肉瘤、软骨肉瘤、骨纤维肉瘤则对放疗不甚敏感，需要综合治疗才能取得效果。

（三）主要骨肿瘤的放射治疗

1.骨巨细胞瘤（破骨细胞瘤）

骨巨细胞瘤患者的年龄以 20～40 岁居多。发生部位多在四肢长骨骨骺，发生于椎体的亦较多。临床上，约15％的患者是因外伤骨折后才发现。症状表现为：局部的疼痛、肿胀、压痛，如脊髓受侵犯，可产生神经根或脊髓的压迫症状。X 线片特征为：病变处呈肥皂泡状。组织学上，骨巨细胞瘤可分为 3 级。其中，Ⅰ～Ⅱ级临床上表现为良性，但易复发恶变；Ⅲ级患者仅占所有患者的 10％，临床上呈恶性的表现。值得注意的是，因其具有一定的侵袭性行为，手术切除后有较高的局部复发率及远处转移行为，所以，不能将其等同于一般的良性骨肿瘤，而放射治疗则对此病有一定的作用。

治疗原则上，一般Ⅰ～Ⅱ级的骨巨细胞瘤以彻底手术为主，如手术后患者出现肿瘤复发，则再考虑给予其放射治疗；Ⅲ级的患者则行手术加术后放疗，放疗的目的是防止肿瘤的术后复发。

放疗的适应证：手术困难者，因各种原因不能手术者，手术会影响肢体功能者，刮除后肿瘤有残存者，术后复发者。

放疗的范围应包括病变外 1～2cm，照射的总剂量以 45～55Gy 为宜。一般Ⅰ～Ⅱ级的骨巨细胞瘤患者行单纯放疗后数周至 3 个月，肿瘤可明显缩小；Ⅲ级的骨巨细胞瘤亦可在单纯放疗后 6～12 个月明显缩小。中国医学科学院的研究表明，62％的患者放疗中症状消失，34％的患者放疗后 6 个月内症状消失，21％的患者放疗中肿瘤缩小。

2.骨肉瘤

骨肉瘤的发病率为 1/10 万，其高发年龄为 11～30 岁，男性发病率高于女性。肿瘤最常发生于股骨远端、胫骨近端等部位，这些部位的肿瘤占所有骨肉瘤的 50％～60％，其次常见于肱骨及股骨近端，其余的骨骼则较少发现。临床上，常表现为持续性的疼痛、全身中毒症状、病变周围软组织肿胀及压痛。X 线片常见干骺端偏心骨质破坏、放射状三角形骨膜反应。此病的特点为：恶性程度高，病情发展快，预后差。10％的患者第一次就诊时，就已经发现有肿瘤的远处转移。

手术是骨肉瘤首选的治疗方法。截肢术后，患者的 5 年生存率约为 20％，局控率达到了95％，但仍有 80％～90％的患者死于肿瘤远处转移。故此，化疗在治疗中就处于重要的地位，对患者行化疗加截肢或肢体骨替代术，其治愈率可达 70％。对于不能手术的患者，化疗后可选择进行放射治疗。

放疗的范围应包括整个受累骨，照射 40～50Gy 后，缩小照射野至原发肿瘤外 5cm 的区域,加量至 65～70Gy(最高可达 80Gy)。设置照射野时,应注意将近端关节面包括在内。如有软组织肿块,也应将其包括在内。同时,尽量留一条淋巴回流通路。如放疗同时合并化疗,则可以提高肿瘤放射的敏感性,有利于肿块的缩小。

3.尤文肉瘤

此病多见于 10～30 岁的患者,男性较为多见。临床上,常表现为间歇性的疼痛,且逐渐加重,尤以夜间为更明显。局部可扪及肿块。病情发展较快,常发生其他骨的转移。X 线片上可见干骺端或骨干处溶骨性破坏、葱皮样骨膜反应等改变。

由于尤文肉瘤对放疗较敏感,故在强烈化疗 4～5 周期后,可对患者行局部放疗。放疗的范围应包括整块受累骨在内照射 45Gy 左右后,缩小照射野至肿瘤外 5cm 及 1cm,各再加 5Gy 的剂量,总剂量可达 55Gy。研究表明,采用非手术(放疗、化疗)的治疗方法,其治愈率可达80%,患者的 5 年生存率为 75%,而且还保留了良好的肢体功能。

4.软骨肉瘤、骨纤维肉瘤、骨恶性纤维组织细胞瘤

这几种骨肿瘤对放疗的敏感性较低,治疗后,肿瘤的退缩较为缓慢,而且复发率较高。所以,治疗方法上,应以手术为主,而放疗则一般应用于手术切除范围不充分、手术后肿瘤有残留、手术后肿瘤复发、手术操作在技术上有困难的患者。放疗的总剂量不宜太低,一般为 55～65Gy(40Gy 时有 50%的患者复发)。

5.孤立性骨髓瘤、髓外浆细胞瘤

孤立性骨髓瘤、髓外浆细胞瘤的肿瘤细胞对放射线很敏感,故放射治疗为其主要的治疗手段。此外,也可行手术切除。放疗的总剂量为 30～40Gy。一般来说,照射剂量达到 15Gy 时,即可产生明显的止痛作用。如为多发性骨髓瘤,则治疗必须以化疗为主,局部也可行放射治疗。

6.骨非霍奇金淋巴瘤(NHL)

此病原发于骨髓腔,病变以弥漫网织细胞为主,以 20～40 岁的年龄段发病较多,好发部位为长骨骨干及干骺端(股骨)。临床上,骨 NHL 常表现为局部的疼痛,但往往程度较轻,局部亦可扪及肿块。即使是早期,也较易出现肿瘤的转移,淋巴转移及血行转移的发生率约各占50%。X 线片上可显示出骨骼的斑点状破坏及长骨干骺端溶骨性破坏,向骨干方向侵蚀。如肿瘤穿破皮质,则可形成软组织肿块。

本病对放疗十分敏感。化疗 2～3 个周期后,即可进行放疗。照射范围须包括整块受累骨及区域淋巴结。照射 40～45Gy 后,缩小照射野至原病变处,追加剂量 10Gy 左右。化疗可与放疗同时进行。经放疗、化疗后,此病的治愈率可达 56%,患者的 5 年生存率可达 66%。对于放疗后,疾病仍未控制、肿瘤复发或出现骨折的患者,可采用手术的方法进行治疗。

7.骨转移瘤

据统计,30%～70%的恶性肿瘤会发生骨转移,而肿瘤患者如果出现疼痛,70%是由于出现骨转移所致。以放射治疗的方法治疗骨转移瘤具有起效快、效果好、生存质量高、可延长患者生存期等优点。经放疗后,80%～90%的病例可达到止痛的目的。放疗中,需要注意的是,照射 1～2 次后,由于局部受照射组织发生水肿,常导致患者感觉疼痛加重,如继续治疗下去,则疼痛可逐步缓解。

(相　峰)

第二节　骨肉瘤

一、概述

　　骨肉瘤由肉瘤性骨母细胞及其产生的骨样组织和骨小梁构成,为常见的骨恶性肿瘤。据统计,在美国骨肉瘤的发病率为 1/10 万,在英国为 0.2~0.3/10 万,在我国尚无发病率和死亡率的精确统计资料。本病多发生于男性,男女之比为 2∶1。国外资料年龄分布为双峰,第一个高峰年龄为 20~30 岁,第 2 个高峰年龄为 60 岁。一般 30 岁以下者多发生于长骨,50 岁以上者则多发生于扁骨。好发部位是长骨的干骺端,常见的转移部位为肺,其次为骨。

二、病因学

　　现代医学对本病的病因尚未完全弄清,骨肉瘤的确切病因还不明确,但其发生与下列因素有关。

　　1.与骨骼的活跃生长有关

　　因为病变多发生于长骨,多位于干骺部,而且青少年好发,少数于骨干中部,肿瘤迅速沿髓腔发展,一方面向骨骺端蔓延,另一方面,肿瘤偶尔也向骨干蔓延。

　　2.与放射线有关

　　实验证明凡能在骨骼内积存的放射性物质均可诱发骨肉瘤;某些骨疾患如骨巨细胞瘤、动脉瘤性骨囊肿或骨外肿瘤,如乳腺瘤、视网膜母细胞瘤等的局部放射线照射治疗,偶尔可引起继发性骨肉瘤。

　　3.遗传因素

　　有研究表明视网膜母细胞瘤基因(Rb 基因,位于染色体 13q14,目前已知它是一种抑癌基因)突变或缺失的遗传性视网膜母细胞瘤患者,发生骨肉瘤的危险性远远高于一般人。近年发现一些骨肉瘤患者也有 Rb 基因的突变。

　　4.病毒感染

　　实验证明,动物的骨肉瘤与病毒感染有关,虽然在动物实验获得证据,但对人类骨肉瘤尚未有确切的证据说明其与病毒存在密切关系。

　　5.良性骨疾患的恶变

　　如多发性骨软骨瘤、畸形性骨炎、骨纤维结构不良等可恶变而发生骨肉瘤,亦称为继发性骨肉瘤。

三、病理学

(一)大体分型

骨肉瘤的分型如下。

1.髓内起源

原发性高度恶性髓内型(传统性骨肉瘤、标准骨肉瘤、典型骨肉瘤)。

2.皮质旁骨肉瘤

骨旁骨肉瘤、骨膜骨肉瘤、高度恶性表面骨肉瘤。

3.继发骨肉瘤

畸形性骨炎、放射源性、继发于其他肿瘤。

4.多发性骨肉瘤。

(二)组织学分型

骨肉瘤主要成分为瘤性成骨细胞、瘤性骨样组织和肿瘤骨。部分肿瘤,尚可见多少不等的瘤性软骨组织和纤维肉瘤样结构。肿瘤大体形态因瘤性成骨细胞的多寡、分化程度及瘤体内有无出血、坏死而不同。肿瘤细胞大小不一,染色质丰富,常见核分裂象,但均较正常骨母细胞大。肿瘤细胞分泌的基质将其包埋并连接起来,形成大小不等、形态各异的片状结构,即瘤性骨样组织。如果肿瘤细胞中有较多钙盐沉积即为瘤骨。肿瘤细胞分化愈成熟,分泌的骨基质则愈多。分化成熟、成骨显著者,肿瘤骨多呈浅黄色,质硬如象牙,称为成骨型骨肉瘤;成骨少者,分化较原始,瘤骨稀少,宛如肉芽,易出血,质地软,其中仅掺杂以少量沙砾样骨板,呈灰白色,称为溶骨型骨肉瘤。介于上述两型之间者,为混合型骨肉瘤。大多数骨肉瘤血供丰富,故常呈紫红色。生长迅速、体积较大的肿瘤,因血循环不良,可发生坏死或液化,形成棕色或含有血性液体的囊腔,成骨组织极少。骨肉瘤的组织学分型复杂多样。除根据瘤骨多少分为成骨型、溶骨型和混合型外,也可依照肿瘤性骨样组织、肿瘤性软骨组织、肉瘤样纤维组织和血腔的有无及多少分为以下 5 型。

1.骨母细胞型

以异型骨母细胞为主,瘤骨丰富,少有溶骨性破坏。

2.软骨母细胞型

软骨肉瘤样组织占 50％以上,并由此化生为肿瘤骨质。病理诊断必须发现直接形成瘤骨的梭形瘤样成骨细胞,以与软骨肉瘤相区分。

3.成纤维细胞型

大部分肿瘤组织呈纤维肉瘤样结构。瘤细胞间常见局灶性分布的少量瘤骨。

4.混合型

以上三型中,两型主要成分较为等量地混杂在一起。

5.毛细血管扩张型

在临床上十分少见。肿瘤由多个大的血腔和少量实质成分构成,后者位于血腔间隔内。

四、诊断

(一)临床表现

1.局部症状

骨肉瘤最突出的三大局部症状是疼痛、肿胀和运动障碍,其中以疼痛最为常见。初为间歇性隐痛,随后间歇时间变短并逐渐变为持续性剧痛,以夜间为重。压痛开始于病变早期,并随即可出现肿块。触诊局部皮温可稍增高,并隐约可见曲张的静脉及充血毛细血管。肿瘤质地因含瘤骨的多少不同,成骨型多坚硬,高度溶骨型则有松软或囊性感,质韧者多为混合型。约有5%的患者因病理性骨折而就诊,多见于生长较快而瘤骨较少病例。

2.全身症状

早期全身症状不明显,以后随病变的进展而逐渐出现轻度发热、疲乏、进行性消瘦和贫血,最后呈现恶病质。当出现胸痛、咳嗽、咯血和闷气时,常提示有肺转移。

（二）实验室检查

血清碱性磷酸酶为实验室检查最重要指标,溶骨型瘤细胞高度活跃,产生丰富碱性磷酸酶并大量入血,因而血清碱性磷酸酶增高极为显著;成骨型生长比较缓慢,所产生的碱性磷酸酶虽比较多,但进入血液循环的较少,可以仅有轻度升高。但血碱性磷酸酶升高并非骨肉瘤所独有,也见于肝功能不良、佝偻病、甲状旁腺功能亢进症、畸形性骨炎、前列腺癌及鼻咽癌的成骨性转移,甚至骨折骨痂形成时。在骨肉瘤早期或较小时,血清碱性磷酸酶也可无变化。

（三）医学影像学检查

1.X线

对大部分骨肉瘤的患者,从X线平片基本上可做出初步诊断,其基本X线征象如下。

（1）肿瘤骨:位于骨干髓腔、骨松质、骨破坏区和软组织内的肿块,是X线诊断的重要依据,特别是出现于软组织内者。肿瘤骨的X线特征有3种主要表现形态:①象牙质样瘤骨,密度最高,边界较清楚,多见于髓腔内或肿瘤的中心,为分化较成熟的瘤骨;②棉絮状瘤骨,密度略低,边界模糊,如棉絮样,是分化较差的瘤骨;③针状瘤骨,自基底向外、垂直于骨皮质生长,可呈针状、放射状、毛刺状、梳节状、胡须状。该类肿瘤骨的形成是肿瘤向软组织浸润发展时,供应肿瘤的微血管,垂直于骨干生长,因而在血管周围所形成的瘤性骨小梁也垂埋于骨干,常见于分化较差的瘤骨区和骨外软组织块内。针状瘤骨虽较多出现于成骨肉瘤(占46%),但也可见于其他疾患(如骨髓炎、转移瘤、软骨肉瘤、血管瘤、脑膜瘤及尤因肉瘤,甚至滑膜结构和骨膜下出血等)。骨松质内的肿瘤骨多呈斑片状,边界不清,其中夹杂少许不规则的骨破坏区,此为早期表现。

（2）骨膜反应和骨膜三角:骨膜因受刺激而增生,因而骨膜增生的部位预示着肿瘤的生长范围。骨膜增生是阻止肿瘤向外发展的防御性表现,因炎症和外伤引起者无明显区别,不能作为诊断依据。骨膜反应可为单层或多层,少数呈垂直状、花边状、不规则形或混合存在。在肿瘤的中心部,增生的骨膜可再被破坏,其上下两端残存的骨膜呈三角形,即骨膜三角(Codman三角),出现率可高达68%。骨膜三角虽是骨肉瘤的常见而重要的征象之一,但亦可见于其他肿瘤,如骨纤维肉瘤、尤因肉瘤,也可见于其他病变,如骨髓炎、佝偻病等。

（3）局限性的溶骨性破坏:最早开始于干骺端骨松质,示小而密集的虫蚀样破坏区;当累及皮质,则沿哈弗斯管蔓延形成1～2cm长的纵形透亮区或针孔大小的圆形透光区,并逐渐融合扩大,形成大块骨质缺损。由于骨破坏迅速,骨皮质来不及发生膨胀变形。如果广泛的溶骨性破坏发生,则容易导致病理性骨折。

（4）瘤软骨:骨肉瘤细胞也可形成分化极差的类软骨组织,多位于软组织肿块内,尤以外围更多见。当发生钙化后则表现为分布稀疏、密度较淡、边缘模糊的不规则环性、半环形或弧形致密影。

(5)残留骨:当骨肉瘤呈快速浸润性、弥漫性破坏时,部分未被破坏的正常骨包入肿瘤组织内,即为残留骨。如果残留骨是骨皮质表现为断续不连的孤立皮质片断,密度较高,有时被肿瘤向外推移至软组织肿块内。若残留骨松质则表现为破坏区内密度较淡,边缘模糊的残留骨片,大小不一,形态不规,与瘤骨不同,内可见疏松的骨小梁结构。

(6)髓腔扩张:多见于混合型骨肉瘤,尤以溶骨多于成骨的患者。骨髓腔呈梭形或偏心性增宽,骨皮质自内侧吸收变薄,骨松质破坏消失,骨皮质外有层状骨膜反应。

(7)侵犯骨骺和关节:长骨的骺板或关节软骨通常具有一定的"屏障"作用,肿瘤较少经骺板或关节软骨而直接侵犯骨骺和关节。但一些高度恶性的肿瘤,可以直接破坏骺板和关节软骨而累及骨骺及关节,约占17%。X线表现为先期钙化带消失(10%),骺板增厚,关节间隙增宽,关节面破坏,关节内瘤骨形成和软组织肿块影。

(8)侵犯邻近骨骼:部分恶性程度高、生长快的骨肉瘤可侵犯邻近骨骼并刺激骨膜增生,当肿瘤通过或跨越关节则可引起相对骨的改变。

(9)软组织肿块:呈半圆形或卵圆形,密度高于周围组织,内可有瘤骨。表浅部位者外形轮廓比较清楚,深而弥漫性者大多数界限不清。偏心性溶骨型者肿块多较大。

(10)病理性骨折:以溶骨型多见,发生率为8%～10%。骨折端一般看不到新生骨痂,但偶可见到大量瘤性新生骨,使骨折断端"愈合"。

(11)转移:大多数骨肉瘤富含血管和血窦,瘤细胞易侵入其中形成瘤栓。栓子极易脱落并随血流而转移。大多数病例经血行转移至肺部。转移灶亦可有成骨现象,表现为大小不等的多发圆形浓密增白的结节。少数经肺再转移至骨骼(如尺骨、桡骨和胫骨、腓骨)。

在实际临床病例中,以上各种表现常混杂存在。一般成骨型骨肉瘤以髓腔硬化、瘤骨形成和骨膜反应为主要表现,同时伴有程度不一的溶骨性破坏;而溶骨型以皮质、髓腔的溶骨性破坏为主,瘤骨和骨膜反应不显著,软组织肿块较大,易发生病理性骨折。多数临床病例中,骨肉瘤以成骨或溶骨共同存在的混合型最多见。骨破坏和瘤骨形成总是不断交替和重叠进行,瘤细胞可以在骨破坏区形成瘤骨,而瘤骨又可被新生的瘤组织所破坏。

2.血管造影

用来与骨感染或良性骨病变相鉴别。

骨肉瘤动脉造影可显示如下征象。

(1)局部血液循环增加,有大量通向瘤组织的异常血管,粗细不均匀,走行不规则。

(2)新生毛细血管网:多见于肿瘤组织周围的边缘部,粗细、排列不均匀,分支走行常与血管主干呈接近直角的角度,而正常分支多为锐角分支。

(3)肿瘤湖:出现于瘤血管末端,呈斑片或点状,造影剂可有较长时间的滞留。

(4)瘤性动静脉瘘:表现为静脉过早显影。

(5)动静脉中断:提示有瘤性栓子栓塞。

(6)肿瘤染色:是肿瘤内平行血管和窦性血管的显影。

3.CT

(1)CT检查所显示的征象与X线平片大致相同。

①骨膜反应:常为平行于骨皮质的弧线样钙质样高密度影,略低于正常骨皮质密度,与皮质间可有狭细的软组织样低密度线。骨膜三角表现为越远离肿瘤中心骨膜反应越淡、越薄,越接近肿瘤中心骨膜反应越明显、越厚,并在肿瘤中心处突然中断。中断处为肿瘤组织充填。CT可直接显示横断面方向上出现的骨膜三角。

②骨质破坏:骨松质示虫蚀状或斑片状缺损,缺损区为中等密度肿瘤组织所充填,边缘多无高密度硬化。骨皮质破坏呈虫蚀状、大块样缺损或不规则变薄,边缘不规则,偶尔可见轻度膨胀。

③肿瘤骨:位于肿瘤组织内,形态多样,可呈点状、斑片状、针状及大片状钙质样高密度,同一患者可同时出现不同形态的肿瘤骨。

④软组织密度肿块:外形不规则,位于骨破坏区和骨外软组织内,呈中等密度,均匀或不均匀,多略低于正常肌肉组织。增强扫描肿瘤组织多为不均匀强化,内有圆形、类圆形或不规则形无强化区。强化区密度亦不均匀,常明显高于正常肌肉组织。

(2)CT具有较高密度分辨率,所以能够更好地发现普通X线片难以明确的征象。

①肿瘤边界:即髓腔及周围软组织内的浸润范围。肿瘤边缘光整或不规则,与脂肪组织和髓腔界面清楚,与肌肉组织分界清楚或模糊,但增强扫描均可区分肿瘤边界。骨肉瘤的髓腔内浸润远较X线平片所示的骨质破坏范围广泛,表现为髓腔骨低密度脂肪组织(CT值100Hu左右)为肿瘤组织所代替,CT值增至20~40Hu,含瘤骨者高达100Hu以上。

②肿瘤组织密度结构:肿瘤坏死部分表现为肿瘤组织内类圆形或不规则性低密度区,单发或多发,增强扫描无强化。出血则为肿块内片状高密度影,并可显示液-液平面,上层为水样较低密度,下层密度较高,增强扫描亦无明显强化。

③肿瘤组织的血供情况:增强扫描可显示血供丰富的明显强化区和缺乏血供的坏死及出血无强化区。供应肿瘤的周围异常血管也可不同程度地显示。快速动态增强扫描可显示肿瘤的灌注情况,对确定肿瘤的分化程度和同良性肿瘤的鉴别具有一定价值。

④血管、神经受侵:表现为这些正常结构被肿瘤组织所包绕或直接相触,原有的脂肪间隙消失。增强扫描血管强化明显,因而较平扫更易辨认。

⑤关节侵犯:表现为骨性关节面破坏,边缘不规则,关节间隙增宽及软组织肿块充填。发生于骨端的骨肉瘤多引起肿瘤性关节积液,呈均匀的水样低密度影,与关节囊和(或)滑囊外形相符。

⑥跳跃性病灶:可单发或多发,多位于患骨或邻近关节对侧骨端髓腔内,为圆形、类圆形中等密度灶。

⑦可疑的骨质破坏及肿瘤骨:尤为骨盆、脊椎等结构复杂部位的骨骼,为病变的早期发现和诊断提供依据。尽管CT具有较高密度分辨率,但空间分辨率较低,又为断层图像,对骨质改变的整体性观察和骨膜反应的显示不及X线平片。骨膜增生在CT上多表现为骨皮质增厚,难以像X线平片那样分辨出各种不同的形态类型。多数情况下,CT只能进行横断扫描,需结合上下连续的多个层面才能判断沿管状骨长轴出现的骨膜三角。因此,骨膜三角的显示

亦不像 X 线平片那样直观。

4.MRI 表现

MRI 能更清楚和真实地显示肿瘤组织在髓内或周围软组织内的浸润范围,基本上已取代 CT 来对肿瘤进行局部分期。冠状和矢状位 T_1 加权像易于显示肿瘤跳跃病灶以及肿瘤与肌肉、神经、血管等周围正常结构的关系。同时对于是否能够保留肢体治疗有重要的指导意义。

多数骨肉瘤在 T_1 加权像上,呈不均匀低信号或低、等、高混杂信号,T_2 加权像上呈不均匀高信号或混杂信号,边缘清楚,外形不规整。其中,肿瘤骨为斑片状长 T_1、短 T_2 信号。出血为类圆形或斑片状短 T_1、等长 T_2 信号。液化坏死区为圆形或类圆形明显长 T_1、长 T_2 水样信号,可形成液液平面。成纤维细胞型和成骨型 T_2 加权像上低信号区较多,软骨母细胞型 T_2 加权像上以高信号为主。骨皮质破坏在 T_2 加权像上显示最好,示低信号的骨皮质内含有高信号的肿瘤组织,从而出现骨皮质中断的缺损。不规则增厚的无钙盐沉积增生骨膜和伴存的水肿在横断面 T_2 加权像上表现为高信号的厚环。冠矢状面图像上部分可显示位于低信号的骨皮质和稍高信号的软组织之间的较低信号骨膜三角。血管丰富的肿瘤可显示点条状或放射排列的信号流空条纹。肿瘤周围相邻组织内多有斑片状均匀长 T_1、长 T_2 水肿信号,可掩盖位于其内的肿瘤子灶。

静脉团注快速增强扫描显示肿瘤早期边缘强化和中心充盈延迟,不同于良性肿瘤。恶性肿瘤生长迅速。肿瘤血管生长因子的作用和对邻近组织正常血管的侵蚀作用,形成了血管丰富的边缘带。因此,肿瘤边缘强化速率明显高于中心部位,可作为 MRI 鉴别良、恶性肿瘤的一个参考征象。静脉团注快速增强扫描晚期或常规增强扫描则显示肿瘤组织明显不均匀强化,与周围组织分界更清楚。其中致密瘤骨区、出血区和坏死区为轻度或无强化区,呈圆形、卵圆形或不规则形,多位于肿瘤中心区。周围水肿区亦无强化。

五、鉴别诊断

典型或晚期骨肉瘤诊断并不困难,但早期和不典型病变需与以下疾病鉴别。

(一)需与成骨型骨肉瘤鉴别的肿瘤

1.成骨型转移性肿瘤

好发于躯干和四肢长管骨的近端,病灶多发,边界较清,较少侵犯骨皮质,多来源于前列腺瘤、鼻咽癌、肺癌、甲状腺和乳腺癌,鉴别不难。

2.软骨肉瘤

中心型软骨肉瘤有时与骨肉瘤相似,但瘤组织内有大量坏状或颗粒状钙化。若系继发于软骨瘤或骨软骨瘤的恶变(约占 50%),则有边缘模糊的溶骨性破坏,钙化成堆,密度不均。

3.尤因肉瘤

发病年龄低于骨肉瘤,平均 15 岁,70% 在 10～30 岁,好发于长管骨的骨干。发生于干骺部者易误诊为骨肉瘤。但与骨肉瘤不同,本病对放射治疗极为敏感,不仅可使症状减轻或解除,且数月后肿瘤可缩小,骨破坏可修复。

4.化脓性骨髓炎

(1)骨髓炎早期骨破坏模糊,新生骨密度低,骨膜反应轻微;晚期骨破坏清楚,新生骨密度高,骨膜反应光滑完整。骨肉瘤则相反,早期骨破坏模糊,而瘤骨密度可很高。随病程进展,骨膜反应不是趋向修复而是继续破坏。

(2)骨髓炎的成骨与破骨相关明显,即成骨多在破坏区周围进行。

(3)骨髓炎的骨膜反应总是由轻变重,由模糊变光滑;而骨肉瘤则相反,大多数由层次清楚、光滑变为模糊的残缺不全。

(4)骨肉瘤侵犯软组织后,形成迅速增大的软组织肿块,肿瘤内可见瘤骨;骨髓炎软组织弥漫性肿胀,无瘤骨存在,CT增强扫描显示脓腔或骨膜下脓肿。

(5)动态观察,骨肉瘤进展远比骨髓炎急性期缓慢,比慢性期迅速,而且不间断进行,破坏区不断扩大,瘤骨继续增多。

(6)骨髓炎血管造影无血湖、血池、瘤染、动静脉漏和中断征象。

5.疲劳骨折

多有从事重复同一动作的工种,以及长途行军、不熟练操作或不习惯负重的历史。好发于胫骨中上1/3交界处、内外踝、趾骨和肋骨。骨痂成熟,边缘光整,并有各自的特点,如在胫骨,后方骨痂多于前方,内侧多于外侧。

6.外伤后局部血肿骨化

肿块骨质影浓密并可出现放射状骨针,或见有葱皮样骨膜增生,酷似骨肉瘤。但骨化肿块内多可见成熟的骨纹结构,密切结合外伤病史和各方面的临床资料进行全面分析,误诊是可以避免的。

7.夏科关节病

此病可见关节面硬化、破坏和碎裂,关节及周围软组织内大量碎骨块或钙化斑片。临床上多无疼痛,不难鉴别。

(二)需与溶骨型骨肉瘤鉴别的肿瘤

1.巨细胞瘤

多起病缓慢,症状较轻,骨破坏边界分明,无骨膜反应。但若为恶性巨细胞瘤,则因发展快,边界模糊而难以区分。但后者可见残存的骨壳及皂泡样骨间隔,紧邻关节面下,易向骨突部位生长,可作为鉴别的参考。

2.骨纤维肉瘤

发病年龄较大(25~45岁),好发于骨干,呈局限性溶骨性破坏,局部可出现少量骨膜下新骨或骨膜三角。二者若仅从影像学表现来区分,有时颇为困难。

3.溶骨型骨转移瘤

好发于长管骨近端,一般范围较广泛,较少有骨膜增生,软组织肿块多较微和局限。少数发生于长管骨的单发局限性病灶易误诊为溶骨型骨肉瘤。但前者CT上多显示残存薄层膨胀骨壳和部分硬化边缘,并多能发现原发病灶。

4.滑膜结核

发病缓慢,症状轻微。影像学检查除骨破坏外,常见关节囊积液、滑膜肉芽组织增生和关节软骨及骨性关节面的破坏,一般均为无骨膜增生。

六、病程

骨肉瘤的病程短,进展迅速,甚至肿瘤在数日内明显增大膨出,多由于肿瘤出血所致。也有缓慢生长的骨肉瘤,多为硬化型。骨肉瘤经血行转移至肺。继发性和末期的骨肉瘤可转移到骨,而在发生骨转移时,往往已经发生肺部转移。肿瘤转移到其他脏器者少见。区域淋巴结转移者非常罕见。

七、治疗

直至 20 世纪 70 年代,骨肉瘤的治疗方法几乎是相同的,主要依靠的治疗方法是截肢或单纯的大剂量放疗。即使肿瘤得到足够的局部控制,但仍有高达 80% 的患者出现远隔部位的转移,生存率仅达到 20%。在过去的 40 年里,由于使用了化学治疗等辅助治疗,骨肉瘤的治疗方法从根本上得到了改变,并进一步完善。

临床上常常发现在原发肿瘤切除前,肺部就已存在有转移扩散。基于这一论断,"骨肉瘤是一种全身性疾病"的论点被提出。因此对原发病灶的手术治疗即使是早期施行,甚至是截肢也是不可靠的。如果能控制原发肿瘤初次诊断时即已出现的肺部微小转移病灶,治疗效果就可以改善。因此自 1978 年开始,术前实行化疗大大减少了截肢术的使用,骨肉瘤的疗效也得到大大提高。

(一)治疗原则

根据肿瘤级别及病期安排治疗方案:

1.低级别骨肉瘤(不含去分化骨膜外肉瘤)

需行扩大切除术,保证其手术切缘达到肿瘤阴性。术后病理如为高级别骨肉瘤,需行术后辅助化疗;术后病理如为低级别骨肉瘤,定期随访。

2.骨膜骨肉瘤

考虑新辅助化疗后再行扩大切除术,术后处理同低级别骨肉瘤。

3.高级别骨肉瘤

肿瘤同时侵犯骨髓内及表面者,行新辅助化疗后,通过胸片、病灶局部 X 线(酌情考虑 PET 及骨扫描)进行重新分期后再予以相应处理。对再分期后不能切除的肿瘤,行放疗联合化疗。对于再分期后可以切除的肿瘤行扩大切除术。如新辅助化疗的反应性好,无论切缘阳性与否均继续化疗,同时可考虑其他局部治疗;如术后切缘阳性但新辅助化疗的反应性差,考虑局部治疗,更换新的化疗方案。新辅助化疗和辅助化疗可通过静脉或动脉内给药,联合化疗常用的药物有阿霉素、顺铂、异环磷酰胺、高剂量甲氨蝶呤,至少要选用其中的两种。

4.复发患者

可行化疗,尽可能手术切除肿瘤。有效患者继续监测和随访。效果差的患者,在以下方法中选一种进行治疗:①手术切除;②最佳支持治疗;③试用新的治疗方案;④姑息性放疗。

（二）化疗初始阶段

1961 年 Evans 最早将丝裂霉素 C 用于转移性骨肉瘤患者的治疗,结果在 17 例患者中有 4 例获得了反应。1968 年美国 M.DAndson 医院开始使用长春新碱、放线菌素 D 及环磷酰胺三药联合治疗非转移性骨肉瘤,结果 12 例患者中有 4 例(33％)获得了 54 个月以上生存。1972 年 Cortes 等报道多柔比星治疗 13 例骨肉瘤,其中 4 例获得了较好的反应,同年 Jaffe 等报道大剂量甲氨蝶呤和四氢叶酸解救方案治疗骨肉瘤肺转移患者,结果 10 例患者中有 4 例的肺转移瘤获得了反应。

（三）辅助化疗

多柔比星、顺铂、异环磷酰胺和大剂量甲氨蝶呤是骨肉瘤化疗中最常使用的药物,广泛地研究表明,当这些药物单独使用时,反应率仅仅接近 30％,而将这些药物联合大剂量使用时,药物之间可以产生协同作用,有可能使体内的肿瘤坏死率达到 100％。

直到 Rosen、Jaffe 等相继将这些药物联合用于骨肉瘤的术后治疗,为骨肉瘤的辅助化疗奠定了基础。在辅助化疗出现前,骨肉瘤的治疗方式主要是截肢。Carter 等研究 1946—1971 年的文献结果发现:1286 名患者,5 年生存率平均为 19.7％(16％～23％),其中大约 80％的患者发生肺转移。20 世纪 70 年代,通过非对照的辅助化疗获得的无事件生存率在 35％～60％。为了证实辅助化疗的作用,美国 MyayoClinic 设计了一个随机对照试验,结果显示辅助化疗并不能提高生存率。

因此对于辅助化疗的效果存在激烈争论。直到多中心骨肉瘤协作组(MIOS)和加州大学洛杉矶医院(UCLA)进行了前瞻性的随机对照研究才证实辅助化疗的确切疗效和作用,辅助化疗组和单行手术组的 2 年生存率分别为 63％和 12％。2005 年某学者报道了国内 189 例骨肉瘤化疗病例,男性占 66.1％。非规律化疗组 73 例,占 38.6％,保肢术 42 例,截肢术 31 例;规律化疗组 116 例,占 61.4％,其中保肢术 90 例,截肢术 26 例。规律化疗组和非规律化疗组患者的 5 年生存率分别为 78.5％和 35.2％,说明辅助化疗能够显著提高患者生存率,其原因在于化疗消灭肺转移灶或者延迟肺转移灶出现的时间。

目前在化疗方面仍存在争议,主要问题有:最理想的药物组合、给药时机、给药顺序和途径以及治疗的时间等。

（四）新辅助化疗

20 世纪 80 年代,Rosen 提出的新辅助化疗观点是骨肉瘤治疗中的一个里程碑。术前化疗的传统优点包括:①术前化疗为定制人工肿瘤假体争取了充足的时间;②可以即刻治疗亚临床微转移;③化疗后肿瘤坏死率的评估,为制定术后化疗方案提供参考;④化疗后肿瘤体积缩小,从而能够获得较为安全的手术切除边缘,对保肢有利。近 30 年来,随着辅助化疗、手术技术、骨重建等方法的不断进展,目前近 70％～80％的患者得以保肢。

随着辅助化疗研究的进行,外科技术也有了快速的发展,从而使得一部分患者可以进行人工假体置换的保留肢体手术,但人工假体的个体化设计和生产需要一段时间。Rosen 等为了避免患者在等待手术这段时间无治疗,设计了一个术前化疗方案,这就是最早的新辅助化疗方案。化疗药物常常包括多柔比星、顺铂、甲氨蝶呤,通过研究不同的药物剂量、不同的给药方法及不同给药时间,以期改善患者的生存率。但直到异环磷酰胺的出现,才使得肿瘤坏死率和患者生存率都获得了提高,从而形成了目前最常用的骨肉瘤四大经典化疗药物:多柔比星、甲氨蝶呤、顺铂及异环磷酰胺。

多项研究表明,切除的标本内肿瘤的坏死率是很有效的预后因素。目前的骨肉瘤治疗过程为术前多药联合化疗(共计 6～18 周),然后切除肿瘤,术后再进行辅助化疗。对术前化疗的临床和影像学评价应进行反复的评估。对术前化疗反应差的患者在行肿瘤切除术时应采取更宽的外科边界,有的甚至需要截肢。考虑到肿瘤的组织学反应与预后关系,对术前化疗的评估主要集中于将反应好的患者与反应差的患者区别开。化疗反应优良者临床表现为疼痛和肿胀减轻、碱性磷酸酶水平下降、病理骨折愈合;X 线表现为肿瘤骨样基质内的钙化增多、明显的骨膜增厚、再骨化以及肿瘤周围有明显的硬化;在 CT 上表现为肿瘤的周缘有一圈钙化(钙化的骨膜),这种现象表明在肿瘤的假包膜内有明显的坏死。如果有病理性骨折,在化疗反应好的情况下,骨折将开始愈合。

术前化疗能够使更多的患者适于行保肢手术,并且因为化疗使肿瘤体积缩小,保肢手术更易进行。但是,到目前为止,尚无随机研究支持这一观点。新辅助化疗后,骨肉瘤确实可以出现矿化,但是由于骨肉瘤基质成分的存在,肿瘤的体积并不过多缩小。绝大多数外科医师认为从肿瘤学的观点看,化疗后切除原发骨肉瘤安全性更高。意大利 Rizzoli 医院研究了局部复发与外科边界及化疗反应(肿瘤坏死)的关系。外科边界未达到广泛且化疗的组织学反应未达到优良者,局部复发的风险增加。因此化疗反应是影响患者预后的重要因素。

(五)补救化疗

最经典的补救化疗可以追溯到 1982 年 Rosen 制定的 T10 方案。但到目前为止,还没有令人信服的证据表明补救化疗能够改善预后。

如果补救化疗中使用的药物与新辅助化疗时使用的药物不同,肿瘤坏死率低的患者可以获得与肿瘤坏死率高的患者相似的 5 年无瘤生存率,据此有学者认为尽管补救化疗采用不同的药物组合,但如果新辅助化疗中已使用过该药,则可能因为出现耐药,而使补救措施无效,这是目前认为补救化疗疗效不佳的原因。

(六)化疗药物剂量强度调整

骨肉瘤的化疗有明显的量效关系,但近 10 年来骨肉瘤化疗后的生存率已经到了一个平台期,试图通过增加现有化疗方案中的药物剂量来提高骨肉瘤化疗后生存率的方法很难奏效,且有增加致命性毒性反应的危险。研究表明,增加术前化疗药物剂量并不能提高肿瘤组织坏死率和患者生存率,肿瘤组织坏死程度更多地受化疗遗传敏感性的影响,并不是一味增加药物剂量所能改变的。

由于化疗药物种类有限,如何利用现有几种化疗药物提高生存率,这是许多学者考虑的问题,这其中,通过增加化疗药物剂量强度,便是一种尝试。骨肉瘤研究协作组对连续 917 例原发性、高分化、非转移性肢体骨肉瘤患者的化疗结果研究显示,未发现高剂量与良好的骨肉瘤预后之间有相关性。对 40 岁以下非转移性肢体骨肉瘤患者采用四药化疗的疗效进行分析,增加化疗药物剂量和施行新的化疗方案并不能提高生存率。

2007 年欧洲骨肉瘤协作组进行的一项Ⅲ期临床试验可以说明剂量强度的作用,该研究采取的是前瞻性的随机对照研究,分为顺铂和多柔比星剂量普通组和剂量增强组。结果显示剂量普通组和剂量增强组的组织反应好率分别为36%和50%,但与总生存率和无瘤生存率无关。因此目前认为,除了甲氨蝶呤,其他药物剂量强度的增加不能改善预后。

(七)复发、多发或转移骨肉瘤的化疗

尽管骨肉瘤的一线化疗方案很明确,但对于复发和转移性骨肉瘤仍没有确实可靠的化疗方案。外科手术固然很重要,但对于复发或转移时间间隔在1年以内的患者,有研究表明化疗占有很重要的地位。在一项单中心研究中,转移性骨肉瘤分为两组,一组给予异环磷酰胺,顺铂、多柔比星及大剂量甲氨蝶呤(OS-86),另一组使用卡铂代替顺铂(OS-91),5年生存率分别为45.5%(OS-86)和8.3%(OS-91)。说明卡铂代替顺铂,不仅不能改善预后,相反,患者的结局更差。将异环磷酰胺、多柔比星及依托泊苷联合用于转移性骨肉瘤和中轴骨骨肉瘤的治疗,虽然化疗有效率明显提高,但患者的预后并没有因为化疗反应率的提高而改善。

对于多发骨肉瘤转移患者,即使经过积极的手术和高强度的化疗,预后仍然很差。由于骨肉瘤复发或转移的种类繁多,到目前为止,还没有足够的研究数据证实化疗在其治疗中的确切作用。

骨肉瘤肺转移的主要治疗手段是化疗和手术。肺转移灶的手术与原发性肺癌有所不同,无须更广泛地切除,因此对肺转移灶的切除方法应提倡多学科协作,胸腔镜、射频和离子植入比传统开胸手术更具优势。

(相　峰)

第三节　骨巨细胞瘤

骨巨细胞瘤(GCT)是一种较少见的良性肿瘤,常见于30~40岁的成人,女性略多于男性,约占成人原发性骨肿瘤的5%。病理上以含多核巨细胞、散在分布于圆形、椭圆形或纺锤形的单核基质细胞中为特征。

一、自然病程和病理表现

(一)自然病程

骨巨细胞瘤的自然病程是可变的,从静止的无痛肿瘤到局部的侵袭性病变伴随显著的骨破坏和软组织扩散。一小部分看似良性的骨巨细胞瘤可发生血源性转移,通常转移到肺。Campanacci等观察到280例良性骨巨细胞瘤患者中,3例发生肺转移(1%)。更少部分患者可能发生多中心骨巨细胞瘤;相当少部分患者可能在新形成的部位或既往治疗骨巨细胞瘤的部位发生肉瘤。原发的恶性巨细胞瘤(PMGCT)是指毗邻良性骨巨细胞瘤发生的高分级肉瘤,而继发性恶性巨细胞瘤(SMGCT)是指良性骨巨细胞瘤治疗后发生的肉瘤,最常见的组织学是骨肉瘤。相当多的SMCCT患者在治疗良性骨巨细胞瘤时接受过放疗。接受过放疗的患者发生SMGCT的潜伏期较未接受放疗者显著要短。

(二)病理表现

1.大体病理学

肿瘤位于长骨的骨端和干骺端部位,经常破坏关节的软骨下骨,但很少侵犯关节软骨。肿

瘤通常由反应骨和纤维组织形成的包壳所包绕,与周围组织有较清楚的界限。但是侵袭性强的肿瘤组织可直接侵入肌肉、脂肪组织。肿瘤的外观呈质地致密的浅棕色或红棕色,为均一的实质性组织,质地较软,表面平滑;无明显可见的骨化或钙化现象。有时可见苍白的静脉属支穿过肿瘤组织,或者间有黄褐色区域而呈杂色。有时充血-出血交替存在并扩散,使得肿瘤像充满血的海绵,可有坏死区,呈灰黄干燥或液化样。肿瘤可累及滑膜、关节囊、韧带和肌腱等软组织,甚至形成多个结节,其周围可有一层假囊覆盖。

2.组织病理学

肿瘤富含细胞,由圆形、椭圆形或纺锤形的单核基质细胞和弥散分布其间的多核巨细胞组成。单核基质细胞核大,核膜清晰,胞质较少,可见到核分裂象。基质细胞的数量、大小和形态在不同肿瘤以及同一肿瘤的不同部位可有所不同。该细胞被认为是骨巨细胞瘤的新生物,产生物质包括骨保护素配体(OPGL),后者可刺激多核破骨样细胞形成,良性的多核巨细胞骨巨细胞瘤的新生基质成分刺激促进骨溶解。多核巨细胞(MGC)分布在基质细胞(STC)之间,直径 $30\sim50\mu m$ 不等,巨细胞为球形、椭圆形或梭形,核为圆形或椭圆形,染色清晰,边界清楚,细胞核中可见 1 个或多个大小不同的核仁,为多形性,常见核分裂象。间质血管丰富,有时血管壁或管腔内可见肿瘤细胞。多核巨细胞是骨巨细胞瘤的特征性成分,但是许多骨病变中都有多核巨细胞,如孤立性骨囊肿、动脉瘤样骨囊肿、非骨化性纤维瘤、骨纤维异常增殖症、软骨母细胞瘤、软骨黏液样纤维瘤和骨母细胞瘤等。因此,诊断骨巨细胞瘤必须综合临床、X 线和病理三方面的资料,排除其他含巨细胞的病变。基质细胞可能会变为梭形并产生胶原,如果肿瘤内有大片致密胶原纤维形成,应考虑恶变的可能。

过去曾根据 Jaffe 和 Lichtenstein 的建议将骨巨细胞瘤进行组织学分级(3 个等级),由于这些等级划分与临床的实际情况不相适应,没有实际应用价值,因此早已废弃不用。

二、诊断

(一)临床表现

巨细胞瘤好发于青壮年,最多见于 20～40 岁,很少发生在青春期前和 50 岁以后,女性略多于男性。约有 5% 的巨细胞瘤发生恶变。

约 90% 的巨细胞瘤发生在长骨,起源于干骺端,因为几乎所有的巨细胞瘤都在骨骺闭合后发生,病变通常同时侵犯干骺端和骨骺。最好发的部位是膝关节周围,即股骨远端和胫骨近端,其次是桡骨远端、股骨近端、肱骨远端、肱骨近端、腓骨近端等。也可发生在手、足的短管状骨,在这种情况下肿瘤可侵犯骨干的大部。另外,脊柱、骨盆(包括髂骨、耻骨、坐骨和骶骨)也是好发部位,其他扁骨和短骨则罕见。

主要症状是疼痛,通常为关节周围疼痛,因肿瘤靠近关节,常出现关节功能受限和关节肿胀、积液。病变进展可出现明显肿胀,甚至畸形。在下肢者病理性骨折或微细骨折常见,有统计约 1/3 病例发现时有病理性骨折,可出现突然疼痛加剧伴功能障碍。当肿瘤穿破骨皮质进入软组织时可出现软组织肿块,局部肿胀,并有皮温升高和浅静脉充盈。GCT 罕有全身症状。偶有肺转移,肺转移多表现良性,预后好于其他恶性肿瘤。

(二)影像学检查

1.X线检查

常规X线的典型表现为干骺端累及骨骺部位的偏心性、膨胀性的骨质溶解病灶,同时破坏骨松质和骨皮质;骨溶解一般较均匀,病灶内无骨化和钙化,但是可因肿瘤在扩展时有某些壁层骨嵴保留下来而呈皂泡样表现;破坏区可达软骨下骨,病变周围骨皮质变薄,可出现程度不一的骨皮质连续性中断;病灶的边缘可以规则或不规则:当肿瘤生长缓慢时,周围骨质被膨胀生长的病灶压迫可形成不规则的硬化缘,但不连续,且从不出现完整的包壳;在大多数情况下肿瘤生长活跃,病灶和周围的骨质缺乏锐利的分界而模糊不清,但是病变区和正常的骨组织移行区常不超过1cm。病变本身无骨膜反应,有时可把细微骨折后的修复性骨痂误认为是骨膜反应。应注意的是不应过分强调"皂泡征"作为诊断巨细胞瘤的特征性表现,出现该征象是因骨溶解后残留的骨嵴在X线影像上的反映。病变扩展可侵犯干骺端和骨骺部位的大部。当病变表现为侵袭性时肿瘤生长迅速,可迅速扩展到整个骨骺和干骺部,边缘很模糊,呈虫噬状改变,大片骨皮质被侵犯而出现中断,形成软组织肿块,肿瘤也可穿越关节而累及邻近的骨质。

在手足短管骨则表现为溶骨性病变侵犯骨骺至软骨下骨,有骨嵴形成,骨的膨胀性改变比长管骨更明显,有时可累及全骨干,出现整段骨的膨胀。在扁平骨和脊椎等不规则骨中则表现为更显著的溶骨性骨质破坏,而膨胀不明显。病灶也多位于骨骺部位,如骨盆病变多靠近髋臼,脊柱以骶骨多见,且上述病变常形成大的软组织肿块。在胸椎、腰椎、颈椎则病变多位于椎体,很少侵犯附件,除非到了病变后期;可引起椎体塌陷,并侵犯椎管和周围软组织,甚至侵犯椎间盘和邻近椎体。

2.CT

CT比X线平片更易于显示轻微骨皮质连续性中断和周围软组织改变。典型的CT表现为干骺端或骨骺偏心性的溶骨性、膨胀性骨质破坏;病灶可呈分叶状,内无钙化,可见到与周围骨质相连的短小骨嵴,但是极少有贯穿整个肿瘤组织的骨嵴或骨性分隔;边界大多比较清楚;骨皮质变薄,多有连续性中断;周围正常的骨质可有程度不等、断续的硬化;很少出现骨膜反应;除非侵袭性高的病变,一般很少有突出骨外的软组织肿块;大部分情况下病灶达关节面下的软骨下骨;因病灶内常有出血或坏死液化故CT图像可出现液性区域。侵袭性程度高的病变可有恶性肿瘤的表现,出现大片状的骨皮质连续性中断和较大的软组织肿块。螺旋CT三维重建可更清楚地显示病变和关节及椎管等周围结构的关系。增强扫描可以帮助进一步了解肿瘤的骨外侵犯和周围神经、大血管的关系以及更精确显示肿瘤内的坏死区。

3.MRI

典型的巨细胞瘤MRI表现为长骨骨端、偏心性、达关节软骨下骨的异常信号区,如病灶主要为实质成分,则MRI图像表现为T_1WI低到中等信号,T_2WI中、高混杂信号,形成"卵石征";当病灶内有出血、坏死、囊性变和纤维化时,则肿瘤信号更是呈现出多样性,T_2WI通常包括低、等、高混杂信号。大部分病例的病灶边缘有较规则的、由于周围骨质硬化引起的低信号线状影;病灶内有出血者可出现T_1WI高信号改变,T_2WI出现液平。MRI还可以更确切了解关节软骨是否有破坏、关节内是否有累及、骨髓腔内扩展情况以及皮质破溃和软组织内侵犯情况。MRI所见"卵石征"相当于X线平片的"皂泡征"。

如果可能,应进行^{18}氟脱氧葡萄糖-PET(^{18}FDG-PET)检查,用以了解肿瘤代谢和血管形成情况。但是需要注意的是,因为GCT内的破骨细胞极高表达跨膜ATP依赖质子泵转运蛋白,因此表现出很高的代谢活性,不能以此而做出肿瘤恶性的诊断。

(三)分级

根据放射学特点,Campanacci提出可把巨细胞瘤分为3级。

1. Ⅰ级

为静止型,少见,几乎无临床症状。放射学表现为骨溶解区域边界完整,骨皮质受侵犯轻微,骨皮质变薄但完整,肿瘤周围轻度骨肥厚;肿瘤较小,一般不扩展到关节软骨;经长时间临床观察可发现肿瘤扩展缓慢。

2. Ⅱ级

为活动型,最常见,症状明显。放射学表现为骨溶解区边界欠清晰,骨皮质受侵犯严重,非常薄,有时可几乎全部被侵蚀;肿瘤扩展明显,常很接近甚至累及关节软骨。但是,即使肿瘤扩展严重,骨轮廓仍存在,外形仍保持其连续性,肿瘤与骨膜间尚有比较清楚的界限。经临床动态观察可发现肿瘤生长活跃。

3. Ⅲ级

为侵袭型,也较少见。放射学表现为骨皮质完全受侵蚀,肿瘤呈球状,肿块穿破骨皮质,穿入软组织,无骨膜包围,而是外覆假包膜;病灶扩展严重,常累及大部甚至全部骨骺,并侵犯关节软骨;动态观察可发现肿瘤发展迅速,呈侵蚀状扩展;病理性骨折常见。

Campanacci的这种放射学分级大致与Enneking提出的良性肿瘤临床分期的1、2、3期分期相当。但是,研究显示Campanacci这种放射学分级与肿瘤的局部复发无关。需要指出的是,在大多数活动性和侵袭性病变,尽管影像学可呈现明显的侵袭性病变,但组织学检查却表现为典型的巨细胞瘤,即完全是良性肿瘤,只有极少数侵袭性病变会转变为肉瘤。在选择治疗方案时应以临床分期为依据,而不能单凭组织学报告。

三、鉴别诊断

为更真实获得肿瘤的发展情况和患者的预后并更好指导临床治疗,应在综合临床、影像学和病理组织学资料的基础上对肿瘤进行分期和分级,对于巨细胞瘤,尤其要高度重视临床和放射学检查结果。临床常用的是Enneking分期系统,在考虑治疗方案时应以分期为指导。

如果能很好结合临床、影像学和组织学资料,巨细胞瘤的诊断正确率是很高的。但是有时巨细胞瘤还是需要与一些成年后的溶骨性病变相鉴别。

1. 动脉瘤性骨囊肿

在罕见的情况下,巨细胞瘤可能出现大范围出血病灶,甚至肿瘤的大部成为出血性囊腔,这时与动脉瘤性骨囊肿就很难鉴别。动脉瘤性骨囊肿75%发生于20岁以下青少年;发病部位多位于干骺端,可向骨干发展,一般不穿破骺板软骨而累及骨骺;病变起于骨膜下、骨表面,扩展时撬起骨膜并向深面侵蚀骨皮质或骨松质,可表现为中央性或偏心性膨胀性骨质破坏,如果是偏心性病变,与巨细胞瘤相比,其"偏心性"表现得更为显著,典型病例在病灶周围有硬化的骨壳。MRI检查表现为骨破坏区包绕薄层低信号骨壳,病灶呈单囊或分叶状,膨胀明显,T_2WI可见液-液平面分布更广泛;增强扫描显示存在均匀、线状的边缘和间隔强化,而巨细胞瘤则表现为不规则的肿瘤组织强化。CT增强扫描显示肿瘤实质明显强化,其内液性囊腔无强化,两者密度差别明显。

2.软骨母细胞瘤

软骨母细胞瘤一般青少年时起病,好发于骨骺,可破坏骺板扩展到干骺端,因大多数生长缓慢,病程长,有时到成年时才发现,需与巨细胞瘤相鉴别。两者鉴别的要点是:软骨母细胞瘤通常为较小的中心性或偏心性溶骨性病变,呈圆形或轻度多环形,边缘清楚是其特征,常有一层薄而硬化的骨边缘,由此可与巨细胞瘤相鉴别;病灶内有钙化、骨化或软骨样区也是重要的鉴别因素;组织学和超微结构可显示肿瘤细胞类似软骨母细胞。

3.甲状旁腺功能亢进症所形成的棕色瘤

常累及干骺端-骨干部位,单发时影像学上与巨细胞瘤相似,但甲状旁腺功能亢进症者在棕色瘤周围的骨骼表现出腔隙性骨质疏松。实验室检查可发现高钙、低磷血症、尿磷、尿钙升高以及血甲状旁腺素(PTH)升高。

4.孤立性骨囊肿

骨囊肿好发于儿童和少年,多见于干骺端和骨干,呈椭圆形,长轴与骨长轴一致,病灶处骨皮质变薄,一般膨胀不明显;囊壁光滑,边缘有硬化;病灶内密度均匀,可见液平面;多为单房性,有时表现为多房,并有较小的骨嵴;CT示囊内为水样密度,骨皮质变薄但完整,周围有硬化,无软组织肿块;MRI示均匀的T_1WI低信号和T_2WI高信号,无软组织肿块,增强后显示边缘线状强化,无实质肿块强化。

5.良性纤维组织细胞瘤

良性纤维组织细胞瘤很少见,边界清楚,周围常有薄层硬化骨包围,无软组织侵犯,肿瘤质地致密,组织学表现为致密的细胞和胶原纤维,形成恒定的席纹状结果,且富含泡沫细胞。

6.慢性骨脓肿(Brodie脓肿)

慢性骨脓肿病灶位于骨中央,形状不规则,病灶内可能含有小死骨影;骨皮质非但不受损变薄,反而可能增厚。

7.纤维肉瘤

侵袭性巨细胞瘤还需与纤维肉瘤相鉴别,两者好发年龄相似,都为溶骨性改变,且富侵蚀性,边缘不清楚。特别是在巨细胞瘤发生纤维肉瘤变时,在放射学上更难区别,此时应根据患者的病史,既往的放射学资料,更重要的是全面、详尽的组织学检查进行鉴别,巨细胞瘤肉瘤变时在组织学上应该曾发现巨细胞瘤,或者同时存在巨细胞瘤。

8.溶骨型骨肉瘤

在很少的情况下,溶骨型骨肉瘤在影像学上可表现为纯粹溶骨性病变而几乎毫无成骨特性,这就难以与侵袭性强的巨细胞瘤相鉴别。此时应综合患者的年龄、临床特点和组织学检查以及免疫组化等进行鉴别。

9.其他

巨细胞瘤有时还需与单发的骨纤维结构不良、巨细胞修复性肉芽肿、成骨细胞瘤相鉴别，对于侵袭性强的巨细胞瘤，还需与孤立的浆细胞瘤、癌症骨转移相鉴别。一般结合临床、影像学和组织学表现能得以鉴别。

四、分　期

典型 GCT 可分别属于 Enneking 良性 1 期、2 期或 3 期病变，但以 2 期、3 期为主。

五、治　疗

巨细胞瘤是一种多变而且不典型的肿瘤，其组织学与生物行为常不一致，即使组织学是典型的巨细胞瘤（良性肿瘤），也可具有很强的侵袭性，并可发生肺转移；不恰当的治疗可致复发和转移。既往因对这种肿瘤认识不足，过分倚重组织学结果，在治疗上只是单纯刮除后植骨，术后复发率高达 50％。因此，在决定治疗方案时，应强调结合临床、影像和组织学对肿瘤进行精确的分期，如采用 Enneking 外科分期，以临床分期为准则选择合适的治疗方案。对于可切除 GCT，外科手术是首选的治疗手段，为降低复发率，探索出各种局部辅助治疗方法；En-bloc 切除可大大降低复发率。

对于典型巨细胞瘤，临床分期为 1、2 期的病变，可进行病灶扩大刮除加局部辅助治疗，骨缺损处填塞骨水泥。刮除时开窗要充分，应能覆盖病损投影面的大部，避免存在无效腔，以确保刮除充分。当骨嵴多且高时，可用球磨钻磨去骨嵴，使刮除界面到达正常骨组织。在彻底刮除病灶后，用电灼器烧灼骨壁，接着用石炭酸处理骨壁，并用无水乙醇浸泡，然后用大量生理盐水加压冲洗。最后，用骨水泥填塞病灶刮除后的骨缺损灶，宜采用不透射线的骨水泥，以利于一旦复发易于发现。骨水泥发热可进一步杀灭可能残留的肿瘤细胞，也有报道骨水泥中加唑来膦酸疗效更佳。其他可选择的局部辅助治疗手段还包括液氮冷冻、射频热疗、氧化锌烧灼等。如不适于用骨水泥，可选用自体骨植骨或同种异体骨植骨，也可用硫酸钙、磷酸钙等人工骨植骨。

在过去的一段时间，有倾向于采用更具侵袭性的手术方法治疗典型巨细胞瘤，如采用多应用在恶性肿瘤中的广泛切除界面切除肿瘤，以获得阴性切除界面，这样虽然获得了较好的肿瘤控制，但是对肢体功能损伤较大。因为四肢巨细胞瘤位于骨端关节附近，En-bloc 切除后缺损的重建和关节功能的维持有困难，所以，目前 En-bloc 切除一般仅适用于肿瘤临床分期 3 期且极度扩展的巨细胞瘤、肿瘤侵犯关节囊、韧带等关节周围组织、发生病理性骨折后骨储备差无法内固定以及肿瘤明确出现肉瘤变等情况；对于非重要部位，如腓骨近端病灶也可采用大块切除，以获得更好的局部控制。切除后重建手段包括灭活再植、自体骨移植关节融合、同种异体骨移植内固定及肿瘤型假体置换重建等。

如果肿瘤已经存在广泛软组织侵犯，特别是累及神经、血管主干时，可截肢。对于复发病灶，也是根据复发肿瘤的分期选择治疗方案，仍可再刮除并局部辅助治疗。对肺转移病灶如能密切随访,通常不需手术切除,也可行肺叶切除术。

放疗常用于因存在手术禁忌或手术切缘不够充分的病例,例如发生在脊柱的病变。局部控制率可达 80%。术后放疗一般在手术后 6 个月左右进行。恶性变是需要担心的问题,但是近期研究显示采用兆伏级超压放疗不会明显增加恶性变。包括[60]Co 及直线加速器,放疗剂量 40~60Gy,如已植骨,放射量最好控制在 40Gy。

因为 GCT 在总体上表现为良性特征且限于化疗的疗效和耐受性问题,化疗不做常规选择。但是,如果已明确有肉瘤变,则应化疗。

也有用 α 干扰素和二膦酸盐进行治疗的。干扰素的不良反应大且缺乏随机研究结果,其作用有待进一步评估。体外研究显示二膦酸盐可有效杀灭 GCT 基质细胞和破骨细胞样细胞,而且唑来膦酸效果优于帕米膦酸二钠,可减轻症状和降低复发率,但其疗效还需要进一步确定。

随着对 RANKL 在 GCT 发病所扮演的作用的认识,针对 RANKL 的人类单克隆抗体的药物—Denosumab 治疗 GCT 引起了很大关注。该药可用于治疗骨质疏松、上皮癌骨转移和骨髓瘤。在一项 Denosumab 治疗复发性或无法手术切除的 GCT 的临床试验中,35 例患者中 30 人对治疗有反应,治疗后有 20 例巨细胞几乎完全消除,治疗 6 个月后检查 15 例中 10 例放射学稳定。治疗耐受性好,无严重不良事件,未产生抗 Denosumab 抗体。但是,对于 Denosumab 是否能降低局部复发率,以及对其他含有丰富巨细胞的病变是否有效还需进一步研究。

因为 CSF_1 对单核细胞分化,也即对破骨细胞分化起着关键作用,甲磺酸伊马替尼能阻滞 CSF_1 的信号传递,可能有效治疗 GCT。另外,能阻滞 VEGF 信号传递的药物,如 sunitinib、sorafenib 和 bevacizumab 也可能有治疗效应。

六、疗效评估和预后

传统的单纯刮除术术后复发率很高,有报道达到 50%。随着医学影像学的发展和应用高速磨钻扩大刮除并结合局部辅助治疗的使用,复发率下降到 10% 左右。但是,对于复发病例,即使扩大刮除术,复发率也高,超过 30%。病理性骨折后复发率高。复发病例和桡骨远端巨细胞瘤易发生肺转移。复发大多数发生在治疗后 3 年内,偶尔在 4 年后也会复发。对于典型巨细胞瘤即使发生肺部转移,肺部病灶切除后预后仍然较好,远远好于肉瘤肺转移者。

(相　峰)

第四节　脊索瘤

一、概述

脊索瘤是一种非常罕见的原发性骨肿瘤,首先由 Ribbert 在 1894 年进行了论述,其发病率每年约为 0.1/10 万。脊索瘤发生在骶骨、颅底以及脊柱。在 Mayo Clinic 的病例中,占到原发性恶性骨肿瘤的 4%。脊索瘤是脊柱恶性肿瘤中第二多发的肿瘤,其发病率仅低于骨髓瘤,它在恶性骶骨肿瘤中发病率最高。约有 50% 的脊索瘤发生在骶尾椎区域,还有约 30% 发生在颅内,其余的则散发在脊柱其他部位。Jawad 等的一项最新调查研究结果表明,脊索瘤的人种特异性发病率中白种人的发病率最高,为 0.473/10 万,亚洲/太平洋岛民其次,为 0.091/10 万,非洲裔美国人为 0。非洲裔美国人和白种人之间的发病率有显著性差异。

在脊柱脊索瘤中,颈椎的发病率仅次于骶骨,为骶骨脊索瘤的 1/4。骶尾椎脊索瘤发病高峰出现在 50~70 岁,而蝶枕部的脊索瘤则高于 40~60 岁,大部分的病例统计提示该病有显著的男性多发趋势,尤其是骶尾部肿瘤,男女比例高于 3∶1。中位发病年龄在 60 岁左右,但是颅底脊索瘤发病年龄更年轻,可以发生在儿童和青少年。

一般认为,脊索瘤为低度恶性,起源于残余的胚胎脊索,表现为上皮-基质双重分化。除了典型的表现之外,少数患者还会出现一些侵袭性、肉瘤性,或称"去分化"的高度恶性表现。软骨样脊索瘤较其他类型的脊索瘤有更好的预后。

总体说来,整个病程发展缓慢,主要局限在局部。脊索瘤也有转移的潜能,可以转移到肺、骨和肝。转移灶一般生长缓慢,常常被临床所低估。因而,局部的病灶常常是主要问题之所在。长期随访(超过 15 年)发现,局部的复发很常见,几乎所有患者都会遇到复发的情况。5 年的生存率为 60%~80%,但随着长期随访,由于晚期复发,生存率逐渐下降(10 年生存率 25%~40%)。局部复发原因与肿瘤过大难以广泛切除有关。男性和诊断时年龄较小的患者预后相对较好。骶骨病变在相对远端的预后也较好。转移在早期相对少见(<5%),但是晚期可能出现,接近 30%~60%。除了肺之外,骨转移很常见,其他的转移部位较少见,如皮肤、眼睑、脑、肝和其他内脏。

二、病因学

脊索瘤是由残留的或异位的脊索组织发生突变而形成的肿瘤。脊索动物门为动物界最高等的一个门,包括所有的脊椎动物和海洋无椎骨脊索的动物。只有低等脊索动物才终身具有脊索,如文昌鱼,而像人类等高等脊索动物所归属的脊椎动物亚门,只在胚胎期间出现脊索,成长时即由分节的脊柱取代了,脊索本身完全退化仅留残余。鱼类的部分脊索存在于躯干和尾部,现代爬行动物、鸟类的体内仅有少数脊索组织遗留,人的脊索组织基本消失。人类的脊索期为胚胎发育的第 20~30 天,脊索起源于原条侧面形成中胚层的一组细胞群,随着中胚层的形成,外胚层的一端增厚形成 Hensens 节点。脊索细胞以该节为起点,在内外胚层之间向前迁移,随着发育的进展,脊索融合并嵌入内胚层,最终形成柱状细胞平板——脊索板,不久它与神经管一起形成原始脊柱,并逐渐软骨化和骨化,脊索组织随之退化消失,只有一小部分脊索组织的遗迹,以髓核形式存留下来。胚胎发育过程中,脊索通常残存于体轴的两端,即颅底蝶骨、枕骨和骶尾部。这一特点与脊索瘤的好发部位相吻合。

三、病理学

(一)大体

肿瘤在骨内呈膨胀性生长,体积大,分叶状,切面灰白色或浅蓝色,半透明,有时呈胶冻状样,质硬易碎,病变内常见出血、囊性变和不规则钙化。

(二)光镜

肿瘤纤维性间分成小叶,小叶内瘤细胞大小不一,呈多边形或立方形,胞质嗜伊红色,细胞排列成条束状或片状,小叶内间质富于黏液,血管稀少。小叶随黏液增多而增大,此时瘤细胞胞质内出现大小不等空泡,空泡之间有丝状间隔,称为"空泡化细胞",细胞核异型性较小,核分裂象少。偶尔,瘤细胞可有较明显异型,呈梭形,肉瘤样,核分裂象易见,常有发生。位于蝶枕区的脊索瘤常含有较明显的软骨成分,间质似透明软骨,称为软骨样脊索瘤,少数脊索瘤,尤其在复发后,可伴发高级别肉瘤,称为"去分化"的脊索瘤。

(三)免疫组化

瘤细胞表达 S-100 蛋白、CK、EMA 和 branchyury,branchyury 对脊索肿瘤高度特异(>90%),在与软骨瘤、软骨肉瘤和脊索与脑膜瘤的鉴别诊断上非常有用。

(四)遗传学

PTEN 基因部分或完全缺失;染色体 3、4、10 和 13 丢失,而 5q、7q 和 20 获得;CDKN2A(p16)和 CDKN2B(p15)纯合性或杂合性缺失;此外,branchyury7q33 位点和 EGFR7(p12)位点获得。

四、诊断

(一)临床表现

根据病变的位置不同,其临床表现和症状也不同。大部分脊索瘤生长缓慢,因此患者一般在明确诊断前会有超过一年的症状。疼痛是脊索瘤患者最常见的主诉。蝶枕部的肿瘤患者的一般症状为头痛或其他一些脑神经受压的相关症状。胸椎脊索瘤的最初表现常常是胸背部、肋间神经痛。卧床休息后症状缓解,直立后症状加重。75%的骶骨脊索瘤患者疼痛的特点是下腰痛或骶尾部疼痛,偶尔有患者主诉腿部疼痛。疼痛无明显特征性,有钝痛和锐痛,通常为间歇性,但可为持续性,早期症状不典型,易被漏诊、误诊,故常见脊索瘤在诊断之前有 6～12个月的不典型病史。在脊柱,症状则由神经根或脊髓受压引起,如果是颈椎前方的病变,症状则与咽后壁脓肿的症状相类似。骶尾骨肿瘤的症状则主要是腰痛。骶骨脊索瘤常见的症状是肠道和膀胱的激惹症状以及坐骨神经痛。直肠指检常能查及肿块。

许多患者因腰骶神经干受累而出现髋、膝、踝部疼痛主诉而被误诊为退行性关节炎,或因出现神经性跛行表现而被误诊为腰椎管狭窄,尤其是老年患者。脊索瘤的腰背痛一般是逐渐出现,可放射至臀部和下肢,误诊为腰椎间盘突出症。

由于肿瘤生长速度缓慢,后盆壁内有相当大的空间可以生长,所以大部分患者早期可以没有症状。至后期,由于肿瘤侵犯骶神经,造成直肠和膀胱功能障碍才能得以确诊,因此,骶骨脊索瘤往往在确诊时瘤体就已很大。

椎体病理性骨折和肿瘤的椎管内侵犯可压迫脊髓和神经。颈、胸椎脊索瘤可出现脊髓受压的临床表现,腰椎和腰骶部的肿瘤常常压迫神经根,造成运动和感觉障碍。斜坡的病变常引起颅压增高的体征,包括头痛、视觉障碍、吞咽障碍、脑神经麻痹。

脊索瘤的症状期,放射性疼痛和神经功能缺失比较多见,常见椎旁软组织团块并易引起临床症状,尤其在颈椎和鼻咽部。值得注意的是,吞咽困难、鼻窦区的症状可被误诊为鼻咽部非骨性肿瘤。许多早期的脊索瘤患者并没有引起瘫痪,所以临床早期的诊断依赖于磁共振检查。

(二)影像学检查

1.X线摄片

脊索瘤的X线表现依据病变的解剖部位而不同。脊柱的脊索瘤能累及数个椎节,一般总是从中轴线起病,很少有偏心性生长。

早期,骨膨胀明显,骨内结构呈磨砂玻璃样阴影。晚期,表现为广泛性溶骨性破坏,在病灶周围可见大而边缘清楚的软组织肿块影,肿块内可见残存的骨片或钙化斑,超过50%的脊索瘤在X线片上出现钙化。如果仅见溶骨性破坏而未见肿块内的骨片或钙化斑,很难肯定是脊索瘤,而骶尾骨肿瘤常常因为肠道的气体干扰而漏诊,一般在侧位X线片上更容易观察到。为获得更清晰的X线片,摄片前应清洁灌肠,有助于确定肿瘤的范围、部位和脏器的关系。

2.CT和MRI

CT对于钙化的敏感性更高(有助于诊断),但MRI对于了解病变的整体情况以及肿瘤与其他解剖结构的关系更有优势。MRI可显示脊索瘤呈异质性改变,T_1加权像呈低至中等信号,T_2呈高信号,死骨及钙化部分无信号。MRI对椎前软组织阴影有更好的显示能力,对直肠是否浸润也可仔细分辨,对判定肿瘤的范围、肿瘤周围的反应带以及肿瘤与后腹膜的关系都有很大的优势,可直接决定骶骨的切除范围,从而判断是否需要重建。确认在切除肿瘤前是否应行结肠造口、直肠切除。不少初发症状是腰痛的脊索瘤患者被漏诊,常常是因为医师仅给其开具了腰椎的MRI,从而常常漏诊了骶尾骨的脊索瘤,骶尾骨的脊索瘤大多发生在S_3以远。

3.核素扫描

同样的,如果行放射性核素扫描,膀胱内放射性核素的浓聚也会遮挡骶骨肿瘤的放射性核素现象,而由于肿瘤生长速度的缓慢,放射性核素也很少浓聚。大多数脊索瘤有新生血管形成,血管造影可明确肿瘤的血供来源。

(三)病理检查

显微镜上,脊索瘤表现为纤维束分割的细胞,呈分叶状。肿瘤细胞通常富含空泡状的细胞质,这些细胞通常呈长条状分布,或呈条索状分布,背景有大量黏蛋白。绝大部分的脊索瘤为低度恶性,当然也有少量去分化的脊索瘤存在,这些去分化的脊索瘤属于高度恶性的肉瘤范畴。最常见的是恶性纤维组织细胞瘤,其生物学行为更具有侵袭性。

(四)诊断标准

(1)骶尾骨最常见(65%),其次为斜坡(35%)和脊柱(10%),颈椎部位典型。

(2)生长缓慢,沿中轴生长,分叶的软组织肿块,伴有骨破坏,可以累及或不累及椎间盘、硬膜和椎旁软组织。

（3）骨扫描放射性核素摄取降低。

（4）低密度软组织肿块和骨破坏。

（5）50%的伴有肿瘤内的钙化。

（6）MRI 显示不均质的肿块，T_1WI 低信号到中信号，脑脊液和椎间盘在 T_2WI 为高信号、低信号分隔，偶可见出血和不同程度的信号增强。

（7）鉴别诊断：需与软骨肉瘤、巨细胞瘤、转移性肿瘤、骨髓瘤、淋巴瘤、骶尾骨畸胎瘤鉴别。

（五）脊索瘤的分期

1.I_A 期脊索瘤

属 $G_1T_1M_0$，低度恶性的 G_1 期，局部隐匿的浸润反应区，并可形成卫星结节，囊外切除和边界性切除均会有较高的复发率。由于肿瘤位于间隔内，故广泛切除会降低复发率。治疗方式以广泛切除为主。边界性切除辅以有效的辅助治疗比单纯的边界切除可大大降低复发的危险性。

2.I_B 期脊索瘤

属 $G_1T_2M_0$，间隔外的 G_1 期肿瘤。边界性切除手术结合辅助治疗不如 I_A 期有效。在脊柱，间室外的肿瘤切除不可能达到边界，术后的内科治疗是重要的辅助措施。

3.II_A 期脊索瘤

属 $G_2T_1M_0$，具有高度恶性、破坏性较大，肿瘤很少在间室内，且多伴有跳跃性转移，即便采取了根治性切除或广泛的边界性切除加以有效的辅助治疗，仍不能降低肿瘤复发的危险性。

4.II_B 期脊索瘤

属 $G_2T_2M_0$，根治性边界切除对于控制肿瘤局部的生长最有效，单纯的扩大切除加辅助治疗复发率很高，单纯扩大切除 II_B 期肿瘤的复发率高达 $40\%\sim60\%$，对于 II_B 期的脊索瘤原则上应进行扩大的外科切除加以有效地辅助治疗。

5.III_A 期脊索瘤

属 $G_1/G_2T_1M_1$ 和 III_B 期 $G_1/G_2T_2M_1$ 的治疗相仿。应恰当的治疗原发肿瘤，有效的控制肺转移和其他远处转移。如果其他远处转移已经无法控制或已有全身多处转移，一般选择创伤较小的姑息性手术。

五、鉴别诊断

1.骨巨细胞瘤

年轻人发生骨巨细胞瘤的可能大，以 20～40 岁为多见，好发于骶尾部。X 线片为膨胀性骨破坏。40～50 岁以上的患者发生脊索瘤的可能性大，当然应该最终排除骨巨细胞瘤，需术中或术后病理检查结果。

2.软骨肉瘤

恶性程度高于脊索瘤，是一种病情发展较快的肿瘤。好发年龄大致同脊索瘤。X 线片为一低密度阴影，病灶中有斑点或块状钙化点，肿瘤生长过程中，周围骨皮质膨胀变薄，但很少穿透骨皮质，有时不易鉴别。

六、治疗

脊索瘤的治疗和诊断一样都极具挑战性。脊索瘤的治疗手段主要包括手术治疗、放疗和化疗。考虑到该恶性肿瘤的低度特性,患者的总体生存率仍然相对偏低。有研究发现,诊断前症状出现较长,诊断的延误,以及肿瘤体积较大都成为预后较差的因素。有前期的研究表明,5年和10年的生存率分别为45%～77%和28%～50%。可见到长期生存,但病死率仍然较高,50%以上的患者在15年内死亡。局部病情的控制与生存率相关。5年和10年的局部复发率分别为46%和54%。手术切除脊索瘤有效,S_3以下的脊索瘤采用根治性切除手术,多数患者能够获得痊愈,是脊索瘤的主要治疗方法。因此,脊索瘤经典的局部治疗主要还是外科手术。远处的单个肿瘤转移也主要以手术切除为主。一般脊索瘤的治疗是采取广泛的外科切除,即使手术可能导致神经功能丧失,因为肿瘤的进展也同样会造成神经受损,而且还可能发生转移。但是,高位骶骨的脊索瘤或者上颈椎的脊索瘤,术后5～10年的局部复发率高达50%～100%。长期的观察显示,在此部位的外科手术由于其操作技术的限制和术后对生活质量的影响,对于治疗脊索瘤有天然的局限性。并且随着时代的发展,临床上也越来越重视放射治疗。如果术中无法实现广泛切除,或者术中发生肿瘤细胞污染,放疗可能有益。放疗还适用于那些已无法实现肿瘤切除的患者,尽管治愈的机会不大。化疗普遍认为无效,随着技术的进步,对于这些好发部位的放射治疗方法已经改进。因此目前临床上采用手术切除与术后放射治疗相结合的方法以求提高疗效。

(一)外科切除的手术治疗

由于脊索瘤主要发生在中轴骨,因此,其手术治疗的原则为尽可能彻底地切除肿瘤组织,恢复、重建脊柱的稳定性。骶骨是脊索瘤的主要发生部位。

1.骶骨脊索瘤的手术治疗

大量研究表明,骶骨脊索瘤初次手术的切除范围直接影响到患者的无瘤生存时间。手术应尽可能行骶骨肿瘤的总体切除,或至少行广泛的边缘切除,囊内切除和病灶内切除方式对骶骨肿瘤的预后不利。

(1)术前准备:脊索瘤的术前准备主要包括以下几点。①改善全身状况,对于明显贫血和全身情况差者,术前酌情补液、输血。②术前3天开始无渣饮食,口服泻药。③术前1天开始抗生素准备肠道,术前1天下午清洁灌肠。④备血3000mL。如可能行腹主动脉暂时气囊阻断,可明显减少出血量。⑤术晨安放导尿管和肛管。

(2)手术范围:手术范围的选择与肿瘤累及的范围及节段有关。①对于较局限的良性肿瘤,可以行骶骨肿瘤的局部广泛或边缘切除术。②对于累及S_1的肿瘤,良性可行广泛的边缘切除,恶性可行经L_5-S_1的骶骨全切术。③对于S_2-S_3以下的肿瘤:良性肿瘤可以行S_2-S_3的骶骨次全切术,恶性肿瘤可以行S_1或S_1-S_2的骶骨肿瘤切除术。也有学者建议,S_3以下的恶性肿瘤切除范围不应局限于骶骨,还应包括两侧骶髂关节。④对于骶骨原发性高度恶性肿瘤,可经L_5-S_1行骶骨全切除术,并进行骨盆环的重建。

术前骶椎肿瘤的MRI表现可提示肿瘤反应区的范围有助于手术范围的选择。

（3）手术入路：入路选择根据肿瘤累及的范围和手术方式。①单纯的后路手术可以进行经 S_2～S_3 的骶骨大部切除术，也可实行囊内切除术，肿瘤仅累及骶骨椎板等后结构。②单纯前路手术可以进行位于 S_1-S_2 的刮除术，前路髂内动脉节结扎术。③前后路联合入路。肿瘤累及 50%S_3，此入路首先为 McGarty 等报道治疗脊索瘤。

（4）手术方法：包括肿瘤的囊内切除（不鼓励）、扩大切除、根治性切除。一般的概念认为切除肿瘤和反应区周围 5cm 以内的正常组织属于广泛的边界切除，超过 5cm 属于根治性边界切除。1935 年，Mabry 等鉴于骶骨区域解剖的复杂性，提出了不宜根治手术的观点。主张囊内切除，但囊内切除复发率高，Mixter 后来主张后路切除骶骨肿瘤，保留骶神经，保全直肠、膀胱功能，扩大切除肿瘤和周围的反应带，但保留神经根、硬膜囊和马尾，理论上仍然会有复发的可能，目前国外学者多主张采用根治性切除，根治性切除是对区域内的一切组织的扫除，是从健康组织将肿瘤和骶神经一起切除，这种手术彻底，术后复发和转移的概率大大降低，但术后患者出现严重的膀胱、直肠和性功能障碍，下肢运动功能也严重受损，生活质量受到严重影响。如果获得长期的肿瘤控制或者治愈，永久牺牲一些功能也是可以接受的。由于多数国内患者对遗留功能障碍的惧怕，以及扩大切除术相对较低的复发率，国内目前主要还是进行保留骶神经的肿瘤的扩大切除，虽然可能导致手术不彻底，但保留部分生理功能，改善了生活质量。对于神经根的保留，Stener 证实，只要保留一侧的 S_2、S_3 神经根就能维持膀胱、直肠功能。

尽管肿瘤的整块切除是治疗骶骨脊索瘤的理想方法，但该手术的术后致残率应该降低到最小。功能的保留非常重要，上位骶神经根应该尽可能保留。许多最新的研究表明，积极的肿瘤根治性切除应该至少保证肿瘤边缘 1cm 的正常组织与标本一并切除，包括神经根和肿瘤的假包膜周围的脏器组织。瘤内切除后的患者往往在第一次术后 5～10 年内复发。

骶尾部脊索瘤术后的最常见并发症是伤口的并发症，需要长期换药和局部皮瓣转移。骨盆翼的应力骨折，可能与术后的放疗有关。前路手术术后持续的大便失禁，可行结肠造口。脑脊液漏需要再次手术。

2.颈椎脊索瘤的手术治疗

尽管 85% 的脊索瘤发生在骶骨和斜坡处，但仍然有约 6% 的脊索瘤会累及颈椎。脊索瘤是低度恶性、生长缓慢、局部侵袭性的恶性肿瘤，原发区域和转移区域表现为侵袭性。目前公认的是将扩大边界的整块切除作为治疗该类肿瘤的选择，因为瘤内切除或者边界切除可能导致局部复发，并且其他辅助治疗无效。

Fujita 等尝试对 C_5 的脊索瘤进行整块切除，结扎左侧的椎动脉，并使用线锯切断椎弓根。然而这样的切除仍属于瘤内切除，因为肿瘤已经侵犯了椎间孔。还有一些病例报道是对上颈椎的脊索瘤行多阶段的整块切除，牺牲椎动脉和一侧的 C_2-C_4 的神经根以获得足够的切除边界。现在已有学者做到不必牺牲血管或神经而完成颈椎脊索瘤的整块切除。全脊椎整块切除术是分后路和前路完成的。首先，从后路显露 C_4-C_6 的后方结构至骨膜下，显示前外侧的 C_4-C_6 的神经根。切除 C_4-C_5 和 C_5-C_6 的黄韧带和 C_5 的椎板和侧块间的连接部分。找到 C_5 的椎弓根，一旦侧块被切除，则颈椎将会后屈。先在 C_4 和 C_6 侧块上钻孔。利用中号的线锯，切断 C_5 椎弓根，切除双侧侧块。后结节也被切除以防止二期切除椎体时勾到椎动脉。后路用钛板和螺钉固定，C_4-C_6 棘突间植骨固定。2 天之后进行二期手术，前方显露 C_5 椎体，分离一直进行至椎体上下的横突前结节,显露和保护神经根。切除 C_4-C_5 和 C_5-C_6 的椎间盘直到后纵韧带,特别注意不要进入 C_5 的软骨下骨。切除 C_4-C_5 和 C_5-C_6 的后纵韧带,将椎动脉分离出 C_5 的椎体和横突前结节,将 C_5 的椎体大块切除,椎体切除后在 C_4-C_6 行髂骨的三面皮质植骨后,用钢板螺钉固定。

　　手术之后,没有出现任何神经症状和伤口相关并发症。术后 3 个月,患者接受了连续的放疗,总照射包括 40 个切面。使用 10MV 的直线加速器,应用 3 区技术,在 23 个切面应用 41.4Gy 的照射,每个切面 1.8Gy 照射。随后又接受了 17 个切面 32.6Gy 的剂量,每个切面 1.7 质子 Gy,质子射线使用 160MeV。患者耐受治疗,无并发症。最近的随访为术后 9 年,患者始终未复发。患者有轻度的颈部僵硬,无神经症状。体格检查显示颈椎活动度佳,旋转轻度受限。上下肢神经功能完好,无牵拉症状。X 线平片显示 C_4~C_6 固定融合,器械固定良好。C_6~C_7 有轻度退变,屈伸位未显示不稳定。MRI 也未见肿瘤复发。

　　全脊椎整块切除术首先在胸腰椎的原发性肿瘤的治疗中被报道。分两步进行,包括利用不锈钢线锯切断双侧椎弓根后整块的椎板切除和后路的器械固定(步骤 1),以及前路融合之后的整块椎体切除(步骤 2),应用线锯可以使肿瘤细胞对周围组织和切口的污染减少到最低限度。

　　当然,即使应用了线锯,颈椎恶性肿瘤的广泛的大块切除仍然十分复杂,因为该区域的解剖异常复杂。颈椎整块切除的最主要的风险:切断椎弓根时损伤邻近的神经结构;肿瘤细胞的污染;损伤椎动脉;硬膜外静脉丛出血,感染;假关节和脑脊液漏。

　　如果肿瘤没有侵犯软组织和椎弓根,一般可以在不损伤椎动脉和神经根的情况下做广泛的边界性全脊椎整块切除。Cohen 等报道了侵犯椎体和双侧椎弓根、椎板,腹侧进入到软组织的 C_6 骨肉瘤,邻近椎体也受累。分期行后路和前路手术,做 C_5、C_6、C_7 椎体的整块切除,保留椎动脉和神经根,但是这些切除实质上都属于瘤内切除,患者接受了新辅助和术后的化疗,诊断后至少活了 10 个月。对于累及软组织和椎弓根的颈椎肿瘤,大块的全脊椎切除需要结扎椎动脉。结扎椎动脉只有在术前造影显示该动脉非主要支配动脉,而且短暂阻断后无神经症状时才可进行。Fujita 报道了 1 例位于 C_5 椎体一侧的脊索瘤。特殊的改良允许线锯可以勾到椎弓根内,结扎左侧的椎动脉,在 C_4、C_6 椎体和终板上开槽,然而线锯的应用导致了在硬膜近左侧 C_6 神经根出口上瘤内的边界,因为肿瘤在此水平已经侵犯了椎间孔。Rhines 等报道了涉及 C_2 的多节段颈椎脊索瘤的全脊椎大块切除。需要做联合的侧后/经下颌骨入路,结扎椎动脉,并且牺牲 C_2、C_3、C_4 的神经根以达到硬膜边界的边界性切除。

　　3.上颈椎及颅颈交界处脊索瘤的手术切除

　　颅颈交界处的肿瘤的手术入路根据肿瘤的位置决定,小的腹侧肿瘤可以通过经口咽部入路切除,这个入路可显露斜坡下份、寰椎和枢椎,但是为避免损伤椎动脉,侧方暴露两侧不宜超过 15mm,这大大限制了可切除肿瘤的大小。类似的,头-尾方向的显露也相对受限。经口咽入路可能增加感染机会,并且在修补腹侧脑脊液漏时可能遇到困难。为了扩大经口和经咽入路的显露,可以增加前路切口。中线劈开下颌骨和舌,可以增加更多的 C_3 水平的尾侧显露。但侧方显露仍然限制在 15mm,仍然存在经口经咽入路的感染风险。成功的重建咽喉壁和骨性解剖手术需要多学科的合作,包括脊柱外科、整形、外科、耳鼻喉科和口腔科。

前后路和侧方入路可以避免切开口咽,但仍然存在手术野狭窄的问题,对于完整切除大块的肿瘤还是存在不足。该区域的解剖复杂,必须清楚的了解血管和神经的毗邻关系,特别是副神经、舌下神经和舌咽神经的路径,以避免损伤。这些入路经常需要二期后路固定,融合稳定颈椎。

与之相比,后路手术操作相对简单,结合了咽外侧入路的优点和一期做枕颈融合的机会。但由于会干扰脊髓,传统上仅限于背侧肿瘤的切除而很少应用于腹侧肿瘤。但 McLoughlin 等报道了这一后路安全切除腹侧肿瘤的可行性。侧方显露、打通腹侧通道,使肿瘤可以环形切除,传统上需要分二期的手术,仅通过后路就一期完成。后路切除颅颈交界处肿瘤的关键是提供足够的头-尾侧显露,考虑到 C_1 和 C_2 神经根功能微小,切断 C_1 和 C_2 神经根以及椎动脉使肿瘤可以不牵拉硬膜囊的情况下轻柔的切除,为磨钻切除 C_2 椎体提供通道。如果椎动脉被肿瘤包裹,必须予以切除才可实现整块切除。当然如果切断椎动脉会引起神经损伤,则不应寻求整块切除,转而进行姑息性的减瘤手术。

具体操作:患者经口插管,俯卧位,头部用 Mayfield 钳固定,后路中线切口,延长至 C_7 棘突,骨膜下剥离椎旁肌。做 C_1、C_2 的全椎板切除术,C_3 的部分椎板切除,显露硬膜囊和肿瘤的边界。完全切除 C_2 的右侧小关节,从背侧横断 C_1 和 C_2 的神经根,以保证进入腹侧硬膜外间隙和肿瘤之间的平面,随后将其与椎管和部分完整的后纵韧带分离。侧方,切除 C_3 的上关节突,以显露肿瘤包裹的右侧椎动脉。椎动脉的远段和近段充分游离,放置临时血管夹。持续30分钟,诱发电位持续监测,包括上肢(正中神经和尺神经)体感诱发电位。潜伏期比基线延迟10%或波幅下降50%提示有异常。确认诱发电位稳定,无基线偏离后,切断右侧椎动脉,被肿瘤包裹的血管留于肿瘤内。可以将硬膜囊与肿瘤剥离,从而到达 C_2 水平的腹侧中线。高速磨钻切除肿瘤之外残余的椎体,将肿瘤的后方、尾侧和头侧分离。继而游离肿瘤和椎前软组织。切除肿瘤后,贴合枕颈部折弯棒和板,侧块螺钉放置在 C_3、C_4 和 C_5 侧方,枕骨螺钉放置在枕部,其余的棒固定在枕下螺钉上。术后,患者持续通气24小时,预防咽喉壁水肿。

(二)脊索瘤的化学治疗

对于脊索瘤的化疗,文献报道不多,往往是在最大剂量放疗后或转移后才采用。Razis 报道了1例颈椎脊索瘤复发后每周静脉给予 2mg 长春新碱的情况,持续用药4个月后由于毒性反应而终止。至今尚没有单独使用化疗而使脊索瘤治愈的报道。

(三)脊索瘤的放疗

脊索瘤对放疗不敏感,反应较慢,但对减少神经系统并发症和控制疼痛有一定效果。建议放射剂量在 6000~8000cGy 以下,高能中子束和离子照射,可以提高放疗的敏感性,高能射线可用于重要部位如颅底和颈椎,并且可减少神经系统损伤的风险,效果良好。

(相　峰)

第九章　骨伤科疾病的中医诊疗

第一节　上肢骨折

一、锁骨骨折

锁骨是有两个弯曲的长骨,位置表浅,桥架于胸骨与肩峰之间,是肩胛带同上肢与躯干间的骨性联系。锁骨呈"～"形,内侧段前凸,且有胸锁乳突肌和胸大肌附着,外侧段后凸,有三角肌和斜方肌附着。锁骨骨折较常见,多发生在中 1/3 处,尤以幼儿多见。

(一)病因病机

多因摔倒时肩外侧或手部着地,外力经肩部传达至锁骨而发生,以短斜行骨折为多。骨折后,内侧段可因胸锁乳突肌的牵拉向后上方移位,外侧段则由于上肢的重力和三角肌以及胸大肌牵拉而向前下方移位,相互重叠。

直接暴力多引起横断或粉碎骨折,临床较少见。骨折严重移位时,锁骨后方的臂丛神经和锁骨下动、静脉可能合并损伤。

(二)诊断要点

因锁骨位于皮下,骨折后局部肌肉痉挛、肿胀、疼痛、压痛均较明显,可摸到移位的骨折端,故不难诊断。患肩内收下垂,常以健手托着患侧肘部,以减轻上肢重量牵拉,头向患侧倾斜,下颌偏向健侧,使胸锁乳突肌松弛而减少疼痛。幼年患者缺乏自诉能力,且锁骨部皮下脂肪丰厚,不易触摸,尤其是青枝骨折,临床表现不明显,易贻误诊断,但在穿衣、上提其手或从腋下托起时,会因疼痛加重而啼哭,常可提示诊断。X 线正位片可显示骨折类型和移位方向。根据受伤史、临床表现和 X 线检查即可做出诊断。

锁骨外侧 1/3 骨折时,需要判断喙锁韧带是否已损伤,因为该韧带损伤与否直接关系到治疗方法的选择和预后。不能肯定诊断时,可拍摄双侧应力 X 线片。即让患者坐位或站立位,以手腕各悬挂一 2.25～6.75kg 重物(不是提在手中),放松上肢肌肉,然后拍摄双肩正位 X 线片。如患肩喙锁韧带断裂,则 X 线片显示为骨折移位加大,并且喙突与锁骨之间距离增宽。锁骨的胸骨端或肩峰端关节面的骨折,常规 X 线片有时较难确定诊断,必要时需行断层 X 线检查。

诊断骨折的同时,应详细检查患肢末梢血液循环、肌肉活动及皮肤感觉,以除外锁骨下神经、血管的损伤。

（三）治疗

幼儿无移位骨折或青枝骨折可用三角巾悬吊患侧上肢。有移位骨折，虽可设法使其复位，但实际上没有很好的方法维持复位，最终锁骨总要残留一定的畸形。外形虽不雅观，但一般不影响肩关节的功能。婴幼儿由于骨塑形能力强，因此，一定的畸形在发育中可自行矫正，不必为取得解剖复位而反复整复，不宜随意采用手术治疗。有移位骨折可按以下方法治疗。

1.整复方法

患者坐位，挺胸抬头，双手叉腰，术者将膝部顶住患者背部正中，双手握其两肩外侧，向背侧徐徐牵引，使之挺胸伸肩，此时骨折移位即可复位或改善，如仍有侧方移位，可用提按手法矫正。

2.固定方法

在两腋下各置棉垫，用绷带从患侧肩后经腋下，绕过肩前上方，横过背部，经对侧腋下，绕过对侧肩前上方，绕回背部至患侧腋下，包绕8～12层。包扎后，用三角巾悬吊患肢于胸前，即为"∞"字绷带固定法；亦可用双圈固定法。一般需固定4周，粉碎骨折可延长固定至6周。大多数病例均可达临床愈合。

3.手术治疗

采用切开复位内固定术应慎重，手术创伤加之骨膜的广泛剥离，可导致骨折延迟愈合甚至不愈合。对粉碎骨折移位严重、开放性骨折、多发骨折或断端骨片损伤锁骨下神经、血管及有刺破皮肤可能时，可行切开复位，克氏针或钢板螺丝钉内固定术。

4.药物治疗

初期宜活血祛瘀，消肿止痛，可内服活血止痛汤或肢伤一方加减，外敷接骨止痛膏或双柏散；中期宜接骨续筋，内服可选用新伤续断汤、续骨活血汤、肢伤二方，外敷接骨续筋药膏；中年以上患者，易因气血虚弱，血不荣筋，并发肩关节周围炎，故后期宜着重养气血，补肝肾，壮筋骨，可内服六味地黄丸或肢伤三方，外贴坚骨壮筋膏。儿童患者骨折愈合迅速，如无兼证，后期不必用药。

5.练功活动

初期可作腕、肘关节屈伸活动，中后期逐渐做肩部练功活动，重点是肩外展和旋转运动，以防止肩关节因固定时间太长而致功能受限制。

二、肱骨外科颈骨折

肱骨外科颈位于解剖颈下2～3cm，相当于大、小结节下缘与肱骨干的交界处，为疏松骨质和致密骨质交界处，常易发生骨折，而肱骨解剖颈很短，骨折较罕见。紧靠肱骨外科颈内侧有腋神经向后进入三角肌内，臂丛神经、腋动静脉通过腋窝，严重移位骨折时可合并神经血管损伤。

（一）病因病机

多因跌倒时手掌或肘部着地，传达暴力所引起，若上臂在外展位受力或外力迫使肩部外展发生的骨折为外展型骨折，若上臂在内收位受力或外力迫使肩部内收而发生的骨折为内收型骨折。以老年人较多见，亦可发生于儿童与成人。临床常见以下三种类型。

1.外展型骨折

由外展传达暴力所致。断端外侧嵌插而内侧分离，多向前、内侧突起成角。有时远端向内侧移位，常伴有肱骨大结节撕脱骨折。

2.内收型骨折

由内收传达暴力所致。断端外侧分离而内侧嵌插，向外侧突起成角，骨折远端也可向外侧移位。

3.肱骨外科颈骨折合并肩关节脱位

由外展外旋传达暴力所致。若暴力继续作用，可使肱骨头冲破关节囊向前下方脱位。脱出的肱骨头可因喙突、肩盂或关节囊的阻滞而得不到整复，关节面向内下，骨折面向外上，位于远端的内侧。临床较少见，若处理不当，常容易造成患肢严重的功能障碍。

无论外展型或内收型骨折，多数都伴有骨折端向前成角或骨折近端的向前移位。

肱骨外科颈骨折是接近肩关节的骨折，周围肌肉比较发达，肩关节的关节囊和韧带比较松弛，肱骨头的活动幅度较大，手法整复较为困难，骨折后容易发生软组织粘连或结节间沟不平滑。中年以上患者，易并发肱二头肌长头肌腱炎、冈上肌腱炎或肩关节周围炎。

（二）诊断要点

伤后局部肿胀、功能障碍、疼痛，有压痛和纵轴叩击痛，上臂内侧可见瘀斑。非嵌插性骨折可出现骨擦音和异常活动。X线正位、穿胸侧位（或外展侧位）片可确定骨折类型及移位情况。根据受伤史、临床表现和X线检查可做出诊断。

（三）治疗

无移位的裂缝骨折或嵌插骨折，仅用三角巾悬吊患肢1～2周即可开始活动。有移位骨折可按下列方法治疗。

1.整复方法

患者坐位或卧位，一助手用布带绕过腋窝向上提拉，屈肘90°，前臂中立位，另一助手握其肘部，沿肱骨纵轴方向牵拉，纠正缩短移位，然后根据不同类型再采用不同的复位方法。

（1）外展型骨折：术者双手握骨折部，两拇指按于骨折近端的外侧，其他各指环抱骨折远端的内侧向外端提，助手同时在牵拉下内收其上臂即可复位。

（2）内收型骨折：术者两拇指压住骨折部向内推，其他四指使远端外展，助手在牵引下将上臂外展即可复位。如成角畸形过大，还可继续将上臂上举过头顶；此时术者立于患者前外侧，用两拇指推挤远端，其他四指挤按成角突出处，如有骨擦感，断端相互抵触，则表示成角畸形矫正。对合并肩关节脱位者，有些可先整复骨折，然后用手法推送肱骨头；亦可先持续牵引，使肩肱关节间隙加大，纳入肱骨头，然后整复骨折。

对于有骨折端向前成角或近端向前移位的骨折，可采用前屈过顶配合提按手法加以矫正。

2.固定方法

（1）夹板固定：长夹板三块，下达肘部，上端超过肩部，夹板上端可钻小孔系以布带结，以便做超关节固定。短夹板一块，由腋窝下达肱骨内上髁以上，夹板的一端用棉花包裹，即成蘑菇头样大头垫夹板。在助手维持牵引下，将棉垫3～4个放于骨折部的周围，短夹板放在内侧，若内收型骨折,大头垫应放在肱骨内上髁的上部;若外展型骨折,大头垫应顶住腋窝部,并在成角突起处放一平垫,三块长夹板分别放在上臂前、后、外侧,用三条扎带将夹板捆紧,然后用长布带绕过对侧腋下用棉花垫好打结。对移位明显的内收型骨折,除夹板固定外,尚可配合皮牵引3周,肩关节置于外展前屈位,其角度视移位程度而定。

(2)石膏固定:在肘关节屈曲90°位,用有棉垫作衬垫的石膏板由腋窝绕过肘关节、上臂外侧达肩部,再用绷带环形缠绕,使石膏板紧贴肩及上臂,固定的时间与夹板固定相同。

3.手术治疗

肱骨外科颈骨折移位严重经手法复位不成功或因延误治疗而不能手法复位者,骨折合并脱位手法整复失败的青壮年患者,应考虑切开复位螺丝钉或"T"形钢板内固定。此外,对合并腋部神经、血管损伤者,应尽早手术以修复。

4.药物治疗

初期宜活血祛瘀,消肿止痛,内服可选用和营止痛汤、活血止痛汤、肢伤一方加减,外敷消瘀止痛药膏、双柏散;老年患者则因其气血虚弱,血不荣筋,易致肌肉萎缩,关节不利,故在中后期宜养气血,壮筋骨,补肝肾,还应加用舒筋活络,通利关节的药物,内服可选用接骨丹、生血补髓汤或肢伤三方加减,外敷接骨续筋膏和接骨膏等。解除固定后可选用海桐皮汤、骨科外洗一方、骨科外洗二方熏洗。

5.练功活动

初期先让患者作握拳,屈伸肘、腕关节,舒缩上肢肌肉等活动,3周后练习肩关节各方向活动,活动范围应循序渐进,每日练习10多次。一般在4周左右即可解除外固定。后期应配合中药熏洗,以促进肩关节功能恢复。练功活动对老年患者尤为重要。

三、肱骨干骨折

由肱骨外科颈下1cm至内外髁上2cm处的一段长管状坚质骨称为肱骨干。其上部较粗,自中1/3以下逐渐变细,至下1/3渐成扁平状,并稍向前倾。肱骨干骨折很常见。肱骨干中下1/3交界处后外侧有一桡神经沟,桡神经在此紧贴骨干穿行,故中下1/3交界处骨折,易造成损伤。

(一)病因病机

肱骨干中上部骨折多因直接暴力引起,多为横断或粉碎骨折。肱骨干周围有许多肌肉附着,由于肌肉的牵拉,故在不同平面的骨折就会造成不同方向的移位。上1/3骨折(三角肌止点以上)时,近端因胸大肌、背阔肌和大圆肌的牵拉而向前、向内移位;远端因三角肌、喙肱肌、肱二头肌和肱三头肌的牵拉而向上、向外移位。中1/3骨折(三角肌止点以下)时,近端因三角肌和喙肱肌牵拉而向外、向前移位;远端因肱二头肌和肱三头肌的牵拉而向上移位。肱骨干下1/3骨折多由间接暴力(如投弹、掰手腕)所致,常呈斜行、螺旋骨折。移位可因暴力方式、前臂和肘关节的位置影响而异,多为骨折端向后外成角、骨折远段内收内旋移位。

(二)诊断要点

伤后局部有明显疼痛、压痛、肿胀和功能障碍。骨折移位时,上臂有短缩或成角畸形,并有异常活动和骨擦音。检查时应注意腕和手指的功能，以便确定桡神经是否有损伤。X线正侧位片可明确骨折的部位、类型和移位情况。根据受伤史、临床表现和X线检查可明确诊断。

（三）治疗

治疗肱骨干骨折时，如过度牵引、反复多次整复或体质虚、肌力弱的横断骨折和粉碎骨折患者，再因上肢重量悬垂作用，在固定期间可逐渐发生分离移位。如处理不及时或不恰当，则可致骨折迟缓愈合甚至不愈合。因此，在治疗过程中，必须防止骨折断端分离移位。

1.整复方法

患者坐位或平卧位。一助手用布带通过腋窝向上，另一助手握持前臂在中立位向下，沿上臂纵轴对抗牵引，一般牵引力不宜过大，否则易引起断端分离移位。待重叠移位完全矫正后，根据骨折不同部位的移位情况进行整复。

（1）上1/3骨折：在维持牵引下，术者两拇指抵住骨折远端外侧，其余四指环抱近端内侧，将近端托起向外，使断端微向外成角，继而拇指由外推远端向内，即可复位。

（2）中1/3骨折：在维持牵引下，术者以两拇指抵住骨折近端外侧挤按向内，其余四指环抱远端内侧向外端提，纠正移位后，术者捏住骨折部，助手徐徐放松牵引，使断端互相接触，微微摇摆骨折远端或从前后内外以两手掌相对挤压骨折处，可感到断端摩擦音逐渐减小，直至消失，骨折处平直，表示基本复位。

（3）下1/3骨折：多为螺旋或斜行骨折，仅需轻微力量牵引，矫正成角畸形，将两斜面挤按复正。

2.固定方法

（1）夹板固定：前后内外四块夹板，其长度视骨折部位而定，上1/3骨折要超肩关节，下1/3骨折要超肘关节，中1/3骨折则不超过上、下关节，并应注意前夹板下端不能压迫肘窝。如果移位已完全纠正，可在骨折部的前后方各放一长方形大固定垫，将上、下骨折端紧密包围。若仍有轻度侧方移位时，利用固定垫两点加压；若仍有轻度成角，利用固定垫三点加压，使其逐渐复位。若碎骨片不能满意复位时，也可用固定垫将其逐渐压回，但应注意固定垫厚度宜适中，防止皮肤压迫性坏死。在桡神经沟部位不要放固定垫，以防桡神经受压而麻痹。固定后肘关节屈曲90°，以木托板将前臂置于中立位，患肢悬吊在胸前。应定期做X线检查以及时发现在固定期间骨折端是否有分离移位。若发现断端分离，应加用弹性绷带上下缠绕肩、肘部，使断端受到纵向挤压而逐渐接近。

（2）石膏固定：对于复位后比较稳定的骨折，可用"U"形石膏固定。若为中、下段长斜行或长螺旋骨折，手法复位后不稳定，可采用上肢悬垂石膏固定，但有可能重量太大，导致骨折端分离，宜采用轻质石膏，并在固定期间严密观察骨折对位对线情况，石膏的长度以及固定时间与夹板固定相同。

3.手术治疗

对开放性骨折、肱骨干多段骨折、手法复位失败者、合并血管神经损伤者、骨折断端有软组织嵌入者或合并同侧肩、肘部骨折者（如侧撞骨折）等，可考虑切开复位钢板内固定，术中注意保护桡神经。

4.药物治疗

按骨折三期辨证用药。骨折迟缓愈合者,应重用接骨续损药,如鳖虫、自然铜、骨碎补之类。闭合性骨折合并桡神经损伤,可将骨折复位后用夹板固定,内服药中加入益气活血,通经活络之品,如黄芪、地龙之类,并选用骨科外洗二方、海桐皮汤熏洗。

5.练功活动

固定后即可作伸屈指、掌、腕关节活动,有利于气血畅通。肿胀开始消退后,患肢上臂肌肉应用力作舒缩活动,逐渐进行肩、肘关节活动。骨折愈合后,应加强肩、肘关节活动,并配合药物熏洗,使肩、肘关节活动功能早日恢复。

(相　峰)

第二节　下肢骨折

一、股骨颈骨折

股骨颈骨折是指股骨头至股骨粗隆间之间的骨折。股骨颈骨折常发生于老年人,女略多于男。股骨颈部细小,处于骨松质和骨密质交界处,外伤后易受损伤。由于骨折破坏头颈部的血供,而且骨折端承受的剪力较大,临床治疗中存在骨折不愈合和股骨头无菌性坏死并发症。

(一)病因病机

造成股骨颈骨折的内因为股骨颈细,负重量大,老年人因肝肾不足,筋骨衰弱,骨质疏松,有时仅受较轻微旋转外力便可引起骨折。外因多为间接外力所致,对于老年人典型的受伤姿势是平地滑倒、髋关节旋转内收,臀部先着地,引起骨折。青壮年、儿童股骨颈骨折多由车祸、高处坠下等强大暴力而导致。股骨颈骨折可分为若干类型,与治疗方法的选择和预后的判断有较密切的关系。

1.按骨折部位之不同可分为头下、颈中和基底骨折

髋关节囊起于髋臼边缘,前面止于转子间线,后面止于股骨颈中下 1/3 交界处。因此,股骨颈前面全部在关节囊内,后面仅有 2/3 在关节囊内。头下部和颈中部骨折的骨折线在关节囊内,故又称囊内骨折;基底部骨折因骨折线的后部在关节囊外,故又称囊外骨折。股骨头、颈部的血运主要来自三个途径。

(1)关节囊的小动脉来源于旋股内侧动脉、旋股外侧动脉、臀下动脉和闭孔动脉的吻合部到关节囊附着部,分为外骺动脉、上干骺端和下干骺端动脉,进入股骨颈,供应股骨颈和大部分股骨头的血运。

(2)股骨干滋养动脉仅达股骨颈基底部,小部分与关节囊的小动脉有吻合支。

(3)圆韧带的小动脉较细,仅能供应股骨头内下部分的血运,与关节囊小动脉之间有吻合支。移位严重的囊内骨折,股骨头断绝了来自关节囊的血液供应,以致骨折近段缺血,不但骨折难以愈合,而且容易发生股骨头无菌性坏死。股骨颈的骨折线越高,越易破坏颈部的血液供应,因而,骨折不愈合、股骨头无菌性坏死的发生率就越高。基底部骨折因骨折线部分在关节

囊外,除由股骨干髓腔来的滋养血管的血供断绝外,由关节囊来的血运大多完整无损,骨折近端血液供应良好,因此,骨折不愈合和股骨头无菌性坏死的发生率较低。

2.按股骨颈X线表现可分为外展型和内收型骨折

两种外展型骨折多在头下部,移位少,呈嵌插骨折,骨折线与股骨干纵轴的垂直线所成的倾斜角往往小于30°,骨折局部剪力小,较稳定,故愈合率较高。内收型骨折的骨折线与股骨干纵轴的垂线所成的倾角往往大于50°。此类骨折很少嵌插,移位较多,骨折远端多内收上移,骨折端承受剪力较大,骨折愈合率低,股骨头无菌性坏死率较高。

(二)诊断要点

髋部外伤史,伤后有髋部疼痛,髋关节任何方向的被动或主动活动都能引起局部剧烈疼痛,有时疼痛沿大腿内侧向膝部放射。腹股沟中点附近有压痛和纵轴叩击痛。囊内骨折有关节囊包裹,其外为厚层肌肉,故肿胀瘀斑不明显。囊外骨折则肿胀较明显或伴有瘀斑。伤后即不能站立行走,髋关节功能丧失。但部分嵌插骨折仍可能站立或跛行,检查时应加以注意。有移位骨折,患肢呈外旋、缩短畸形,髋、膝关节轻度屈曲。囊内骨折受关节囊的束缚,外旋角度较小(为45°～60°),囊外骨折则外旋角度较大(常达90°),并可扪及股骨大转子上移。临床上要注意与髋关节脱位相鉴别。摄髋关节X线正侧位片可明确骨折部位、类型和移位情况,对决定治疗及估计预后均有帮助。若受伤后,临床症状可疑,X线片如果未发现明显骨折线,应摄健侧X线片对比或行股骨颈CT检查。根据受伤史、临床表现和X线检查可做出诊断。

(三)治疗

应按骨折的时间、类型和患者的全身情况等决定治疗方案。无移位或嵌插骨折不需复位,但患肢应制动;移位骨折应尽早给予复位和固定;不愈合的股骨颈骨折、老年筋骨衰弱者可采用全髋或半髋关节置换术;此类骨折主要见于老年人,由于卧床时间较长,应注意并发症的预防和处理。

1.整复方法

(1)牵引复位法:为了减少对软组织的损伤,目前多采用骨牵引逐步复位法。即患者入院后,在外展中立位行股骨髁上骨牵引,牵引2～3日后,将患肢由中立位改为轻度内旋位,以便纠正骨折的前向成角,使复位的骨折端紧紧扣住,并在床边摄X线片,如尚未复位,则调整内收或外展角度或适当调整牵引重量。若仍有残余移位,则采用手法整复纠正。一般情况下,复位在1周内完成。

(2)屈髋屈膝法:患者仰卧位,助手固定骨盆,术者握其腘窝,并使膝、髋均屈曲90°,向上牵引,纠正缩短畸形,然后伸髋内旋外展以纠正成角畸形,并使骨折面紧密接触。复位后可行手掌试验,如患肢外旋畸形消失,表示已复位。

2.固定方法

无移位或嵌插骨折,让患者卧床,将患肢置于外展位、膝关节轻度屈曲、足中立位。为防止患肢外旋,可在患足穿丁字鞋加以保护,也可采取皮牵引。移位骨折骨牵引6～8周,如无特殊禁忌证,可用多根钢针或半螺纹空心拉力钉微创内固定治疗,这样能早期离床活动,从而减少因卧床时间长而发生的并发症。

3.药物治疗

早期治宜活血化瘀,消肿止痛,用桃红四物汤加三七等。若大便秘结、脘腹胀满等症,可酌加枳实、大黄等通腑泄热。中期治宜养气血,舒筋活络,用舒筋活血汤。后期治宜补肝肾,壮筋骨,用壮筋养血汤。

4.练功活动

卧床期间应加强全身锻炼,鼓励患者深呼吸,主动拍胸咳嗽排痰,预防坠积性肺炎的发生。多饮水,减少泌尿系感染及结石的形成。给臀部垫气圈或泡沫海绵垫,防止压疮的发生;同时应积极进行患肢股四头肌舒缩活动、踝关节和足趾屈伸功能锻炼,以防止肌肉萎缩、关节僵直的发生。无移位骨折 3 个月后可扶拐步行锻炼,一般不宜负重太早,应根据 X 线片显示骨折愈合情况,考虑患肢逐步负重锻炼。

二、股骨转子间骨折

股骨转子间骨折又称股骨粗隆间骨折,是指股骨颈基底至小转子水平以上部位所发生的骨折。患者多为高龄老人,男多于女,青壮年发病者较少。股骨转子部的结构主要是松质骨,周围有丰富的肌肉层,血运丰富,骨折后很少发生骨折不愈合或股骨头无菌性坏死,其预后远较股骨颈骨折为佳。

(一)病因病机

发病原因及受伤机制与股骨颈骨折相同。因转子部骨质松脆,故多为粉碎骨折。股骨颈和股骨干之间形成一个内倾角,亦称颈干角,正常值在 110°～140°。颈干角大于正常值为髋外翻,小于正常值为髋内翻。股骨颈的中轴线与股骨两髁中点间的连线形成一个角度,称前倾角或扭转角,初生儿为 20°～40°,随年龄增长逐渐减少,成人为 12°～15°。

根据转子间骨折线的方向和位置,临床上可分为三型:顺转子间骨折、反转子间骨折、转子下骨折。

1.顺转子间骨折

骨折线自大转子顶点开始,斜向内下方行走,达小转子部。根据暴力的情况不同,小转子或保持完整或成为游离骨片,但股骨上端内侧的骨支柱保持完整,骨的支撑作用还比较好,髋内翻不严重,移位较少。远端因下肢重量而轻度外旋。粉碎型则小转子变为游离骨块,大转子及其内侧骨支柱亦破碎,髋内翻严重,远端明显上移,患肢呈外旋短缩畸形。

2.反转子间骨折

骨折线自大转子下方斜向内上方行走,达小转子的上方。骨折线的走向与转子间线或转子间骨嵴大致垂直。骨折近端因外展肌与外旋肌群的收缩而外展、外旋,远端因内收肌群与髂腰肌的牵引而向内、向上移位。

3.转子下骨折

骨折线经过大小转子的下方。骨折近端受外展、外旋肌群牵拉处于外展外旋位;远端受内收肌群牵拉而内收上移。

骨折的稳定关键在于内侧骨皮质的状态。其中,顺转子间粉碎骨折、反转子间骨折及转子下骨折均破坏内侧皮质的完整,造成皮质的碎裂或小粗隆的游离,导致内侧皮质支柱作用消失,易形成髋内翻,均属不稳定骨折。

(二)诊断要点

伤后局部剧烈疼痛、肿胀明显,患者不能站立或行走,患肢明显短缩、内收、外旋畸形。股骨转子间骨折和股骨颈骨折均多见于老年人,临床表现和全身并发症也大致相仿。但股骨转子部血运丰富,肿胀明显,有广泛的瘀斑,压痛点多在大转子处,预后良好;而股骨颈骨折瘀肿较轻,压痛点在腹股沟中点,囊内骨折愈合较难。双髋 X 线正位及患髋侧位片可明确诊断和骨折类型。

(三)治疗

治疗关键在于避免髋内翻,减少并发症。

1.整复方法

无移位骨折无须整复,有移位骨折应采用手法整复或骨牵引整复,整复时必须注意纠正股骨颈干角和股骨颈前倾角,避免遗留髋关节内翻及旋转畸形,影响髋关节的功能。

2.固定方法

无移位的骨折采用丁字鞋固定。有移位的骨折应采用持续牵引与外展石膏固定结合,牵引重量为 6～8kg,固定患肢于外展中立位 6～8 周。

3.药物治疗

根据骨折三期辨证用药,早期应注意活血化瘀,消肿止痛,对年老体衰、气血虚弱者,不宜重用桃仁、红花之类,宜用三七、丹参等活血止痛之品,使瘀祛而又不伤新血。

4.练功活动

固定期间,应鼓励患者早期在床上进行全身锻炼,嘱患者每天做踝关节屈伸运动与股四头肌舒缩锻炼,预防气血瘀滞。解除固定后,先在床上做髋膝关节的功能活动,以后可扶双拐做不负重步行锻炼。

三、股骨干骨折

股骨干骨折是包括粗隆下 2～5cm 至股骨髁上 2～5cm 的股骨骨折。10 岁以下儿童最常见。骨折时大出血可达 1000mL 以上,临床上需防治失血休克。股骨是人体中最长的管状骨,股骨干是指股骨转子下至股骨髁上的部分。股骨干有一个轻度向前外的弧度,有利于股四头肌发挥其伸膝作用,骨干表面光滑,后面有一条隆起的粗线,称为股骨嵴,是肌肉附着处。股骨干的皮质厚而致密,骨髓腔略呈圆形,上、中 1/3 的内径大体均匀一致,下 1/3 的内径较膨大。股骨干周围由三群肌肉包围,其中以股神经支配的前侧伸肌群(股四头肌)为最大,由坐骨神经支配的后侧屈肌群(腘绳肌)次之,由闭孔神经支配的内收肌群最小。坐骨神经和股动脉、股静脉,在股骨下 1/3 处紧贴着股骨下行至腘窝部,若此处发生骨折,最易损伤血管和神经。

(一)病因病机

股骨干骨折多见于儿童及青壮年,男多于女,以股骨干中部骨折最多,可为横行、斜形、螺旋、粉碎及青枝型。多由直接暴力所造成,间接暴力所产生的杠杆作用、扭转作用亦能引起骨折。直接暴力引起者多为横断或粉碎骨折;间接暴力引起者多为斜形或螺旋骨折,此骨折均属不稳定性骨折。青枝型骨折仅见于小儿。股骨干骨折多由强大暴力所造成,骨折后断端移位明显,软组织损伤常较重。骨折移位的方向,除受外力和肢体重力的影响外,主要是受肌肉牵拉所致。

1.上 1/3 骨折

骨折近端因受髂腰肌、臀中肌、臀小肌以及其他外旋肌群的牵拉而产生屈曲、外展、外旋移位;骨折远段由于内收肌群作用则向后、向上、向内移位。

2.中 1/3 骨折

两骨折段除有重叠畸形外,移位方向依暴力而定,但多数骨折近段呈外展屈曲倾向,远端因内收肌的作用,其下端向内上方移位。无重叠畸形的骨折,因受内收肌收缩的影响而有向外成角的倾向。

3.下 1/3 骨折

因膝后方关节囊及腓肠肌的牵拉,骨折远端往往向后移位。严重者,骨折端有损伤腘动、静脉及坐骨神经的危险。

（二）诊断要点

(1)有明显外伤史。

(2)多发生于青壮年和儿童。

(3)伤后局部肿胀、疼痛、压痛、功能丧失,出现缩短、成角或旋转畸形,有异常活动,可扪及骨擦音。严重移位的股骨下 1/3 骨折,在腘窝部有巨大的血肿,小腿感觉和运动障碍,足背、胫后动脉搏动减弱或消失,末梢血循环障碍,应考虑有血管、神经的损伤。损伤严重者,由于剧痛和出血,早期可合并外伤性休克。严重挤压伤、粉碎性骨折或多发性骨折,还可并发脂肪栓塞。X 线检查可显示骨折的部位、类型及移位情况。

(4)症候分型:

①上 1/3 骨折:骨折近端屈曲、外展、外旋移位,骨折远端向后、向上、向内移位。

②中 1/3 骨折:除两骨折端重叠外,骨折远端多有向外成角和向内后移位。

③下 1/3 骨折:骨折远端多向后移位。

（三）鉴别诊断

1.股骨转子间骨折

常见于老年人,压痛点在股骨大转子,X 线摄片可协助鉴别。

2.股骨髁上骨折

发生于腓肠肌起点以上 2～4cm 范围内,压痛点在股骨髁上,可扪及骨擦感和异常活动,X 线摄片可协助诊断。

（四）治疗

开放性骨折宜选用外固定器固定,闭合性骨折可根据横形、斜形、螺旋形和粉碎性等骨折类型选择不同的治疗方法。

处理股骨干骨折,应注意患者全身情况,积极防治外伤性休克,重视对骨折的急救处理,现场严禁脱鞋、脱裤或做不必要的检查,应用简单而有效的方法给予临时固定,急速送往医院。

股骨干骨折的治疗采用非手术疗法,多能获得良好的效果。但因大腿的解剖特点是肌肉丰厚,拉力较强,骨折移位的倾向力大,在采用手法复位、夹板固定的同时需配合短期的持续牵引治疗。必要时,还需切开复位内固定。

1.整复方法

患者取仰卧位,一助手固定骨盆,另一助手用双手握小腿上段,顺势拔伸,并徐徐将伤肢屈髋屈膝各90°,沿股骨纵轴方向用力牵引,矫正重叠移位后,再按骨折的不同部位分别采用下列手法。

(1)股骨上1/3骨折:将伤肢外展,并略加外旋,然后术者一手握近端向后挤按,另一手握住远端由后向前端提。

(2)股骨中1/3骨折:将伤肢外展,术者以手自断端的外侧向内挤按,然后以双手在断端前、后、内、外夹挤。

(3)股骨下1/3骨折:在维持牵引下,膝关节徐徐屈曲,并以紧挤在腘窝内的双手作支点将骨折远端向近端推迫。

对于成年人或较大年龄儿童的股骨干骨折,特别是对粉碎骨折、斜行骨折或螺旋骨折,多采用较大重量的骨骼牵引逐渐复位,只要牵引方向和牵引重量合适,往往能自动得到良好的对位,无须进行手法复位。3～5天后经X线床头透视或照片,骨折畸形已纠正,可逐步减轻牵引重量。若为横断骨折仍有侧移位者,可用双手的手指或手掌,甚至十指合扣的两前臂的压力,施行端提和挤按手法以矫正侧方移位。粉碎骨折可用四面挤按手法,使碎片互相接近,斜形骨折如两斜面为背向移位时,可用回旋手法使远端由前或由后绕过对面。粉碎骨折因愈合较慢,牵引时间可适当延长。

2.固定方法

(1)夹板固定:骨折复位后,在维持牵引下,根据上、中、下不同部位放置压垫,防止骨折的成角和再移位。股骨干上1/3段骨折,应将压垫放在近端的前方和外方;股骨干中1/3骨折,把压垫放在骨折线的外方和前方;股骨干下1/3骨折,把压垫放在骨折近端的前方。然后,再按照大腿的长度放置4块夹板,后侧夹板上应放置一较长的塔形垫,以保持股骨正常的生理弧度,最后用4条布带捆扎固定。

(2)持续牵引:由于大腿部肌肉丰厚,肌力强大,加之下肢杠杆力量强,对骨折施行手法复位夹板固定术后,仍有可能使已复位的骨折端发生成角甚至侧方移位。因此,还应按照患者年龄、性别、肌力的强弱,分别采用持续皮肤牵引或骨牵引,才能维持复位后的良好位置。皮肤牵引适用于儿童和年老、体弱的成年人,骨骼牵引适用于下肢肌肉比较发达的青壮年或较大年龄的儿童。儿童牵引重量约1/6体重,时间为3～4周;成人牵引重量约1/7体重,时间为8～10周。1周后床边X线照片复查,如骨折对位良好,即可将牵引的重量逐渐减轻至维持重量,一般成人为5kg左右,儿童为3kg左右。在维持牵引的过程中,应注意调整牵引的重量和方向,检查牵引装置,保持牵引效能,防止过度牵引,以达到维持骨折良好的对位对线的目的。股骨干骨折常用的持续牵引方法有以下几种:

①垂直悬吊皮肤牵引:适用于3岁以内的儿童。此法是把患肢和健肢同时用皮肤牵引向上悬吊,用重量悬起,以臀部离开床面一拳之距为宜,依靠体重作对抗牵引。如果臀部接触床

面,说明牵引重量不够,要重新调整重量,使臀部离开床面。牵引期间要注意双下肢血液循环情况。此法患儿能很快地适应,对治疗和护理都比较方便。一般牵引 3～4 周后,骨折均可获得良好的愈合。

②皮肤牵引:适用于小儿或年老体弱的人。用胶布贴于患肢内、外两侧,再用绷带裹住,将患肢放置在牵引架(托马氏架)上。4～8 岁的患儿牵引重量为 2～3kg,时间为 3～4 周;成人为 1/7～1/12 体重,一般以不超过 5kg 为宜,时间为 8～10 周。用皮肤牵引时,应经常检查,以防胶布滑落而失去牵引作用。

③骨骼牵引:较大儿童及成人采用骨骼牵引,并将患肢放在布朗架上,按部位不同,可采用股骨髁上牵引、股骨髁牵引或胫骨结节牵引。

股骨髁上牵引:适用于中 1/3 骨折或远折端向后移位的下 1/3 骨折。中 1/3 骨折应置患肢于外展中立位,下 1/3 骨折应置患肢于屈髋屈膝中立位。

股骨髁牵引:适用于上 1/3 骨折和远侧骨折端向后移位的下 1/3 骨折,患肢置屈髋屈膝中立位。

胫骨结节牵引:适用于上 1/3 骨折和骨折远端向前移位的下 1/3 骨折,患肢置屈髋外展位。较大的儿童或少年不宜在胫骨结节部穿针,应向下 2～3cm 处穿针。

3.手术疗法

(1)手术治疗的适应证:股骨干骨折经过非手术治疗,一般都能获得满意的效果。但有以下情况者,可考虑手术切开复位内固定。严重开放性骨折早期就诊者;合并有神经血管损伤,需手术探查及修复者;多发性损伤,为了减少治疗中的问题,便于治疗者;骨折断端间嵌夹有软组织者。

(2)手术方法:①外固定支架复位固定法:特别适应于开放性骨折需要大面积换药患者。②开放复位髓内固定术(梅花针、"V"形针、带锁髓内针等),适应于中段或中上段横形骨折。③开放复位髓外固定术(加压钢板、角翼钢板等),适应于各部位的横形或短斜形骨折。

股骨干骨折畸形愈合成角大于 10°～15°,旋转大于 30°,重叠在 2～3cm 以上者,若骨折在 3 个月以内,愈合未坚固,患者体质较好,可在充分麻醉下,重新折骨后给予外固定;若骨折已超过 3 个月,愈合较好,手法折骨有困难者,应切开复位给予内固定。对迟缓愈合者,应着重改进外固定装置,延长固定时间,给骨折处按摩、卡挤和纵向压力刺激以促进骨折愈合。骨折不愈合者应施行手术内固定和植骨术治疗。

4.药物治疗

按骨折治疗的三期辨证用药,早期可服新伤续断汤,中期服接骨丹,后期服健步虎潜丸。

5.练功疗法

临床上对较大儿童、成人患者的功能锻炼应从复位后第 2 天起,开始练习股四头肌舒缩及踝关节、跖趾关节屈伸活动。如小腿及足出现肿胀可适当按摩。从第 3 周开始,直坐床上,用健足蹬床,以两手扶床练习抬臀,使身体离开床面,以达到使髋、膝关节开始活动的目的。从第 5 周开始,两手提吊杆,健足踩在床上支撑,收腹、抬臀,臀部完全离床,使身体、大腿与小腿成一平线,以加大髋、膝关节活动范围。经照片或透视,骨折端无变位,可从第 7 周开始扶床架练习站立解除牵引后,对上 1/3 骨折加用外展夹板,以防止内收成角,在床上活动 1 周即可扶双拐下地,做患肢不负重的步行锻炼。当骨折端有连续性骨痂时,患肢可循序渐进地增加负重。经观察证实骨折端稳定,可改用单拐,1～2周后才弃拐行走。此时再拍 X 线照片检查,若骨折没有重新移位,且愈合较好,方可解除夹板固定。

四、髌骨骨折

髌骨系人体中最大的籽骨,呈三角形,底边在上而尖端在下,后面披有软骨,全部是关节面。股四头肌腱连接髌骨上部,并跨过其前面,移行为髌下韧带止于胫骨结节。髌骨有保护膝关节、增强股四头肌力量的作用。髌骨骨折多见于 30～50 岁的成年人,儿童极为少见。

(一)病因病机

髌骨骨折多由直接暴力或间接暴力所造成,以后者多见。直接暴力所致者,多呈粉碎性骨折,髌骨两侧的股四头肌筋膜以及关节囊一般尚完整,对伸膝功能影响较少;间接暴力所致者,由于膝关节在半屈曲位时跌倒,为了避免倒地,股四头肌强力收缩,髌骨与股骨滑车顶点密切接触成为支点,髌骨受到肌肉强力牵拉而骨折,骨折线多呈横形。髌骨两旁的股四头肌筋膜和关节囊破裂,两骨块分离移位,伸膝装置受到破坏,如不正确治疗,可影响伸膝功能。

(二)诊查要点

有明显的外伤史,局部肿胀、疼痛,膝关节不能自主伸直,常有皮下瘀斑以及膝部皮肤擦伤。有分离移位时,可以摸到凹下呈沟状的骨折断端,可有骨擦音或异常活动。可拍膝关节侧、轴位 X 线片,以明确骨折的类型和移位情况。

(三)治疗

治疗髌骨骨折时,要求恢复伸膝装置的功能,并保持关节面的完整光滑,防止创伤性关节炎的发生。无移位的髌骨骨折,移位不大的裂纹骨折、星状骨折,可单纯采用抱膝圈固定膝关节于伸直位;横断骨折若移位在 1cm 以内者,可采用手法整复,抱膝圈固定膝关节于伸直位;如移位较大,手法整复有困难者,可采用抓髌器固定。

1.整复方法

患者平卧,先在无菌操作下抽吸关节腔及骨折断端间的血肿后,注入 1‰普鲁卡因溶液 10～20mL 做局部麻醉,术者以一手拇指及中指先捏挤远端向上推,并固定之,另一手拇指及中指捏挤近端上缘的内外两角,向下推挤,使骨折近端向远端对位。

2.固定方法

(1)抱膝圈固定法:用铅丝做一个较髌骨略大的圆圈,铅丝外缠以较厚的纱布绷带,并扎上 4 条布带,后侧板长度由大腿中部到小腿中部,宽 13cm,厚 1cm。复位满意后,外敷消肿药膏,用抱膝圈固定,腘窝部垫一小棉垫,膝伸直位于后侧板上,抱膝圈的 4 条布带捆扎于后侧板固定,时间一般为 4 周。

(2)抓髌器固定法:适用于有分离移位的新鲜闭合性髌骨骨折,在无菌操作下,麻醉后,抽净膝内积血,将抓髌器间距宽的双钩抓在髌骨上极前缘上,将其间距窄的双钩抓在髌骨下极前缘上,拧紧加压螺丝,骨折即可自行复位。术后 2 日可行走锻炼。

亦可用其他各种类型的髌骨外固定器,将骨折块从上下或周围向中央进行固定。

3.药物治疗

髌骨骨折早期瘀肿非常明显，应重用活血祛瘀、利水消肿的药物，中期应用接骨续筋、通利关节之品，后期服补肝肾、壮筋骨的药物，解除固定后应用中药熏洗。

4.练功活动

在固定期间应逐步加强股四头肌舒缩活动，解除固定后，应逐步进行膝关节的屈伸锻炼。但在骨折未达到临床愈合之前，注意勿过度屈曲，以免将骨折处重新拉开。

（相　峰）

第三节　上肢脱位

一、肩关节脱位

肩关节脱位，亦称肩肱关节脱位，肩关节由肩胛骨的关节盂与肱骨头构成，是典型的球窝关节。关节盂小而浅，肱骨头大，其骨性结构不稳定。另外，关节囊和韧带薄弱松弛，关节囊前下方缺少坚强的韧带和肌肉保护，这种结构使肩关节的活动范围大而且活动方式多，但在遭受外力时易发生脱位，是临床上常见的关节脱位之一。

肩关节脱位好发于 20～50 岁之间的成年男性。根据脱位的时间长短和脱位次数的多少，可分为新鲜、陈旧和习惯性脱位三种。根据脱位后肱骨头所在的部位，又可分为前脱位、后脱位两种，而前脱位又可分为喙突下、盂下、锁骨下脱位，其中以喙突下脱位最多见。但由于肌肉的收缩、牵拉作用，盂下脱位多转变为喙突下脱位。

（一）病因病机

1.前脱位

（1）直接暴力：多因打击或冲撞等外力直接作用于肩关节而引起，但极少见。临床常见的是向后跌倒时，以肩部着地或因来自后方的冲击力，使肱骨头向前脱位。

（2）间接暴力：可分为传达暴力与杠杆作用力两种，临床最多见。

①传达暴力：患者侧向跌倒，上肢外展外旋，手掌或肘部着地，地面的反作用力由下向上，由掌面沿肱骨纵轴向上传达到肱骨头。肱骨头向肩胛下肌与大圆肌的薄弱部分冲击，将关节囊的前下部顶破而脱出，加之喙肱肌、冈上肌等的痉挛，将肱骨头拉至喙突下凹陷处，形成喙突下脱位。较为多见。若暴力继续向上传达，肱骨头可能被推至锁骨下部成为锁骨下脱位，较为少见。若暴力强大，则肱骨头可冲破肋间进入胸腔，形成胸腔内脱位。

②杠杆作用力：当上肢过度高举、外旋、外展向下跌倒，肱骨颈受到肩峰冲击，成为杠杆支点，使肱骨头向前下部滑脱，呈盂下脱位。但因胸大肌和肩胛下肌的牵拉，可滑至肩前成喙突下脱位。

肩关节脱位的主要病理改变是关节囊撕裂和肱骨头移位。关节囊的破裂多在关节盂的前下缘或下缘，少数从关节囊附着处撕裂，甚至将纤维软骨唇或骨性盂缘一并撕裂或在脱位时，肱骨头后侧遭到关节盂前缘的挤压或冲击，发生肱骨头后外侧凹陷性骨折。仅有少数大结节骨块与骨干完全分离,被冈上肌拉至肩峰下,手法复位则又不易成功。当肩关节在外展、外旋位置时,因肱骨头后侧的凹陷,肱骨头有向前的倾向,易发生再脱位。偶见腋神经损伤,故复位前后应注意检查神经有无损伤。

2.后脱位

肩关节后脱位极少见,可由间接暴力或直接暴力所致,以后者居多。如暴力直接从前方损伤肩关节、癫痫发作或电抽搐治疗的强力肌痉挛等,均可引起后脱位。当肩关节前面受到直接冲击力,肱骨头可因过度内收、内旋冲破关节囊后壁,滑入肩胛冈下,形成后脱位或间接暴力,跌倒时手掌着地,肱骨头极度内旋,地面的反作用力继续向上传导,也可使肱骨头向后脱出。

习惯性肩关节脱位的主要病理改变是关节囊前壁撕破,关节盂或盂缘撕脱及肱骨头后侧凹陷性骨折。由于处理不当,以上组织未得到整复,发生畸形愈合,即可发生再脱位。盂唇前缘撕脱与肱骨头后侧塌陷的患者,亦是多次发生脱位的可能原因。在肩关节外旋50°～70°的X线正位片上,可以看到肱骨头的缺损阴影。在以上病理改变的基础上,当肩关节遭到轻微外力,即可发生脱位,如乘车时拉扶手、穿衣时伸手入袖、举臂挂衣等动作,均可发生脱位。

(二)诊断要点

肩关节脱位,有其特殊的典型体征。受伤后,局部疼痛、肿胀,肩部活动障碍。伴有骨折时,则疼痛、肿胀更甚。

1.前脱位

患者常以健侧手托患侧前臂,紧贴于胸壁,以防肩部活动引起的疼痛。头倾向患侧以减轻肩部疼痛。上臂处轻度外展、前屈位。患肩失去饱满外形,肩峰显著突出,形成典型的"方肩"畸形。

检查时,触诊肩峰下空虚,常可在喙突下、腋窝处或锁骨下触到脱位的肱骨头。伤臂处于20°～30°肩外展位,并呈弹性固定。搭肩试验及直尺试验阳性。测量肩峰到肱骨外上髁长度时,患肢短于健肢(但盂下脱位,则长于健肢)。肩部正位和穿胸侧位X线片,可确定诊断及其类型,并可了解是否有骨折发生。

2.后脱位

肩关节后脱位是所有大关节脱位中最易误诊的一个损伤,较少见。肩关节后脱位大多数为肩峰下脱位,它没有前脱位时那样明显的方肩畸形及肩关节弹性绞锁现象。主要表现为有肩部前方暴力作用的病史,喙突突出明显,肩前部塌陷扁平,可在肩胛冈下触到突出的肱骨头,上臂呈现轻度外展及明显内旋畸形。肩部X线上下位(头脚位)片,可以明确显示肱骨头向后脱位。

3.陈旧性肩关节脱位

脱位日久,患侧的三角肌萎缩,"方肩"畸形更加明显,在盂下、喙突下或锁骨下可摸到肱骨头,肩关节的各方向运动均有不同程度的受限。搭肩试验、直尺试验阳性。

4.习惯性肩关节脱位

有多次脱位历史,脱位时,疼痛多不剧烈,但肩关节活动仍有障碍,久可导致肩部肌肉发生萎缩,当肩关节外展,外旋和后伸时,可诱发再脱位。X线检查,拍摄肩前后位及上臂60°～90°内旋位或上臂50°～70°外旋位片,可明确肱骨头后侧是否有缺损。

5.并发症

(1)肩袖损伤:肩关节本身疼痛和功能障碍,常常混淆和掩盖肩袖损伤的体征,所以易造成漏诊。因此,肩关节脱位在复位后,应详细检查肩外展功能。对于肱骨头移位明显的病例,如无大结节骨折,则应考虑肩袖损伤的可能。诊断不能明确时,可行肩关节造影,如发现造影剂漏入肩峰下滑囊,则证明已有肩袖撕裂。

(2)肱骨大结节撕脱骨折:30%～40%肩关节脱位病例合并大结节骨折,除肩关节脱位一般症状外,往往疼痛、肿胀较明显,可在肱骨头处扪及骨碎片及骨擦音。

(3)肱二头肌长头腱滑脱:临床上往往无明显症状,只是在整复脱位时,有软组织嵌插于关节盂与肱骨头之间而妨碍复位。

(4)血管、神经损伤:较容易遭受牵拉伤的是腋神经或臂丛神经内侧束,肱骨头压迫或牵拉也可以损伤腋动脉。腋神经损伤后,三角肌瘫痪,肩部前外、后侧的皮肤感觉消失。血管损伤则极少见,若腋动脉损伤,患肢前臂及手部发冷和发绀,桡动脉搏动持续减弱或消失。

(5)肱骨外科颈骨折:合并肱骨外科颈骨折时,疼痛、肿胀更为严重。与单纯肩关节脱位不同的是上臂无固定外展畸形,有一定的活动度,并可闻及骨擦音,X线片可以帮助诊断及了解骨折移位情况。

(三)治疗

新鲜肩关节脱位,一般采用手法复位,大结节骨折,腋神经及血管受压,往往可随脱位整复而骨折复位,神经、血管受压解除;陈旧者先试手法复位,若不能整复,则根据年龄、职业及其他情况,考虑作切开复位治疗;合并肱骨外科颈骨折,可先试行手法复位,若手法复位不成功,应考虑切开复位内固定,习惯性脱位,可做关节囊缩紧术。

1.整复方法

复位一般无须麻醉,仅给予口服止痛药或肌内注射哌替啶 50～100mg 即可。

(1)新鲜外伤性肩关节脱位

①手牵足蹬法:令患者仰卧,用拳头大之棉垫置于患侧腋下,以保护软组织。术者立于患侧,双手握住患侧腕部,用一足背外侧(右侧脱位用右足,左侧脱位用左足)置于腋窝内。术者在双肘、双膝伸直,一足着地,另一足蹬住腋窝的姿势下,在肩外旋,稍外展位,缓慢有力地向下牵引患肢,然后内收、内旋,充分利用足背外侧为支点的杠杆作用,将肱骨头撬入关节盂内。当有回纳感时,复位即告成功。复位时,足背外侧尽量顶住腋窝底部,动作要徐缓,不可使用暴力,以免腋部血管、神经损伤。若复位不成功时,多为肱二头肌长头腱阻碍而不能复位,可患肢向内、外旋转,使肱骨头绕过肱二头肌长头腱,再进行复位。可获成功。

②拔伸托入法:患者取坐位,第一助手立于患者健侧肩后,两手斜行环抱固定患者作反牵引,第二助手一手握肘部,一手握腕上,外下方牵引,用力由轻而重,持续 2～3 分钟,术者立于患肩外侧,两手拇指压其肩峰,其余手指插入腋窝内,在助手对抗牵引下,术者将肱骨头向外上方钩托,同时第二助手逐渐将患肢向内收、内旋位牵拉,直至肱骨头有回纳感觉,复位即告完成。此法安全易行,效果好,适用于各型肩关节脱位,是临床上常用的方法之一。

③椅背整复法:唐代蔺道人在《仙授理伤续断秘方·理伤续断方》中载:"凡肩胛骨出,相度如何整。用椅当圈住肋,仍以软衣被盛簟,使一人捉定,两人拔伸,却坠下手腕,又着曲手腕,绢

片缚之。"即让患者坐在靠背椅上,用棉垫置于腋部,保护腋下血管,神经,免受损伤。将患肢放在椅背外侧,腋肋紧靠椅背,一助手扶住患者和椅背,起固定作用,术者握住患肢,先外展、外旋牵引,再逐渐内收,并将患肢下垂,内旋屈肘,即可复位成功。此法是应用椅背作为杠杆支点整复肩关节脱位的方法,适用于肌肉不发达,肌力较弱的肩关节脱位者。

④膝顶推拉法:患者坐在凳上,以左肩脱位为例,术者立于患侧,左足立地,右足踏在坐凳上,右膝屈曲小于 $90°$,膝部顶于患侧腋窝,将患肢外展 $80°\sim90°$,并以拦腰状绕过术者身后,术者以左手握其肘部,右手置于肩峰处,右膝顶,左手拉。当肱骨头达到关节盂下缘时,右膝将肱骨头向上用力一顶,即可复位。此法适用于脱位时间短,肌力较弱的患者。此法术者一人操作即可,不需助手协助。

脱位整复成功的表现是"方肩"畸形消失,肩部丰满,与对侧外观相似,腋窝下、锁骨下、喙突下等扪不到肱骨头,搭肩试验阴性,直尺试验阴性,肩关节被动活动恢复正常功能。X 线表现肱骨头与关节盂的关系正常。

若手法复位确有困难,应认真考虑阻碍复位的原因,如肱二头肌长腱套住肱骨头阻碍复位;撕破的关节囊成扣眼状阻碍肱骨头回纳;骨折块阻拦脱位整复;脱位时间较长,关节附近粘连尚未松解,患者肌肉发达,牵引力不够大,未能有效对抗痉挛的肌肉收缩力;麻醉不够充分,肌肉的紧张未松弛或手法操作不当等因素。当遇到此等情况时,再次试行整复时应更换手法,反复内、外旋并改变方向;切不可粗暴操作,用力过猛。

(2)陈旧性肩关节脱位:治疗陈旧性脱位,应以手法复位为首选。对于年龄较小,脱位时间短的患者,可以在持续牵引、手法松解粘连之后行手法复位。手法整复疗效虽佳,但必须严格选择病例,谨慎从事,因手法复位时处理不当,还可能发生肱骨外科颈骨折、臂丛神经损伤等严重并发症。故应根据患者的具体情况,认真分析,仔细研究,区别对待,老年患者,脱位时间较长,无任何临床症状者,可不采取任何治疗,体质强壮,脱位时间超过 2 个月以上,但肩关节外展达 $70°\sim80°$者,亦可听其自然,不脱位时间超过 $2\sim4$ 个月,伴有骨折或大量瘢痕组织形成者,不宜采用手法复位,应行切开复位。

(3)习惯性肩关节脱位:习惯性脱位,一般可自行复位或轻微手法即可复位,可参考新鲜性肩关节脱位的复位手法。

2.固定方式

复位满意后,一般采用胸壁绷带固定,将患侧上臂保持在内收、内旋位,肘关节屈曲 $60°\sim90°$,前臂依附胸前,用绷带将上臂固定在胸壁。前臂用颈腕带或三角巾悬吊于胸前。限制肩关节外展,外旋活动,固定时间 $2\sim3$ 周。固定时间要充分,使破裂的关节囊得到修复愈合,预防以后形成习惯性脱位。

3.药物治疗

新鲜脱位,早期患处瘀肿、疼痛明显者,宜活血祛瘀,消肿止痛;中期肿痛减轻,宜服舒筋活血、强壮筋骨之剂;后期体质虚弱者,可内服八珍汤、补中益气汤等;外洗方可选用苏木煎、上肢损伤洗方等,煎水熏洗患处,促进肩关节功能的恢复。

4.练功活动

固定后即鼓励患者作手腕及手指练功活动,新鲜脱位 1 周后去绷带,保留三角巾悬吊前臂,开始练习肩关节前屈、后伸活动;2周后去除三角巾,开始逐渐作有关关节向各方向主动功能锻炼,并配合按摩、推拿、针灸、理疗等,以防肩关节周围组织粘连和挛缩,加快肩关节功能恢复。但是,在固定期间,必须禁止上臂外旋活动,以免影响软组织修复。固定去除后,禁止作强力的被动牵拉活动,以免造成软组织损伤及并发骨化性肌炎。

5.其他治疗

多数新鲜性肩关节脱位,都能通过手法复位成功,极少数患者需要切开复位,凡遇到下列情况之一者,可考虑切开复位。

(1)脱位合并血管、神经损伤,临床症状明显者。

(2)合并肱二头肌长头腱向后滑脱,手法复位多次不能成功者。

(3)合并肱骨外科颈骨折,经手法复位不成功者;作切开复位内固定。

(4)合并关节盂大块骨折,估计脱位整复后影响关节稳定者,作切开复位内固定。

(5)合并肱骨大结节骨折,骨折块嵌在肱骨头和关节盂之间,阻碍复位者。

手术方法较多,手术方式有肩胛下肌关节囊重叠缝合术(Putti-Platt法)、肩胛下肌止点外移术(Magnuson法)、切开复位、肱骨头切除术、人工肱骨头置换术和肩关节融合术等。

习惯性脱位,若经常脱位,影响肩部功能,则可考虑手术。手术治疗的目的,在于增强关节囊前壁和周围韧带的重建,以控制肩关节的外旋活动,增加肩关节的稳定性,防止再脱位。但术后仍有10%～20%的复发。其具体术式有如下几种。

(1)肩胛下肌、关节囊重叠缝合术。

(2)肩胛下肌止点外移术。

(3)喙突植骨延长术及关节囊紧缩术。

冈上肌肌腱断裂,若对肩关节功能影响严重者,可行手术探查修补;对于陈旧性肩关节后脱位,应采用切开复位。一般作切开复位术后,均应采用肩"人"字石膏固定。内固定方式视具体情况而定。

二、肘关节脱位

肘关节脱位最常见,在全身各大关节脱位中占1/2左右,居第1位。好发于任何年龄,但以青壮年多见,儿童与老年人少见。

肘关节由肱骨滑车、尺骨上端半月切迹、肱骨小头、桡骨头组成。

在关节两侧有尺侧和桡侧副韧带,桡骨头由环状韧带将其固定于尺骨上,肘关节前侧和后侧关节囊较松弛。当屈肘时,肘后关节囊拉紧,前侧囊壁松弛发生皱褶;肘伸直时,前后关节囊壁则相反。肘窝中部有肱动脉和正中神经通过,肘前外侧有桡神经通过,肘后内侧有尺神经通过。当肘关节脱位时,常合并上述神经血管损伤或合并骨折。肘部的兰点骨突标志是肱骨内、外上髁及尺骨鹰嘴突。伸肘时,这兰点成一直线,屈肘时,这三点成一等边三角形,因此又称"肘三角"。

肘关节脱位,又称瞅髀脱骱、肘骨脱臼、臂骱落出、胖静伤、手肘脱轮等。历代文献对肘关节脱位皆有论述。如《医宗金鉴·正骨手法要旨·肘骨》:"肘骨者,胳膊中节上、下支骨交接合处也,俗名鹅鼻骨。若跌伤其肘尖向上突出,疼痛不止,汗出战栗,用手法翻其臂骨,拖肘骨令其合缝。其斜变之筋,以手按摩,令其平复,虽即肘能垂能举,仍当以养息为妙。"《伤科汇纂·肘骨》引《陈氏秘传》:"两手肘骨出于臼者,先服保命丹,后用药洗软筋骨。令患人仰卧。医者居其侧,……托其肘撑后,又用两指托其骨内,却试其屈肱,使屈伸两手,合掌并齐,方好摊膏贴之。"《伤科大成》:"臂骱落出者,以上一手抬住其湾,下一手拿住其脉踝,令其手伸直,拔下遂曲其上,后抬其湾,捏平凑合其扰,内有响声,使其乎曲转,搭着肩膊,骱可合缝矣,贴损伤膏,多以布,每头钉带四根,裹扎臂骨,复以竹廉,照患处大小为度,围紧布外,使骨缝无参差走脱之患,以引经药煎汤和吉利散。"

此外,《救伤秘旨·整骨接骨夹缚手法》也有复位固定的记载。以上文献记载的肘关节脱位的诊断、复位手法、用药经验、固定及练功,至今仍有一定的指导意义。

(一)病因病机

多因传达暴力或杠杆作用所造成。患者跌倒时,肘关节伸直前臂旋后位手掌触地,外力沿尺骨纵轴上传,使肘关节过度后伸,以致鹰嘴尖端急骤撞击肱骨下端的鹰嘴窝,在肱尺关节处形成杠杆作用,使止于喙突上的肱前肌及肘关节囊的前壁被撕裂,肱骨下端向前移位,尺骨喙突和桡骨头同时滑向后方而形成肘关节后脱位。由于环状韧带和骨间膜将尺、桡骨比较牢固地夹缚在一起,所以脱位时尺、桡骨多同时向背侧移位。由于暴力作用不同,尺骨鹰嘴和桡骨头除向后移位外,有时还可以向桡侧或尺侧移位,形成肘关节侧方移位,向桡侧移位又可称为肘关节外侧脱位,向尺侧移位称为肘关节内侧脱位。

若屈肘位跌倒,肘尖触地,暴力由后向前,可将尺骨鹰嘴推移至肱骨的前方,成为肘关节前脱位,多并发鹰嘴骨折,偶尔可出现肘关节分离脱位,因肱骨下端脱位后插入尺、桡骨中间,使尺、桡骨分离而致。

脱位时肘窝部和肱三头肌腱常因肱前肌腱被剥离,骨膜韧带、关节囊被撕裂,以致在肘窝形成血肿,该血肿容易发生骨化,成为整复的最大障碍或影响复位后肘关节的活动功能。另外,肘关节脱位可合并肱骨内上髁骨折,有的还夹入关节内而影响复位,若忽视将会造成不良的后果。移位严重的肘关节脱位,可能损伤血管与神经,应予以注意。

(二)诊断

1.肘关节后脱位

有典型的外伤史,如跌倒时肘关节伸直,手掌撑地。伤后肘关节疼痛、肿胀、活动功能障碍。肘关节弹性固定于微屈位,约135°,患者常用健侧的手托住患侧的前臂。肘窝前饱满,前后径增宽,左右径正常,上臂与前臂比例失常,从前面看,前臂变短,肘后鹰嘴突异常后突,肘后上方空虚、凹陷。肘前可触摸到肱骨下端,尺骨鹰嘴与桡骨头可在肘后触到,肘后三角关系紊乱,此点可与肱骨髁上骨折相鉴别,肘关节被动屈伸活动受限。

合并骨折时,肘部肿胀更为明显。若合并肱骨内髁骨折时,局部压痛明显,可触知肱骨内上髁有异常活动和骨擦音。若骨折片被前臂屈肌群牵拉,向前下方移位或嵌入肱尺关节间隙时,则肱骨内髁较为平坦。若合并肱骨外髁后缘骨折时,肱骨外髁伴随着尺桡骨上端一齐向外后侧移位。肘关节后脱位,伴有肱骨内髁骨折时,常合并尺神经的牵拉伤,出现小手指麻木,内收、外展障碍,夹纸试验阳性。

X线片,可明确脱位的类型以及有无合并骨折,以便确定治疗方案。

2.肘关节前脱位

前臂有强有力牵拉旋转外伤史,伤后肘关节自动伸屈功能丧失。检查时,肘后部空虚,肘后三角关系失常,前臂较健侧变长,肘前可触到尺骨鹰嘴,前臂可有不同程度的旋前或旋后畸形。

肘部侧位X线片上,可见尺骨鹰嘴突位于肘前方或合并尺骨鹰嘴骨折,尺、桡骨上段向肘前方移位。

3.肘关节外侧脱位

有明显肘外翻伤力的损伤史。肘部内外径变宽,前臂与肱骨纵轴线的关系改变,前臂向外移位。前臂旋前,肱骨内髁明显突出,鹰嘴位于外髁外方,桡骨头突出,很容易触及。

肘部X线片显示,尺骨半月切迹与外髁相接触,桡骨头移向肱骨小头的外侧,桡骨纵轴线移向前方,前臂处于旋前位。

4.肘关节内侧脱位

这种脱位少见,多由肘内翻伤后造成。可合并肘外侧副韧带、关节囊和软组织的严重损伤。脱位后,肘部内外径增宽,肱骨外髁明显突出,尺骨鹰嘴、桡骨头向内侧移位。X线显示:尺骨鹰嘴、桡骨头位于肱骨内髁内侧。

(三)治疗

1.新鲜肘关节脱位

(1)肘关节后脱位

①整复方法:单纯性肘关节后脱位,及时就诊者,可不用麻醉即能复位。一般患者,可选用针麻、局麻或臂丛麻醉。取仰卧位或坐位。常用的复位方法有以下几种:

a.牵拉屈肘复位法:助手用双手握患肢上臂,术者用一手握住患肢腕部,另一手握持肘关节,在对抗牵引的同时,握持肘关节前方的拇指,扣住肱骨下端,向后上方用力推按,置于肘后鹰嘴部位的其余手指,向前下方用力端托,在持续加大牵引力量下,当听到或触诊到关节复位弹响感觉时,使肘关节逐渐屈曲90～135°,复位即告成功。

b.膝顶牵拉屈肘复位法:患者取坐位,术者与患者面部相对,用与患者患肢同侧的膝部顶压肘前肱骨下端,双手握住患肢腕部,在持续牵引下,感到复位的响声,使肘关节屈曲,表明复位已成功.

c.合并骨折的肘关节后脱位复位法:在复位前,根据合并骨折的体征和X线片,确认骨折的部位、类型和移位情况,再决定复位的方法。一般原则是先整复脱位,后整复骨折,再固定骨折。在大多数情况下,当脱位整复后,骨折也就随之被复位。如果骨折复位不良,就必须再给予复位。例如肘关节后脱位合并肱骨内上髁骨折,有部分病例在脱位复位时,肱骨内上髁骨折块被夹子关节间隙,肘关节活动受限,被动活动时有阻力及摩擦感,肘内侧摸不到骨折块,肱骨内上髁低平。在X线片上,肱尺关节间隙增宽,骨块夹于关节内。在此种情况下整复时,高度外展前臂,并稍稍伸屈活动肘关节,利用屈肌的牵拉作用,有时可将夹子关节间隙中的骨块拉出来。若不成功,则需将关节再脱出,重新复位时,术者将关节间隙挤紧,以便把骨折块挤出或用手摸准骨折块,将骨折块向肘后摊开,再进行拔伸屈肘复位。如果骨折块仍被夹在关节中,可将肘关节过伸,让患者握拳,医者同时将患肢腕关节背伸,利用前臂屈肌之牵拉作用,常能使骨折块从关节间隙中拉出。

合并肱骨外髁后缘骨折,在肘关节脱位后,肘屈曲135°时常能自行复位,有时骨折块仍向后外移位,可以在肘内翻位置,局部按压骨折块而达到复位。

②固定方法:复位以后,检查肘关节自动或被动屈伸是否正常,伸肘0°,屈肘135°,手指能触摸到肩峰,肘后三角关系正常,即为复位成功。用三角巾悬吊前臂或肘后石膏托固定于屈肘90~135°经7~10天。解除固定后开始自动屈伸肘关节活动,严禁粗暴的被动活动,以防止骨化性肌炎的发生。

合并骨折时,骨折局部可用加压垫和小夹板、石膏托固定,固定时间2~3周或根据骨折愈合情况,解除固定,进行肘关节的自动伸屈活动。一般2~3月后,肘关节功能即可恢复正常。

③药物治疗

a.外用药:初期肿胀疼痛外敷活血散或消瘀散,每隔1~3天换药1次。换药时,可指导患者作肘轻度伸屈活动3~5次,以助消散瘀血,防止关节强直。合并有骨折时,需保护好骨折片,以防发生移位。单纯脱位者,敷至肿胀全部消退时,改用外洗药方,外擦药水或贴膏药,直至功能恢复。

b.内服药:初期,宜活血祛瘀、消肿止痛。用活血疏肝汤、云南白药、疏筋活血汤。中期,宜活血祛瘀、舒筋通络。用和营止痛汤、橘术四物汤。后期,宜补益气血、强筋健骨。用舒筋汤、补筋丸、补肾活血汤、补肾壮筋汤。

④练功疗法:鼓励患者早期活动肩、腕及手指各关节。解除固定后,练习肘部伸、屈及前臂旋转主动活动。严禁强力扳拉,防止关节周围软组织发生损伤性骨化。

(2)肘关节前脱位

①麻醉:同肘关节后脱位。

②复位方法及固定:应遵循从哪个方向脱出,还从哪个方向复回的原则。如鹰嘴是从内向前脱出,复位时由前向内复位。患者取坐位或卧位,术者一手握肘部,另一手握腕部,稍加牵引,保持患肢前臂旋内,同时在前臂上段向后加压,听到复位响声,即为复位成功。再将肘关节被动伸屈2~3次,无障碍时,将肘关节于屈肘135°,用小夹板或石膏托固定2~3周。

合并鹰嘴骨折的肘关节前脱位,复位时,前臂不需要牵引,只须将尺桡骨上段向后加压,即可复位,复位后不做肘关节伸屈活动试验,以免骨折更加移位,将肘关节保持伸直位或稍过伸位,此时尺骨鹰嘴骨折近端多能自动复位。若复位欠佳,稍有分离时,可将尺骨鹰嘴近端向远侧挤压,放上加压垫,用小夹板或石膏托固定。

外用中药或内服药物及练功疗法,同肘关节后脱位。

(3)肘关节外侧脱位

①麻醉:同肘关节后脱位。

②复位方法及固定:助手固定上臂,医者一手握腕部,使肘部近于完全伸直位,另一手在尺骨上端向后内加压,前臂旋后,将外侧脱位变成肘后脱位,再按整复肘关节后脱位的方法,牵引屈肘法则很容易复位。在肿胀不剧以及不影响上肢血运的情况下,尽量屈曲肘关节,用小夹板及石膏托固定,用颈腕带悬吊上肢3周后去掉固定,用三角巾悬吊,并开始自动伸屈肘关节活

动锻炼,约在 2～3 月后功能可恢复正常。

(4)肘关节内侧脱位:复位时,将鹰嘴及桡骨头向后向外挤压,使其变成后脱位,再按肘后脱位复位固定及用药。

2.陈旧性肘关节后脱位

肘关节脱位超过 2～3 周未复位,称为陈旧性脱位。由于血肿机化和疤痕的形成,关节周围软组织发生不同程度的粘连和挛缩,给复位带来较大的困难。所以脱位时间愈长,复位愈困难。近年来采用中西医结合的方法,对部分不合并骨折、骨化性肌炎的单纯陈旧性肘关节后脱位,脱位时间在 2～3 月以内,可试行手法复位。

(1)整复方法

①复位前准备

a.拍 X 线片,排除骨折、骨化性肌炎,明确脱位类型、程度、方向以及骨质疏松等情况。

b.行尺骨鹰嘴牵引,重量 6～8kg,时间约 1 周。

c.肘部、上臂推拿按摩,用舒筋活络的中药煎汤熏洗,使粘连、挛缩得到松解。

②松解:在臂丛麻醉下,解除骨牵引,进行上臂、肘部按摩活动。慢慢摇晃肘关节,屈伸摇摆、内外旋转活动,范围由小到大,力量由轻到重,然后在助手上下分别牵引下,重复以上按摩舒筋手法,这样互相交替,直至肘关节周围的纤维粘连和疤痕组织以及肱二头肌、肱三头肌得到充分松解,伸展延长,方可进行整复。

③复位:患者取坐位或卧位,上臂和腕部分别由两名助手握持,作缓慢强力对抗牵引,术者两手拇指顶压尺骨鹰嘴突,余手指环握肱骨下端,肘关节稍过伸,当尺骨鹰嘴和桡骨头牵引至肱骨滑车和外髁下时,缓缓屈曲肘关节,若能屈肘 90°以上,即为复位成功。此时鹰嘴后凸畸形消失,肘后三角关系正常,肘关节外形恢复。复位成功后,将肘关节在 90～135°范围内反复屈伸 3～5 次,以达到舒筋通络,解除软组织嵌夹于关节间隙中,再按摩上臂、前臂筋肉,内外旋转前臂和伸屈腕、掌、指关节,以理顺筋骨,行气活血。

(2)复位后的处理:复位后用石膏托或绷带,将肘关节固定在大于 90°以上位置 2 周。去除固定后,改用三角巾悬吊 1 周,作肘关节自动伸屈旋转活动,如屈肘挎篮,旋肘拗腕。复位后应拍 X 线片,以了解复位情况和有否并发骨折。辨证内服中药,外敷和熏洗药。

(3)其他疗法:对陈旧性肘关节脱位,经手法整复失败者,可采用切开复位术。如果陈旧性肘关节脱位,骨端软骨已大部破坏;闭合性或火器伤所致的肱骨下端粉碎骨折畸形愈合,伤口愈合超过半年,严重影响肘关节功能者,选用肘关节成形术治疗。一种是肘关节切除成形术,另一种是肘关节筋膜成形术。其外还可根据病情选择肘关节融合术等。

三、小儿桡骨头半脱位

小儿桡骨头半脱位又称“牵拉肘”,多发生于 5 岁以下的幼儿。是常见的肘部损伤。上尺桡关节的稳定性主要依靠环状韧带的约束,幼儿时期包绕桡骨颈的环状韧带仅为一片薄弱的纤维组织,尚未形成结实的韧带,桡骨头也尚未发育完全,头颈部差不多粗细,环状韧带松弛,对上尺桡关节的稳定作用有限,肘部受到牵拉的外力,易发生半脱位。

（一）病因病机

1.病因

多为间接外力所致,患儿在跌倒或穿衣时,肘关节在伸直位受到牵拉,造成桡骨头半脱位。

2.病机

患儿肘关节在伸直位受到牵拉时,肱桡关节间隙加大,关节负压骤增,又因幼儿的桡骨头、颈粗细差不多,环状韧带薄弱,此时肘部受牵拉,环状韧带上缘滑向肱桡关节间隙内,待牵拉停止时,环状韧带上缘卡在肱桡关节内,即造成桡骨头半脱位。

（二）诊断与鉴别诊断

1.诊断

(1)临床表现:患肢有被他人牵拉史,触摸肘部时因疼痛而啼哭;受伤后患肘略屈曲,前臂稍旋前,不敢旋后,不肯抬高患肢取物和活动肘部;桡骨头处有压痛,肘部无明显肿胀、畸形。

(2)辅助检查:X线检查往往看不出异常改变。

2.鉴别诊断

由于有时患儿受伤史不明确,是否是牵拉所至,故应与以下疾病鉴别。

(1)肱骨髁上骨折:患儿有明确跌伤史而不是牵拉史,伤后肘上部肿胀,压痛,特别是内、外上髁以上部分有环形压痛,X线检查可见骨折征象。

(2)尺骨上1/3并桡骨头脱位(孟氏)骨折内收型:患儿有明确跌伤史而不是牵拉史,伤后局部疼痛,肿胀,压痛,但其压痛主要在尺骨近端背侧及桡骨头处。X线检查可见尺骨上端骨小梁中断,部分见尺骨近端弯曲度增大。应注意肱骨小头与桡骨头的对应关系,正常情况下桡骨干纵轴向上延长线,一定通过肱骨小头的中心。如有向外或向上偏移,应诊断为桡骨头脱位。

（三）治疗

1.手法复位

不需麻醉即可手法复位,患儿坐位或仰卧位均可,令助手握患儿上臂,术者一手拇指放在患肘桡骨头前外侧,向内向后略加压,同时另一手牵引患肢腕部,牵引下将前臂旋后,然后屈曲肘关节,即可复位。

2.固定

复位后用颈腕带悬挂于胸前。

3.药物治疗

一般不需药物治疗。

（四）调护

嘱其家长以后避免牵拉伤肢,在穿脱衣服时更应注意。以防复发和形成习惯性脱位。

四、月骨脱位

腕骨中以月骨最易脱位,且以掌侧脱位最常见。月骨居近排腕骨正中,侧面观呈半月形,近端(凸面)与桡骨远端、远端(凹面)与头状骨、内侧与三角骨、外侧与舟状骨相互构成关节。

故月骨四周均为关节面。月骨的前面相当于腕管,有屈指肌腱和正中神经通过。月骨与桡骨远端之间有桡月背侧、掌侧韧带相连,其间的血管,维持月骨的血液供应。

(一)病因病机

1.病因

月骨脱位多由传达暴力所致。跌倒时手掌撑地,腕部极度背伸,月骨被桡骨远端和头状骨挤压而向掌侧移位,突破关节囊,造成月骨掌侧脱位。月骨背侧脱位很少见。

2.病机

由于月骨向前移位,腕骨底正中神经和屈指肌腱受压,可产生受压症状;脱位时桡月背侧韧带断裂,若桡月掌侧韧带也受到损伤,易引起月骨缺血性坏死。月骨缺血后,骨细胞变性、坏死,骨质硬化,周围骨组织脱钙,骨质疏松,继则骨碎裂,局限性骨组织吸收,呈囊样改变,最终由于肌张力和负重的压力,坏死骨块变形,邻近骨端边缘增生,形成骨刺,发生创伤性关节炎。

3.分类

(1)月骨脱位向掌侧旋转<90°,桡月背侧韧带断裂,掌侧韧带未断,月骨血供尚存在,一般不会发生月骨坏死。

(2)月骨脱位向掌侧旋转>90°,桡月背侧韧带断裂,掌侧韧带扭曲,月骨血供受到一定影响,部分患者可发生月骨缺血坏死。

(3)月骨脱位向掌侧旋转>90°,并向掌侧移位,桡月掌侧和背侧韧带均发生断裂,月骨血供完全终止,极易发生月骨缺血坏死。

(二)诊断与鉴别诊断

1.诊断

(1)临床表现:有腕背伸状态下跌倒手掌着地的外伤史。腕掌侧疼痛、压痛、肿胀、隆突畸形。腕关节各方向活动均受限,腕关节呈屈曲位,中指不能完全伸直,握拳时第三掌骨头明显塌陷,叩击此掌骨头疼痛明显。如压迫正中神经,则拇、示、中三指可出现感觉异常与屈伸障碍。

(2)辅助检查:X线检查:正位片月骨由正常的四方形变成三角形,侧位片月骨凹形关节面转向掌侧。

2.鉴别诊断

(1)月骨周围腕骨脱位:腕部疼痛、肿胀、压痛,腕关节各方向活动均障碍,叩击2~4指掌骨头时,腕部发生疼痛。腕部正位X线片示腕骨向桡侧移位,有时诸腕骨重叠辨认不清,侧位片可见月骨与桡骨远端仍保持正常解剖关系,头状骨及其他腕骨向背侧或掌侧移位。

(2)经舟骨、月骨周围腕骨脱位:腕部疼痛,肿胀以桡侧为重,鼻烟窝压痛明显,腕关节活动障碍。X线片示腕骨关系紊乱,月骨与头状骨的关节间隙加宽,月骨、舟骨近端与桡骨保持正常关系,其他腕骨和舟骨远端向背侧、桡侧移位。有时可合并桡、尺骨茎突骨折。

(三)治疗

1.复位

(1)手法复位:患者取坐位或仰卧位。麻醉后,一助手两手握住患肢前臂,另一助手捧握患肢手掌内、外侧,作对抗牵引,并使腕关节背伸,术者用两拇指推顶翻转的月骨凹面远端,使月骨翻转 90°进入桡骨和头状骨间隙,同时二助手配合在牵引下掌屈腕关节,感觉月骨有滑入感,患手中指能伸直,表明已达到复位。

(2)针拨整复法:麻醉后,在无菌操作及 X 线透视下,用 9 号注射针头或细钢针,自掌侧刺入月骨凹面的远端,在腕背伸对抗牵引下,向背侧顶拨,协助复位,然后将腕掌屈,如中指可以伸直,表示脱位已整复。在 X 线下复查,若月骨凹形关节面已与头状骨构成关节,证明复位良好。

2.固定

复位后,用塑形夹板或石膏托,将腕关节固定于掌屈 30°位,2 周后改为中立位,3 周后解除固定,开始循序渐进作腕关节功能锻炼。

3.药物治疗

早期宜活血化瘀、消肿止痛、内服选用舒筋活血汤,解除固定后内服壮筋养血汤,外用海桐皮汤熏洗。

(四)调护

复位固定后,应作手部握拳活动,避免作过度腕背伸动作。解除固定后,逐渐加强腕关节的背伸、尺偏、桡偏及前臂旋转活动锻炼。因腕关节是固定在屈曲位,固定期间要注意观察患手手指的活动、感觉及血运情况变化。如出现肢端显著肿胀、剧痛、冰凉、麻木、苍白或发绀,应即时调整外固定。

五、掌指关节脱位

掌指关节由掌骨头与近节指骨底部构成,关节的内、外、掌侧和背侧都有韧带加强。拇掌关节是屈戌关节,可做屈、伸活动。其他四指掌指关节是球窝关节,可做屈、伸、收、展和环转运动。屈力比伸力大,伸直时有 20°~30°的侧方活动,屈曲时侧方活动减小,故伸直时易损伤。

(一)病因病机

1.病因

多为间接暴力(杠杆)作用所致。暴力作用使掌指关节过度背伸,掌骨头向掌侧冲击关节囊,掌侧关囊被撕裂,暴力继续作用使掌骨头穿过破口向掌侧移位,指骨底向背侧移位形成背侧脱位。以拇指掌指关节脱位多见。

2.病机

掌指关节掌侧关节囊撕裂,指骨基底向背侧移位。

(二)诊断与鉴别诊断

1.诊断

(1)临床表现:有明显掌指关节过度背伸外伤史,伤后掌指关节肿胀,疼痛,活动受限;掌指关节过度背伸畸形,指间关节屈曲,并弹性固定,在掌横纹处皮下可触及掌骨头。

(2)辅助检查:X 线检查:可见近节指骨基底部向背侧移位,同时可排除骨折。

2.鉴别诊断

(1)掌骨颈骨折:骨折处有明显肿胀、压痛、骨擦音(感)及异常活动。X 线检查可明确诊断。

(2)近节指骨基底部骨折:在掌指关节以远肿胀、压痛,有骨擦音(感)及异常活动,X线检查可明确诊断。

(三)治疗

1.手法复位

多数脱位都可以手法复位成功。麻醉下,术者用一手拇指与食指握住脱位的手指,呈过伸位,并顺势拔伸牵引,同时用另一手握住患侧手掌部,以拇指抵住患指近节指骨基底部推向远端及向掌侧挤压,使脱位的指骨基底部与掌骨头相对,然后向掌侧屈曲患指,即可复位。

2.固定

保持掌指关节屈曲位,固定患指于对掌功能位,用铝板或塑形夹板固定1～2周。

3.药物治疗

早期宜活血化瘀、消肿止痛、内服选用舒筋活血汤,解除固定后内服壮筋养血汤,外用海桐皮汤熏洗。

(四)调护

脱位整复固定后,未固定关节要进行功能锻炼,固定关节解除固定后,作该关节的主动屈伸活动,但不能揉搓、扭晃,以免发生关节损伤致增生和粘连或肿胀长期不消退并遗留功能障碍。

六、指间关节脱位

指间关节由近侧指骨滑车与远侧指骨基底部构成,是屈戌关节,仅能做屈、伸活动,关节囊松弛,两侧有侧副韧带加强。指间关节脱位临床上多见,各手指的远、近指间关节均可发生脱位。

(一)病因病机

1.病因

间接暴力(杠杆)或直接暴力均可造成指间关节脱位。过伸、扭转或侧方挤压等形式暴力作用均可使指间关节囊撕裂或破裂、侧副韧带断裂,进而造成指间关节脱位。由于暴力作用的方向不同,指骨脱位的方向也呈多向性,以背侧者居多,内、外侧均可见。有时还可伴有指骨基底撕脱性骨折。

2.病机

指间关节囊撕裂或破裂,侧副韧带断裂,脱位关节远侧指骨基底移位或指骨基底骨折。

(二)诊断与鉴别诊断

1.诊断

(1)临床表现:有明显指间关节外伤史,伤后指间关节肿胀,疼痛,活动受限;指间关节畸形并弹性固定,伴侧副韧带断裂或指骨基底撕脱性骨折者,可有明显侧方异常活动。

(2)辅助检查:X线检查:可见远端指骨基底部移位,同时可排除骨折。

2.鉴别诊断

指骨颈骨折和远端指骨基底部骨折：骨折处有明显肿胀、压痛、骨擦音（感）及异常活动。X线检查可明确诊断。

（三）治疗

1.手法复位

多数脱位都可以手法复位成功。麻醉或不麻醉，术者用一手握住脱位侧手掌，另一手握住患指，顺势牵引，同时用拇指与示指作对相推托，使两骨端相对，即可复位。若合并骨折，骨折片有明显分离移位，骨折片旋转或嵌入关节间隙，手法复位不能成功者或复位后不能维持者，可切开复位，细钢针内固定，同时修补侧副韧带。陈旧性指间关节脱位可行指间关节融合术。

2.固定

用铝板或塑形夹板，放于手指的掌侧，固定患指于轻度对掌位1～2周或用适宜大小的绷带卷置于患指掌侧，将患指固定于屈曲位亦可。

3.药物治疗

早期宜活血化瘀、消肿止痛、内服选用舒筋活血汤，解除固定后内服壮筋养血汤，外用海桐皮汤熏洗。

（四）调护

脱位整复固定后，未固定关节要进行功能锻炼，固定关节解除固定后，作该关节的主动屈伸活动，但不能揉搓、扭晃，以免发生关节损伤致增生和粘连或肿胀长期不消退并遗留功能障碍。

（相　峰）

第四节　下肢脱位

一、髋关节脱位

髋关节是人体中最大最深的杵臼状关节。它由球形股骨头和大而深的髋臼构成。这在结构上就决定了其稳固性和灵活性。此外，还有维持髋关节稳定的若干组织，如髋关节囊，在近端附着于髋臼边缘、髋臼盂缘及髋臼横韧带。在远端前面止于粗隆间，后面附着于股骨颈中外1/3交界处。关节囊的纵横纤维构成了坚韧的轮匝带。关节囊的前后均有韧带加强，以前侧的髂股韧带最坚强，它与臀大肌协同作用，使人体处于直立位，除屈髋动作外，保持一定的紧张度。其他还有耻股韧带、坐股韧带和股骨头韧带。虽然髋关节周围有许多韧带配布，但在关节囊内下方与后下方仍较薄弱，是易发生脱位的部位。髋关节在屈曲、内收和轻度内旋动作时，关节囊最为松弛。髋关节周围还有丰厚有力的肌肉群所包绕，分别加强关节囊前面、后面及外侧面，并发挥其各自的运动功能。

髋关节的主要功能为负重，将躯干的重量传达至下肢，并能减轻震荡。其活动范围很大，为人体提供前屈、后伸、内收、外展和旋转的活动功能。

髋关节脱位约占全身各关节脱位的 5%，为四大关节脱位的第 3 位，仅次于肘、肩关节脱位。髋关节脱位常发生于活动力强的青壮年。髋关节脱位往往发生在一定的体位和姿势下，遭受一定方向的强大暴力，造成股骨头脱出髋臼后，处于髋臼之外不同的位置。临床上根据股骨头所处在位置，常分为 3 种不同的脱位类型，即髋关节后脱位、髋关节前脱位和髋关节中心型脱位。髋关节后脱位最常见，约占髋关节脱位的 2/3。

祖国医学早已对髋关节脱位有所认识，积累了极丰富的经验，作了精辟的阐述。古人称髋关节为"髀枢""大膀"，俗名"髀骱"。如《伤科补要·臀骱骨》中记载："胯骨，即髋骨也，又名髁骨。其外向之凹，其形似臼，以纳髀骨之上端如杵者也，名曰机，又名髀枢，即环跳穴处也，俗呼髀骱。若出之，则难上，因其膀大肉厚，手捏不住故也。"关于手法整复方法，《仙授理伤续断秘方·医治整理补接次第口诀》描述了手牵足蹬法："凡胯骨，从臀上出者，可用三两人，挺定腿拔伸，乃用脚踪入。如胯骨从档内出，不可整矣。"

《世医得效方》把髋关节脱位分为前、后脱位两型，并记有"此处身上骨是臼，腿根是杵或出前或出后，须用一人手把住患人身，一人拽脚，用手尽力搦归窠或是错开。又可用软绵绳从脚缚倒吊起，用手整骨节，从上坠下，自然归窠。"《伤科补要》中用提膝屈髋伸腿法整复髋关节脱位，其手法与现代的旋转或回旋复位法十分相似："一人抱住其身，一人捏膝上拔下，一人掀其骱头迭：进，一手将大膀（大腿）曲转（屈髋和旋转），使膝近于腹，再令舒直（伸腿），其骱有响声者已上，再将所翻之筋向其归之"。《伤科汇纂》中对悬吊牵引（绳倒吊）法也作了精辟描述。总之，古代医家早已对髋关节脱位的诊断与治疗等方面，有了系统的理论和丰富的经验。

（一）病因病机

1.后脱位

正常情况下，髋关节在作屈曲、内收动作时，股骨头的大部分球面位于髋臼后上缘，如果此时有一强大暴力从膝前方向后冲击，冲击力可沿股骨干纵轴传递至股骨头，使已经处于髋臼后上缘的股骨头冲破关节囊后部而脱出，如果在暴力纵向传递的同时，伴有髋关节的屈曲和内旋动作时，股骨颈可被髋目前内缘阻挡，形成一杠杆的支点，股骨头更易冲破关节囊后部，发生髋关节后脱位。如果在腰向前弯曲时，重物砸于腰骶部，也能迫使股骨头向后冲击，穿破关节囊而发生后脱位。

临床上引起髋关节后脱位的常见原因有：撞车事故，患者坐位时，膝前方顶撞于硬物上；患者屈髋位自高处坠落，患者在弯腰姿势下房屋或矿井倒塌等。髋关节后脱位发生时，由于髋关节屈曲的角度不同，股骨头冲破关节囊后所处的位置也有不同。例如，髋关节在屈曲小于 90°时，发生髋骨部脱位（后上方脱位）型较多；髋关节屈曲 90°时，发生臼后方脱位（后方脱位）型较多；髋关节屈曲大于 90°时，发生坐骨结节部脱位（后下方脱位）型较多。

髋关节后脱位时，股骨圆韧带断裂；关节囊后上方各营养血管支，可发生不同程度的损伤；坐骨神经也可能发生挫伤、挤压伤、撕裂伤等损伤。髋臼后缘或后上缘，股骨头亦可发生不同类型、不同程度的骨折，而骨折块往往是损伤坐骨神经的常见原因。髋关节的短外旋肌，如闭孔内外肌、孖上下肌及梨状肌等，均可受到不同程度的损伤。这些组织的严重损伤，延迟了髋关节的修复过程，增添了并发症，使治疗复杂化，也是后期形成股骨头缺血性坏死的病理基础。

髋关节后脱位时，髂股韧带仍可保持完整，并具有强大拉力，使脱位的股骨头抵于髋臼后方,形成髋关节后脱位特有的畸形,即屈髋、内收、内旋和缩短畸形。

2.前脱位

多数是因强大的间接暴力所致。当髋关节处于过度外展外旋位时,遭到强大外展暴力,使大粗隆顶端与髋臼上缘撞击,并以此为支点形成杠杆作用,迫使股骨头突破关节囊前下方薄弱处,形成前脱位。少数情况下,也可在髋过度外展时,大粗隆后方遭受向前的暴力,造成前脱位。股骨头突破关节囊裂口,停留于不同的位置。如停留于髋臼前上方的耻骨梳部,称为耻骨部脱位;如停留于髋臼前下方的闭孔部,称为闭孔部脱位;如停留于髋臼前方,称为前方脱位。闭孔部脱位可引起闭孔神经受压,耻骨部脱位可使股动、静脉和股神经受压或损伤,并因此引起相应的临床表现。

3.中心型脱位

多因传达暴力所致。当骨盆受到挤压而发生骨盆骨折时,骨折线通过臼底,股骨头连同骨折片一同向盆内移位或当髋关节处于轻度外展屈曲位时,暴力从大粗隆外侧或沿股骨纵轴方向,使股骨头向髋臼底冲击,而引起臼底骨折,股骨头连同臼底骨片一起突向盆内,形成髋中心型脱位。由于暴力强度不同,股骨头向盆内脱位的程度也不相同,有轻度移位和完全突入骨盆脱位。严重的脱位,股骨颈可被臼底骨折片卡住,造成复位困难。有时,发生脱位的同时,股骨头发生压缩性骨折。

(二)诊断

有明显的外伤史,伤后患髋疼痛、肿胀、功能障碍、畸形并弹性固定。不同类型脱位,有不同表现。

1.后脱位

(1)临床表现:伤髋关节剧痛,不能活动或站立,髋部肿胀,臀后部有膨隆,髋关节呈弹性固定,患肢呈屈曲、内收、内旋和缩短畸形,于患侧臀后可摸到圆球状骨性隆起,股骨大粗隆的上缘,位于髂前上棘与坐骨结节联线以上,即奈拉通(Nelaton)线以上。此外,如果有合并损伤存在,如同侧股骨干骨折,坐骨神经损伤时,应出现相应的症状和体征。还应检查头、颈、胸、腹部,以防内脏损伤漏诊。

(2)X线检查:通常以髋关节X线正位片即能确诊,显示股骨头在髋臼后侧或后上侧,股骨颈内缘与闭孔上缘的连续弧线中断,有时显示髋臼上缘或股骨头的骨折块,及其骨块移位的情况。如正位片不能肯定时或为深一步明确股骨头与髋臼之间的关系时,应再拍侧位片。如疑有同侧股骨干骨折时,应加拍股骨干的正、侧位片。如有髋臼后缘的移位骨折时,应加拍斜位片或作CT扫描检查。

(3)并发症

①坐骨神经损伤:在髋关节后脱位中,约有 $10\%\sim15\%$ 并发坐骨神经损伤。多数为坐骨神经干的牵拉伤;当髋臼后缘骨折时,移位的骨折块可压迫或挫伤坐骨神经干;当暴力过大,髋关节脱位过猛时,坐骨神经可受到突发一次性牵拉伤,一般情况下不会发生坐骨神经断离,主要是由挫伤引起轴索中断或出血机化,大量疤痕和纤维组织增殖、粘连或骨折区大量骨痂形成,压迫神经,引起晚发性坐骨神经损害,这些情况不多见。一般的牵拉伤或挫伤,经髋关节脱位复位,3个月内可逐渐恢复。如属严重粘连,可采用手术松解,预后一般良好。如果严重损

伤,如断离或撕裂伤,则预后不良。

②股骨颈骨折:往往由于强大的直接暴力或伴有股骨干扭转暴力或续发于不适当的闭合整复。如在不完善的或无麻醉情况下,肌肉不松弛,强行复位,即可发生股骨颈骨折。尤其年老体弱或骨质明显疏松者,更易发生。髋关节后脱位合并股骨颈骨折的特点,常常是股骨头游离在髂骨翼之后方,而股骨颈残断留在髋臼内。此类损伤,后期股骨头缺血坏死率高达100%,应及时施行手术切开复位或人工股骨头置换术。

③股骨头骨折:常因在发生髋关节后脱位时,髋关节处于非完全屈曲、内收位,股骨头与髋臼缘直接撞击引起的。骨折常发生于股骨头前内下部的非负重区。股骨头的骨片常滞留于髋臼内,妨碍复位或即使复位后,骨折块也会因对位不良,而发生骨关节炎者,应采用手术治疗。如果骨折块移位不大,又处于非负重区,髋关节复位后对髋关节功能影响不大者,应先采用闭合复位法。髋关节脱位并发股骨头骨折者并非少见。因临床上采用的正位拍片,难以发现头部嵌压型(或凹陷型)的病例。劈裂或分离骨片者容易发现。

④髋臼骨折:常因髋关节处于内收角度较小情况下,股骨头与髋臼后缘直接撞击所引起。髋臼后缘骨折块较小、移位不大者,表明骨折块仍与关节囊相依附,故可手法整复或牵引复位,保持骨折片与髋臼后缘骨折处有接近,可以愈合,并有良好的髋关节功能。如骨折块较大或伴有坐骨神经损伤者,应及时采取手术切开复位,并对骨折块作坚固的内固定。术后仍应保持持续牵引6~8周。下地负重应延迟。

⑤同侧股骨干骨折:常因先后遭受两种不同的暴力引起。原始暴力造成髋关节后脱位,而后又有另一方向的暴力作用于股骨干,引起同侧股骨干骨折。

这种合并损伤较少见,约有1/2病例发生漏诊,漏诊原因常常是股骨干骨折的症状体征较髋关节后脱位显著,而典型的髋关节后脱位的特有畸形体位被掩盖。临床经验较少的医者,往往只想到一种损伤,而忽略了仔细询问病史和查体。为了避免发生漏诊,应当特别注意股骨干骨折患者,如果骨折近段不是在外展、外旋位,而是处于内收位,同时,骨折端为横断或短斜面者,应想到有合并髋关节后脱位之可能。此外,检查股骨大粗隆顶端上移的特征,也有助于物理诊断。如果加拍髋关节正位片,即可确诊。通常的治疗原则,是先施以手法闭合整复:助手们先作对抗持续拔伸牵引,术者在伤侧臀后用手向前下方推挤股骨头,使股骨头纳入髋臼内,然后按股骨干骨折的治疗原则,予以股骨髁上骨牵引或股骨干骨折切开复位内固定。如脱位的股骨头闭合复位不成功,可采用一次性股骨干骨折手术复位内固定和髋关节切开复位术。

(4)鉴别诊断

①股骨颈骨折:a.多发生于老年人。b.受伤时,遭受的暴力不如髋关节脱位大,且无髋关节脱位受力时所特有的姿势与体位。c.患侧下肢呈略内收、外旋缩短较明显,而髋关节后脱位则为髋屈曲、内收、内旋和显著缩短畸形。d.无弹性固定,有时出现骨擦音,沿股骨纵轴作扭转试验时,疼痛较髋关节脱位严重。e.股骨大粗隆无上移。f.臀后触不到圆形硬物突起。

②粗隆间骨折:a.发病年龄平均65岁以上。b.受伤时遭受的暴力不如髋关节脱位大。c.下肢畸形无典型的髋关节屈曲、内收、内旋和缩短,也无弹性固定。d.髋部有严重的软组织肿胀和皮下瘀血。e.股骨大粗隆区明显压痛和叩击痛。f.臀后触不到圆球状硬物突起。g.有时出现骨擦音。

2.前脱位

(1)临床表现:伤后患髋前部肿胀、疼痛、关节弹性固定,髋关节功能障碍。患侧大粗隆区平坦或内陷。耻骨部脱位时,于腹股沟前面可触及球形股骨头的隆起。患肢呈屈曲、外展、外旋(闭孔部脱位有患肢的过度外展和外旋畸形,而耻骨部脱位则有患肢轻度外展和极度外旋畸形),并有患肢肢体变长畸形。

(2)X线检查

①闭孔部脱位:显示股骨头移位至闭孔前方,髋关节呈极度外展外旋,小粗隆明显。

②耻骨部脱位:显示股骨头移位至耻骨上支,股骨呈极度外旋,侧位片可显示股骨头位于髋臼前方。

③髋臼前方脱位:股骨头与髋臼重叠,股骨外旋,小粗隆明显,股骨颈变短,髋关节间隙异常。

(3)并发症:闭孔部脱位可由于脱位的股骨头压迫闭孔神经而引起腿根部疼痛,并可放射至膝内侧,局部肌肉痉挛;耻骨部脱位和臼前方脱位时,可引起股动、静脉和股神经受压及损伤,引起患肢缺血、肿胀和伸膝功能丧失,股前侧及小腿内侧皮肤麻木。

3.中心型脱位

(1)临床表现:伤后患髋疼痛显著,肿胀不明显,髋关节屈伸功能丧失。移位明显的脱位有肢体缩短,内旋或外旋畸形。股骨大粗隆较健侧平坦或轻度内陷。有骨盆骨折时,骨盆挤压与分离试验阳性,同时可出现腹胀,下腹痛,二便不利等症状。

(2)X线检查:正位片显示髋臼底骨折,股骨头随骨折片向盆内突入。严重的可显示股骨头从髋臼底骨折的断端中突进盆内,且被断处卡住。必要时,可拍骨盆斜位(45°)片,能显示骨盆前柱骨折的状况。也可作CT检查,可显示髋臼底与股骨头脱位之间的关系以及显示髋臼关节面骨折片大小与移位程度。

(3)并发症:严重的中心型脱位,有时可产生骨盆内脏器的损伤。由于骨折脱位,可引起盆内后腹膜大血肿,继而发生出血性休克、麻痹性肠梗阻等,预后不良。

(三)治疗

1.整复方法

(1)后脱位:由于髋部肌肉丰厚有力,除在紧急情况外,一般均应在充分完善的麻醉下施行整复。

①屈髋拔伸复位法:患者仰卧,一助手以双手按压髂前上棘,以固定骨盆。术者面向患者,用伤肢同侧的手,握住伤侧小腿,使屈膝屈髋呈90°。术者将另一侧肘前窝提托伤肢腘部,顺股骨干纵轴方向向上提拔牵引,并配合轻微摇晃动作,使股骨头接近关节囊后侧裂口处,在向上拔牵的同时,徐徐内旋患髋,促使股骨头滑入髋臼,当听到或感到股骨头复位入臼的声响时,再慢慢地伸直患肢。

②旋转(回旋)复位法(Bigelow法):患者仰卧位,一助手以双手按住髂前上棘,固定骨盆。术者一手握住踝部,另一侧用肘窝前侧拎住腘部提托,作屈膝屈髋90°牵引,然后在持续牵引下,先使髋关节内旋、内收,使股骨头与髋臼上缘分离,再作屈髋,尽量使大腿贴近腹部,使股骨头向前下方滑移,再作外展外旋,使股骨头滑移至髋臼下缘,最后伸直大腿,当伸直至100°左右

时,即可听到或感到复位的声响,即告复位成功,逐渐伸直下肢。全部复位步骤就象划了一个"?"。

③俯卧下垂法(Stimson's法):患者俯卧于床缘,两下肢完全置于床外,健肢由第1助手把持,维持水平伸直位,患肢下垂。第2助手用双手按住髂后棘,以固定骨盆。术者一手握住踝上部,使膝关节屈曲90°,并轻轻旋转大腿,用另一手在腘窝处向下按压,增加向下的牵引力,并作髋内收动作。如有第3助手时,让第3助手用手掌,从患侧臀部向外下方推压脱出的股骨头,迫使股骨头向髋臼中心滑入,直至听到股骨头复位时弹响声,随后伸直患髋。

手法闭合整复后应及时检查,成功复位时有下列表现:患者自感疼痛消失;两下肢恢复等长;患侧原有的内收、内旋畸形位消失;臀后侧骨性高起消失;患髋关节弹性固定消失,恢复屈、伸活动;大粗隆顶端位于髂前上棘与坐骨结节联线上。X线正位片显示股骨头已纳入臼内,股骨颈内侧缘与闭孔上缘连续弧线已恢复正常。

(2)前脱位

①回旋复位法:适于闭孔部脱位。患者仰卧,一助手用两手按住骨盆,术者一手握踝部,一手握膝部,先将髋关节外展、外旋拔伸牵引,再将髋关节慢慢屈曲,当股骨屈至腹壁时,再将患肢内旋、内收,并逐渐伸直患肢,在伸直至150°时,出现复位弹响音,即告复位。此法犹如一个反"?"字,与髋关节后脱位时的旋转复位法步骤相反。

②推挤复位法:适于耻骨部和前方脱位。患者仰卧,一助手用两手按住骨盆;另一助手握住踝部,顺势外展(30°)牵引;术者站于健侧,用双手将股骨头向外、后推挤,并令牵踝之助手,在持续牵引下,将患肢前屈并内旋,当前屈髋时,即可听到复位弹响声。如髋臼前方脱位时,牵踝之助手,可将患肢内收、内旋,不必屈髋,即可复位。

(3)中心型脱位

①手法复位:适于轻度脱位者。患者仰卧,一助手固定骨盆,一助手握住小腿下段,纵向牵引。术者以两手交叉抱住股骨上端向外扳拉,至大粗隆处重新高起,表明股骨头已从内陷于盆内部拔出,然后用胫骨结节骨牵引,维持6~8周,重量为6~10kg。

②骨牵引复位法:患者仰卧,先作股骨髁上骨牵引,维持重量10~12kg,然后再于大粗隆区,自前向后穿1枚钢针,顺股骨颈方向向外牵拉,重量3~4kg,以上两个方向的骨牵引同时进行,3天内可达复位目的,维持8~10周。此法适于严重的中心型脱位。

中心型髋脱位的开放复位要慎重,因手术范围大,出血多,除非有明显的手术指征。

2.固定方法

(1)后脱位:闭合复位后,一般采用皮牵引,使髋关节保持在轻度外展、轻度外旋、伸直中立位2~3周。如合并股骨头骨片骨折,随髋关节复位骨片多数也可随之复位,此类患者复位后,应延长外固定时间至10~12周,以达到骨折基本愈合的标准。如患者无作牵引的条件,也可用超髋关节的长外展木板固定,包扎的范围应包括躯干和患肢,2~3周去除木板。开放复位者,应按手术切口部位及手术式式的不同而不同。一般后侧切口者,术后固定应保持轻度外展和外旋;而前侧切口者,应保持髋轻度外展和中立位。以髋石膏固定为妥,也可作牵引固定。

(2)前脱位:复位后可用皮肤牵引或长木板固定,保持下肢中立位或内旋位,髋关节略屈曲,维持固定3周。

（3）中心型脱位：中立位牵引6～8周，要待髋臼骨折愈合后才可考虑解除牵引。

3.药物治疗

早期以活血祛瘀为主，可内服活血止痛汤，外敷活血止痛消肿药膏等。中期调理脾胃，兼补肝肾，补益气血，如用四物汤等。后期补益气血，强筋壮骨，如用补中益气汤加减，外用活血化瘀止痛药熏洗患髋，也可用伸筋膏外敷或用红花油等外擦。

4.练功疗法

整复后，即可在牵引制动下，行股四头肌及踝关节锻炼。解除固定后，可先在床上作屈髋、屈膝及内收、外展及内、外旋锻炼。以后逐步作扶拐不负重锻炼。3个月后，拍X线片检查，见股骨头供血良好，方能下地作下蹲、行走等负重锻炼。中心脱位，关节面因有破坏，床上练习可适当提早而负重锻炼则应相对推迟，以减少创伤性关节炎的发生及股骨头无菌性坏死的发生。

5.其他疗法

新鲜髋关节后脱位的手术切开复位指征：①经多次反复闭合手法整复不成功，可能有关节囊或其他软组织嵌夹在臼内或股骨头被破裂的关节囊裂口夹卡住，妨碍闭合复位者。②并发股骨头、股骨颈、髋臼缘或粗隆间骨折，并有明显移位者。③并发坐骨神经损伤，而不易判断其损伤性质，带有探查性手术者。④合并有同侧股骨干骨折，闭合整复不成功者。

手术切开复位时，应采用后侧切口为宜。如并发股骨头骨折时，可选用前侧或外侧切口。股骨头复位后，应尽量将关节囊及周围软组织修复完整，以增强髋关节稳固性，缩短愈合时间。

二、膝关节脱位

膝关节是人体最大、结构最复杂的关节，负重量大且运动较多。关节接触面较宽阔，由股骨远端、胫骨近端和髌骨构成，属屈戌关节。膝关节的骨性结构不稳定，其附属结构复杂，借助关节囊、内外侧副韧带、前后十字韧带、半月板等连接和加固，周围有坚强的韧带和肌肉保护而保持稳定。腘动脉主干位于腘窝深部，紧贴股骨下段、胫骨上段，位于关节囊与腘肌筋膜之后。

因为膝关节有坚强的附属结构维持其稳定性，故只有遭受强大暴力，周围软组织大部分被破坏后，才可导致脱位，会并发韧带、半月板损伤，乃至骨折或神经、血管的损伤，如没有及时妥善诊治，可导致严重后果。膝关节脱位比较少见，好发于青壮年。

（一）病因病机

膝关节脱位由强大的直接暴力及间接暴力引起，以直接暴力居多。暴力直接撞击股骨下端或胫骨上端造成脱位。间接暴力则以股骨下端固定而作用于胫骨的旋转暴力多见。根据暴力作用方式和脱位后胫骨上端所处位置，可分为前脱位、后脱位、内侧脱位、外侧脱位和旋转脱位。其中，前脱位最常见，内、外侧及旋转脱位较少见。

1.前脱位

多为膝关节强烈过伸损伤所致。当膝关节过伸超过30°时或屈膝时，外力由前方作用于股骨下端或外力由后向前作用于胫骨上端，使胫骨向前移位。此类脱位最常见，多伴有关节后侧囊撕裂、交叉韧带断裂或伴有腘动、静脉损伤。

2.后脱位

当屈膝时，暴力作用于胫骨上端，使其向后移位。多有十字韧带断裂，腘动、静脉损伤。

3.外侧脱位

由于强大外翻力或外力直接由外侧作用于股骨下端,而使胫骨向外侧移位。

4.内侧脱位

强大外力由外侧作用于胫、腓骨上端,使胫骨内移脱位,严重者易引起腓总神经牵拉损伤。膝关节完全脱位时,常造成关节周围软组织的严重牵拉撕裂性损伤,多为前、后交叉韧带完全撕裂,一侧副韧带断裂和关节囊后部撕裂;并可使肌腱及韧带附着的骨骼如胫骨结节、胫骨棘及胫、股骨髁撕脱或挤压骨折。因膝关节位置表浅,脱位可为开放性。前、后脱位占整个脱位的半数以上,可使腘动脉断裂。因为大量出血而在腘部形成巨大血肿,压迫腘部血管分支;出血后向下流入小腿筋膜间隔,又加重膝以下缺血,若不及时处理,则可导致肢体坏死而截肢。内侧严重脱位可引起腓总神经损伤。有时,被撕裂的软组织嵌顿于关节间隙内或股骨髁被套在关节囊裂口或嵌入股内侧肌形成的扣孔或裂口内,影响闭合复位。因局部软组织被嵌顿,常牵拉皮肤向内而在局部出现皮肤陷窝。

(二)诊断要点

有严重外伤史,伤后膝关节剧烈疼痛、肿胀、关节活动受限,下肢功能丧失。不全脱位者,由于胫骨平台和股骨髁之间不易绞锁,故脱位后常自行复位而没有畸形,在临床上,容易忽略膝关节脱位过程中,伴随产生的膝关节附属软组织结构的损伤,应该给予充分的重视。完全脱位者,患膝畸形明显,下肢短缩,可出现侧方活动与弹性固定,在患膝的前后或侧方可摸到脱出的胫骨上端与股骨下端。前后脱位时,膝部前后径增大,内外侧脱位,关节横径增大,侧向活动明显。合并十字韧带断裂时,抽屉试验阳性。合并内、外侧副韧带断裂时,侧向试验阳性。

若出现小腿与足趾苍白、发绀,腘窝部有明显出血或血肿,足背动脉和胫后动脉搏动消失,表示有腘动脉损伤的可能或膝以下虽尚温暖而动脉搏动持续消失,亦有动脉损伤的可能性,要立即复位和处理。如果受伤后即出现胫前肌麻痹,小腿与足背前外侧皮肤感觉减弱或消失,是腓总神经损伤的表现。膝部X线正侧位片,可明确诊断及移位方向,并了解是否合并骨折。

(三)治疗

膝关节脱位属急重症,一旦确诊,即应在充分的麻醉下,行手法复位。有血管损伤表现的,在复位后未见恢复,应及时进行手术探查,以免延误病情。神经损伤如为牵拉性,则多可自动恢复,可暂时不作处理,密切观察。若韧带、肌腱或关节囊嵌顿而妨碍手法复位,应早期手术复位。神经或韧带断裂,如情况允许,亦应早期修补。

1.整复方法

一般在腰麻或硬膜外麻醉下进行,患者取仰卧位。一助手用双手握住患侧大腿,另一助手握住患侧踝部及小腿作对抗牵引,保持膝关节半屈伸位置,术者用双手按脱位的相反方向推挤或提托股骨下端与胫骨上端,如有入臼声,畸形消失,即表明已复位。

复位后,将膝关节轻柔屈伸数次,检查关节间是否完全吻合,并可理顺被卷入关节间的关节囊及韧带和移位的半月板,关节穿刺,抽尽关节内的积液与积血,以防血肿机化关节粘连。检查患肢末梢血运,尤其是足背及胫后动脉的搏动情况,并摄X线片检查复位情况。

2.固定方法

膝关节加压包扎,用长腿夹板或石膏托屈曲20°~30°位6~8周。禁止伸直位固定,以免加重血管、神经损伤。抬高患肢,以利消肿,防止小腿筋膜间隔综合征的产生。

3.手术治疗的适应证

膝关节脱位并发韧带、血管损伤及骨折者,应手术治疗。手术不但可修复韧带,而且可检视半月板有无损伤,以便早期处理。关节内如有骨软骨碎屑也可得到及时清理,以免形成关节游离体。合并腘动脉损伤者更应及时进行手术探查及修复。

4.药物治疗

同髋关节脱位中药治疗方法。

5.练功活动

复位固定后,即可作股四头肌舒缩及踝关节、足趾关节屈伸功能锻炼。4～6周后,可在固定下,作扶双拐不负重步行锻炼,8周后可解除外固定。先在床上练习膝关节屈伸,待股四头肌肌力恢复及膝关节屈伸活动稳定、有力以后,才可逐步负重行走。

三、髌骨脱位

多数是由于膝关节骨性组织结构及软组织发育缺陷或暴力致股内侧肌及扩张部撕裂,促使髌骨向外侧脱出;髌骨向内侧脱位者少见。

髌骨是人体最大的籽骨,是膝关节的组成部分。生理功能主要是传递并加强股四头肌的力量,维持膝关节的稳定,保护股骨关节面。

(一)病因病机

1.外伤性脱位

外伤性脱位可以因为关节囊松弛,股骨外髁发育不良而髌骨沟变浅平或伴有股内侧肌肌力弱或在损伤时大腿肌肉松弛,股骨被强力外旋、外展或髌骨内侧突然遭受暴力打击,可完全向外脱出。当用力踢东西时,突然猛力伸膝,股四头肌的内侧扩张部撕裂也可引起髌骨向外侧脱位。外侧撕裂而向内侧脱位极少见。当暴力作用下,股四头肌断裂或髌韧带断裂,髌骨移位于下方或上方,有时可夹在关节间隙。

2.习惯性脱位

由于股四头肌特别是内侧肌松弛,髌骨发育较小,股骨外髁扁平,并有膝外翻畸形,髌腱的抵止部随着胫骨外翻而向外移位,使股四头肌与髌腱的作用力线不在一条直线上而向内成角。胫骨有外旋畸形时,亦可引起髌骨脱位。轻度外力,有时甚至屈伸膝关节即可诱发脱位。外伤性脱位治疗不当,如股内侧肌未修补或修补不当,亦常为习惯性脱位的主要原因。

(二)诊断要点

1.外伤性脱位

受伤史。伤后部肿胀、疼痛,膝关节呈半屈曲位,不能伸直。膝前平坦,髌骨可向外、内方脱出或有部分患者就诊时,髌骨已复位,仅留下创伤性滑膜炎及关节内积血或积液,在髌骨内上缘之股内侧肌抵止部有明显压痛。可通过详细询问病史以帮助诊断。膝部 X 线侧、轴位片可见髌骨移出于股骨髁间窝之外。

2.习惯性脱位

青少年女性居多,多为单侧,亦有双侧患病。有新鲜创伤性脱位病史或先天发育不良者,可无明显创伤或急性脱位病史。每当屈膝时,髌骨即在股骨外髁上变位向外侧脱出。脱出时伴响声,膝关节畸形,正常髌骨部位塌陷或低平,股骨外髁前外侧有明显异常骨性隆起。局部压痛,轻度肿胀,当患者忍痛自动或被动伸膝时,髌骨可自行复位,且伴有响声。平时行走时觉腿软无力,跑步时常跌倒。膝关节 X 线轴位片可显示股骨外髁低平。

(三)治疗

1.整复方法

患者取仰卧位。外侧脱位时,术者站于患侧,一手握患肢踝部,一手拇指按于髌骨外方,使患膝在微屈状态下逐渐伸直的同时,用拇指将髌骨向内推挤,使其越过股骨外髁而复位。复位后,可轻柔屈伸膝关节数次,检查是否仍会脱出。

2.固定方法

长腿石膏托或夹板屈膝 20°～30°固定 2～3 周。若合并股四头肌扩张部撕裂,则应固定4～6 周,固定时应在髌骨外侧加一压力垫。

3.手术治疗的适应证

外伤性脱位,有严重的股四头肌扩张部或股内侧肌撕裂及股四头肌腱、髌韧带断裂等,应立即作手术修补。习惯性脱位,则以调整髌骨力线为主,如股内侧肌髌前移植术,胫骨结节髌腱附着部内移及内侧关节囊紧缩术,髌外翻畸形截骨矫正术或股骨外髁垫高术。在胫骨上端骨骺未闭合前,尽量不作截骨术或垫高外髁手术。

4.药物治疗

早期活血消肿止痛,方选活血舒肝汤加木瓜、牛膝;中期养血通经活络,内服活血止痛丸;后期补肝肾,强筋骨,可服健步虎潜丸。

外治:早期可用活血止痛膏以消肿止痛,后期以苏木煎熏洗患肢以舒利关节。

5.练功活动

抬高患肢,并积极作股四头肌舒缩活动。解除外固定后,有计划地指导加强股内侧肌锻炼,逐步锻炼膝关节屈伸。

四、跖跗关节脱位

跖跗关节是由第 1～3 跖骨与第 1～3 楔骨及第 4、5 跖骨与骰骨组成的关节。其中,第 1跖骨与第 1 楔骨所组成的关节,其关节腔独立,活动性较大;其余部分相互连通,仅可作轻微滑动。除第 1、2 跖骨外,跖骨之间均有横韧带(骨间韧带)相连,在第 1 楔骨、第 2 跖骨之间的楔跖内侧韧带是跖跗关节最主要的韧带之一。

跖跗关节是足横弓的重要组织部分。其位置相当于足内、外侧缘中点画一连线,即足背的中部横断面。损伤后若恢复不完全,必然影响足的功能。

临床中以第 1 跖骨向内脱位,第 2～5 跖骨向外、向背脱出为多见,可两者单独发生或同时发生。直接暴力打击、碾压等则多为开放性骨折脱位。

(一)病因病机

1.中医病因病机

跖跗关节受暴力损伤,致局部筋骨损伤,经络不通,气滞血瘀,足趾部肿胀、疼痛、变形,骨错筋离。

2.现代医学的认识

跖跗关节脱位多因急剧间接暴力引起,如高处坠下、前足跖屈位着地,遭受暴力扭转5个跖骨可以整体向外、上或下方脱位;也可第1跖骨向内侧脱位,其余4个跖骨向外侧脱位。由于足背动脉终支,自第1、第2跖骨间穿至足底,故在跖跗关节脱位时足背动脉易受损伤。若因牵拉又引起胫后血管痉挛和主要跖血管的血栓形成,这时前足血运受阻,如不及时复位,将引起前足坏死。

开放性骨折多由重物直接砸压于足前部或车轮碾压前足时发生。在造成脱位的同时,可伴有严重的足背软组织损伤及其他跗骨与跖骨骨折,关节多为半脱位。

(二)诊断与鉴别诊断

1.诊断

(1)临床表现:损伤后前足或足背部肿胀、疼痛、功能丧失,足部畸形呈弹性固定。分离性脱位者,足呈外旋、外展畸形,足宽度增大,足弓塌陷。开放性骨折脱位者软组织损伤严重,可有骨端外露或骨擦音,有血管损伤时前足变冷、苍白。

(2)辅助检查:足部正、侧位X线摄片检查,有时需拍斜位片,可明确脱位类型、跖骨移位方向及是否伴有骨折。

2.鉴别诊断

足部正、侧位、斜位X线摄片检查,鉴别与无脱位的骨折。

(三)辨证论治

1.药物治疗

(1)内治法:早期应活血化瘀、利湿通经为主,方用活血舒肝汤加减;中后期选用补气血、补肝肾、强筋骨、通经活络的补肾壮筋汤或加味益气丸。

(2)外治法:早期可外敷活血止痛膏以消肿止痛;中期可用消肿活血汤外洗以活血舒筋;后期可用下肢损伤洗方熏洗以利关节。

2.手法整复

由于各跖骨基底参差不齐,脱位后仍需要及时准确复位,以免肿胀加剧而加大复位难度,并可防止发生血循环障碍。

手法复位应在腰麻或硬膜外麻醉下进行。患者仰卧,膝屈曲90°,一助手握踝部,另一助手握前足作对抗牵引,术者站于患侧,按脱位类型以相反方向,用手直接推压跖骨基底部使之回复。如第1跖骨向内,第2~5跖骨向外,则用两手掌对向夹挤,将脱出分离的跖骨推向原位。通常患者受伤时间较短,肿胀不重及足部软组织张力不大时,可试行闭合复位。

3.固定方法

跖跗关节脱位整复后容易再脱位,因此,必须作有效的外固定。采用一直角足底后腿托板,连脚固定踝关节背伸90°中立位。足弓处加厚棉垫托顶,以维持足弓;在足背处或足两侧脱出跖骨头处加压力垫,然后上面加一大小与足背相等的弧形纸板,用绷带加压将纸板连足底托板一齐包扎固定3~4周。

亦可用小腿石膏管型制动,但在足背及足外侧缘应仔细塑型加压,1周后须更换石膏,其后如有松动应再次更换以维持复位的稳定。固定8～10周后去除。

（四）其他疗法

1.手术治疗

适应证:手法整复多次未成功者或开放性脱位可行切开复位。复位后用细钢针经第1、第5跖骨穿入第1楔骨及骰骨固定。如合并跖骨骨折,亦可行钢针内固定。陈旧性跖跗关节损伤多遗留有明显的外翻平足畸形,足内侧有明显的骨性突起,前足关节僵硬并伴有疼痛症状,可考虑跖跗关节融合术、足内侧骨性突起切除术及足弓垫的应用。

2.练功活动

整复固定后,可做踝关节的屈伸活动;去除固定后,加强熏洗及逐步从练习不负重到负重活动,并可用有足弓垫的皮鞋练习行走。

（五）预防护理

跖跗关节脱位复位后多不稳定,须经常检查复位和固定情况,加以调整,以免松动,造成再脱位。

五、跖趾关节及趾间关节脱位

跖趾关节脱位,是指跖骨头与近节趾骨构成的关节发生分离。临床上以第1跖趾关节向背侧脱位多见。近节趾骨与远节趾骨间关节发生分离者,称趾间关节脱位,好发于踇趾与小趾。

跖趾关节由跖骨小头和第1节趾骨构成。其结构及功能与掌指关节相似,可作屈、伸、收、展活动,但活动范围较掌指关节小。其中,背伸又比跖屈小,以踇趾最为显著。当全足着地时,跖骨参与形成足纵弓,跖趾关节处于伸展状态,跖趾关节囊薄弱,囊的两侧有侧副韧带加强,在5个跖骨小头之间,有足底深横韧带相连。趾间关节为滑车关节,可屈、伸活动。

（一）病因病机

1.中医病因病机

跖趾关节关节受暴力损伤,致局部筋骨损伤,跖骨头与近节趾骨构成的关节发生分离,经络不通,气滞血瘀,足趾部肿胀、疼痛、变形,骨错筋离。

2.现代医学的认识

跖趾关节与趾间关节脱位,多因奔走急迫,足趾踢碰硬物或重物砸压而引起。其他使足趾过伸的暴力,如由高处坠下、跳高、跳远时足趾先着地,也可发生。由于第一跖骨较长,前足踢碰时常先着力,外力直接砸压亦易损及,故第一跖趾关节脱位较常见。脱位的机理多因外力迫使跖趾关节过伸,近节趾骨基底脱向跖骨头的背侧所致。趾间关节脱位的方向亦多见远节趾骨向背侧移位,若侧副韧带撕断,则可向侧方移位。

（二）诊断与鉴别诊断

1.诊断

(1)临床表现:有明显踢碰硬物、压砸外伤史,局部肿胀,疼痛较剧,患足不能触地,踇趾背伸过度、短缩,关节屈曲,第1跖骨头在足底突出,踇趾近节趾骨基底部在背侧突出,关节呈弹性固定。趾间关节脱位之趾缩短,前后径增大,局部肿胀、疼痛,活动时痛剧,呈弹性固定。

（2）辅助检查:足部正、侧位 X 线摄片可明确诊断及了解是否合并骨折。

2.鉴别诊断

足部正、侧位、斜位 X 线摄片检查,与骨折鉴别。

（三）辨证论治

1.药物治疗

（1）内治法:早期应活血化瘀、利湿通经为主,方用活血舒肝汤加减;中后期选用补气血、补肝肾、强筋骨、通经活络的补肾壮筋汤或加味益气丸。

（2）外治法:早期可外敷活血止痛膏以消肿止痛;中期可用消肿活血汤外洗以活血舒筋;后期可用下肢损伤洗方熏洗以利关节。

2.手法整复

复位一般以手法为主。开放性脱位可在复位后对创口清创缝合。单纯脱位一般不需要麻醉或仅用局麻。

整复方法

（1）跖趾关节脱位:一助手固定踝部,术者一手持踇趾或用绷带提拉踇趾用力拔伸牵引,一手握前足,先用力向背牵引,加大畸形,然后握足背的踇指用力将脱出的趾骨基底部向远端推出,当滑到跖骨头处,在维持牵引下,将踇趾迅速跖屈,即可复位。

（2）趾间关节脱位:术者一手握踝部或前足,一手捏紧足趾远端,水平牵引拔伸即可复位。

3.固定方法

跖趾关节脱位整复后,用绷带包扎患处数圈,再以夹板或压舌板固定跖趾关节伸直位2～3周。趾间关节复位后以邻趾固定法固定。

（四）其他疗法

1.手术治疗

适应证:陈旧损伤未复位者可导致爪状趾畸形及创伤性关节炎,这种情况有必要手术纠正畸形以利于负重及解除症状。跖趾关节脱位偶有闭合复位不成功者,可能是籽骨嵌入关节,应及时做开放复位术。

2.练功活动

早期即可作踝关节屈伸活动。1周后肿胀消退,可扶拐以足跟负重行走。去除外固定练习足趾关节活动,逐步练习弃拐负重行走。

（五）预防护理

固定期间可扶拐下床活动,但患肢不能负重。解除固定后,患者可穿一硬底鞋保护。

（相　峰）

第十章 肿瘤护理

第一节 肿瘤放射治疗的护理

一、放射治疗概述

放射治疗简称放疗,是一种利用各种放射线,如 X 线、^{60}Co-γ 射线、电子加速器之高能 X 线或高能电子束等射线直接照射癌瘤,使癌细胞的生长受抑制、损伤、退化、萎缩直到死亡。

目前放疗已成为肿瘤常规治疗的三大治疗手段之一。根据 2002 年世界卫生组织(WHO)统计,采用目前的三大治疗手段,有 45% 的患者能被治愈,其中 22% 以手术治疗为主治愈,18% 以放疗为主治愈,5% 以化疗为主治愈。在不能被治愈的 55% 患者中,放疗对部分患者也起着姑息治疗作用。近 10 余年来,基于放射物理学和放射生物学领域的学术研究和高新技术的发展,肿瘤放疗的指征有明显扩大,疗效显著提高,在放射物理学领域和放射生物学领域主要有以下进步:

(一)放射设备的进步

放疗早期使用镭等作近距离放疗,只能针对浅表肿瘤。20 世纪 20 年代的深部 X 线治疗机,虽然能治疗稍深部肿瘤,但对皮肤和肿瘤周围正常组织的损伤较大。50 年代发明的 ^{60}Co 的 γ 射线较千伏级 X 线的穿透力明显提高,可以治疗体腔深部肿瘤。70 年代出现的加速器,包括直线加速器和感应加速器等,可发出高能(兆伏级)X 线和电子线,使深部肿瘤的放疗疗效明显提高。同时对肿瘤周围正常组织的剂量限制在一个能耐受的范围。90 年代出现用于质子放疗的回旋加速器或同步加速器。由于质子的物理特性,使其对肿瘤的照射剂量进一步提高,对正常组织的剂量明显减少,使肿瘤的放疗疗效明显改善。目前正在开展重粒子治疗,由同步加速器产生重粒子如碳离子射线,既有质子的物理特性,又有杀伤肿瘤的生物效应高的特点。

(二)放射线给予技术的改进

早年放疗多采用近距离照射,即用镭等放射源敷贴于肿瘤表面或通过体内的自然腔道,把放射源放入肿瘤周围进行近距离照射。随着放疗设备的不断进步,逐步发展到以体外照射为主的放疗即射线从体外射入体内肿瘤。体外放疗的精确性在近 10 年来有了较大提高,包括肿瘤的精确定位、放疗计划的设计和优化、放疗技术实施的质量控制和保证。在放射线给予技术方面先是二维水平的传统经验式放疗,继而发明了三维适形放疗(3DCRT)技术,又发展到调强放疗(IMRT)技术以及它们的特殊形式,即 γ 刀和 X 刀等立体定向放疗技术。以上多采用聚焦式照射,使肿瘤部位积累了更高的剂量,肿瘤周围组织的剂量更低。

(三)放射生物学领域的进步

主要提高肿瘤放疗的治疗增效比(TGF)即增加放射对正常组织损伤和肿瘤杀伤之间的差别,提高射线对肿瘤杀灭的生物效应,减少正常组织的放射损伤。主要表现为:

(1)正常组织和肿瘤放射损伤与修复以及放疗疗程中增殖动力学的研究。在正常组织放射损伤的研究中,20 世纪 70 年代出现了放射生物等效模式。80 年代发现了上皮源性肿瘤在放疗的后期存在加速再增殖的现象,由此产生了超分割放疗和加速超分割放疗等非常规分割放疗方法。

(2)放射增敏剂和放射保护的研究:现发现硝基咪唑类的乏氧细胞增敏剂如氨磷汀(阿米福汀)等放射保护剂,有临床应用的价值和进一步研究的前景。

(3)放疗在基因水平的研究:从基因、DNA、RNA 和蛋白水平的研究发现与肿瘤放射敏感性、正常组织的放射损伤有关的基因,从而预测放疗疗效,或进行干预来提高肿瘤的放射敏感性。

二、放射治疗的方法及选择

(一)外照射(远距离放射治疗)

照射装置远离患者,射线通过人体表面及体内正常组织到达瘤组织,故也称为外照射。这是目前放射治疗中应用最多的方法。体内的剂量分布取决于射线的类型(X 线,电子线)、能量、源皮距、体内组织的密度等。其中立体适形放疗(3DCRT)和调强放疗(IMRT)是当今肿瘤放疗最先进的技术。立体定向放射治疗的出现使得放射治疗进入了新的阶段——精确治疗阶段。IMRT 的特点:精确定位、精确计划、精确照射的方式,达到"四最"即靶区接受的剂量最大、靶区周围正常组织受量最小、靶区的定位和照射最准及靶区内剂量分布最均匀。

1.外照射(远距离放射治疗)常用放射源

外照射常用放射源为高能 X 线、高能电子线及^{60}Co。

2.外照射(远距离放射治疗)照射方式

(1)常规分割放射治疗:每天治疗 1 次,每周 5 次(周1~5),疗程 4~8 周。既有足够放射剂量控制肿瘤,也最大程度避免放射急性反应。

(2)超分割放射治疗:是指 1 天 2 次,但每次分割剂量低于常规剂量,间隔 6 小时以上。总剂量增加 15%~20%,超分割放疗能保护晚期反应组织,增加对肿瘤的杀灭效应,从而提高了肿瘤的治疗增益比。

(3)加速超分割放疗:用比常规分割分次量小的剂量,增加分次次数,总剂量提高而总疗程缩短,适应快速增殖的肿瘤。

(4)三维适形放射治疗:在照射野方向上,使高剂量区分布的形状在三维方向上与病变(靶区)形状一致,减少肿瘤周围组织的放射剂量,提高肿瘤照射量,提高治疗增益比的物理措施,是一种高精度的放疗。其不足是剂量分布的均匀性不理想。

(5)调强适形放射治疗:简称调强放疗,是目前放射治疗最先进的技术,它以直线加速器为放射源,由立体定位摆位框架、三维治疗计划系统,电动多叶准直器等部分组成,调强适形放射治疗是照射野形状和肿瘤形状相适合,照射的最终剂量分布在三维方向上与肿瘤的形状一致。调强放射治疗是采用精确定位、精确计划和精确照射的方式,其结果可达到"四最"的特点。其临床结果可明显增加肿瘤的局部控制率,并减少正常组织的损伤,提高了治疗增益比。适用于颅内肿瘤、头颈部肿瘤、脊柱(髓)肿瘤、胸部肿瘤、消化、泌尿、生殖系统肿瘤、全身各部位转移癌。

(6)X(γ)-刀立体定向放疗:利用立体定向技术进行病变定位,多个小野三维集束照射靶区,给单次大剂量照射致病变组织破坏的一种治疗技术。X-刀和 γ-刀是集立体定向技术、影像学技术、计算机技术和放射物理技术于一体的一种大剂量放疗,在一定条件下能获得类似手术治疗的效果,也称立体定向放射外科。其优点是患者痛苦小,并发症少,术后恢复快。多适用于头部治疗,X-刀适用病变直径<5cm,γ-刀适用病变直径<3cm。其一次大剂量照射可直接导致内皮细胞损害和微循环障碍,导致明显神经元变性和灰质坏死。照射后病理学改变是一种凝固性坏死,坏死区最后被增生的胶质瘢痕代替,在坏死区和瘢痕区伴有水肿。放疗反应的出现主要与病灶周围正常组织接受一定放射剂量的散射有关,使组织内血-脑屏障暂时破坏,引起局部血管源性脑水肿等反应。通常发生在治疗后 1～6 个月,及时治疗,大多数病例可恢复。

(7)全身放疗:全身照射的主要作用为联合化疗的抗癌作用和免疫抑制作用即尽可能杀灭体内残留的恶性肿瘤细胞或骨髓中的异常细胞群。抑制受者的免疫反应,减少排斥;腾空骨髓的造血细胞笼,以利造血干细胞的植入,使移植的净化造血干细胞在骨髓空间中增殖、分化、重建正常造血功能及免疫功能,保证造血干细胞移植的成功。主要应用于急性白血病、霍奇金淋巴瘤、骨髓瘤等疾病骨髓移植前的预处理。

(二)近距离照射(含腔内治疗)

又称内照射。是把密封的放射源置于需要治疗的组织内(组织间治疗)或人体天然体腔内(腔内治疗)。放射源与治疗靶区的距离为 0.5～5cm。临床上多用作外照射的补充治疗手段。内照射技术包括腔内或管内、组织间、手术中、敷贴及模治疗等。常用的放射性核素有 ^{55}Cs、^{192}Ir、^{60}Co、^{53}I、^{103}Pd。适用于人体自然腔隙,如宫腔、阴道、鼻咽和食管等。和外照射比较,近距离治疗具有治疗距离短,周边剂量迅速跌落等特点,因此,可以提高肿瘤照射量而有效地保护正常组织和邻近的重要器官。治疗部位的功能保持也比单纯外放射要好。

(三)同位素核素治疗

同位素核素治疗是利用人体的器官、组织对某种放射性同位素的选择性吸收的特点,将该种同位素经口服或静脉注射的方式进入人体内进行治疗。如 ^{131}I 治疗甲状腺癌等。由于放射源是开放的,防护要求更严格。

三、放射源和放射治疗设备

(一)放射治疗使用的放射源的种类

按照射线的物理特性,用于临床放疗的射线可分为粒子射线(如电子线、α粒、中子线、π负介子、质子线、碳离子)和光子射线(千伏 X 线、兆伏 X 线、γ 线)两类。按照单位轨迹上能量传递(LET)水平的高低分为低 LET 射线和高 LET 射线。低 LET 射线的 LET 值≤10keV/μm,包括电子线、X 线和 γ 线。高 LET 射线,其 LET 值>10keV/μm,包括中子、二负介子以及氮、碳、氧、氖等离子。目前常用于临床放疗的射线绝大多数为低 LET 射线:^{60}Co 的 LET 值为 0.3keV/μm,高能 X 线为 3keV/μm。

(二)放射治疗常用设备

1.X 线治疗机

利用低能 X 线治疗肿瘤的装置。分接触 X 线治疗机、浅层 X 线治疗机和深部 X 线治疗机。接触 X 线治疗机为 10～60kV,浅层 X 线治疗机为 60～160kV,现已被加速器取代。深部 X 线治疗机为 180～400kV,X 线治疗机产生的能量低,穿透力弱,最高剂量在皮肤表面,皮肤反应大,临床上用于表浅肿瘤的治疗。

2.^{60}Co 治疗机

利用放射性同位素^{60}Co 发射的 γ 射线治疗肿瘤,射线平均能量为 1.25MeV。与深部 X 线治疗机比较有以下特点:

(1)皮肤反应轻。

(2)穿透力强,剂量分布均匀。

(3)旁向散射少,放射反应轻。

(4)骨和软组织吸收剂量相同,骨损伤低。

(5)经济、可靠、结构简单、维护方便等。但由于^{60}Co 是人工放射源,半衰期为 5.27 年,需定期更换放射源,带来一定的放射防护困难,很多已由加速器取代,临床上用于深部肿瘤及骨肿瘤的放疗。

3.医用加速器

利用微波电场沿直线加速,发射 X 线或电子线治疗肿瘤装置。医疗上使用的是电子感应加速器、电子直线加速器、电子回旋加速器,是目前临床应用较理想和最广泛的放疗设备。加速器的特点:

(1)产生两种射线,高能 X 线、电子线。

(2)电子线能量可根据肿瘤的深度来调节。

(3)电子线从表面到一定深度剂量分布均匀,到一定深度后剂量迅速下降,保护病变后的正常组织和器官,临床上适合大部分肿瘤治疗。

4.模拟定位机(放射治疗定位机)

一种放疗的专用辅助设备,是模仿放疗机器设计来拟定放射治疗计划和进行治疗定位的一种 X 射线机。其功能为

（1）模拟定位功能。

（2）影像功能。

（3）定位穿刺功能。模拟定位机的出现提高了放射治疗定位的准确性。

5.近距离后装治疗机

包括治疗计划系统和治疗系统,有以下特点:放射源微型化、程控步进电机驱动,高活度放射源形成高剂量率治疗,剂量分布由计算机进行、工作人员隔室操作,比较安全、患者得到准确照射。

6.放疗计划系统

放疗计划系统(TPS)是一个专用电子计算机,它通过磁盘、软件、磁带等直接或间接与CT断层扫描机相接,把CT结果输入到计算机内,使放疗计划的设计在解剖背景下进行,并通过输出系统把剂量分布具体地呈现在显示屏上。供医师选择照射参数,找到最佳的治疗方案。

四、放射物理学及放射生物学基础

（一）放射物理学的概论

放射物理学是研究放疗设备的结构、性能及各种放射线在人体的分布规律,探讨提高肿瘤组织剂量、降低正常组织受量的物理方法的学科。放射治疗的基本目标为努力提高放射治疗的治疗增益比,即最大限度地将放射线的剂量集中到病变(靶区)内,杀灭肿瘤细胞,而使周围正常组织和器官少受或免受不必要的照射。

（二）放射生物学的概论

放射生物学是研究射线对机体正常组织和肿瘤组织的基本作用机制,以及如何人为地改变正常组织和肿瘤对电离辐射的反应性,从而提高肿瘤的放射敏感性和降低正常组织的反应,如采用各种分割治疗方案,选择适当放射源,与药物、热疗等综合治疗,改变乏氧环境等方法都是为了达到上述目的。

1.射线和物质的相互作用

组织细胞周期分为四个时相:

G_1 期是 DNA 合成前期。

S 期是 DNA 合成期。

G_2 期是 DNA 合成后期。

M 期是有丝分裂期。

在细胞周期的不同时相中,细胞对射线的敏感性是不一样的。M 和 G_2 期的细胞放射敏感性高于 S 期和 G_1 期。细胞经照射后再经过 G_2 期时会产生阻滞,经过一段时间以后,再重新进入细胞周期。

2.分次照射的理论基础

放疗必须分次进行,而尽可能避免单次剂量照射。单次和分次照射的生物学效应是不一样的。放疗的设计必须遵循两个重要的放射生物学原则,即每次照射剂量较低,总的治疗时间要短。这样既有利于保护正常组织,又能提高肿瘤局部控制率。

3.LET 和相对生物学效应

线性能量传递(LET)是评价射线质的一个参数。随着 LET 增加,氧增比(OER)下降,这是因为 LET 高时直接效应增加而间接效应减少。相对生物学效应(RBE)是指要达到同样生物学效应时标准射线和某种射线剂量的比值。影响 RBE 值的因素很多,包括组织类型、射线能量、LET 值的高低等,其中最重要的是分次剂量的大小。

4.剂量率效应

由于剂量率的下降会导致生物学效应的下降,最大的剂量率生物学效应发生在 $1\sim 10cGy/min$。低剂量率近距离照射,实际上类似于超分割和快速超分割放疗的联合应用,所以既能达到提高肿瘤局部控制率的目的,又能减少对正常组织的不良反应。

5.放射敏感性、放射抵抗性与放射治愈性

容易被放射损伤的称为放射敏感,不容易被放射损伤的称为放射抵抗。临床上放射治愈性主要决定于肿瘤的部位、大小、组织学特点等,其他因素还有细胞内在放射敏感性差异、缺氧状况及细胞的加速增殖等。照射期间肿瘤退缩的速度与放射治愈性的关系较小。

五、肿瘤放射治疗敏感性和影响因素

(一)肿瘤的放射敏感性

肿瘤的放射敏感性是指肿瘤局部对放射线的敏感程度。肿瘤的放射敏感性取决于它们的组织来源,但肿瘤的分化程度、大体分型、生长部位、瘤床含氧量、肿瘤的生物学特性及患者的健康指数等对治疗敏感度也起着重要作用。

1.肿瘤细胞对放射固有的敏感

(1)放射敏感类:淋巴肉瘤、精原细胞瘤、无性细胞瘤等。

(2)中度敏感类:大部分上皮细胞肿瘤如鳞癌等。

(3)放射抗拒类:如来源于间质、软组织和骨的肿瘤如纤维肉瘤、骨肉瘤等。

2.肿瘤细胞的分化程度和增殖能力

(1)放射敏感性与细胞的分化程度成反比,即分化程度低的放射敏感性高。放射敏感性的高低与治疗效果并不成正比,对放射敏感的肿瘤经常容易复发或转移,而得不到治愈,相反,对放射中度敏感的肿瘤却可获得较好的疗效。

(2)正常组织或肿瘤组织不断增殖的细胞都按一个周期进行增殖。以细胞死亡为指标时,M 期细胞对放射最敏感;其次为 G_1 期及 G_2 期,而 S 期最不敏感。

(二)影响肿瘤放射敏感性的因素

1.肿瘤细胞的血供

肿瘤细胞的血供差,细胞增殖所需营养供应减少,肿瘤细胞的增殖率下降,放疗敏感性下降。同时血供差造成的缺氧也使放疗敏感性降低。

2.肿瘤的临床分型和生长部位

肿瘤的外生型比内生型放疗效果好,菜花型、表浅型放疗敏感,结节型、溃疡型次之,浸润型和龟裂型对放疗极不敏感,疗效差。生长在头颈部肿瘤由于瘤床血运好,放疗敏感性高,疗效优于躯干及四肢。

六、各种放射治疗技术

(一)放射治疗的方法

放射治疗的原则是最大程度的消灭肿瘤,同时最大程度的保护正常组织。按放射治疗目的可分为根治性放疗、姑息性放疗和综合性治疗。

1.根治性放疗

希望通过放疗彻底杀灭肿瘤,患者生存较长时间而无严重后遗症发生。放射治疗剂量与周围正常组织的耐受量相近,常采用常规和非常规分割放疗。根治性放疗首选的肿瘤为头面部皮肤癌、鼻咽癌、扁桃体癌、口咽癌。通过根治性放疗获得满意疗效的肿瘤为口腔癌、喉癌、精原细胞瘤、霍奇金淋巴瘤、宫颈癌、食管癌、肺癌,放疗已作为主要治疗手段。

2.姑息性放疗

指对一些无法治愈的晚期肿瘤患者,经过给予适当剂量的放疗,达到缓解某些症状、解除痛苦和适当延长患者生存时间的目的。其特点为一般采用单次剂量较大、次数较少的分割照射方式,总剂量是肿瘤根治量的 2/3。姑息性放疗效果显著,可转为根治性放疗。姑息性放疗适应于对放疗敏感有远处转移的肿瘤,因肿瘤引起的症状如出血、梗阻、疼痛、神经症状等,肿瘤转移灶如脑转移、骨转移等。

3.综合性治疗

为提高肿瘤治疗效果,目前采用综合治疗的方法如放疗与手术的综合治疗(包括术后放疗、术前放疗、术中放疗),放疗与化疗的综合治疗(包括序贯疗法、同步疗法、交替治疗),放疗与热疗的综合治疗(热疗能提高放疗敏感性),放射保护剂(能选择性对正常组织进行保护)。

(二)放射治疗的适应证、禁忌证

1.适应证

恶性肿瘤放疗按照肿瘤治疗原则、放射治疗治愈率、放射性损伤发生概率及患者的全身情况,具体问题具体分析,制定正确的治疗方案。各系统中不同种类的肿瘤有消化系统、呼吸系统、泌尿系统、乳腺癌、神经系统、皮肤及软组织恶性肿瘤、骨恶性肿瘤、淋巴类肿瘤等。

2.禁忌证

(1)恶性肿瘤晚期呈恶病质。

(2)心、肺、肾、肝重要脏器功能有严重损害者。

(3)合并各种传染病,如活动性肝炎、活动性肺结核。

(4)严重的全身感染、败血症、脓毒血症未控制。

(5)治疗前血红蛋白<60g/L,白细胞<3.0×10⁹/L,血小板<50×10⁹/L,没有得到纠正者。

(6)放射中度敏感的肿瘤已有广泛转移或经足量放疗后近期内复发者。

(7)已有严重放射损伤部位的复发。

（三）放射治疗的流程

1.临床诊断

（1）完善治疗前的临床检查及诊断：除病史、检验报告和身体评分外，做到更精确的治疗计划，要确实了解肿瘤原发灶和淋巴结侵犯的范围，行骨骼扫描（ECT）、计算机扫描（CT）、磁共振（MRI）及阳离子放射性断层摄影（PET）等是必要的。

（2）放疗前的准备：放疗前做好充足准备，减少放疗副反应，如头颈部放疗患者，放疗前需清洁牙齿，治疗口腔炎症，要常规拔除深度龋齿和残根，去除金属冠齿等，待伤口愈合后方可进行放疗。纠正贫血、恶病质或化疗后的骨髓抑制后行放疗。

2.制订放疗计划

（1）确定放疗目的：根据肿瘤类别、位置、大小、侵犯部位、恶性程度和患者的状况，制订治疗计划，再依据治疗计划是根治放疗、姑息放疗或综合治疗来设计适合患者的治疗方案，选择放疗的机器、方法、照射野的大小、距离、方向、深度、次数、分次量、总剂量等。

（2）制订放射治疗计划：通过模拟定位机、放疗计划系统（TPS）使医师能更精确的计划治疗范围及剂量，辅以多叶片准直器、外模（是以纤维聚酯制成，在常温为硬网板，遇热软化，软化后套在头部、颈部或胸部，医师可在外模上做标记，其优点为使照射野固定不偏移，无需在患者皮肤上标记）以达到较佳的疗效及较小的不良反应。

3.实施放射治疗

放射治疗一般以分段、分次治疗法为主，外照射通常是每天治疗 1 次，每周 5 次（周 1～5），每次照射约数分钟，全部疗程 4～8 周。超分割放疗是 1 天 2 次，上、下午照射，至少间隔 6 小时。体外照射由放疗技师执行，第一次放疗医师参与放疗技师放疗，执行与摆位，拍验证片，使得治疗严格按治疗计划要求执行。以后在治疗期间，医师每周为治疗中患者检查 1 次，核对放射治疗单，统计剂量，或拍摄验证片，观察患者反应、肿瘤消退的程度（必要时更改治疗计划）。

（四）各种放射治疗技术

1.三维适形放射治疗和调强放射治疗

肿瘤放疗追寻的目标是不断提高其治疗的适形性。适形放疗技术包括了三维适形放射治疗（3DCRT）、调强放射治疗（IMRT）和生物适形（BCRT）等技术，代表了现代肿瘤放疗技术发展的方向。

3DCRT 为初级的适形放疗技术，是通过对肿瘤靶区采用多角度、多野共面和（或）非共面的照射，而每个照射角度对应肿瘤大小而设计照射范围，从而达到几何形状与肿瘤靶区形状相接近，产生相对优越的物理剂量分布的优势。IMRT 在肿瘤靶区内可产生 0～100％不同剂量强度独立区域，通过调整靶区内剂量强度的分布，可以产生几乎所有形状的剂量分布，能更好达到肿瘤靶区内高剂量而周边正常组织和器官为低剂量的优越剂量分布。可以看出，从3DCRT 到 IMRT，再进一步到 BCRT，放疗的适形性进一步提高，适形水平也从几何形向生物适形发展。

2.立体定向放射治疗

立体定向治疗包括立体定向放射手术（SRS）和立体定向放疗（SRT）两类，两者均是借助于立体定向技术而发展起来的。所谓立体定向技术是应用先进的影像学技术（如 CT、MRI、

DSA、X线等)确定病变和邻近重要组织、器官的准确位置和范围的一项技术。SRS是应用立体定向技术进行病变的定位,用小野集束照射靶区,给单次大剂量照射导致病变组织破坏的一种治疗技术。所谓的X线和^{60}Co放射性核素产生的γ射线是进行SRS治疗技术的商品名。SRT是应用立体定向技术进行病变的定位,用小野分次照射技术而达到使病变组织破坏的一种技术。

(1)立体定向放射治疗的剂量分布特点:SRS和SRT治疗过程类似,均需要经过病变定位、计划设计和治疗实施3个过程。SRS和SRT剂量分布的共同特点:小野集束照射,剂量分布集中;靶区周边剂量变化梯度较大;靶区内及靶区附近的剂量分布不均匀;靶区周边的正常组织剂量很小。正是由于立体定向治疗的计量学特点,因此该种治疗模式对靶区位置和体积的要求相对于剂量学的要求更高,否则会造成严重的靶区遗漏和正常组织遭受意外照射现象。

(2)立体定向放射治疗临床应用指征

①SRS(也称γ刀治疗)的临床应用指征:颅内小的、深部动静脉畸形;颅内小的(直径≤3cm)良性肿瘤,并与视神经、丘脑下部、脑干等重要结构有间隙者;单发脑转移,直径≤3cm;与全脑联合放疗后失败,病灶小,为缓解临床症状者。

②SRT(也称X刀治疗)的临床应用指征:靶区界限明确,肿瘤范围≤5cm;作为外照射补充进行剂量递增试验者;作为放疗后失败者的姑息对症治疗;对部分区域可作为根治性治疗措施。

3.赛博刀

赛博刀是一种新型立体定向放射治疗机,赛博刀又名射波刀,它整合了影像引导系统,高准确性机器人跟踪瞄准系统和射线释放照射系统,可完成任何部位病变的治疗。是现代肿瘤精准放疗的一种。射波刀拥有灵活的机器手臂,可以360°旋转,还可以做到多个病灶同时治疗,最大的特点就是可以做到呼吸追踪,尤其是治疗体部肿瘤中的肺部、肝部、胰腺、前列腺、颅内肿瘤等。

(1)赛博刀治疗的特点:由于人体的呼吸造成肿瘤也会跟随运动,造成照射治疗的偏差,但是赛博刀治疗不必担心这个,赛博刀完全可以做到跟随治疗,时刻紧跟肿瘤的移动而移动,使肿瘤时刻接受足量的剂量,所以更有效的杀死癌细胞,治疗效果要比其他治疗更好,再一个优点就是对肿瘤周围的正常组织起到保护作用,不良反应更小,几乎没有。赛博刀(射波刀)的诞生,意味着肿瘤患者在治疗效果上会有更大的提升,为肿瘤患者开创了完全无创伤的肿瘤治疗方法,尤其是年迈的患者、不能手术的、不愿意手术的、有其他心脑血管疾病的患者,赛博刀(射波刀)治疗是他们最佳选择。

(2)赛博刀(射波刀)的优势

①治疗精准:准确的射波刀是一种可以治疗全身肿瘤的高精确影像引导放疗设备,根据部位的特殊结构,选取不同的追踪方式,在影像引导下轻松实现肿瘤的高精确照射治疗。射波刀的呼吸追踪系统可以与肺癌患者的肺部运动同步进行治疗,治疗精准临床总误差<1.3±0.2mm。

②无痛无创:非侵入性治疗射波刀治疗无需开刀手术和安装头架,减少了患者在手术过程中存在的风险和更少的术后并发症,同时免除了患者在治疗中的疼痛。

③治疗时间短:射波刀治疗肿瘤只需要1～5次的照射,不需要住院,患者可以快速恢复正常生活,而传统放射治疗和外科手术则需要几个月甚至一年以上才能完全恢复。

④射波刀不良反应小:射波刀能最大限度地保护肿瘤附近的正常组织,将放射线精准投射到肿瘤上,保证肿瘤周围正常组织细胞及重要器官不受辐射损伤。

4.陀螺刀

陀螺刀全称为"陀螺旋转式^{60}Co立体定向放射外科治疗系统"陀螺旋转式^{60}Co立体定向放射外科治疗系统是目前世界上最先进的精确放疗设备之一,它采用了航天陀螺仪的旋转原理,将^{60}Co聚焦放射源安装在两个垂直方向同步旋转的陀螺结构上。其陀螺旋转三次聚焦形成的特有的"陀螺峰"剂量场,超越了质子和重离子的"布拉格峰"形成的剂量场,高精度的自动化控制达到了国际领先水平。该放疗系统性能超越了售价近亿美元的质子治疗系统,具备强有力的市场竞争力。最新研制的陀螺刀的升级产品,又将最先进的医学影像自动跟踪技术、热增敏技术、弹珠填充调强技术巧妙的结合起来。该产品已经取得中国食品药品监督管理局的SFDA认证。

(1)陀螺刀治疗肿瘤的原理:陀螺刀^{60}Co放射治疗是目前世界上最先进的精确放疗方法,它采用航天陀螺仪的旋转原理,将^{60}Co聚焦放射源安装在两个垂直方向同步旋转的陀螺结构上,利用放射线杀伤、杀死肿瘤细胞,具有无创伤、非全麻、不开刀、不出血、不感染等优点。故是目前恶性肿瘤的主要治疗手段之一。

(2)陀螺刀的主要特点

①图像数据输入:支持DICOM 3.0标准和多种图像数据输入方法,包括网络连接电子数据传输,磁介质传输,视频采集和扫描输入等;支持电子数据图像和扫描图像并存;图像数据处理和三维显示:图像的灰度、直线距离、体积的测量和显示;不同断层图像序列间的交互重建和剖切显示;外形、靶区和重要器官等多目标的三维重建以及原始图像数据的融合显示。

②照射计划设计:提供焦点的使用设计功能,采用了快速和精确计算剂量分布的物理方法,使得设计更加快捷、准确;支持重要器官遮挡方案的自动设计和三维显示评估;支持患者的多计划设计和计划数据的相互拷贝。

③剂量评估和输出治疗报告:支持多种剂量评估方法,如Profile、DVH等;可打印输出所有的治疗计划数据、评估图形和图像,输出治疗控制文件。

(3)陀螺刀治疗肿瘤的优势:陀螺刀^{60}Co放射治疗是目前世界上最先进的精确放疗方法,它采用航天陀螺仪的旋转原理,将^{60}Co聚焦放射源安装在两个垂直方向同步旋转的陀螺结构上,利用高精度的自动化控制程序准确地杀死肿瘤细胞。陀螺刀是利用放射线杀伤杀死肿瘤细胞,具有无创伤、非全麻、不开刀、不出血、不感染等优点,故而是目前恶性肿瘤的主要治疗手段之一。

5.重粒子治疗

深部X线、^{60}Co-γ射线、加速器的X线均为电磁辐射粒子,称为光子。光子和电子因其质量较小,称为轻粒子。快中子、质子、π负介子以及氮、碳氧、氖离子等,因其质量较大,称为重粒子。这些重粒子一般在回旋加速器中产生。重粒子放疗被普遍认为是迄今最理想的放疗技术。质子线不同于^{60}Co发射的γ射线和高能X线的物理学特征。^{60}Co的γ射线和高能X线等

LET 射线进入人体内后的剂量是逐渐衰减。而质子线进入体内后剂量的释放不多,而在到达它的射程终末时,能量全部释放,形成所谓的 Bragg 峰,而在其深部的剂量近于零。这种物理剂量分布的特点,非常有利于肿瘤治疗。把 Bragg 峰置于肿瘤,则在肿瘤的前部正常组织所受的剂量是肿瘤的 1/4,而肿瘤后方的正常组织没有受到照射。Bragg 峰较狭,一般只有数厘米,而治疗的肿瘤前后径(厚度)较大,因此必须根据肿瘤的厚度来扩展 Bragg 峰(SOBP)。现代的质子放疗融合了光子放疗的 3DCRT 和 IMRT 技术,能达到高度的肿瘤放疗的适形性。最高级的照射是笔形束扫描技术,能达到理想的适形照射。

(1)重粒子治疗的特点

①以质子束和氦离子束为代表,在组织内形成布喇格峰型百分深度剂量分布,以物理方式改善了靶区与正常组织间的剂量比例。

②以快中子为代表,由于其传能线密度(LET)值高,以生物方式改善了肿瘤组织与正常组织的射线效应。

③以重离子为代表,它们既具有布喇格峰型剂量分布,又具有 LET 值高,兼备物理和生物的双重优势。除质子外,所有重粒子的 LET 值都较高,故重粒子又称高 LET 射线。除快中子不带电以外,所有其他粒子都带电。带电粒子的物理特点之一就是在组织中、水中或其他介质中具有一定的射程。当粒子束射入介质时,在介质表面,能量损失较慢,随着深度增加,粒子运动速度逐渐减低,粒子能量损失率突然增加,形成电离吸收峰,即布喇格峰,然后当粒子最后静止时,能量损失率急剧降为零。

(2)重离子放疗的特征:在肿瘤放疗中涉及的重离子有氦离子、碳离子、氖离子、氮离子、硅离子等。重离子线既具有质子线的物理学特征,又具有比质子更强的杀灭抵抗放射肿瘤细胞的能力。

①重离子线有 5 个物理学特征:a.重离子线是高 LET 射线。在其穿越物质时,在每单位射程上损失的能量较大,如 430MeV 的碳离子(^{12}C)的 LET 是 $245\sim280keV/\mu m$,所以 ^{12}C 线是致密电离辐射;b.重离子线进入人体后的深部剂量分布和质子类似,但重离子线在 Bragg 峰后有一个"尾巴",即存在一定的剂量;c.重离子线的横向散射较少;d.重离子带有电荷;e.重离子线照射后可进行 PET。

②重离子线有 3 个放射生物学特征:a.重离子线的 RBE 较大,重离子线在其射程 Bragg 峰处造成 DNA 双链断裂的比例高,但是 Bragg 峰前的坪区,其 RBE 近似于 1.0;b.重离子杀灭肿瘤细胞时对氧依赖小,重离子在 Bragg 峰处射线杀伤肿瘤或对正常细胞的损伤并不依赖氧的存在,因此氧增比(OER)小;c.细胞周期各时相对重离子线的敏感性相差很小,在 Bragg 峰区射线的细胞致死效应几乎不受细胞周期时相的影响,S 期细胞的放射抵抗性消失。

6.质子放疗

(1)质子放疗的特征:质子线属于低 LET 射线,它的生物学特性基本和光子放疗相同,对细胞 DNA 的损害绝大部分是 DNA 的单链断裂,因此存在亚致死放射损伤和潜在放射损伤的修复。放射生物学的研究表明,它的生物学效应略高于 ^{60}Co 和高能 X 线。若以 ^{60}Co 质子线的生物学效应为标准,则质子线的坪区和 Bragg 峰区的 RBE 基本相同。由于质子线属于低 LET 射线,所以该射线杀灭肿瘤乃依赖于氧的效应,对缺氧细胞的杀灭效应差,氧增强比

(OER)为 2.5～3.0。

(2)质子放疗临床治疗适应证

①不适合手术的Ⅰ～Ⅲ期肺癌。

②颅底肿瘤如脊索瘤、软骨肉瘤。

③消化道肿瘤如原发性肝癌、食管癌。

④眼部肿瘤和良性疾病。

⑤中枢神经系统肿瘤如星形胶质细胞瘤、孤立的脑转移灶、垂体瘤、脑动静脉畸形、脑膜瘤、听神经瘤。

⑥头颈部肿瘤如鼻咽癌、局部晚期的口咽癌。

⑦盆腔肿瘤如前列腺癌、子宫肿瘤及其他不能切除的盆腔肿瘤。

7.放射性粒子组织间近距离治疗肿瘤

放射性粒子植入治疗技术简称"粒子植入",是一种将放射源植入肿瘤内部,让其持续释放出射线以摧毁肿瘤的治疗手段。粒子植入治疗技术涉及放射源,其核心是放射粒子。现在临床运用的是一种被称为^{125}I的物质。每个^{125}I粒子就像一个小太阳,其中心附近的射线最强,可最大限度降低对正常组织的损伤。放射性粒子植入治疗技术主要依靠立体定向系统将放射性粒子准确植入瘤体内,通过微型放射源发出持续、短距离的放射线,使肿瘤组织遭受最大限度杀伤,而正常组织不损伤或只有微小损伤。专家认为,相比其他肿瘤治疗技术,放射性粒子植入治疗技术本身技术含量并不高、难度并不大。但由于直接植入人体内,而且是放射源,所以要严格把握适应证。

粒子植入治疗可以追溯到 20 世纪初。早在 1909 年,法国巴黎镭放射生物实验室就利用导管,将带有包壳的镭置入前列腺,完成了第一例近距离治疗前列腺癌。但早期技术由于剂量掌握不当,会造成患者直肠严重损伤,所以运用并不广泛。直到 1931 年,瑞典研究人员提出了近距离治疗的概念,并发明了剂量表格计算方法,才减低了并发症风险。20 世纪 70 年代,美国纽约纪念医院开创了经耻骨后组织间碘粒子种植治疗前列腺癌的先河,形成了今天前列腺癌近距离治疗的基础。放射性粒子植入治疗早期前列腺癌在美国等国家已成为标准治疗手段,在国内其治疗理念也渐渐得到认可。

(1)放射性粒子组织间近距离治疗肿瘤基本方法:^{125}I粒子植入治疗肿瘤是近年来新推出的一种先进的活体内照射放射治疗新技术,它将低能量放射性核素研制成微小粒子,采用现代先进的 TPS 系统,在术中 B 超、CT 或内镜引导下将"粒子"植入肿瘤及其浸润或转移的病灶,通过电离辐射生物效应作用,最大程度上达到抑制、破坏并杀灭肿瘤细胞。^{125}I粒子植入治疗首先是将放射性粒子装进植入枪,通过 CT 及专用穿刺架引导,将穿刺针穿入瘤体所需位置。然后将针芯取出,用推进器将粒子推进瘤体,重复上述过程,使植入到体内的放射性的粒子均匀的立体分布在肿瘤体内。

(2)放射性粒子组织间近距离治疗肿瘤的优势

①不管肿瘤长成什么样子,什么形状,我们都可以将粒子非常均匀的,立体的分布在整个肿瘤里面,根据不同的肿瘤采取最恰当的植入的方法,这样使得全部肿瘤都得到应该有的,根治的放射剂量。

②保护了周围的健康组织，外照射的时候，射线要穿过皮肤，通过一定的正常组织，到达肿瘤。除了肿瘤以外的那些正常组织仍然有一部分射线照射。这样不管涉及了几个射线数，都会有一部分正常组织受到一些损伤。粒子植入可减少皮肤反应。

（3）放射性粒子组织间近距离治疗肿瘤的基本原则

①严格掌握临床适应证和禁忌证。

②粒子植入前应通过近期 CT、MRI 或 B 超了解病灶与周围重要器官的关系。

③治疗前应对 10% 放射性粒子进行测定，允许测量结果偏差在 ±5% 以内。

④应有放射粒子植入计划设计及剂量分布。

⑤治疗后应拍 CT 片进行验证了解粒子重建和剂量分布情况，如发现有稀疏或遗漏应拟定计划择期补种，以保证与植入前治疗计划相符。

⑥放射性粒子植入之后，如果需要配合外照射或化疗者，应在第一个半衰期内给予外照射的相应生物学剂量或化疗方案，并告知患者或亲属。

（4）放射性粒子组织间近距离治疗肿瘤的基本程序

①常用粒子植入治疗有三种方式：a.模板种植；b.超声和 CT 引导下种植；c.外科手术中种植。

②放射性粒子组织间近距离治疗肿瘤的基本程序：对各种不同肿瘤的粒子植入治疗有不同的具体方法，首先要明确肿瘤的形态、位置、大小及与邻近器官、血管的关系。因此植入治疗前或术中应用 CT、MRI、超声或 PET/CT 影像学确定靶区；由于粒子种植在三维空间进行，每种放射性粒子物理特性不同，对每种核素需要特定的三维治疗计划系统进行治疗计划设计，进行模拟粒子种植的空间分布。应用治疗计划系统（TPS）制定治疗前计划，确定植入导针数、导针位置和粒子数；选择粒子种类及单个粒子活度，计算靶区总活度，预期靶区剂量分布，包括肿瘤及周围危险器官的剂量分布，指导临床粒子种植。

七、放疗并发症与预防

放疗过程中，放射线在杀伤肿瘤组织的同时，也会对正常组织产生影响，会产生放疗反应，严重时发生放疗并发症。

（一）头、颈放射治疗并发症

1.脑组织放射性反应

根据放射反应症状出现的时间，将脑放射损伤分为急性损伤、早期迟发损伤和晚期损伤。放疗的总剂量和单次放疗剂量越高，放射性脑病发生率越高。急性期表现为脑水肿所致颅内压增高症状，晚期继发出现神经解剖学相关体征、癫痫症状。

预防：有条件者尽量采用立体照射、适形照射、近距离组织间照射等技术，最大程度减少正常组织受量。早期可使用肠溶阿司匹林、尼莫地平等抗动脉硬化，使用抑制血小板聚集、扩张血管、增加脑血流量、改善脑组织缺氧的药物。每次放疗后给予 20% 甘露醇及激素治疗，预防脑水肿。

2.耳放射性反应

放疗是头颈部肿瘤特别是鼻咽癌治疗的主要手段,由于放疗的区域包括外耳、中耳及内耳,可造成由于外耳和中耳损伤导致的传导性听力损失以及由于耳蜗及听神经损伤引起的感音神经性听力损伤等。早期临床表现为耳痛、耳闷、平衡失调、对噪声异常敏感等。晚期临床表现为感音性或传导性或混合性耳聋。

预防:在鼻咽癌放疗时,应少用耳前耳后野同时照射,注意对内耳区应用低熔点挡铅进行保护,对于再次外照射要特别慎重,尽可能应用多野照射以减少内耳区照射。放疗期间可使用降低咽鼓管表面张力的药物,以保护血管内皮。放疗后患者应加强局部清洁,必要时可给予活血化瘀、改善局部血液循环的中药治疗。

3.眼睛和附属器放射性反应

眼睛对放射线很敏感,特别是幼儿。在眼睛的各种组织中,以晶体最敏感。因此在放射治疗眼球附近的眼附件肿瘤时,经常对眼及其附件组织产生不同程度的影响与损伤,从轻度的暂时性眼睑红斑到严重的视力完全丧失等一系列临床表现。

预防:在照射眼睑癌时,要放置铅罩以保护眼球,可有效地防止辐射性白内障的发生。鼻泪管受照射,要经常冲洗泪道,以防粘连阻塞。全眼球受照射者,治疗期间要覆盖患眼,涂刺激性小的抗生素眼膏(如金霉素眼膏等)。

4.鼻放射性反应

鼻咽癌放疗时,鼻腔和鼻窦不可避免地受到照射,由于放疗面颈联合野或耳前野可照射到鼻腔后 1/3～1/2,当照射量达 40Gy 时即可出现鼻腔和鼻窦黏膜放射性反应,如黏膜充血、肿胀、糜烂出血及白膜形成,引起鼻甲与鼻中隔紧贴,加上鼻道充满黏稠脓性或脓血性分泌物致使窦口阻塞,从而导致鼻腔粘连、后鼻孔或鼻咽闭锁、鼻窦炎、萎缩性鼻炎等放疗后并发症。

预防:放疗期间,放疗前后进行鼻腔冲洗,放疗结束后继续坚持半年。鼻腔冲洗的方法为患者取坐位或站位,头稍前倾,胸前置小毛巾,清洁鼻孔,颌下放接水容器。患者将冲洗器一端放入温盐水或温开水内,连有冲洗头的另一端放入一侧鼻腔内,嘱患者用一手缓慢挤压冲洗球,冲洗液及鼻腔分泌物由另一侧鼻腔流出,每侧鼻腔冲洗液量 100～200mL,两侧鼻腔交替进行,每日 1～2 次。冲洗时勿吸气、讲话、咳嗽,以免呛咳。

5.口腔放射性反应

放射治疗口腔和头颈部肿瘤,尤其是鼻咽、扁桃体、上颌、峡部、舌以及口底等癌症时,治疗剂量达到 50～70Gy 时,不可避免地出现口腔的放射性反应,尤以放射性口腔黏膜炎、放射性口腔干燥症、放射性龋齿、放射性骨坏死和放射性张口困难等常见。

预防:放疗前洁牙、修补龋齿,对不能修补的龋齿或残根要拔除。放疗期间用漱口液含漱,每天 4～6 次;保持良好的口腔卫生习惯,饭后漱口刷牙,刷牙时使用含氟牙膏。每天多饮水,达 2500mL 左右。少食糖类甜食,忌食辛辣食物,戒烟戒酒。放疗期间坚持张口锻炼。放疗后3 年内不要拔牙,以防诱发骨髓炎。

(二)胸部放射治疗并发症

1.心脏放射性反应

常见于霍奇金病的斗篷野照射以及食管癌、贲门癌、乳腺癌、胸腺瘤、肺癌放射治疗后。心脏受照射的体积越大、总剂量越高,心脏放射并发症的发生率越高。治疗计划是否精确、照射技术是否合理,是诱发心脏放射性反应的重要因素。如果放疗合并应用多柔比星等蒽环类化疗药物,对心脏的放射损伤有相加作用。老年患者,患有冠心病、病毒性心肌炎、风湿性心脏病、高血压性心脏病者,对放疗的耐受性降低,更容易产生心脏的放射性并发症。另外,儿童期心脏受到照射,待成年后放射性心脏病的发生率明显增加。临床常表现为心电图异常、急性放射性心包炎、慢性放射性渗出性心包炎、全心炎、心肌病、冠状动脉疾病、放射性心瓣膜病和心脏传导异常。

预防:位于心脏附近的肿瘤,应采用多野照射,尽量避免对心脏的大面积高剂量照射。采取有效的体位固定技术,精确勾画出肿瘤大小、部位、范围,把心脏照射的剂量控制在耐受剂量的范围内。全纵隔照射时,若心脏照射面积超过 60%,则照射剂量不宜超过 45Gy。若照射淋巴瘤,一般遮挡左心室的 2/3,同时用糖皮质激素。对于纵隔巨大肿瘤,先予以化疗,待肿块缩小后再照射,以避免同时放、化疗而加重心脏的放射性损伤。放疗与多柔比星等化疗药物同时或序贯使用时,应适当调整剂量。

2.肺放射性反应

肺受照射的面积越大、剂量越大,越容易发生放射性肺损伤。肺部放疗如同时或先后照射肺门、纵隔,则发生放射性肺炎的可能性增大,这主要由于放疗引起肺门、纵隔内淋巴管狭窄或闭塞,引起肺部淋巴循环障碍所致。有人报道,二次胸部放疗放射性肺炎的发生率为首次放疗的 3 倍以上。放疗联合应用化疗药物,如博来霉素、甲氨蝶呤、丝裂霉素、平阳霉素、多柔比星、放线菌素 D、长春新碱等对放射性肺炎的发生有协同或相加作用。另外,老年人、未成年人,患有慢性支气管炎、肺气肿、心血管疾病的患者更容易发生放射性肺损伤。主要表现为急性放射性肺炎、胸膜反应与渗出性胸膜炎、广泛肺部炎症。

预防:感染是诱发急性放射性肺炎的重要因素,对有呼吸道感染者,应积极抗感染治疗。放疗期间,减少与博来霉素等增加放射性肺损伤发生概率的化疗药联合应用。严密观察患者病情变化,及早发现并发症,恰当处理。有报道他莫昔芬可增加放疗引起的肺纤维化,因此乳腺癌患者放疗时应慎用此药。

3.食管放射性反应

几乎所有食管癌放疗的患者都有不同程度的食管放射性损伤。放化疗同时进行会加重食管黏膜的放射性损伤。目前文献报道,同期放、化疗严重食管炎的发生率为 4%～16%。临床表现为食管气管瘘、食管纵隔炎、上消化道出血。

预防:食管癌的照射剂量不宜过高,大多数专家把食管癌的放射治疗剂量控制在 60～70Gy。在放疗中和放疗后,应避免机械和化学性刺激,避免进食辛辣、过咸、过冷、过热及粗糙食物。嘱患者吃饭前后饮温开水。

(三)腹部放射治疗并发症

1.肝脏放射性反应

肝癌患者肝脏受照射剂量越高、照射体积越大、分割次数越少,损伤越重。肝硬化患者对放射线的耐受性低。同上放化疗,肝脏清除、降解化疗药物的能力下降,药物潴留体内,会增加化学毒性。另外,儿童、肝部分切除术后患者,对放疗耐受性低。

预防:放疗前肝功能异常及营养状况不良的患者要尽力给予纠正。酌情使用保肝药物及活血化瘀类中药,避免使用对肝脏损害的药物。肝炎症状轻微、肝功能轻度异常者,嘱其休息,进食高蛋白、高热量、高维生素、低脂肪类食物。对于有放射性肝损伤的患者,嘱其卧床休息,减少蛋白质摄入量。

2.胃放射性反应

胃属于放射相对敏感的组织,受到照射后即出现急性反应,高剂量照射后可能出现严重的后期反应。既往有溃疡史或曾行剖腹探查术者,放射治疗后容易发生胃后期放射性溃疡。急性期表现为厌食、恶心、呕吐及体重下降,严重者可出现胃出血、穿孔。

预防:降低分次剂量可有效地缓解急性反应所引起的恶心、呕吐等症状,必要时可应用止吐药。

3.直肠放射性反应

下腹部肿瘤放疗主要是宫颈癌和直肠癌的放射治疗,直肠是最容易受损伤的脏器,几乎100%的直肠发生组织学改变,并发生不同程度的放射性直肠炎。放射分次剂量增高,直肠后期反应的发生率会增加。放疗同期应用多柔比星或放线菌素 D,可增加后期反应。腹部及盆腔手术后会造成肠道不同程度的粘连,导致腹部及盆腔内的小肠处于固定状态,易致小肠放射性损伤。早期急性症状主要表现为大便次数增多和便急。

预防:放疗前应排除产生并发症的一些易发因素(如盆腔炎、贫血等)。进易消化、高营养食物,保持大便通畅,忌食刺激性及粗纤维食物。急性放射性肠炎患者可服用思密达,或应用思密达＋地塞米松＋庆大霉素＋温生理盐水保留灌肠。

4.肾脏放射性反应

肾脏本身及邻近的其他部位的肿瘤做放射治疗或全盆腔照射时,均可影响肾脏,主要表现为放射性肾炎。放疗和顺铂的联合治疗较单一治疗对肾脏的毒性大大增加。在肾脏照射后3～12个月后再次应用顺铂,肾脏毒性仍会明显增加。儿童、慢性肾小球肾炎、慢性肾盂肾炎患者,对放射耐受性低。

预防:行腹部肿瘤放疗时,尽可能保护肾脏,如肿瘤巨大无法避开两侧肾脏,放疗中应缩小放射野,儿童更应适当降低。急性放射性肾炎可采取卧床休息、减少饮食中的蛋白质、限制食盐及液体摄入等措施。

(四)盆腔放射治疗并发症

1.膀胱、尿道、输尿管放射性反应

有文献报道,盆腔肿瘤放射治疗时,膀胱、尿道、输尿管放射性损伤的发生率为 8%～10%。放化疗同步时,毒性会叠加。对接受放疗的患者,应避免与化疗同时进行。常见临床表现有放射性膀胱炎、膀胱纤维化、急性尿道炎、膀胱阴道瘘、尿道狭窄、输尿管梗阻等。

预防:膀胱、尿道、输尿管手术后应休息 4～6 周后再进行放疗。建议患者每次放疗前应注意多饮水,饮水量达 500mL 以上,使膀胱保持充盈状态。并嘱患者每日饮水 2000～3000mL,以促进排尿、冲洗尿道,并口服维生素 C 碱化尿液,预防尿路感染。

2.子宫和宫颈放射性反应

妇科恶性肿瘤的放疗可能导致女性子宫和宫颈的严重急、慢性损伤,从而影响生育、内分泌及性功能。照射面积越大,剂量越大,反应越重。临床主要表现为宫颈狭窄、宫腔积血、宫颈积脓、子宫和宫颈糜烂、子宫和宫颈坏死。

预防:放疗期间和放疗后需阴道冲洗,防感染、防粘连,冲洗坚持半年以上。为防止宫腔积血的发生,应保持宫颈口的通畅,放疗结束后应用少量雌、孕激素替代治疗,防止或减少子宫出血的发生。

3.外阴放射性反应

由于外阴皮肤放射耐受性低,易造成放射损伤。因此,单纯放射治疗不作为外阴癌治疗的首选,外阴很少出现严重放射性反应。

预防:照射期间保持外阴清洁、干燥,减少局部感染,保持局部干燥,避免摩擦,积极抗感染治疗。穿宽松、柔软、吸水性较好的内裤,每天用温水擦拭外阴1次,放疗过程中采取俯卧憋尿使膀胱充盈,避免粗纤维食物。外阴阴道口纤维化,应每日行阴道口扩张,以免狭窄。

4.阴道放射性反应

阴道放射性损伤在妇科肿瘤放疗中较常见。临床主要表现为放射性阴道炎、阴道直肠瘘。

预防:放疗期间每日阴道冲洗一次,腔内放疗完成后,应坚持阴道冲洗3~6个月,保持会阴部清洁卫生。放疗后可采用维生素E和雌激素阴道局部给药预防。

八、放疗及其不良反应的观察和处理

(一)放疗的护理

1.放疗前护理

(1)护士应首先了解患者的治疗时间、方案(疗程、次数、射线种类、照射部位)、有无辅助装置,患者目前的生理状况等,并掌握患者的思想动态,多数患者对放疗缺乏正确的认识,治疗前应简明扼要地向患者及家属介绍有关放疗的知识、治疗中可能出现的不良反应及放疗的预期效果,使患者消除恐惧心理,积极配合治疗。

(2)护士应陪同患者到放射治疗室参观并讲解需要配合的事项,向患者提供通俗易懂、图文并茂、可阅读的放疗宣教手册。

(3)护士应向患者讲解放射治疗流程,协助患者做好定位前准备,尤其X刀、射波刀定位及治疗时遵医嘱固定一套专用衣服,头颈部理发以保证放疗的精确性。

(4)护士应了解患者的身体情况及营养状况,予以高蛋白、高维生素饮食,以增强体质。一般情况较差者,及时纠正贫血以及水、电解质紊乱等。另外,须检查血象,一般情况下,如白细胞低于$4 \times 10^9/L$,血小板低于$10 \times 10^9/L$应停止治疗,待升高后再进行放疗,并应做肝肾功能各项检查。

2.放疗期间护理

(1)放疗相关注意事项

①进入放射治疗室机房前必须摘除金属物品和饰品,如手表、钢笔等。穿原定位时的衣服,体位摆放配合,保证放疗效果精准性。

②详细掌握患者实施的治疗方案,是否同步放化疗或是否使用放疗增敏药。

③告知患者放疗前后使用放射皮肤保护剂,做好各种放疗副反应的预防及具体应对措施的健康教育。

④常规每周查血常规一次。

⑤若体温高于38℃、白细胞低于$4\times10^9/L$、血小板低于$9\times10^9/L$或放疗反应严重者,应遵医嘱停止放疗。

(2)照射野皮肤的保护:由于所用放射源、照射面积及部位的不同,患者会出现不同程度的皮肤反应。因此照射前应向患者说明保护照射野皮肤的方法及预防皮肤反应的重要性。如选用全棉柔软内衣,避免粗糙衣物摩擦;照射野可用温水和柔软毛巾轻轻沾洗,局部禁用肥皂擦洗或热水浸浴;禁用刺激性消毒剂和护肤品,避免冷热刺激如热敷、冰袋等;照射区皮肤禁止剃毛发,宜用电剃须刀,防止损伤皮肤造成感染,照射区皮肤禁做注射点;外出时防止日光直接照晒,应予遮挡;局部皮肤不要搔抓,皮肤脱屑切忌用手撕剥;多汗区皮肤如腋窝、腹股沟、外阴等处保持清洁干燥。

(3)营养和饮食护理:放疗在杀伤肿瘤细胞的同时,对正常组织也有不同程度的损害,加强营养对促进组织的修复,提高治疗效果,减轻毒副反应有重要作用。因此在饮食的调配上,应注意色、香、味,少量多餐,饭前适当控制疼痛,并为患者创造一个清洁舒适的进餐环境。加强对患者及家属的营养知识宣教。近年来,国外有"超食疗法"的报道,即在放疗间歇期间,给予浓缩优质蛋白质及其他必需的营养素,例如牛奶中可加些奶粉,鲜橘汁加糖,以迅速补足患者的营养消耗。

此外,放疗期间鼓励患者多饮水,每日2000～3000mL,以增加尿量,使因放疗所致肿瘤细胞大量破裂、死亡而释放出的毒素排出体外,减轻全身放疗反应。

(4)定期监测血象变化:放疗期间患者常有白细胞下降、血小板减少,并对机体免疫功能造成一定影响。因此应密切观察血象变化并注意患者有无发热现象,一般体温超过38℃应暂停治疗,并给予相应处理,预防继发性感染发生。常规每周检查血象1～2次,如果发现白细胞及血小板有降低情况或出现血象骤降,应及时通知医生,遵医嘱给予升血治疗并禁用易使白细胞下降的药物。

3.放疗后护理

(1)向患者讲清照射后局部或全身仍可能出现后期的放射反应,以免患者届时惊慌,并随时观察照射野局部及全身反应情况。

(2)照射野皮肤仍须继续保护至少1个月。在放疗后,放射野(即照射的范围)的标记应在医生的指导下拭去,禁用肥皂和粗毛巾擦洗,内衣宜柔软、宽松、吸湿性强,局部不可粘贴胶布或涂抹酒精及刺激性油膏。放射野内皮肤干燥和瘙痒,可用冰片、滑石粉、痱子粉或羊毛脂软膏等涂擦。放射野皮肤避免阳光直接照射,外出戴遮阳帽和伞;避免接触强风、过热、过冷以及盐水等有明显刺激作用的物品。

(3)放疗后应尽量避免拔牙,在出现牙齿或牙龈疾病时,应积极保守治疗,若迫不得已拔牙,一定告知牙医既往接受放疗的病史;拔牙前后应使用抗生素,以减少口腔感染和放射性口腔炎及骨坏死的发生。

(4)饮食要求:不忌口、不挑食、均衡营养饮食。头颈部肿瘤放疗后,应多服滋阴生津、清热降火之品,如苦瓜、胡萝卜、番茄、莲藕、海蜇、白菜等,主食以半流质或烂软食物为宜。胸部肿瘤患者放疗后,肺功能减弱,出现气急、胸闷、咳嗽症状,故应多服滋阴润肺、补气养血、止咳化痰之品,如冬瓜、丝瓜、香菜、菠菜、核桃仁、银耳、香菇、燕窝等。腹部肿瘤患者放疗后,应多服健脾和胃、养血补气之品,如薏苡仁粥、山楂、鸡蛋、猪肝及清炖甲鱼、鲜鱼等。放疗可抑制骨髓造血功能,使红细胞、白细胞、血小板数量下降,故要加强营养,多食鸡、鱼肉等,可采取煮、烧、蒸的方法烹制,还可选择含铁较多的食品,如动物的肝、肾、心和瘦肉、蛋黄等。

(5)头颈部放疗的患者应继续张口功能锻炼 3～6 个月,预防颞颌关节功能障碍。保持鼻腔清洁,勿用力挖鼻,防止出血。大部分患者几年内会有口干,可用金银花、菊花泡茶饮用。

(6)嘱患者按医嘱定期复查。一般出院 1 个月复查,以后根据情况在治疗后第 1～3 年内 3～6 个月复查一次,每年应做 3～4 次全面体格检查(包括实验室检查、颈腹 B 超、胸部 X 线片、CT/MRI),第 3～5 年每 6 个月复查一次。

(二)放射治疗不良反应的观察及护理

放射治疗常引起一些全身反应或局部反应,其反应程度视照射剂量、照射体积的大小及个人对放射线的敏感程度不同而不同,常为急性反应。可给患者带来很大痛苦,严重的反应使患者一般情况急剧下降以致中断放疗,但停止放疗后多可恢复。放疗后反应为后期反应,多不可恢复,它会影响患者的生存质量。因此,需要我们认真对待,设法减轻全身或局部反应的发生。

1.全身反应及护理

放疗引起的全身反应表现为一系列的功能紊乱与失调、精神不振、身体衰弱、疲乏、恶心呕吐、食欲下降、食后胀满等,轻微者可不做处理,重者应及时治疗,调整患者饮食,加强营养,全身给以支持疗法,也可结合中医中药治疗提高机体免疫能力。指导患者大量饮水或输液增加尿量,可使因放疗所致肿瘤细胞破裂死亡而释放的毒素迅速排出体外,以减轻全身放疗反应。此外,有些患者思想紧张也会加重这些不适,护士应安慰并鼓励和帮助患者,有效提高患者对放疗的适应性,从而减轻全身放疗反应的程度,提高患者整体舒适度。

2.局部反应及护理

照射后损伤出现早且增殖快的组织称为早或急性反应组织,包括皮肤、黏膜、小肠上皮细胞、骨髓造血细胞等,大部分恶性肿瘤属于早反应组织。若损伤在照射后很长时间才出现或增殖的组织称为晚反应组织,包括肺、肾、血管、中枢神经系统等。

(1)胃肠道反应:腹部照射以及腹腔淋巴肉瘤、精原细胞瘤等大面积或大剂量的照射会造成胃、肠功能紊乱,肠黏膜水肿及渗出,常表现为食欲不振、恶心、呕吐、腹痛、腹胀、腹泻等,严重者亦会造成肠穿孔或大出血。故放疗中随时评估患者恶心、呕吐发生的时间、次数,有无脱水表现,反应轻者对症口服用药处理,并给予流质或半流质清淡饮食,少量多餐;严重者及时输液,纠正水、电解质紊乱,酌情减少照射剂量或暂停治疗。

(2)骨髓抑制:放疗可引起不同程度的骨髓抑制,临床中常以白细胞及血小板减少较为多见。

①WHO 骨髓抑制分级标准:骨髓的抑制程度根据 WHO 分级标准分为 0～Ⅳ级。

0 级:白细胞≥$4.0×10^9$/L,血红蛋白≥110g/L,血小板≥$100×10^9$/L;

Ⅰ 级:白细胞$(3.0～3.9)×10^9$/L,血红蛋白 95～100g/L,血小板$(75～99)×10^9$/L。

Ⅱ级：白细胞$(2.0\sim2.9)\times10^9/L$，血红蛋白$80\sim94g/L$，血小板$(50\sim74)\times10^9/L$。

Ⅲ级：白细胞$(1.0\sim1.9)\times10^9/L$，血红蛋白$65\sim79g/L$，血小板$(25\sim49)\times10^9/L$。

Ⅳ级：白细胞$(0\sim0.9)\times10^9/L$，血红蛋白$<65g/L$，血小板$<25\times10^9/L$。

②治疗与护理：放疗中应每周监测血常规指标，若出现Ⅰ级骨髓抑制可口服生血药物；Ⅱ～Ⅳ级骨髓抑制应暂停放疗，遵医嘱皮下注射生血针，如吉粒芬、白介素-11等，待血象升至正常方能行放疗。

③Ⅲ级骨髓抑制遵医嘱给以抗生素并按需输注相应血液制品，应注意观察患者一般情况及主诉，预防感染。

④Ⅳ级骨髓抑制应予以保护性隔离，注意自发性出血和败血症发生。

(3)放射性皮肤炎：放射性皮肤炎是由放射线照射引起的皮肤黏膜炎症性损害。它是放射治疗中最常见的并发症之一，目前随着高能射线的广泛使用，皮肤表面剂量显著降低，因此皮肤反应也相应减轻，但对于浅表肿瘤以及深部对放疗不敏感的肿瘤的治疗，需采用大剂量的浅层射线或采用高能射线的超分割照射线或"冲击性"的大剂量照射，这会使表面剂量过大，此时皮肤反应也会增加，其发生率为93.8%，且91%出现于照射40Gy以前。皮肤发生反应多出现在放疗后2～3周，治疗结束后皮肤反应将逐渐消除。临床湿性反应的发生率仅为10%～15%，干性反应较常见。通常机体潮湿的部位及皮肤皱褶的部位较易出现皮肤反应，例如头颈部、乳腺下、腋窝、会阴部和腹股沟等部位。

①放射性皮肤损伤的机制：细胞生物学机制认为在正常生理状态下自由基的水平很低，可被抗氧化酶清除，但当放射线照射造成损伤时，体内各种氧化酶活力就会受到不同程度的影响，导致机体内氧化酶自由基清除能力降低，细胞内产生过氧化根和自由基。自由基作用于DNA、酶及细胞膜，容易造成基底层细胞损伤，阻止基底层细胞分裂增殖及向表层迁移、角化，从而引发放射性皮肤损伤。

②分类：目前根据北美放射肿瘤治疗协作组(RTOG)急性放射损伤分级标准，将急性放射性皮肤损伤分为0～Ⅳ级。

0级：无变化。

Ⅰ级：滤泡样暗色红斑/脱发/干性脱皮/出汗减少。

Ⅱ级：触痛性或鲜色红斑，片状湿性脱皮/中度水肿。

Ⅲ级：皮肤皱褶以外部位的融合性湿性脱皮，凹陷性水肿。

Ⅳ级：溃疡，出血，坏死。

③放射性皮肤损伤发生的相关因素

a.内在影响因素：包括皮肤特点、照射部位、营养状况、年龄、肥胖、吸烟史、血糖水平增高等。通常机体潮湿部位及皮肤皱褶部位较易出现皮肤反应，例如头颈部、乳腺下、腋窝、会阴部和腹股沟等部位。

b.外在影响因素：包括照射剂量、剂量分割方法、总剂量、射线种类、受照射体积、照射技术、射线能量、同步放化疗等。

④治疗：放射性皮肤损伤具有潜在性、进行性以及反复性的特征，放疗后所致的坏死溃疡颇为难治。因此放射治疗过程中应注意放射剂量的个体化以及放疗方案的选择，同时加强辐

射防护及对放疗患者的皮肤保护。常用的治疗药物如下。

a.乳膏类：喜疗妥、比亚芬、利肤宁等其主要成分为三乙醇胺，是巨噬细胞的刺激因子，诱导巨噬细胞进入损伤部位，刺激成纤维细胞增生，增加胶原的合成，还具有深部水合作用，可以起清洁和引流双重作用，帮助渗出物排出。芦荟凝胶能渗透到皮肤深处，维持皮肤 pH 值的平衡，促进胶原的合成和细胞的再生，对预防、治疗各级放射性皮炎有显著的效果。糖皮质激素局部应用对预防放射性皮炎尚存在争议，糠酸莫米松霜对预防急性放射性皮炎有一定作用，皮质类固醇乳膏有延迟愈合的作用，故不能用于湿性皮肤反应。

b.喷剂：奥克喷（主要成分为奥可丁即超氧化物歧化酶）、3M 无痛保护膜、洁悠神（成分为阳离子活性剂）具有收敛、消除肿胀、促进愈合等作用。奥克喷水溶性制剂喷洒在放射性皮炎创面后可固化为一种带正电荷的广谱物理抗菌膜，对带负电荷的细菌、真菌、病毒等病原微生物能起到持久杀菌或长效抑菌作用。

c.细胞保护剂和生长因子：能延缓鼻咽癌患者放射性口腔炎的发生，明显减轻损伤程度和促进溃疡愈合，包括重组人表皮生长因子外用溶液（金因肽）和重组牛碱性成纤维细胞生长因子外用溶液（贝复济）。重组人表皮生长因子（thEGF）可以补充内源性表皮生长因子的不足，促进机体各种上皮组织创面的修复。重组牛碱性成纤维细胞生长因子（rb-bFGF）具有促进毛细血管再生，改善局部血循环，从而加速创面愈合的作用。

d.湿性敷料：敷料本身为一种活性亲水性敷料，由亲水性颗粒与疏水性聚合物组成，其形成的湿润环境还可促进上皮细胞的移动，从而进一步加快了创面的愈合速度；软聚硅酮泡沫敷料内层是硅酮，能吸收渗液，促进创面释放多种生长因子，使坏死组织和纤维蛋白溶解，有利于毛细血管的形成和肉芽组织的生长。这类敷料周边具有自黏性，揭下时应特别注意，需慎重使用。

e.粉剂：如溃疡粉，主要由羧甲基纤维素纳（CMC）、瓜尔豆胶等组成，具有强大的吸收功能。这些成分覆盖伤口处，吸收伤口的渗出物后形成一种柔软的凝胶，仅允许氧气和水蒸气的通透，水分和各种微生物不可以通透，从而在创面处形成闭合的湿性环境，这样可维持创面适宜的湿度，促进伤口愈合，减少创面的能量散失，维持创面适宜温度，利于创面供血、供氧和细胞的有丝分裂，并具有较强的自融清创能力，无痛，选择性清除坏死组织，从而达到皮肤损伤愈合的目的。

⑤护理

a.照射前向患者说明保护照射野皮肤及预防皮肤反应的重要性及方法，介绍可能出现的放射性皮炎的临床表现、发展与转归，以及治疗过程中的注意事项。增加患者对疾病的控制感，减少其在疾病与治疗过程中因不了解信息而产生的恐惧、疑惑和压力。做好患者照射野皮肤保护的健康指导，特别是日常的防护注意事项。

保持照射野皮肤特别是皱折处、多汗区，如乳下、腋窝、腹股沟、外阴等皮肤的清洁干燥，用温水和软毛巾清洗，禁用碱性肥皂搓洗，不可涂乙醇、碘酒及其他对皮肤有刺激性的药物。

穿柔软宽松、吸湿性强的纯棉内衣，颈部有照射野时穿质地柔软或低领开衫，避免阳光直射，外出注意防晒。

禁止搔抓局部皮肤，皮肤脱屑切忌用手撕剥。

照射野皮肤局部禁贴胶布,禁用冰袋和暖具,禁止剔毛发,宜用电动剃须刀。

b.局部照射野遵医嘱预防用药:及早使用放疗皮肤保护剂,据国内外文献报道,及早使用护肤剂可使皮肤反应迟发出现,连续使用护肤剂可降低皮肤反应程度;应用方法正确与否对预防皮肤反应至关重要。应了解放射治疗的部位、范围,使用皮肤保护剂使用的具体方法。

c.每日随时观察照射野皮肤反应的变化程度及倾听患者的主诉感觉,如干燥、瘙痒、疼痛等,针对出现不同级别的皮肤反应及时对症处理。

Ⅰ级:又称干性反应,不用特殊处理,按时使用皮肤保护剂,禁忌抓挠损坏放射区域皮肤以防破溃。

Ⅱ~Ⅲ级皮肤反应:又称湿性反应,可先用生理盐水清洁创面待干后外涂三乙醇胺软膏,也可吹氧加速创面干燥,再涂软膏减少炎性渗出,加快创面愈合;使用湿性敷料更有利于皮肤破损愈合,因为湿性敷料避免了创面的水分流失,同时能保护皮肤免受外界刺激。湿性敷料需在湿性脱皮时才可使用。

d.放疗结束后3~10个月内,由于放疗致使颈部淋巴回流障碍,仍需继续注意放射野皮肤保护。

(4)放射性口腔黏膜炎(RTOM)

①RTOM的发生机制:口腔黏膜由非角质鳞状上皮细胞组成,这些上皮细胞每7~14天更新一次,其下层为唾液腺和皮脂腺。头颈部恶性肿瘤放射治疗时,放射线在杀伤癌细胞的同时也损伤正常的组织细胞,照射野不仅包括原发灶,还包括腮腺、颌下腺等众多周围正常组织,其发生机制如下。

a.直接损伤:放射线直接引起口腔黏膜细胞数的减少。正常口腔黏膜的细胞数大约为1000个/mm²,常规照射一周后可下降至500个/mm²,之后由于口腔黏膜细胞代偿增殖,部分功能恢复,至7周后放疗结束时口腔黏膜的细胞数可降至400个/mm²;并且唾液腺受到放射性损伤,特别是浆液性腺泡组织为纤维组织所代替,导致唾液分泌量明显减少,口腔自洁作用显著降低,从而引起菌群改变,导致口腔炎症的发生。

b.间接损伤:由于炎性介质释放,而使炎性细胞趋化,局部组织炎性物质释放增多;放射线使唾液分泌减少,使唾液流量及质量均大大减少,口腔自洁及免疫功能降低,导致口腔pH值下降,原有微生物环境失调,口腔黏膜屏障破坏,引起口腔黏膜发炎、破溃。

c.中性粒细胞计数与口腔黏膜炎发生呈负相关,放疗所引起的中性粒细胞减少促进了RTOM的发展,也促进了病原微生物在损伤黏膜表面定植繁殖,加重口腔炎症。

d.放疗同时进行化疗,使口腔黏膜炎发生率更高。大部分化疗药物具有细胞毒性,在杀伤肿瘤细胞的同时,损伤口腔黏膜细胞,使口腔黏膜萎缩、变薄,脆性增加,继而发生口腔黏膜炎。而且据统计大剂量化疗有5%~20%的患者并发真菌感染,临床上真菌感染往往合并细菌感染。

②RTOM的发生时间:RTOM的发生和持续时间与放射源、照射累积剂量、剂量强度、照射黏膜的面积、有无吸烟饮酒史及其他因素,如口腔干燥或口腔感染有关。RTOM多在放疗的第3周出现,在标准照射(200cGy/d)中,黏膜红斑发生在治疗第一周内,发生的严重时期为放疗的第4~5周。

③目前 RTOM 常用的分级方法有两种

a.WHO 口腔黏膜损伤分级标准

Ⅰ级：口腔黏膜出现红斑、疼痛，不影响进食；

Ⅱ级：口腔黏膜出现红肿、溃疡，但患者能进食；

Ⅲ级：口腔黏膜出现溃疡，患者能进流质饮食；

Ⅳ级：口腔黏膜出现溃疡，患者不能进食。

b.根据北美放射肿瘤治疗协作组急性放射损伤分级标准，口腔黏膜损伤分 5 级。

0 级：无变化；

Ⅰ级：充血/可有轻度疼痛，无需镇痛药；

Ⅱ级：片状黏膜炎，或有炎性血清血液分泌物，或有中度疼痛，需镇痛药；

Ⅲ级：融合的纤维性黏膜炎/可伴重度疼痛，需麻醉药；

Ⅳ级：溃疡，出血，坏死。

④RTOM 防治

a.降低口腔温度：正常组织放疗引起损伤最重要的因素是氧，目前公认的氧效应机制是在自由基水平起作用，降低口腔温度后，口腔黏膜血管收缩，血流量减少，降低了口腔黏膜组织的含氧量，可减轻放射线引起的口腔黏膜损伤。另一方面，口腔黏膜温度降低对细菌繁殖有一定抑制作用。有文献报道，在照射剂量 20Gy 前，每次放疗前口含冷开水制作的冰块，待照射剂量达 20Gy 后，每次放疗前口含康复新口服液制作的冰块，通过降低口腔内温度达到有效减轻放射性口腔黏膜反应的目的。

b.使用口腔黏膜保护剂：一般使用含有复方茶多酚的成分，能减少体内氧化自由基增多，增强微血管弹性、韧性，防止出血，改善血液循环，减轻疼痛。另外，口服参麦饮（双花 10g、沙参 9g、生地 9g、麦冬 9g、胖大海 6g、甘草 6g）及静脉输注小牛血清去蛋白提取物（具有黏膜保护作用），能够推迟口腔急性放射性黏膜损伤的发生时间，降低Ⅲ～Ⅳ级急性放射性黏膜损伤的发生率。

⑤护理

a.放疗护理：放疗前让患者养成口腔卫生健康行为，同时对患者家属进行同期健康教育，使其掌握有关放疗、营养学知识及放疗反应应对方法。

积极治疗龋齿及其他牙齿疾病，若拔牙，应待伤口愈合后方可开始放疗。

耐心向患者讲解 RTOM 相关知识及注意事项，告知处理方法，减轻患者的心理压力，积极配合治疗。

说明口腔卫生在放疗中的重要性，教会患者如何保持口腔的清洁卫生，尤其是让患者领会含漱要点，避免随意性，指导患者掌握正确的含漱方法：漱口时将含漱液含在口腔内，然后鼓动两腮与唇部，使漱口液在口腔内能充分与牙齿接触，并利用水力反复地冲洗口腔各个部位，使口腔内的细菌数量相对减少，达到清洁口腔的目的。每日 3～4 次，每次含漱 2～3 分钟，让漱口液与黏膜皱襞部位充分接触，保持口腔的洁净，并嘱其坚持睡前用漱口液含漱，饭后使用小头软毛刷和含氟牙膏进行口腔清洁，清除食物残渣和口腔内的细菌，减少感染。

放疗前 2～3 天测定口腔 pH 值，选用合适的漱口液，正常口腔 pH 值在 6.5～7.5，可保持口腔防御机制发挥作用。pH 值高时选用硼酸漱口溶液,pH 值低选用碳酸氢钠漱口溶液,中性可选用生理盐水。

b.放疗中护理

0 级口腔黏膜炎的护理:一般照射在一周(DT 10Gy)以内,患者无症状,仅需保持口腔清洁、湿润,每餐进食后须刷牙,养成饭前、饭后及睡前漱口的良好习惯,避免过冷、过热及粗糙食物;指导患者常用金银花、麦冬泡水喝,每天饮水量保持 2500mL 以上。多吃水果、蔬菜及软质食物,加强营养,提高自身免疫力,使口腔黏膜保持湿润。口含维生素 C 片、西洋参、话梅等,促进唾液分泌,同时也可以指导患者做舔舌运动,以刺激唾液分泌。每次餐后用含氟牙膏,以软毛牙刷刷牙,每天指导患者使用漱口水含漱,每次 2 分钟。

Ⅰ级口腔黏膜炎的护理:一般照射在 1～2 周(DT 10～20Gy),患者口咽黏膜充血、水肿、有轻度疼痛感。因黏膜充血水肿,应忌食粗糙、生硬、过热、过烫及辛辣食物,戒烟酒,也可含冰盐水以减轻不适。

Ⅱ级口腔黏膜炎的护理:一般 DT 20～40Gy 时,患者口咽黏膜明显充血,有斑点状白膜、红斑、溃疡、疼痛明显,但尚能进食,随着放疗剂量的增加,口腔唾液生成减少,口腔自洁作用减弱,唾液的 pH 值会降低,为防止加重口腔黏膜炎及抑制其他细菌、真菌的感染,按医嘱根据口腔 pH 值,选择合适的漱口液有效漱口,润湿口腔黏膜。

Ⅲ级口腔黏膜炎的护理:一般 DT 40Gy 以上时,患者口咽黏膜极度充血、糜烂、出血、融合成片状白膜,溃疡加重,剧痛,仅能进流质饮食。在对Ⅱ级放射反应护理的基础上,护士需每天评估口腔黏膜变化,继续指导患者正确口腔护理,用生理盐水漱口,在溃疡面使用细胞保护剂和生长因子口喷,以利于溃疡处黏膜的肉芽生成及上皮修复,促进口腔溃疡愈合;患者如口腔痛及吞咽痛严重,可在餐前 15～20 分钟口含 1％丁卡因 15mL 或 2％利多卡因 10mL 或 1∶1 维生素 B$_{12}$,可缓解疼痛,以便进食。

Ⅳ级口腔黏膜炎的护理:一般极少出现,患者口咽部有多个溃疡面,且面积较大,常伴有脓性分泌物,偶有畏寒、发热等现象,又因吞咽时疼痛剧烈,张口困难,常不能进食。对有脓性分泌物的溃疡,可先用 0.9％氯化钠棉球轻轻擦洗,清除脓性分泌物。白天给予口腔护理,并观察黏膜溃疡修复情况,再用贝复剂喷患处 3～4 次。如出现真菌感染时,可用 3％苏打水和制霉菌素 10 万 U/mL 含漱,同时给予营养支持、抗感染、对症治疗等。

c.放疗后护理:放疗后继续保持口腔卫生,餐前餐后坚持用淡盐水漱口,含氟牙膏刷牙。由于唾液腺受到放射性损伤,口腔黏膜干燥,指导患者进软食,减慢进食速度,多食水分含量高的水果、蔬菜,如梨子、荸荠等。

(5)放射性颞颌关节障碍、颈部强直:机体受照射部位经照射后数年会出现一些不可恢复的慢性反应称之为后期反应,如鼻咽癌等头颈部根治性放疗所致的张口困难、颈部强直,其发生率为 35.6％,常与射线的能量、总剂量有关,因此放疗中及放疗后应及时有效地进行早期预防性功能训练,可极大地降低张口困难、颈部强直发生率。

①根据张口困难程度评价标准(SOMA),张口受限分级评价标准如下。

0 级:正常成人自然开口门齿距为 3.7～4.5cm;

Ⅰ级:张口受限,门齿距 2.0～3.0cm;

Ⅱ级：进干食困难，门齿距 1.1～2.0cm；

Ⅲ级：进软食困难，门齿距 0.5～1cm；

Ⅳ级：门齿距＜0.5cm，需鼻饲。

②功能锻炼

a.机制：综合性功能康复操可以预防颞颌关节、咀嚼肌、颈部肌群的纤维化，配以穴位按摩，借助经络神经末梢的传导使肌肉、肌腱等松弛，有效地缓解粘连和挛缩，促进局部组织的血液循环和腺体的分泌作用，降低张口困难、口干和颈部强直的发生率。

b.方法：运用中西医结合法创造鼻咽癌综合性康复操，内容方法共分四节。

第一节：大开颌（叩齿），最大程度张口，闭合共 32 次（四八拍）；同时配以穴位按摩（听宫穴、听会穴及翳风穴）。

第二节：咀嚼（咬肌锻炼），口唇闭合，上下白齿对合，用力咬合 16 次（二八拍），同时配以颊车穴位按摩（用力咬合下颌角前上方，咀嚼肌隆突）。

第三节：磨牙，口唇闭合上下门齿交替侧向和前伸运动各 16 次（二八拍）。

第四节：转头，旋转各二八拍，配以天容、天窗、完骨穴位按摩各 16 次（二八拍）。

c.注意事项

放疗前按照张口困难程度 LENT-SOMA 评价标准评估患者张口情况并记录；康复训练中定期做张口困难、咬合力、颈部转动角度的评价。

综合性功能康复操训练，须向患者讲明其正确的训练方法尤其是穴位按摩，要求穴位正确，有效按摩，即必须得气，有酸胀麻感觉，使患者主动训练并能坚持至放疗后 3～5 个月效果更佳。

训练指导中确立患者自我康复护理行为，明确训练设定的疗效指标，让患者了解康复操的益处，使患者自觉主动进行训练，从放疗开始至放疗结束，出院后仍坚持 6 个月至 1 年，效果更佳。

（6）放射性肺炎：一般发生在放疗中或放疗结束时，发生率为 5%～15%，其发生除与放疗剂量、照射体积、患者肺功能、年龄等因素有关外，同步化疗也会促进放射性肺炎发生，感染是诱发急性放射性肺炎的重要因素，其临床表现为低热、渐进性咳嗽、呼吸困难、吐白色泡沫痰、胸疼、肺水肿、咯血等，严重者出现急性呼吸窘迫症、高热甚至死亡。胸片显示与照射野一致的弥漫性片状高密度影；护理应注意观察患者有无呼吸困难、发热等放射性肺炎表现，配合医生积极对症治疗如吸氧、雾化吸入，应用肾上腺皮质激素、抗生素、丙种球蛋白等，中医中药治疗以养阴清肺为主。

（7）放射性食管炎

①发生时间与影响因素放射性食管炎常发生在放疗 3～4 周总剂量（DT）15～40Gy 期间，随着放疗剂量逐渐增大将有不同程度的放射性食管炎，而且在放疗结束后 1～3 周持续存在，并逐渐发生慢性炎症及上皮再生，黏膜下及部分肌层开始纤维化导致食管狭窄，多与同步化疗、放疗分割方式、剂量及年龄呈正相关。轻者表现为局部疼痛及吞咽困难加重，重者胸骨后烧灼感疼痛加剧，临床以对症治疗为主。

②治疗包括黏膜保护剂、修复剂、抗生素、麻醉剂、维生素和激素，可达到减轻水肿、止痛、

消炎的作用。

a.黏膜保护剂:口服硫糖铝、复方谷氨酰胺,蜂蜜、酸牛奶联合应用。

b.消肿止痛:以 20％甘露醇＋庆大霉素＋复方维生素 B_{12}＋地塞米松混合,疼痛严重者加入 1％普鲁卡因溶液或其他止痛药混合液,嘱患者早、午、晚三餐前将药物混匀后含服,但有消化道溃疡病史者慎用地塞米松。

c.生物黏膜修复剂:重组牛碱性成纤维细胞生长因子(贝复济)、人重组粒细胞刺激因子(吉粒芬、特尔立)300μg,用100mL 0.9％的氯化钠溶液稀释,分 4～6 次口服,每次 10～20mL,服用后禁食 1 小时并卧床 0.5 小时,每日 4～6 次,连用 5 天为 1 个疗程。国外文献报道Ⅲ度放射性食管炎患者连续口服重组粒细胞刺激因子溶液,可使溃疡黏膜有效修复,43％痊愈,48％减轻。

③护理预防放射性食管炎最好的方法是进行早期预防性护理干预,科学合理的营养治疗及饮食护理,能显著地改善患者的营养状况,使食管癌患者可以同步接受放化疗,有效减轻及控制食管癌患者食管黏膜炎的发生和发展,顺利完成放疗。

a.放疗前评估观察患者吞咽进食情况、营养状态,根据患者的病情及经济能力遵医嘱行鼻饲、胃造瘘术或支架置入,以防加重进食困难而影响放疗的顺利进行;进行饮食宣教指导,患者应少量多餐,避免辛辣、过热、粗糙的食物,每次进食后饮用温开水冲洗食管以防食管堵塞;及早预防性用药以减缓放射性食管炎的发生。

b.严密观察有无放射性食管炎:观察患者有无吞咽困难、进食困难、下咽痛及胸骨后疼痛加剧的表现,遵医嘱给予对症处理;消除患者误认为病情加重的思想负担,解释其原因,多数患者在放疗 40Gy 后会缓解,鼓励患者配合治疗。

c.严密观察有无气管食管瘘、出血和穿孔的相关症状,及时通知医生给予对症处理:出血、穿孔是食管癌放疗最严重的并发症,是因外侵肿瘤在治疗中,快速退缩引起,前兆症状有胸背痛突然加剧、脉搏加速、呛咳、低热等,应严密观察患者生命体征,多巡视患者,如出现以上症状立即报告主管医师,证实穿孔者应立即停止放疗,并采取相应的治疗措施,包括禁食、静脉营养输入、密切观察是否伴有出血或潜在出血危险。

(8)放射性阴道炎:随着宫颈癌治愈率的提高和治疗后患者生存时间的延长,放疗所带来的放射性损伤成为影响患者生活质量的瓶颈。放射性阴道炎是宫颈癌放疗中最常见的并发症之一,因放射线杀灭癌细胞的同时,可对阴道壁产生放射性腐蚀,导致阴道黏膜水肿、粘连,严重者可导致黏膜坏死、脱落;放疗晚期,则会出现纤维组织增生,造成器官狭窄等,因此放疗期间阴道冲洗是十分必要的。

①指导患者掌握配制适宜的冲洗液温度(37℃～39℃)、转动冲洗头冲洗等正确的操作方法,以便出院后在家自己使用专用冲洗器进行阴道冲洗。放疗后 6 个月内每天坚持进行阴道冲洗,可防止感染,预防阴道粘连。冲洗前应主动热情地与患者交流沟通,耐心细致地用通俗易懂的语言向患者介绍阴道冲洗的目的、要求、配合方法、冲洗的一般过程及安全性,使患者有充分的思想准备,并对患者提出的各种疑问做好耐心的解释工作,同时给予心理上的安慰使其消除紧张、恐惧、焦虑等心理因素,积极配合治疗。

②治疗阴道炎的局部用药主要有片剂、栓剂、乳膏、阴道环和水凝胶剂等,但放射性阴道损

伤不同于细菌性阴道炎,由于受射线影响,其成纤维细胞受到严重损害,伤口内胶原合成也受到抑制。因此临床常选用冲洗剂以创造阴道内较好的康复环境。

a.中药制剂:研究表明,由岗松、冰片、黄柏、蛇床子、苦豆草和苦地丁组成的中药制剂,具有泻火燥湿、清热解毒、通经活血、去腐生肌的效果,可促进阴道内环境的调整,使阴道损伤发生率降低,加快康复速度。

b.水凝胶:是一种能够在水中溶胀吸收并保持大量水分的亲水性网状高分子溶胀体,水凝胶表面光滑,与阴道黏膜生物相容性良好。使用后柔软平滑,局部耐受性好,阴道滞留时间长。水凝胶作为一种新型制剂备受临床关注,应用较广。近年来,温度敏感型原位凝胶作为一种新型阴道给药系统逐渐受到重视,其制备方式简便,常温下为液体,有利于各种组分的均匀混合,给药方式更为方便,涂抹更加均匀。

(9)放射性直肠炎:国内外直肠癌发病率有明显增高趋势,Ⅱ、Ⅲ期直肠癌患者一般在术后需辅以放射治疗。随着三维适形放疗的开展及应用,直肠癌术后放疗的疗效有了较大提高,能有效增加靶区剂量,提高肿瘤局部控制率,减少周围组织的放射剂量,最大程度保护正常组织,但是仍不可避免地产生一系列并发症,并发症中最常见的是急性放射性直肠炎,临床症状为排便次数增多、腹泻、腹部疼痛、黏液或血性分泌物、里急后重、直肠瘘或穿孔,导致患者生活质量下降,影响放射治疗的连续性,使放疗疗程延长或者中断,从而影响治疗效果。

①根据 RTOG 下消化道急性放射损伤分级标准分为 5 级。

0 级:无变化;

Ⅰ级:排便次数增多或排便习惯改变,无需用药/直肠不适,无需镇痛治疗;

Ⅱ级:腹泻,需用抗副交感神经药(如止吐宁)/黏液分泌增多,无需卫生垫值肠或腹部疼痛,需镇痛药;

Ⅲ级:腹泻,需胃肠外支持/重度黏液或血性分泌物增多,需卫生垫/腹部膨胀(平片示肠管扩张);

Ⅳ级:急性或亚急性肠梗阻,瘘或穿孔;胃肠道出血需输血;腹痛或里急后重需置管减压,或肠扭转。

②治疗:目前临床上对于急性放射性肠炎的症状治疗主要以收敛止痉、镇痛止血、控制感染等对症治疗为主要方法。

a.口服药

止泻剂,如洛哌丁胺、山莨菪碱等,改善腹泻、腹痛及恶心呕吐等症状。

服用抑制前列腺素合成的药物,如 5-氨基水杨酸可明显减轻腹泻、腹痛及腹胀症状。

复方谷氨酰胺肠溶胶囊由中医古方四君子汤(人参、白术、茯苓、甘草)和谷氨酰胺组成。谷氨酰胺是一种非常重要的、具有特殊作用的氨基酸,是胃肠道黏膜细胞的特殊营养物质,可明显加速小肠上皮细胞 DNA 合成和细胞分裂增殖,显著加快受损小肠黏膜的修复。

其他:常用治疗放射性直肠炎的药物还有硫糖铝等。

b.药物保留灌肠:保留灌肠是目前较为常用的治疗方法,通过直肠给药,直达病患处,改善局部血流,促进溃疡面愈合,也可使血管收缩,达到止血的目的。

解痉止泻剂:蒙脱石(思密达)6g、地塞米松 5mg、庆大霉素 16 万 U、利多卡因 6mL 加温生理盐水 30mL 混匀,行保留灌肠,每晚临睡前一次,可缓解会阴疼痛、里急后重等症状。

黏膜修复剂:人重组粒细胞刺激因子(吉粒芬、特尔立)300μg＋100mL 的生理盐水稀释或生理盐水 20mL＋小牛血清去蛋白提取物 200mg 保留灌肠,每日一次,连续一周,可使溃疡黏膜有效修复。

③护理

a.心理护理:出现放射性肠炎时,特别是伴有里急后重、血便及疼痛时,患者有恐惧及焦虑心理,担心治疗效果及预后,耐心向患者介绍放射性直肠炎发病机制和治疗知识及护理,解除患者的心理负担,树立信心,顺利完成放疗。

b.及时评估放射性直肠炎程度,观察对症治疗处理后的效果有无改善。

c.饮食调理和营养支持:如能经口进食者,一般应给予低油、无渣的饮食,避免食用含奶、豆浆及乳糖的食物,减少腹胀、消化不良的发生。Ⅲ～Ⅳ级放射性直肠炎遵医嘱行胃肠外营养支持。

d.肛周皮肤护理:保持肛周皮肤清洁、干燥,穿棉质透气内裤。部分患者因大便次数增多,有肛周湿疹,每次便后用温水清洗肛周及外阴部,保持局部皮肤清洁干燥,以促进局部血液循环,减轻疼痛,浴后肛门处涂油保护。

目前最有效的治疗肿瘤的手段是手术、放疗、化疗,这 3 种治疗均会使患者产生不同程度的并发症,机体受照射部位经照射后数年会出现一些不可恢复的慢性反应称之为后期反应。不同放射部位可出现不同反应,如放射性直肠炎、膀胱炎、肾炎、放射性肺炎和肺纤维化、放射性白内障、放射性骨髓炎、放射性颅神经损伤、脑瘤、慢性骨髓炎、骨坏死以及局部组织纤维变形成瘢痕狭窄等,严重影响机体功能,甚至导致大出血、窒息而危及患者生命。由于放疗所致的这些后期反应是严重的不可逆的且无特效治疗,故应以预防为主。因此在放疗过程中应注意积极治愈急性期反应,做好保护性措施的宣教及护理。

放疗所出现的急性反应多发生在放射治疗中或后的几个月内;而完全损伤多发生在几个月或几年,甚至更长时间发生,它严重影响患者的生存质量,因此针对各种放疗反应及早提供有效的、科学合理的预防性护理干预及健康教育是非常重要的。

九、放射防护

人体受到放射线照射后会发生各种不良反应,因此必须防止非治疗性照射。对于长期接触放射线的放射工作者,防护目的在于将照射量减少到安全照射量之下。

(一)安全照射量

安全照射量(最大允许照射量)是指不管哪种器官,无论照射多长时间,在人的一生中对人体健康不应引起任何损伤的照射量。职业性放疗人员的每年最大允许剂量和工作场所相邻及附近地区工作人员与居民的每年限制剂量,已在我国的放疗防护作了详细规定。如:在职业性放疗人员的每年最大允许剂量中,全身、晶状体、红骨髓、性腺的受照剂量最大为 5rem(当量),其他器官为 15rem。同样,在工作场所相邻及附近地区工作人员和居民的每年限制剂量中,全身、晶状体、红骨髓、性腺的最大剂量为 0.5rem,其他器官为 1.5rem。这些规定剂量都是最大值,一般不容许超过,尤其避免任何情况的曝射(包括在容许剂量范围内)。

(二)防护措施

1.基础建筑的防护措施

(1)放射治疗机应尽可能远离非放射工作场所。

(2)治疗室和控制室一定要分开。

(3)治疗室面积不应小于 $30m^2$。四壁应有足够厚度的屏蔽防护。

(4)治疗室的入口可采用迷路方式,以有效地降低控制室的辐射水平。门外设指示灯,并安装连锁装置,只有关门后才能照射。

(5)治疗室内必须有通风设备。可在顶棚或无射线辐射的高墙区开窗,每日换气 3~4 次。

(6)室内应有监视和对讲等设备,尽量减少工作人员的放射剂量。

2.患者的防护措施

(1)电源、机头等设备要经常检查、维修,防止发生意外事故。

(2)照射部位和照射时间要准确无误,并保护好正常组织及器官。

(3)体内置放射源的患者,一定要卧床休息防止身体移动,以免放射性物质脱落或移位,影响患者的治疗效果和增加正常组织的损伤。在治疗期间禁止会客或探视。

3.工作人员的防护措施

工作人员应自觉遵守防护规定,避免不必要的照射,防护的基本原则是:缩短时间、增加距离和使用屏蔽。

(1)在护理带有放射源的患者时,护士要尽量减少接触时间,即做好护理计划,安排好每一步骤,短时间做完护理工作。

(2)距离对于射线的防护有极大作用,因此在给带有放射源的患者进行护理时,应尽可能保持一定的距离。

(3)防护屏蔽有一定防护作用,铅围裙只能在放射诊断时作用,但对高能量射线来说,其防护屏蔽作用较小。

(4)对被放射源污染的物品和器械、敷料以及排泄物、体液等,必须去除放射性污染后才可常规处理,处理时应戴双层手套。

4.健全的保健制度

(1)准备参加放射工作的人员必须先进行体检,合适者才能参加。

(2)一年一次定期对放射工作人员进行体检,如特殊情况一次外照射超过年最大允许剂量当量者,应及时进行体检并做必要的处理,放射病的诊断须由专业机构进行。

(3)体检除一般性检查内容,应注重血象、晶状体、皮肤、毛发、指甲、毛细血管等方面,并做肝、肾功能检查。

(4)建立放射工作人员档案,工作调动时带走。

十、放射性核素的治疗及护理

放射性核素治疗属于内照射治疗,其原理是通过高度选择性聚集在病变部位的放射性核素或标记物所发射出的射线,对病变进行集中照射,在局部产生足够的电辐射生物学效应,达到抑制或破坏病变组织的目的,其有效射程很短,因此邻近正常组织和全身辐射吸收剂量很低,具有较高的临床实用价值。

有些研究者预测,超过80%的各种类型的肿瘤可以使用核素治疗,如脑肿瘤、淋巴瘤、白血病等。目前肿瘤核素治疗最多用于甲状腺癌、前列腺癌、癌性骨痛、甲状腺功能亢进等。

(一)放射性核素种类及适应征

放射性药物指含有放射性核素、用于医学诊断和治疗的一类特殊制剂。放射性药物可以是放射性核素的无机化合物,如碘化钠、氯化锶等,但大多数放射性药物一般由两部分组成:放射性核素和非放射性的被标记部分。非放射性的被标记部分可以是小分子化合物、抗生素、血液成分、生化制剂(多肽、激素等)、生物制品(单克隆抗体等)。放射性药物有多种分类方法,按放射性药物本身的剂型可分为注射液、颗粒剂、口服溶液剂、胶囊剂、气雾剂和喷雾剂等;按放射性药物的给药途径,可分为静脉、动脉、腔内、鞘内、皮下注射等。

治疗用放射性药物的选择要求:①一般为β或α射线,且具有较高的能量。有些核素有少量的γ射线,有利于定位;α、β辐射根据能量不同对组织的穿透程度也不一样。②半衰期较短(1~5天),在短时间内即可达到预定的辐射剂量,以保证治疗效果。③放射性药物容易标记成适用的制剂,且具有较好的体内外稳定性。

目前临床常用的放射性肿瘤治疗药物有^{131}I标记的肿瘤治疗药物、缓解肿瘤骨转移灶疼痛的药物、放射性标记的胶体和微粒治疗剂、放射性免疫导向治疗剂、放射性标记的受体治疗剂等。

(二)常见八种放射性核素治疗与护理

1.^{131}I治疗甲状腺癌

分化型甲状腺癌(DTC)包括乳头状甲状腺癌及滤泡状甲状腺癌,甲状腺组织有聚集碘功能,在给予大量^{131}I之后,癌组织受到足够量的β粒子照射可被破坏。^{131}I适用于乳头状甲状腺癌或滤泡状甲状腺癌及其转移病灶,经检查病灶部位有异常摄^{131}I能力;滤泡状或乳头状甲状腺癌手术时甲状腺组织未能全部切除;甲状腺癌治疗后复发而不能手术切除者。行^{131}I治疗的患者需一般情况良好,白细胞计数不低于$3.0×10^9$/L;尿排^{131}I试验证明^{131}I在体内有滞留现象。^{131}I治疗后DTC患者的10年生存率为92.38%,其中颈淋巴转移患者10年生存率为98.09%,肺转移患者的10年生存率为87.5%。

(1)治疗方法

①^{131}I清甲治疗:消除术后残存正常甲状腺组织。口服治疗量^{131}I 1.11~3.7GBq(1Ci=37GBq),其意义是清灶治疗的基础,有助于DTC转移灶更有效地摄碘;有利于术后随访监测甲状腺球蛋白(Tg),并提高^{131}I全身显像(^{131}I-WBI)诊断摄碘性DTC转移灶的灵敏度;有利于DTC术后再分期制定后续的^{131}I清灶治疗及制定随访计划。

②^{131}I清灶治疗:消除手术不能切除的甲状腺组织,用于甲状腺癌复发及转移的治疗,是治疗肺转移最有效的方法。一般在清甲治疗后至少3个月重复清灶治疗,宜间隔6~12个月,颈部淋巴结转移者口服^{131}I 13.7~5.55GBq;骨转移者口服^{131}I 7.4~9.25GBq或肺转移口服^{131}I 5.55~7.4GBq。

③促甲状腺激素(TSH)抑制治疗:清甲治疗24~48小时后根据TNM分期和危险度分层

对患者实行个体化 TSH 抑制治疗,目前临床上最常用的 TSH 抑制治疗的药物是左甲状腺素(L-T_4)。因 TSH 水平是甲状腺癌复发及病死率的独立预测因素,TSH 抑制治疗能补充 DTC 患者所缺少的 T_3、T_4,抑制分化型甲状腺癌细胞的生长,从而降低 DTC 复发和转移。

④约 1/3 转移和复发的 DTC 患者在疾病的发展过程中,肿瘤细胞分化程度降低,导致分化型甲状腺癌细胞摄碘、有机化碘、合成甲状腺球蛋白等重要功能降低或丧失,失分化的表现也是恶性程度增高的表现。此时应用维甲酸(维生素 A 的生物活性代谢产物)可抑制细胞增生和诱导细胞分化。^{131}I 治疗分化型甲状腺癌指南中指出 ^{131}I 治疗失分化 DTC 可选择应用维甲酸或靶向治疗。

(2)护理

①治疗前准备:^{131}I 治疗前需低碘饮食($<50\mu g/d$)至少 1~2 周,停用 T_4 达 4 周以上,指南中给予重组人促甲状腺激素(rhTSH)以提高患者血清 TSH 水平,避免停用甲状腺激素后出现甲低;特别注意避免做增强 CT 检查;测定 T_3、T_4、促甲状腺激素(TSH)、甲状腺球蛋白(Tg)、甲状腺球蛋白抗体(TgA),并做 ^{131}I 全身显像(^{131}I-WBI)。

②心理护理:向患者家属讲清放射药物治疗的特殊性、注意事项、可能发生的毒副作用、并发症及防护知识,介绍 ^{131}I 的基本知识及使用目的,解除患者恐惧心理,配合检查及治疗。

③饮食:嘱患者进低碘、高热量、高蛋白、高纤维素食物。服 ^{131}I 2 小时前禁食水,服 ^{131}I 2 小时后方可进食。口含一些酸性食物如话梅或嚼口香糖,促进唾液的分泌,减少口干症状,减少放射性碘对唾液腺的破坏。

④不良反应的观察及护理:少数患者在口服 ^{131}I 后 12 小时内发生不良反应,如无力、恶心、呕吐、腹泻等,应积极采用对症治疗及护理。不同程度的放射性炎症反应多发生在口服 ^{131}I 后 1~3 天,为减轻症状,可服用泼尼松 15~30mg/d,持续一周,观察颈部有无肿胀、吞咽疼痛、腮腺胀痛、味觉减弱和口干,嘱患者不要压迫颈部,以免引起甲状腺滤泡的破坏,释放大量的甲状腺激素,引起甲亢危象的发生。

⑤健康教育

a.治疗前向患者、家属讲解治疗目的、实施过程、治疗后不良反应,并进行辐射安全防护指导,接受 ^{131}I 治疗的患者对周围人群形成照射,患者的排泄物中的 ^{131}I 对环境形成放射性污染,因此需对患者进行隔离(一般隔离需 3~5 天,至少不低于 48 小时),期间家属可以适当接触患者,与患者保持 1.5~2m 距离,一次接触时间不超过半小时。隔离期间应告知患者辐射防护的要求,如大小便后,盖上马桶盖至少冲水两次,以减少便池内的放射性物质存留。

b.出院后嘱患者避免过度劳累,戒烟戒酒,禁食辛辣食物,忌浓茶、咖啡,忌烟酒,保持平静的心态,防止情绪波动过大,以避免引起身体所需的甲状腺素量的变化,从而加重甲亢的症状。并告知对唾液腺、造血、生殖系统的影响呈个体差异,多为一过性,可自行恢复。^{131}I 治疗后至少避孕半年。

c.需长期遵医嘱使用生理剂量甲状腺素,可造成亚临床甲亢,TSH 维持在很低水平,会加重心脏负荷,引发或加重心肌缺血、心律失常,尤其是心房颤动;影响体内钙代谢,加大绝经期妇女骨质疏松症的发生率,因此应积极采取措施防止骨折的发生。

d.出院后患者应当主动避让其他人,防止 ^{131}I 给其他人带来辐射伤害以保证周围人群的安全,对于孕妇、14 岁以下儿童尤为重要。

⑥随访、复查:随访时间:一般 3~6 个月遵医嘱首次随访,随后视转移灶清除情况按每 1~2 年随访一次;由于甲状腺已被完全消除,需终身服用甲状腺素片;临床体检 T_3、T_4、TSH、Tg、血常规、X 线片、甲状腺摄碘率及 ^{131}I-WBI(行 ^{131}I-WBI 后,显示转移灶缩小或数目比治疗前减少,Tg 和 TgA 的水平降低,为治疗有效的标志)。

2. ^{131}I-MIBG 治疗肾上腺素能肿瘤

肾上腺素能肿瘤包括嗜铬细胞瘤、神经母细胞瘤、交感神经母细胞瘤及神经节神经瘤等来自外胚层神经嵴的肿瘤。间碘苄胍(MIBG)是去甲肾上腺素的生理类似物,可被摄取和贮存于嗜铬细胞瘤内,经放射性核素 ^{131}I 标记后,能显示瘤体。^{131}I-MIBG 因能与肾上腺素能受体结合进入体内,可浓集于富含这种受体的神经内分泌肿瘤,利用 ^{131}I 所发射的 β 射线,对这类肿瘤进行内照射治疗。

(1)治疗方法:静脉滴注 ^{131}I-MIBG 3.7~7.4GBq,两次治疗间隔时间一般为 4~12 个月,根据病情和患者身体状况可缩短治疗间隔时间。

(2)护理

①治疗前准备:治疗前 3 天遵医嘱开始服用复方碘溶液,直至治疗后 4 周;治疗前 7 天停用影响 ^{131}I-MIBG 摄取的药物,如抗高血压及心血管药物(拉洛尔、利血平、硝苯地平、地尔硫䓬、维拉帕米、尼卡地平等)、三环抗抑郁药(丙米嗪、氯米帕明、阿米替林、去甲替林、阿莫沙平等)、拟交感神经作用药物(肾上腺素、去甲肾上腺素、麻黄碱、苯丙醇胺、胰岛素、可卡因等)等。

治疗前测定 24 小时尿儿茶酚胺含量,以便做疗效诊断。治疗前一周常规做血常规、肝肾功能、TH、TSH、Tg、胸部 CT、心电图等检查。为确定肿瘤组织是否摄取 ^{131}I-MIBG,在治疗前,做诊断性 ^{131}I-MIBG 显像。

②心理护理:向患者家属讲清 ^{131}I-MIGB 放射药物治疗的目的、注意事项、可能发生的毒副作用、并发症及防护知识,以解除患者恐惧心理,使其配合检查及治疗。另外患者一般需住院隔离 5~7 天,应提前向患者说明,以减轻焦虑心理。

③生命体征的观察:在开始静脉滴注 ^{131}I-MIBG 至其后 24 小时内,应密切观察患者有无高血压危象的发生,医护人员应做好充分的抢救准备,应予以心电监护,定时测量心率和血压。在滴注过程中,嘱患者避免输液部位过多的活动,保证药物无渗漏;多饮水,及时排空小便,减少膀胱的辐射损伤。

④注意不良反应的观察和处理:由于 ^{131}I-MIBG 治疗肾上腺素能肿瘤在短期内(1~3 天)可有恶心、呕吐、骨髓一过性抑制,给予对症处理。

3. ^{89}SrCl$_2$、^{153}Sm-EDTMP 治疗恶性肿瘤骨转移

用于恶性肿瘤骨转移内照射的放射性核素,有 ^{89}Sr、^{153}Sm、^{131}I、^{32}P、^{186}Re,常用的是 ^{89}SrCl$_2$(^{89}锶-二氯化锶)、^{153}Sm-EDTMP(^{153}钐-乙二胺四甲基膦酸)。它们均具有很强的骨亲和力而不被骨髓细胞明显摄取,进入体内能较多地聚集在恶性肿瘤骨转移灶,其所释放的 β 射线可对病灶产生内照射作用,达到减轻疼痛,抑制病灶增长,杀伤癌细胞等姑息性治疗效果。由于 ^{89}SrCl$_2$ 的半衰期长,注射后疗效维持时间长于 ^{153}Sm-EDTMP,骨髓抑制不明显,^{89}Sr 已成为目前临床上用于骨转移内照射治疗最常用的放射性核素。近几年又研发 ^{117m}Sn-二乙三胺五醋

酸(^{117m}Sn-DTPA),具有较高亲骨性,利用其内转换电子放射 β 和 γ 射线治疗骨转移及骨痛。

(1)适应证:恶性肿瘤骨转移并伴有骨痛者;核素骨显像示骨转移性肿瘤病灶有异常放射性浓聚者;恶性骨肿瘤未能手术切除或手术后有残留癌灶,且核素骨显像证实有较高的放射性浓集者;白细胞不低于 $3.0\times10^9/L$ 者;血小板不低于 $10\times10^9/L$ 者。

(2)禁忌证:近 6 周内进行过细胞毒素治疗的患者;化疗和放疗后出现严重骨髓功能障碍者;骨显像仅见溶骨性冷区,且呈空泡者;严重肝功能损害者;妊娠及哺乳期妇女。脊柱破坏伴病理性骨折和截瘫患者以及晚期和已经历毒刺放化疗且疗效差者,应慎用。

(3)治疗方法:常用的骨转移治疗药物均采用静脉注射,常用 $^{89}SrCl_2$ 或 ^{153}Sm-EDTMP。

(4)重复治疗指征:骨痛未完全消失或复发;第一次治疗疗效好,随访中血象变化不明显(白细胞 $>3.0\times10^9/L$,血小板 $>80\times10^9/L$)疼痛缓解可持续 4~40 周,可重复治疗;重复治疗间隔时间根据放射性药物的半衰期、病情的进展和患者的全身状况而定。一般情况下,^{153}Sm-EDTMP 4~5 周,^{188}Re-HEDP 宜间隔 1~4 周,$^{89}SrCl_2$ 间隔 3 个月或更长时间。

(5)护理

①治疗前准备:^{99m}Tc-MDP(^{99m}锝-亚甲基二膦酸钠)全身骨显像,以确定多发性骨转移灶存在,末梢血白细胞 $>3.0\times10^9/L$,血小板 $>80\times10^9/L$。

②饮食:钙与 ^{89}Sr 等核素具有竞争作用,影响核素吸收,因此治疗时应停止钙摄入。注药前患者饮水至少 500mL,治疗后也应大量饮水,经常排尿以减少膀胱和全身辐射负担。

③不良反应的观察及处理:使用核素 ^{89}Sr 后大多数患者短期内无不良反应,部分患者可出现恶心、呕吐、腹泻、便秘、血尿、皮疹或发热等症状,及时给予对症处理。使用核素 ^{153}Sm-EDTMP 会有血钙下降和心律不齐现象发生,予以血钙监测和心电监护;核素治疗对骨髓有一定抑制作用,注意血象的检查;在接受治疗后一周左右,患者会感到疼痛加重,称之为闪烁反应,这是治疗中出现的正常反应,一般认为闪烁反应的出现是治疗有效的标志。

④复查与随访:治疗后密切注意止痛效果(起效时间和持续时间)以便考虑是否再次核素治疗;治疗后 1 个月内每周一次进行血象检查;治疗后 3 个月内每周进行一次生化检查,出现异常,则一直观察到正常。必要时每 3 个月或半年检查一次 X 线检查和骨显像检查。

(三)放射性核素其他治疗途径

临床上除了以上常见的核素治疗方法外,出现了诸多核素的治疗方法,如核素介入治疗(腔内治疗、组织间质治疗)、核素敷贴治疗及放射性免疫导向治疗等。

1.核素介入治疗

利用介入手段将放射性核素 ^{90}Y 或 ^{32}P 制备成放射性微球(GTMS),微球直径通常为 35~50μm,将其直接注入肿瘤组织,如肝癌、肺癌、食管癌、胸、腹腔等。一方面这样大小的颗粒不能通过毛细血管而停留在肿瘤组织中,不能随血流流向全身其他脏器,造成其他脏器的损伤;另一方面放射性核素 ^{90}Y 或 ^{32}P 所释放的 β 射线可对肿瘤组织产生辐射杀伤。

2.核素敷贴治疗

其原理是利用一定剂量的发射 β 射线的放射性核素(如 ^{90}Y、^{32}P 等)作为外照射源紧贴于病变部位,通过 β 射线对病灶产生电离辐射生物效应,以达到治疗的目的。适于表浅皮肤肿瘤及恶性肿瘤的表浅转移。

3.放射性免疫导向治疗

目前随着用放射性核素标记的抗体、受体治疗剂的研发,放射性免疫导向治疗也有了重大突破。已应用于肝癌、淋巴瘤、肺癌、结肠癌、乳腺癌、卵巢癌等,其原理是利用标有放射性核素的抗体进入人体后,与肿瘤细胞特异性结合,并滞留于肿瘤组织内,起到局部照射杀伤肿瘤细胞的作用。其主要优点在于高度的亲肿瘤特异性,在治疗肿瘤的同时对正常组织损伤小。另外,除了可治疗原发灶,还可治疗远处转移灶。给药途径以动脉介入常用,也可直接瘤组织内注入。常用的放射性核素免疫制剂有碘(^{131}I)美妥昔单抗注射液、碘(^{131}I)肿瘤细胞核人鼠嵌合单克隆抗体注射液等。

(四)防护要求

核医学放射防护必须按照国家《放射性核素与射线装置安全和防护条例》中放射防护的有关规定和要求,遵循核医学放射防护的基本原则即医疗照射时间的正当化、医疗照射防护最优化、个人剂量限制和辐射防护基本方法即缩短受照时间、增大与辐射源的距离、设置防护屏障;加强防护监督管理,建立放射性核素相关管理制度如辐射安全、个人防护、防护检测和废物处理制度等,设有放射性沾染监测仪、消除沾染的用品和剂量监测员专职负责放射防护工作,定时进行环境监测,促进放射性核素及装置的安全使用,以保障人体健康,保护环境。

1.环境设置及防护

放射性核素治疗病房一般属于Ⅱ类乙级工作场所,应严格按照开"三区"原则和治疗工作程序布局划分,大体分为三区。一区为高活性区(监督区),即工作区,是直接操作和储存放射性物质的场所,包括治疗室、操作间、储源室、废物贮存室、洗涤间。二区为活性区(控制区),即为 PET/SPECT 检查室、配有录像监视和呼叫系统的病房、病房走廊、患者专用卫生间。三区为无活性区(非限制区),即卫生区是工作人员的办公室和休息区,包括医生办公室、护理站、候诊室、休息室。三区之间应有严格的分界和过渡通道并应有明显的标志。墙壁、地板、水槽、操作台用易于清洗去污的材料制作。设置通风设备,保持良好通风,并注意通风方向是从低水平向高水平放射性场所。

(1)病房外环境:病房外有患者散步、休息的场所及粪便净化处理系统,病房和患者散步的外环境之间没有其他建筑设施,病房外邻近环境的空气吸收剂量率应小于 $6\mu Gy/h$,最好小于 $2.5\mu Gy/h$。

(2)病房内环境

①病房要有单独出入口,病房的地面、墙面、门窗以及床、椅、设备均选择不吸收放射性和易除放射性沾染的材料。

②接受放射性核素诊断或治疗的患者,床位安排应与待出院和刚入院的患者分开。最好一室一床,最多一室两床,两床间有铅板屏蔽间隔。床间净距离应大于 1.5m。患者床头卡或门上设标志牌标明核素种类、活度、安全距离、允许停留时间和解除隔离的日期及时间等。

③放射性核素治疗病房为一个隔离区。隔离区内应配有独立且相对完整的医疗护理常规、消毒隔离和救护设施(供氧、负压吸引、心电监护等)及支持性常用药物配制和供应。

④病房备有不同类别的生活垃圾和排泄物处置设施。设有专用的吐物袋和污物袋,每室设有卫生间,卫生间内设有患者淋浴装置,厕所马桶的下水道直通衰变污水池净化处理系统。

患者使用的电话、门把、餐具、生活用品和衣物均应接受放射防护安全员监测。

（3）治疗室：区域应宽敞，便于技术操作，减少人员相互接触。离活性室距离尽量短。应设独立专用通道，门、水龙头开关均用感应式。治疗室地面应铺上易消除放射性沾染的材料，设污染物品存放桶和放射性废物存放桶。治疗室里有专用的核素治疗车，车上配备带防护设备的放射性药品临时存放盒、放射性废弃物存放器皿和其他常规用品及废物存放器皿。

2.住院患者防护

在诊治前，向患者、家属讲清放射药物治疗的特殊性、注意事项、可能发生的毒副作用、并发症及防护知识，争取得到患者充分合作，同时医护技术人员对防护要求要严格监督执行。

（1）患者活动和探视要求：已接受诊治未解除隔离的患者一般不允许离开病房，尤其服药1周内按规定范围活动，原则上应无陪伴，尤其是儿童和孕妇应限制探视；若非接待不可，则应严格限制探视时间和距离，禁止拥抱、亲吻和握手，不食用患者剩下的食物和饮料，戴上由医院准备的橡皮手套或一次性塑料手套处理便器、痰盂。

（2）患者废弃物、沾染的物品的存放和处理：废弃物放在指定位置，大小便后盖上马桶盖至少冲水2次，以减少便池内的放射性物质存留。患者分泌物、废弃物盛器，每天至少2次由安全员取走、监测、清理。每个患者床旁应有临时存放沾染物品的存放器，并及时取走，患者用过的器具、衣物应放于临时存放器内，备安全员监测和处理。患者按时更换衣物，更换下来的衣物必须由防护安全员监测剂量，确认无沾染后方可送去清洗，有沾染的要先存放待衰变到安全范围后送去清洗。安全员每天对患者用过的、接触过的物品，如门把手、电话进行剂量监测，对发现有沾染放射性的物品及时取走并更换新的，室内沾染部位先明显标识，再及时清除沾染。

（3）解除隔离条件：在允许患者出院前，除需要对病情进行全面评估外，同时要测量（或估算）残留在患者体内的放射量，患者出院时体内放射性活度应低于指导水平（GB18871-2002《电离辐射防护与辐射源安全基本标准》中的指导水平为400MBq，GB2120《临床核医学卫生防护标准》中的指导水平为1100MBq）。患者出院时，距患者1m处的剂量率一般低于$5\mu Gy/h$。

3.医护技术人员的防护

在临床核医学工作中，往往需要把高活度放射性核素通过特定途径引入机体，对工作人员的防护更显得重要，为了尽量减少个人承受的辐射剂量，要求熟练掌握防护方法，严格执行安全操作规程。

（1）上岗前接受系统的防护知识、核医学技能和有关法规教育的岗位培训，经考核合格且体格检查符合国家《放射工作人员的健康标准》后方可上岗从事核医学工作。

（2）每人必须佩戴剂量计，定期接受个人剂量监测，根据国际辐射防护委员会（ICRP）和我国《放射卫生防护基本标准》（GB4792-84）确立的个人防护限值，ICRP60号报告推荐的放射性职业人员全身年平均当量剂量限值为20mSv（5年）；任何一年内的有效当量剂量不超过50mSv/年。眼晶体的年当量剂量限值为150mSv，其他单个器官或组织500mSv。

（3）严格遵守个人操作规程，使照射剂量降至最低水平，一切操作要坚持防护原则：时间尽量短、铅板屏蔽尽量厚和距离尽量长；防止或减少尽可能阻断放射性物质进入体内的途径。具体要求如下。

①根据工作性质使用相应的个人防护用品,操作前穿戴工作衣、手套、鞋、帽等以及薄膜工作服、铅围裙、防护眼镜等,防护用品质地柔和、坚固耐腐蚀,表面光滑穿着舒适;不穿着个人防护服装进入清洁区;不在活性区进食、饮水、抽烟和存放衣服和食物。

②在实际工作开始前先做冷试验,即在试验中,对各种要求、器械特性、各种连接、开关、引入药物的部位和靶部位间的距离、应使用的压力等均应在试验中了解清楚,操作中聚精会神,快速准确无误。

③高活性区和无活性区的物品不能混用,防止交叉污染。工作后及时清洁工作台,消除可能有的放射性沾染。一切设备、用具、防护用品放回原位。

④高活度放射性物质的操作应在手套箱或热室中进行,保证高活性操作规范化,放射性液体的开瓶、分装、加热应在通风橱内操作。用移液管或注射器抽吸放射性液体,进行放射性液体的转移、稀释、滴定、搅拌时,容器要放在有吸水纸的搪瓷盘或盛器内进行。

⑤若发生意外事件,处理要程序化,一旦溢出应立即停止操作,标示沾染部位、范围,按规定清除沾染,经剂量监测合格后继续工作,做好意外处理的记录并上报,尤其碘意外进入人体时,应及时预防性服用碘化钾(100mg时防护效果达到97%),以阻止在甲状腺内的蓄积。

4.放射性沾染的清除和废物处理

在进行放射性核素诊治后会有沾染的物品和用具,对其必须严格管理并遵循国家相关规定。做好放射性沾染的控制和清除,定期进行工作环境和工作台面的表面放射性沾染检查并做好记录。

(1)工作台面的放射性沾染,半衰期低于30天的核素在擦洗后仍留在台面上的可以覆盖,令其自然衰变,对半衰期长的核素的沾染,应除去表面或长期覆盖直到达到防护要求。

(2)对各种用品(如通风橱内的器皿和用具等)放射性沾染的除沾染,首先将物品浸泡于3%盐酸或10%柠檬酸中1小时,然后在清水中洗涤干净,再放入清洁液中浸泡15分钟,最后流动水下清洗干净。

(3)人员受到沾染后,用香皂或柔和的洗涤剂清洗体表,连续清洗5分钟后检查,直到合格为止。防护眼镜、个人衣物、床上用品有显著沾染时应放入容器,待衰变到可接受的水平以下时清洗、监测合格后作为干净用品处理。

(4)放射性废弃物按其形态分为固体、液体、气载废弃物,简称"放射性三废"。放射性废弃物不能以普通废弃物处理,而根据废物的形状、体积、所含放射性核素的种类、半衰期、比活度情况做相应处理,以防放射性物质对环境造成危害。

①固体放射性废弃物:放在加有屏蔽的污物桶,不可与非放射性废弃物混放,污物桶内有专用塑料袋;污物桶外设有外防护层和电离辐射标记,存放时注明废弃物类型、核素名称、比活度范围和存放日期。短半衰期固体废弃物在本单位放射性废弃物储存库中用衰变法处理,放置10个半衰期,放射比活度降到 $7.4 \times 10^4 Bq/kg$ 以下后,即可按非废弃物处理;长半衰期的固体废弃物应定期集中送交放射性废物处理部门处理(主要用焚烧法或埋存法);浸染的注射器、针头和破碎的玻璃器皿应防贮于不泄漏、较牢固并有合适屏蔽的容器内。

②液体放射性废弃物:包括放射性核素的残液、患者的排泄物、用药后的排泄物、呕吐物及清洗器械的洗涤液、污染物的洗涤水等。长半衰期的液体放射性废物应先用沉淀凝集、离子交

换法进行有效减容、固化,之后按固体放射性废物收集处置。放射性废水主要有稀释法、放置法及浓集法处理;注射或服用放射性药物患者应有专用厕所,对其排泄物实施统一收集和管理,储存 10 个半衰期后排入下水道系统。污水池须恰当选址,池底和池壁应坚固、耐酸碱腐蚀、无渗透性。池内沉渣如难于排出,可进行酸化,促进排入下水道系统。服碘患者的排泄物需加入 NaOH 或 10% KI 溶液,然后密闭存放处理。有放射性药物治疗的单位应设有污水池,存放放射性污水,直至符合排放标准时排放,废原液和高放射性废液应专门收集存放。

③气载放射性废弃物:放射性碘蒸气、气溶胶,经高效过滤后,排入大气,滤膜定期更换,并作为固体放射性废弃物处理。呼出的 ^{133}Xe 应有特殊的吸收器收集,放置衰变。

(5)放射性工作场所控制区和监督区都应备有放射性废物容器,容器上应有放射标志。放射性废物应按长半衰期和短半衰期进行收集,并给予适当屏蔽。

(郑生苓)

第二节　食管癌

食管癌是我国的常见恶性肿瘤,是发生于食管上皮的恶性肿瘤,从病理学上可分为食管鳞状细胞癌(简称鳞癌)和食管腺癌,我国以鳞癌多见,约占 90%,近年来腺癌也有增多趋势。本病发病情况在不同国家和地区差异很大,以非洲肯尼亚最高,日本、印度和中国的发病也很高。在中国以河南、河北、山西三省交界的太行山地区发病率最高。食管癌多见于 40 岁以上的男性,60~70 岁最多见,70 岁以后发病率逐渐降低;男性多于女性,男女之比为 1.6：1~2：1。

一、病因与发病机制

食管癌的病因尚未完全明了,在西方国家,食管癌的病因主要是吸烟和饮酒。在我国发酵霉变食物如酸菜、发霉的玉米等或小鱼虾发酵腐变制成的鱼露做调味品;由于水源污染或食物中过多的酸菜和真菌都可以增加亚硝胺类物质而诱发食管癌;维生素 C、维生素 B$_2$ 和 β-胡萝卜素的缺乏和微量元素钼、硒、锌、镁、钴、锰等低含量都是食管癌的发生诱因。食管癌的癌前疾病有贲门失弛缓症、食管裂孔疝、食管憩室、食管息肉与乳头状瘤和 Barrett 食管。

据统计在食管癌高发区,本病有阳性家族史者达 27%～61%。这种家族聚集现象除上述环境因素外,遗传易感性问题已引起重视,目前认为食管癌的发病原因极为复杂,可能系多种综合因素所致,尚待深入探索。

食管鳞状上皮细胞增生和食管癌的关系密切。食管癌的发生部位以中段为最多,约占 50%;下段次之,上段最少,分别约占 30% 与 20%。食管腺癌与 Barrett 食管有关,多发生在食管下段。

根据食管癌侵犯深度,可分为五级(表 10-2-1)。

表 10-2-1　食管癌 TNM 分级标准(AJCC:2009)

T:原发肿瘤
T$_x$ 原发肿瘤不能确定

T_0 无原发肿瘤证据

T_{is} 高度不典型增生（腺癌无法确定原位癌）

T_{1a} 肿瘤侵及黏膜固有层

T_{1b} 肿瘤侵及黏膜下层

T_2 肿瘤侵及固有肌层

T_3 肿瘤侵及纤维膜

T_{4a} 肿瘤侵及胸膜、心包、膈肌

T_{4b} 肿瘤侵及其他邻近器官

N：区域淋巴结

N_x 区域淋巴结无法确定

N_0 无区域淋巴结转移

N_{1a} 1～2 个区域淋巴结转移

N_{1b} 3～5 个区域淋巴结转移

N_2 6～9 个区域淋巴结转移

$N_3 \geqslant 10$ 个区域淋巴结转移

M：远处转移

M_x 远处转移无法确定

M_0 无远处转移

M_1 有远处转移

H：细胞类型

H_1 鳞状细胞癌

H_2 腺癌

G：分化程度

Gx 细胞分化程度不能确定

G_1 高分化癌

G_2 中分化癌

G_3 低分化癌

G_4 未分化癌

注：原发肿瘤至少应记录肿瘤的最大径，多原癌记为 T_m；区域淋巴结：AJCC 建议清扫淋巴结总数不少于 12 个，并应记录清扫的区域淋巴结总数；远处转移：锁骨上淋巴结和腹腔动脉干淋巴结不属于区域淋巴结而为远处转移

早期食管癌一般根据食管镜或手术切除标本所见，分为四型。

（1）隐伏型：是食管癌的最早表现，无隆起或凹陷，仅见食管局部光泽较差，稍呈潮红或伴细颗粒状，镜下为原位癌。本型内镜检查中易被遗漏。

(2)糜烂型:内镜黏膜有局部糜烂或略凹陷,边缘清楚,呈不规则地图样,糜烂面红色伴细颗粒状,镜下为黏膜内癌伴微小浸润癌。

(3)斑块型:黏膜有色泽灰白的局部隆起,呈扁平状,边界清楚,有时伴有糜烂或食管黏膜纵行皱襞中断,镜下见肿瘤侵及黏膜肌层或下层。多数为早期浸润癌。

(4)乳头型:又称为隆起型。病变呈结节、乳头或息肉状突入管腔,有蒂,可宽可窄,边界清楚,表面伴糜烂或渗出,肿瘤直径为1~3cm,镜下部分可呈早期浸润癌。

中晚期食管癌的病理形态也分为四型。

(1)髓质型:癌肿呈坡状隆起,侵及食管壁各层及其周围组织,受累食管壁不对称性增厚,切面呈灰白色如脑髓,常伴有深浅不一的溃疡,临床上以本型多见,恶性程度最高。

(2)蕈伞型:癌肿呈圆形或椭圆形隆起,向食管内生长,边缘外翻如蕈伞状,表面常有溃疡,属高分化癌,预后较好。

(3)溃疡型:表面有较深的溃疡,边缘稍隆起,溃疡表面有渗出和污秽苔附着,不易引起食管梗阻,但易发生穿孔和出血。

(4)缩窄型:癌肿呈环形生长,质硬,累及食管全周,引起食管梗阻,缩窄上段食管明显扩张,切面富含结缔组织。本型较少见。

食管癌的扩散和转移有三种途径:①直接浸润,侵犯其邻近器官,上段食管癌可侵犯喉、气管等部位,中段食管癌常累及支气管、肺门、奇静脉、胸导管和胸主动脉等处。②淋巴转移,上段食管癌经淋巴管转移至锁骨下动脉气管旁、颈深部及锁骨上淋巴结等。中下段食管癌主要转移至食管旁、肺门、气管分叉下、心包旁、贲门旁淋巴结等处。无论上段、中段、下段食管癌均可逆行性转移至腹腔淋巴结。③血行转移,晚期可血行转移至肺、肝、肾、骨、肾上腺、脑等处。

二、临床表现与诊断

(一)临床表现

1.进行性咽下困难

咽下困难是本病的早期症状。起初仅在吞咽食物后偶感胸骨后停滞或异物感,并不影响进食,有时呈间歇性,故可不引起重视。此后出现进行性咽下困难,每当进食即感咽下困难,先对固体食物咽下困难后发展至对半流质、流质饮食也有困难,过程一般在6个月左右。

2.食物反流

由于食管癌的浸润使狭窄近段食管发生扩张,食管及分泌物潴留,常出现食物反流和呕吐症状,反流和呕吐物包括食物、黏液、血液和脱落下来的坏死组织等,带有腐臭味,这些潴留物误吸入气管可造成吸入性肺炎甚至窒息。

3.咽下疼痛

在咽下困难的同时,进食可引起胸骨后灼痛、钝痛,特别在摄入过热或酸性食物后更为明显,片刻自行缓解,系因癌肿糜烂、溃疡或近段伴有食管炎所致。疼痛可涉及胸骨上凹、肩胛、颈、背等处。晚期患者因纵隔被侵犯,则呈持续性胸背疼痛。

4.出血

食管癌浸润血管可出现呕血和黑便,以溃疡型多见,肿瘤外浸至胸主动脉可造成致死性大出血。

5.其他

长期摄食不足导致明显的慢性脱水、营养不良、消瘦与恶病质。有左锁骨上淋巴结肿大或因癌扩散转移引起的其他表现,如喉返神经麻痹或反流吸入性喉炎所致声嘶、食管气管或支气管瘘所致的呛咳与肺部感染、食管纵隔瘘所致纵隔炎或脓肿、食管-气管瘘所致颈胸皮下气肿等。

(二)诊断

1.食管脱落细胞学检查

患者吞入带有乳胶气囊和网套的塑料管,充气后缓慢拉出,对套网上的擦刮物做涂片检查。目前随着胃镜检查的普及应用,此法已基本不用。

2.内镜检查

(1)早期食管癌的内镜表现:凡局限于食管黏膜内及黏膜下层的食管癌,称为早期食管癌。早期癌灶比较小,应仔细观察,对于这些小的病变,特别是表面光滑、颜色基本正常,类似于良性病变,活检就非常重要。

(2)中晚期食管癌的内镜表现和分型:凡肿瘤侵及肌层者,称为中晚期食管癌。具有肿块突出或有深溃疡、管腔狭窄等特点,容易辨认诊断,共分为四型。

食管癌的内镜活检率一般在90%以上。活检时注意病变四周及中央不同部位的钳取,共4~6块。要求第1块取准,避免活检部位出血后影响准确钳取病变组织。若配合细胞刷取细胞涂片等辅助措施,可提高阳性率。

食管癌管腔明显狭窄或肿块型表面黏膜完整,不易准确钳取到癌组织,活检多为阴性。

3.超声内镜检查(EUS)

能清楚显示癌组织侵犯食管壁的深度和范围、周围器官和淋巴结有无转移,为食管癌分型、分期和制订治疗方案提供可靠依据。必要时可行诊断性穿刺协助确诊。超声内镜检查通过观察纵隔、贲门部淋巴结来判断转移的可能性。若淋巴结直径小于5mm,很少有转移。淋巴结直径大于10mm,若为圆形,50%以上转移为阳性;若为椭圆形,则有14.3%转移为阳性。

4.食管X线检查

吞钡后进行食管X线气钡双重对比造影,有利于观察食管黏膜形态。在食管癌可见食管局部黏膜增粗或中断,有时呈小龛影。当癌瘤在壁内扩散,可见食管壁局部僵硬,不能扩张。后期则见病变处有不规则狭窄、黏膜皱襞明显破坏与充盈缺损,其近段有轻至中度扩张与钡剂潴留。有条件时可进行CT检查,可显示食管壁厚度、食管与邻近纵隔器官的关系,明确癌肿外侵范围,有利于制订治疗方案,但不能发现早期癌。

5.正电子发射体层摄影术(PET)检查

随着正电子发射体层摄影术检查在肿瘤性病变诊断、治疗及随访中应用越来越广泛,食管肿瘤原发灶及其远处转移的检测率大大提高,且可以发现隐匿型淋巴结及远处组织的转移,为术前分期提供更准确的参考信息。PET检查是功能性显像,图像不受解剖改变的影响,且能根据肿瘤组织代谢变化来评价其对化疗的敏感程度,其诊断敏感性和准确性均优于CT检查,尤其对术后复发病灶的诊断方面优势更明显,且能指导方案选择,评估预后情况。然而,PET

图像结构对比度差,不能提供准确的解剖位置,对病灶的定位能力不及 CT 检查。与 CT 融合技术的出现,弥补了 PET 的这一缺点。根据 PET-CT 融合图像,制订靶区放疗计划,可以更有效地保护周围的正常组织。

三、治疗

目前食管癌确诊时有 80％为局部晚期和晚期患者,对于局部晚期和晚期患者,治疗效果不理想。从全球范围来看,食管癌总体 5 年生存率在 15％左右。

(一)早期食管癌及癌前病变治疗原则

1.轻度和中度不典型增生

中度不典型病变可采用氩离子束凝固技术治疗,内镜下黏膜切除术(EMR)等。轻度不典型增生可随诊。

2.重度不典型增生

可采用 EMR 处理,原位癌及黏膜内癌必须采用 EMR 或内镜下黏膜剥离术。

(二)食管癌分期治疗模式

1.Ⅰ期($T_1N_0M_0$)

首选手术治疗。如心肺功能差或不愿手术者,可行根治性放疗。完全切除的Ⅰ期食管癌,术后不行辅助放疗或化疗。内镜下黏膜切除仅限于黏膜癌,黏膜下癌行标准食管癌切除术。

2.Ⅱ期($T_2 \sim T_3N_0M_0$、$T_{1\sim2}N_1M_0$)

首选手术治疗。如心肺功能差或不愿手术者,可行根治性放疗。完全切除的 $T_2 \sim T_3N_0M_0$ 食管鳞癌,术后不行辅助化疗或放疗;完全切除的 $T_{1\sim2}N_1M_0$ 食管鳞癌,术后辅助放疗可提高 5 年生存率,不推荐术后化疗;完全性切除的 $T_2N_0M_0$ 食管腺癌,术后不行辅助放疗或化疗;完全性切除的 $T_3N_0M_0$ 和 $T_{1\sim2}N_1M_0$ 的食管腺癌,可以选择氟尿嘧啶方案的术后放化疗。

3.Ⅲ期($T_3N_1M_0$、$T_4N_{0\sim1}M_0$)

$T_3N_1M_0$ 和部分 $T_4N_{0\sim1}M_0$(侵及心包、隔膜和胸膜)的患者,目前仍首选手术治疗,有条件医院可开展新辅助放化疗研究。与单纯手术相比,术前化疗价值未定,术前放疗并不能改变生存率。但是术前检查发现肿瘤外侵明显,手术不易彻底切除的食管癌,通过术前放疗可以增加切除率。Ⅲ期以上患者,术后辅助放疗可能提高 5 年生存率。完全切除的食管鳞癌,不推荐术后化疗;完全切除的食管腺癌,可以选择含氟尿嘧啶方案的术后辅助放化疗。不能手术的Ⅲ期患者,目前的标准治疗是同步放化疗。

4.Ⅳ期(任何 T 任何 NM_{1a}、任何 T 任何 NM_{1b})

以姑息治疗为主要手段。治疗方法的选择要依据患者一般情况、治疗前患者有无明显体重下降以及是否存在中到重度贫血等不良预后因子。若存在不良预后因子,治疗以最佳支持治疗为主,必要时姑息性放疗和腔内放疗,食管支架或胃造瘘等措施减轻进食梗阻和转移灶压迫症状。若没有不良预后因子,以全身治疗为主(化疗和靶向药物等),同时给予姑息性外照射和腔内放疗等局部治疗措施。

（三）化疗及靶向药物治疗

食管癌属于对化疗不够敏感的肿瘤。食管鳞癌化疗方案有：顺铂＋氟尿嘧啶、顺铂＋伊立替康、顺铂＋紫杉醇、奥沙利铂＋氟尿嘧啶。食管腺癌常用化疗方案是表柔比星＋顺铂＋氟尿嘧啶。泰欣生（尼妥珠单抗）人源化单克隆抗体药物，被认为是治疗食管癌有效的靶向药物。

（四）放疗

食管癌放疗有外照射和内照射之分。

1.外照射

又分为与手术结合的术前放疗、术后放疗、与化疗综合的放化疗和单纯放疗等。

（1）根治性外照射适应证：一般情况好，KPS 评分 70 分以上；没有远处淋巴结转移（M_{1a}）和远处脏器转移（M_{1b}）的局部区域性食管癌；没有纵隔炎、出血、穿孔及其他无法控制的内科疾病。根治性外照射禁忌证：食管穿孔、活动性食管大出血；KPS 评分 40 分及以下。关键器官耐受剂量：脊髓最大剂量≤45Gy；肺的平均剂量≤15Gy；心脏平均剂量≤30Gy。

（2）术前放疗的目的是使肿瘤退缩和降期，使不能直接手术切除或难以切除的病灶转化为可切除病灶；受到射线损伤的癌细胞即使在术中脱落或挤压进入血循环也难以存活，可减少手术中医源性播散的风险。

（3）术后放疗：食管癌术后局部复发率高达 40％～60％，术后复发者再行放疗效果较差。根据手术后肿瘤残留状态，食管癌术后放疗分两种：术后预防性治疗，手术切除后并无可见肿瘤病灶或镜下肿瘤残留，目的是提高局部和区域控制率；术后根治性放疗，术后病理或影像学资料显示存在镜下或肉眼肿瘤残留病灶，通过放疗控制术后残留的肿瘤病灶。

（4）术中放疗优点为：有利于射线直接投照到需要照射的范围；有效保护了照射区域外的正常组织和器官；射线易调整和控制；缩短放疗总疗程。适应证：能够完全切除的食管癌，切除肿瘤前对肿瘤和肿瘤周围的瘤床进行照射；姑息性切除的肿瘤，切除肿瘤后对不能切除的食管病灶和瘤床进行照射；完全不能切除的肿瘤不做分离，直接对瘤块进行照射；对有淋巴结转移的部位进行照射。

2.腔内放疗

食管癌腔内放疗是利用食管的天然腔道将放射源引入到食管腔内，对病变处进行近距离放疗的一种方法。近距离放疗可降低邻近组织的照射量，但靶区剂量分布极不均匀，有效放射范围有限；食管癌腔内放疗适应证：食管腔内病灶小，而且无区域淋巴结或全身转移者。禁忌证：食管瘘、颈段食管肿瘤（因治疗可能引起气管食管瘘）；无法通过的食管梗阻。腔内放疗绝大多数作为外照射的一种补充手段，很少用单一的腔内放疗，除非是姑息治疗。

食管癌的预后主要与肿瘤的临床病理分期、及时合理的治疗、肿瘤切除的彻底性以及患者自身的免疫力等相关。全球总体 5 年生存率在 15％左右。早期食管癌手术及放疗的 5 年生存率均在 60％以上。未经治疗的进展期食管癌平均生存时间为 9 个月左右；未经治疗的晚期食管癌平均生存期为 3 个月。

四、食管癌护理

(一)术前护理

1.术前评估要点

(1)进食状况评估:评估患者饮食习惯,包括日常是否进食过快,常吃霉变食物,喜食过热、过硬、腌制品食物;有无长期饮烈性酒、抽烟、口腔清洁不佳或存在慢性疾病;有无在食管癌高发区长期居住史;进食时吞咽有无哽咽、呕吐、消化道出血、胸骨后疼痛、异物感、下行缓慢等症状;进食干或稀食物有否差别;近期进食量和体重有否下降。通过了解进食状态可以评估症状与肿瘤部位、分期及病理类型之间的关系,当肿瘤侵犯食管周径小于 1/3 时,患者仍可进普通饮食,超过周径 2/3 时,可以引起一系列临床症状。

(2)营养风险评估:食管是消化道的第一段,也是最细的部分,食管发生恶性肿瘤后,极易发生管腔狭窄,影响进食,使营养素摄入不足,引起营养不良。另外,肿瘤在生长和发展过程也"盗用"了大量的营养,从而更加重了机体的消耗,使营养不良进一步加重。食管癌根治手术创伤大,操作复杂,风险高,对将手术的患者进行评估十分重要。一般认为,白蛋白<35g/L,转铁蛋白<2.0g/L,前白蛋白<0.16g/L,提示营养不良。有研究结果表明,入院时即有 26.35% 的肿瘤患者具有营养不良,45.56% 的患者具有营养风险,且高于非消化道肿瘤手术患者。营养不良是影响手术并发症的独立预测因子和长期生存的主要因素。因此对于食管癌手术患者,早期识别患者营养状态,对于存在营养不良及营养风险患者及时采取营养干预有重要意义。入院时要应用主观全面营养评价法(PG-SGA)筛查患者的营养风险,PG-SGA 是由美国营养师协会大力推荐与广泛使用的最为理想、应用最广的一种适合于肿瘤患者的评价工具。具体内容包括体重、摄食情况、症状、活动和身体功能、疾病与营养需求的关系、代谢方面的需要、体格检查等 7 个方面,前 4 个方面由患者自己评估,后 3 个方面的评估由责任护士完成。评估结果分为 SGA-A(营养状态良好 0~1 分),SGA-B(中度或可疑营养不良 2~8 分)、SGA-C(严重营养不良≥9 分)。

(3)呼吸系统评估:开胸手术术后容易发生肺不张、肺感染。有资料显示,长期大量吸烟患者(吸烟>20 支/d 或烟龄超过 20 年),气道内纤毛波浪运动迟缓,清除黏液和吸入小微粒或其他物质的能力减弱,术后肺感染发生率 38.2%,而少量吸烟者术后肺感染发生率为 12.5%。因此要仔细了解患者吸烟的持续时间和每天(或有规律的)吸烟支数。

(4)术前分期和手术耐受能力评估:合理安排患者的各项检查,如心电图、肺功能检查、心脏超声检查、食管 X 线钡餐造影检查、纤维食管胃镜检查、内镜超声、CT 扫描、MRI、PET-CT等。通过检查了解患者的术前分期和耐受手术的能力。

(5)心理及社会支持系统评估:胸部肿瘤手术涉及与生命相关的重要脏器,患者心理压力较大。了解患者对疾病的认知程度,有无心理不良反应,如紧张、焦虑、恐惧、情绪低落、对手术的态度等;家属对患者的关心程度、支持力度、家庭经济承受能力。

能否耐受手术和预测手术后可能出现的并发症是评估的重点,其中对手术影响较大的是患者的营养状况、呼吸和循环的功能。

2.手术前准备

(1)改善营养状况:2013年中国抗癌协会肿瘤营养与支持治疗专业委员会推荐的临床路径是无营养问题的直接手术治疗,重度营养不良必须先营养干预,轻或中度营养不良者进行营养教育。特别是患者在术前经常需要空腹完成各项检查,错过进食时间,进食量减少,术前又要清洁肠道,导致本已处于负氮平衡的身体状况更加"雪上加霜"。因此应根据患者进食状况制订个体化饮食指导计划。鼓励进食高蛋白质、高热量、少纤维的饮食。有吞咽困难者可指导家属将食物用搅拌器打成糊状或流体状。必要时添加肠内营养乳,推荐剂量为 200～1200mL/d,520～1560kcal,分次口服,100mL/次,间隔 30 分钟。开瓶后应倒入杯中再饮用,直接口对瓶饮用会使瓶内剩余营养液污染并引起变质。初始使用时,应从小剂量、低浓度开始,逐步加量,室温5℃～25℃保存,不得冰冻。开启后最多可在冰箱内(2℃～8℃)保存 24 小时。对食欲差、严重营养不良伴有消化功能障碍者,可采用肠外营养。血红蛋白<100g/L、白蛋白<30g/L 者,应输新鲜全血或血浆,迅速改善其营养状况。

(2)呼吸系统准备

①戒烟:研究发现,术前至少应禁烟 2 周,才能使痰量减少。指导患者戒烟的方法包括餐后喝水、吃水果或散步,做一些事情分散注意力,摆脱饭后一支烟的想法。研究表明,在戒烟初期多喝一些果汁可以帮助戒除尼古丁的成瘾。吸烟者的手和嘴每天都会很多次重复吸烟的动作,戒烟之后一般不会立即改掉这个习惯性动作,所以可选择一些替代品来帮助克服,如咀嚼无糖口香糖等可针对嘴上的习惯,握铅笔等针对手上的动作。

②呼吸功能锻炼:正确的呼吸训练可使胸廓扩张,有利于萎陷的肺膨胀,增加气体交换和弥散,在减轻症状与体征的同时增加承受手术的能力,对预防术后并发症有显著作用。特别是老年人,肺实质已发生变化,纤维结缔组织增加,肺弹性减弱、肺泡塌陷,导致肺的顺应性下降、呼吸阻力增加而引起肺通气和换气功能减退。护士不仅要认真讲解呼吸功能训练是帮助手术后排痰,促进肺复张,控制肺感染的重要方法,同时还要加强指导,使患者积极配合练习。主要方法如下。

a.咳嗽训练:指导患者深吸气后用腹部的力量做最大咳嗽,保持胸廓相对不动以减少开胸术后的伤口疼痛,通过膈肌的运动来实现肺膨胀与震动,不仅可使肺复张也可以咳出痰液。每天练习 3 次,每次 20 分钟左右。

b.缩唇呼气训练:在呼气时将嘴唇缩紧,增加呼气时阻力,使呼吸道较长时间地打开,增加气体从肺泡内的排出,减少肺内残气量。

c.腹式呼吸训练:膈肌下降 1cm 时,肺组织可多吸入约 300mL 气体,故腹式呼吸能明显增加肺泡通气量。患者坐卧或平卧于床上,腹肌充分放松,一手放于胸骨柄,一手放于腹部,头、双肩及上肢放松,用鼻深吸气,吸气时使膈肌尽量下降,吸至不能再吸屏气 1～3 秒,用口呼气,呼气时口唇拢缩成鱼口状,同时收缩腹部,放于腹部的手感觉到吸气时抬起,呼气时落下,放于胸部的手几乎不动。每天 2～3 次,每次 15 分钟左右。护士每日要认真评估患者练习的效果,及时给予指导,使患者能够熟练掌握腹式呼吸技巧。

d.呼吸训练器练习:根据患者肺活量遵医嘱设定目标容量,患者取坐位,连接后嘱患者缓慢深吸气,使第一格内小球上升到顶,其他格内小球停留不动,屏气 2～3 秒。继续快速吸气,使第二格内小球上升到顶,第三格内小球不动,屏气 2～3 秒,观察浮标升起时显示吸气时的空气量。休息 1～3 分钟后,重复上述训练 10 次。每日训练 2～3 次。

e.登楼梯运动训练:登楼梯过程中,整个心肺系统及氧输送系统负荷增加,在一定程度上模拟了手术给患者施加的负荷。研究显示,登楼梯试验不但可以推荐作为开胸患者手术前一个简便易行的常规心肺功能评估方法,而且术后心肺并发症与术前登楼梯能力明显相关,无法登上 12m 高度楼梯的患者的术后心肺并发症发生率和死亡率分别是能登上 22m 高度患者的 2.5 倍和 13 倍。因此要特别重视肺功能处于能否手术的边界状态、高龄、有合并其他心肺疾病或需全肺切除的患者。训练方法是在患者充分休息和进食后 2 小时进行,鼓励患者尽可能在 2 分钟内匀速登上 5 楼,2 次/天。登楼梯过程中出现胸闷、力竭、自觉明显心慌气短则停止。

f.原地做蹲起运动:从每次 5 个开始,逐渐增加,3 次/天。每日早晚到室外活动,散步 50m 或慢跑 50m,不要求速度和时间。

③保持口腔清洁:口腔卫生欠佳者,应劝告按时刷牙,漱口液漱口,3～4 次/天,特别是有呕吐或胃食管反流患者,应反复强调在餐后或呕吐后及时漱口。有龋齿及严重牙垢者,应及时治疗。

④慢性肺部疾病或肺部感染的患者,按医嘱进行解痉、抗感染、雾化吸入等对症治疗。

(3)心理准备:手术复杂、创伤大、病理结果、手术费用和家庭负担等都使患者充满了恐惧与纠结。特别是对于术后"禁食水",很多患者和家属由于在理解上存在误区而存在恐惧心理,过度的恐惧会增加应激反应。研究显示食管癌手术患者焦虑、抑郁的发生率分别为 80.7% 和 68%,一旦发生焦虑、抑郁,患者不能很好配合手术,增加手术的危险性和术后并发症的发生率。因此,要耐心向患者及家属详细介绍治疗方法、目的和意义,详细说明同术期各治疗方法和各阶段所需的时间等,减轻生理应激反应,增强患者战胜疾病的信心,使患者平稳渡过围术期,减少手术并发症的发生。

(4)皮肤准备:目前食管癌的备皮以淋浴清洁为主,手术前一天指导患者用毛巾蘸沐浴液或皂体进行全身洗浴,重点加强手术部位皮肤的清洗,脐孔应用液状石蜡清洁脐部污垢。毛发浓密部位应用医疗专业皮肤脱毛剂。手术区皮肤准备范围如下。

①后外侧切口:最常用,它分为左侧和右侧后外侧切口。术侧前正中线至后脊柱线,包括腋下,上至锁骨水平线,下至剑突。

②食管三切口:左颈部、右胸部(同后外侧切口)、腹部(包括脐部和会阴部、两侧至腋中线,大腿上 1/3 部)。

(5)输血的准备:胸部肿瘤相邻众多重要脏器,手术复杂,风险较大,解剖时易造成出血,如果肿瘤侵犯心脏、大血管,手术难度更大,术中出血更多。因此术前对手术的难度和范围要有充分的评估,备足血量。

(6)肠道准备

①对有明显进食后梗阻者,术前 3 天开始每晚经胃管给予温生理盐水冲洗食管及胃,缓解局部充血水肿,有利于术后吻合口愈合。

②术前一天晚流质饮食,根据医嘱进行肠道准备。结肠代食管手术患者,术前 3 天进高热量无渣饮食,每晚温盐水灌肠一次。

近年来,国内多家医院开展了食管癌快速康复外科的多项研究,如术前晚正常进食,术前2小时饮糖盐水300～500mL等措施提高手术耐受性,降低术后胰岛素抵抗的发生。

（7）手术当日准备

①皮肤准备:手术当日晨,使用2%葡萄糖氯已定消毒溶液涂擦手术区皮肤两遍,协助患者更换清洁的衣服,与医生共同核查手术体表标识。

②术日晨留置胃管及营养管,遇梗阻部位严重时不宜用力,以免出血。可置于梗阻部位上端,待手术中直视下置入。若行空肠造瘘,术前仅置胃管即可。告知患者胃管与营养管的重要性,切勿自行拔除。

③测量生命体征,若体温、血压升高,及时通知医生。

④抗生素在术前30分钟应用,并在手术核查单上注明时间。

⑤与麻醉医生共同核对手术患者信息,在手术核查单上签字后交接患者。

（8）手术床单位准备:患者接入手术室后,应准备好麻醉床,床旁备输液泵、微量泵、多功能监护仪、吸痰用物、氧气用物（鼻导管与吸氧面罩）,检查上述物品处于正常备用状态。另备胃肠减压袋、胃管固定贴、各引流管标识、约束带等。

（二）手术后护理

患者手术毕送回病房后,监护室护士要和医生确认手术术式;了解手术的难易程度,对机体的影响程度;有无特殊注意事项,术中出血、输血、输液、尿量情况;以及带入监护室的液体种类,各种药物的浓度等;检查皮肤有无电灼伤和压伤,肢端温度较低时,应注意保暖与复温。妥善固定各类管道并在醒目位置贴管道标识。

1.体位

全麻未完全清醒前予以去枕平卧位,头偏一侧,及时清除口腔、呼吸道内分泌物,防止窒息或呼吸道感染。通气道要在患者完全清醒后及时拔除,以免患者不耐受、躁动、屏气,从而加重呼吸、循环的不稳定性。特别注意肥胖、颈部较短者,其舌根容易后坠。清醒后床头抬高30°～40°,有利于胸膜腔内积液、积气引流,改善患者呼吸和循环功能,并能减轻伤口疼痛,增加患者舒适度。定时协助患者翻身。

2.呼吸道管理

（1）吸氧:开胸手术后均有不同程度的缺氧,湿化吸氧是缓解缺氧症状,保证全身氧供的直接方法。术后1～3天,氧流量4～6L/min,COPD患者鼻导管吸氧流量<3L/min,症状改善可改为间断吸氧,一周后视病情需要吸氧。术后避免长时间吸入高浓度氧气（氧浓度>35%）,防止氧中毒。

（2）排痰:食管手术创伤大,伤口涉及胸腹,患者因疼痛不敢用力咳嗽;老年患者术后体弱无力咳嗽;也有患者没有掌握正确咳嗽方法,这些均可能造成呼吸道内分泌物潴留,阻塞呼吸道,引起肺不张和肺感染。因此想方设法帮助患者排痰是胸科医护人员非常重要的一项工作。排痰措施主要包括一般措施和特殊措施两方面。

①一般措施

a.患者主动排痰:首先要耐心解释排痰对预防术后肺炎、肺不张的重要作用,告知无效咳痰会引起患者疲倦、胸痛、呼吸困难、支气管痉挛加重,取得患者全面合作,主动用力咳嗽排痰。

咳嗽时协助患者立位或坐位,用两手掌按压术侧胸壁,一方面产生较高的胸膜腔内压和气流速度有利排痰,另一方面可以减轻疼痛。

b.拍背咳痰:每天每 2 小时给患者叩击胸背一次。方法:握起手心屈曲成碗状、放松手腕,依靠腕动的力量双手轮流有节奏地在引流部位的胸部上叩拍,促进受压部位分泌物的松动。叩背的顺序是沿着脊柱两侧支气管大致走向、由下到上向心性叩击,根据患者情况叩拍,每次 1～5 分钟。也可用振动排痰机振动胸肺部,振动幅度为 10～15Hz,10 分/次,2～4 次/天。避免叩拍背部伤口、锁骨、前胸及脊椎部,不能在裸露的皮肤上叩击。

c.雾化吸入:开胸手术破坏了胸壁的完整性,麻醉插管可能造成气管及声带水肿、充血,同时造成呼吸道纤毛系统被破坏,使患者咳嗽、排痰困难。雾化吸入是将水分和药液形成气溶胶的液体微滴或固体微粒,被吸入并沉积于呼吸道和肺泡靶器官,以达到治疗疾病、改善症状的目的。同时雾化吸入也具有一定的湿化气道的作用,是一种简便易行、效果明确的祛痰方法。目前,临床常用的雾化方法是氧气雾化(SVN)和超声雾化(USN)两种,前者是通过压缩空气泵产生的气源的压力和流量较为恒定,治疗效果的同质化、可比性更好,更适用于比较临床疗效;后者是由于超声的剧烈震荡可使雾化容器内的液体加温,这对某些药物如含蛋白质或肽类的化合物可能不利,超声雾化对混悬液(如糖皮质激素溶液)的雾化效果也不如氧气雾化。使用 SVN 时,频率为 15～20 分/次,4 次/天,保持一定的流量(6～8L/min)和管道的通畅。COPD 伴呼吸衰竭,高流量氧气雾化吸入在迅速提高 PaO_2 的同时,也会加重二氧化碳潴留。其原因可能是药液低渗,防腐剂诱发,气雾温度过低或对药液过敏所致。应寻找原因,及时采取防治措施。

d.刺激气管:一手在背后扶住患者,另一只手的拇指指腹在患者深吸气末用力咳嗽时按压胸骨上窝处气管,咳嗽时松开,刺激气管黏膜引起咳嗽反射,促进排痰。

②特殊排痰措施

a.鼻导管吸痰:当肺内有大量痰鸣音或一侧肺呼吸音减低并且患者咳痰无力时,应果断采用鼻导管吸痰,吸出声门以上的痰液,同时导管刺激黏膜引起主动咳嗽,咳出深部痰液,避免肺感染和肺不张。

b.环甲膜穿刺:患者取半坐位,头后仰,用手指纵向固定颈部气管,取 10mL 注射器抽吸无菌生理盐水 5mL,将注射器针头经环状软骨与甲状软骨之间的环甲膜刺入,回抽注射器有气泡逸出,证实已刺入气管,嘱患者吸气末屏气,迅速将注射器内无菌生理盐水推入气管,拔出针头。此时患者出现呛咳,可将气道内分泌物咳出。本操作要防止进针过深,以免咳嗽时划破气管膜部。拔针后按压 2～3 分钟,偶有轻微出血和皮下气肿,一般不需特殊处理。

c.纤维支气管镜吸痰:体弱无力排痰或已有肺不张,鼻导管吸痰无效者,采用此法。一般在床旁局部麻醉下施行。尽量取半卧位,咽喉部局部喷雾麻醉,痰液不易吸出时,可经气管镜快速注入黏液溶解剂,使痰液稀释,有利于痰液吸出。吸痰对患者的刺激性较大,易诱发支气管痉挛,操作期间要给患者充分供氧,以防缺氧造成心脑血管并发症发生。吸痰过程中密切监测患者意识、外周血氧饱和度和心率的变化。

d.气管内插管或切开:已有大量分泌物积聚而致呼吸道梗阻或有较严重的呼吸功能不全时,应及早行气管内插管或切开,彻底清除分泌物或以呼吸机辅助呼吸。

总而言之,患者排痰遵循由主动到被动、无创到有创的原则。正确的咳痰、拍背方法以及切实认真地落实有时可以起到抗生素难以达到的效果。

③痰液的观察

a.痰的性质:术后第一口痰多为暗红色血性黏痰、黑灰色胶冻状痰,一般是麻醉插管造成黏膜损伤或手术支气管出血所致。如果有感染,逐渐变为黄色黏痰,也可为血丝痰。随感染逐渐控制,组织愈合,纤毛功能恢复,痰液逐渐变浅为白色痰液。

b.痰量变化:术后1~3天由于气管插管、吸痰等对气管黏膜的损伤,痰量较正常时多,如果肺与支气管感染加重,痰量会明显增多,特别是既往有慢性肺疾患的患者。若痰量突然增多且为泡沫痰时,要高度警惕心力衰竭的可能性。

④呼吸功能监测:呼吸功能监测的意义在于早期发现缺氧和二氧化碳潴留,使呼吸衰竭的患者得到早期诊断和治疗。基本呼吸功能监测包括呼吸频率和幅度、皮肤黏膜色泽、外周血氧饱和度、肺部听诊、血气分析以及胸片检查。听诊发现呼吸音减弱或消失提示肺膨胀不全、肺不张或胸腔积液;局部湿啰音提示呼吸道分泌物、肺水肿及左心功能不全;局部哮鸣音多表示存在气管、支气管痉挛。

3.胸腔引流管的护理

术后放置胸引管的目的是维持胸腔负压、引流胸腔内积气、积液,促进肺复张。食管手术的引流管位置一般在第8肋间与腋中线相交处。患者术后返回病房,要打开胸带确认管道位置与深度,注意胸带要松紧适宜。

(1)保持密闭性:检查水封瓶及管道有无漏气,水封瓶的长管应置于液面下2~3cm,并保持直立,以免空气进入;每次换引流瓶时,要盖紧瓶盖,各部衔接要紧密,切勿漏气;水封瓶被打破,应立即夹闭引流管,另换一水封瓶,然后开放,排除胸腔内气体。

(2)保持引流通畅:为保持引流通畅,手术后要经常挤压引流管,一般情况下,术后每15~30分钟挤压一次,以免管口被血凝块、纤维素性物质堵塞。稳定后2~4小时挤压一次。方法:①护士站在患者术侧,双手握住引流管,距插管处10~15cm,太近易使引流管牵拉引起疼痛,太远则影响挤压效果。挤压时两手前后相接,后面的手用力捏住引流管,使引流管闭塞,用前面手的示指、中指、无名指、小指指腹用力,快速挤压引流管,使挤压力与手掌的反作用力恰好与引流管的直径重叠,频率要快,这样可使气流反复冲击引流管口,防止血凝块形成而堵塞管口,然后两只手松开,胸腔内积液由于重力作用可聚积于引流管下端。②用止血钳夹住引流管下端,两手同时挤压引流管然后打开止血钳,使引流液流出。遇到特殊情况时,如患者发生活动性内出血,应时刻注意挤压引流管。

(3)引流管长短要适度:一般为1.5m,过长不易观察波动和管理,过短易造成引流液回吸与滑脱。液面低于引流管胸腔出口处60~70cm。

(4)预防上行感染:管内水柱不要过高,以免管腔内有污染,导致细菌上行繁殖到胸膜腔内;引流管内不得有渗液或有血凝块滞留,因为渗液和血液均为细菌繁殖和上行传播的条件。

(5)胸腔闭式引流管的监测

①颜色和性质:正常胸引液为淡黄色、清亮、无味;术后从血性液逐渐过渡到血水液。若颜色为鲜红色或胸引液中血红蛋白含量接近静脉血中的含量时,可考虑为活动性出血。术后胸

引量增多,进食后胸引颜色为乳白色,应考虑是胸导管损伤所致乳糜胸。若颜色混浊,可考虑感染性胸水。

②引流量:通过对于胸引流管引流液的量和颜色变化的观察,可以判断有无术后早期胸内出血的发生?术后 24 小时胸引量＜500mL 属正常范围。若血性引流液较多,应记录每小时胸引量,胸瓶上做标记,及时报告医生二血性胸引量 24 小时超过 800mL;或 1 小时超过 200mL,连续 4 小时无减少;或虽经大量输血而休克征象无明显改善;或估计胸内有大量积血,均应考虑立即开胸探查止血。

③水柱波动:水柱波动高低间接反映了患者的呼吸幅度和胸内残腔大小。正常波动在4～6cm。术后患者因伤口疼痛而呼吸较浅时,水柱波动较小。波动大提示胸内残腔大,术后残肺未填充,应加强吸痰和膨肺治疗。波动消失,患侧呼吸音减弱或出现皮下气肿时,提示存在气胸致肺萎陷,应检查引流管内是否有血纤维素堵塞、胸引管被胸带压迫或打折、引流管脱出胸腔位于皮下。如果引流管不断有气泡逸出,可能是手术本身造成的肺漏气,应视其程度予以处理。

(6)拔管指征:48～72 小时后,查胸片示肺完全复张,24 小时引流液＜100mL,波动 1～2cm,胸引液颜色正常,无气体排出,患者无呼吸困难即可拔管。拔管后密切观察生命体征,及时发现病情变化。

4.口腔护理

禁食水或免疫力低下时,栖息于口咽部的细菌和外来的细菌自然下移到下呼吸道,同时食管癌术后容易发生胃液反流,因此食管癌术后患者容易发生肺感染或发生误吸性肺炎。从细菌学的角度,尽管不可能将口腔内的细菌数减少到零的程度,但要将细菌总数、菌种控制在一定限度内,降低肺部感染发生率。口腔细菌多可形成生物被膜薄层,而清除困难。因此,口腔护理非常重要,每日早晚刷牙两次,每 4 小时用漱口液含漱 3～5 分钟(研究报道,口腔护理液可以选择氯己定以及弱酸性的液体),特别是患者咳痰后要及时给予漱口,及时清理舌苔上残余的痰液。研究认为,术后第 1 日开始咀嚼无糖型口香糖(4～5 次/天,2～3 粒/次,咀嚼 15～20 分钟)不但清洁口腔,防止口腔内细菌大量繁殖,保持口腔清洁无异味,还可以使胃肠蠕动增加,刺激排气;但是咀嚼时要注意防止误吸。结肠代食管的患者,因结肠逆蠕动,患者常嗅到大便气味,需向患者解释原因,并指导其加强口腔卫生,一般此情况半年后会缓解。

5.胃管与营养管护理

食管癌术后需留置胃管行胃肠减压,以减少对吻合口的拉力、保障胃壁的血运,防止胃内容物过多挤压肺而影响呼吸,防止胃液反流发生误吸和吻合口瘘。另外,患者还需留置营养管以保证营养需求,营养管置管途径包括鼻肠管和空肠造瘘管,前者采用聚氯乙烯材料制成,含有增塑剂,柔韧性差,术中放入空肠,留置 7 天左右;后者采用聚氨酯材质制成,组织相容性好,管壁薄、内径粗、内壁光滑,对患者刺激小,术中放置,可以留置 6～8 周。

(1)确认深度术后要及时检查胃管及营养管的深度,胃管置于胃内,距鼻孔一般为 30～40cm。营养管置于空肠内,蔡氏韧带下 15～20cm,距鼻孔一般大于 60cm。妥善固定,并在管道标识上注明置管时间与深度,班班交接。

(2)妥善固定:鼻肠管应与胃管固定于鼻翼及耳垂,常规 24 小时更换胶布,固定胶布有污染或松动时,应随时更换。胃管固定要安全、牢固且活动方便。勿长时间系扣、打折。空肠造瘘管固定于腹壁。无论采取哪一种固定方法,都要强化患者的相关教育,特别要叮嘱高龄患者,鼻腔内的管道有任何不适要及时告知医护人员,切勿自行拔除。

(3)保持胃肠减压通畅:患者完全清醒后,检查口腔内有无盘管、打折。冲洗胃管4~6次/天,每次冲洗液量不可过多,可用20mL生理盐水慢慢推注后吸出,反复冲洗,确保管腔通畅。忌用力过猛,冲管时若遇阻力、冲不开时,应报告医师,不可自作主张。待患者胃肠功能恢复后拔除胃管。行结肠代食管术时,要保持置于结肠袢内的减压管通畅。注意观察腹部体征,若引流出大量血性液或呕吐大量咖啡样液体并伴有全身中毒症状,应考虑代食管的结肠袢坏死,应立即通知医生并配合进行抢救。

(4)胃液的观察:术后早期胃管内可有少量血性液或咖啡样液引出,逐渐变浅。若持续为咖啡色或暗红色或引出大量新鲜血性液,应及时报告医生,对症处理。术后第一天因全麻的影响,胃尚未恢复蠕动,引流量少。术后2~3天,胃蠕动恢复,胃液引流量较前增加。当胃肠功能恢复正常后,胃引流量逐渐减少。

6.肠内营养护理

随着对临床营养认识的不断深入,肠内营养越来越受到外科医师的重视,特别是早期肠内营养可以较快地恢复患者的营养状态,减少术后吻合口瘘的发生,促进恢复。肠内营养能够起到保护肠道屏障、减少毒素吸收、防止菌群移位等作用。小肠蠕动从术后6小时开始,胃蠕动恢复约需要48小时,最后是结肠,3~5天开始恢复。术后24小时开始通过营养管给予盐水250mL通过营养泵缓慢滴注,刺激肠蠕动证实是安全的,第2天开始给予肠内营养制剂(选用高脂、低碳水化合物配方或肿瘤专用型配方)200mL,如无不适,每日递加200mL,至1000mL。

(1)配制营养液的护理

①操作前后洗手,配制营养液的器具应严格消毒,有条件时尽量使用一次性灭菌用品。

②输注营养液时应适当加温,通常采用简易加温棒,一般为38℃~40℃。要根据流速调整加温棒的位置,若流速快可将加温棒放置在稍远处,流速慢则应将加温棒靠近患者身体放置,以确保加温效果。

③营养液现配现用,注明开启时间,未及时饮用可放入冰箱冷藏,超过24小时废弃。

(2)输注营养液的护理

①有明确的EN标识悬挂于输液架上,肠内营养与肠外营养分别置于患者身体两侧。检查连接终端是否正确。每次输注前要确认营养管标识和营养管位置,要评估患者的状态,确定营养液的配方、量、输注的速度,床头抬高30°~45°,确认通畅后开始滴注肠内营养液。

②要匀速滴注,开始时滴注速度较慢,20~30mL/h,每日递增20mL/h,最大速度为100~125mL/h。

③保持营养管通畅,用20mL注射器每4小时温开水冲洗一次管道,每次30mL结束时用生理盐水脉冲式冲洗管腔,每次冲洗量至少30~50mL。禁忌在肠内营养乳内添加任何药物,以免产生化学反应。管入固体药物时要充分研磨溶解,管入前后温开水30mL冲管,注意药物的配伍禁忌。如遇堵管,及时用20mL注射器抽适量温开水反复冲洗;也可使用可口可乐或胰酶片220mg溶于碳酸氢钠后冲管,切勿使用导丝通管。

④含膳食纤维的肠内营养仅含约 75％～80％ 的游离水,因此要在输注肠内营养乳间隙给予适量水分,以免增加便秘的危险。

⑤在输注过程中密切监测患者有无恶心、呕吐、反流、腹泻、便秘、误吸、营养管堵塞等,及时对症处理。

⑥注意保持营养管外端的清洁,及时去除黏渍等。输注管道应 24 小时更换,接头处保持无菌状态。同时应注意观察胃管内有无营养制剂反流现象,若量较多,考虑是鼻肠管深度不够,调慢输注滴速。

(3)空肠造瘘护理:每日消毒造瘘周围皮肤,保持清洁干燥,观察穿刺及缝线处皮肤有无红肿、渗液、缝线脱落、出血、渗漏、瘘形成、梗阻、疝、感染等。

7.伤口护理

食管手术切口较长且顺肋缘走行有一定弧度,术毕固定伤口敷料时,应采用无张力粘贴的方法,最大限度减轻敷料对皮肤的牵拉,以免出现水泡。术后要定时协助患者变换体位,避免后外侧切口受压时间过长。检查伤口敷料渗血情况,保证病服的清洁干燥。注意敷料周围有无水泡,无菌性水泡可自行吸收,皮肤已破溃者,可采用局部吹氧,并保持局部清洁干燥。每日观察伤口有无红肿、渗液、切口裂开等情况,特别是后外侧切口,发现异常通知医生及时处理。

8.术后镇痛

食管手术范围大,术后疼痛较重,不仅影响休息,更重要的是会对呼吸、循环、胃肠、内分泌、凝血等功能造成严重影响。因此,有效止痛是术后护理的重要内容之一。近年来常用的镇痛方法主要有自控镇痛泵(PCA)、局部镇痛、肌内注射、口服阿片类药物等;药物包括吗啡、哌替啶、阿法罗定、芬太尼等。护士要动态评估患者的疼痛等级、止疼效果、影响患者疼痛耐受的因素,及时向医生提供合理的止疼意见。特别要注意的是,除按照医嘱使用止痛药物,患者咳嗽时,护士可用两手掌按压术侧胸壁,以减轻疼痛、协助患者活动时避免胸引管受牵拉。听一些轻松的音乐,舒缓紧张情绪,分散患者对疼痛的注意力。

9.尿管护理

术后尿管持续开放,观察并记录尿量、颜色。无异常,术后 48 小时即可拔除,并观察拔除尿管后患者有无尿频、尿少等尿路刺激症状。年老体弱、前列腺肥大的患者可酌情延迟拔除尿管时间。

10.术后早期活动

术后早期活动可以防止肺部并发症发生;调动全身肌肉群的活动,减少下肢深静脉栓塞及肺栓塞的发生;促进胃肠蠕动与排气,有助排尿功能的恢复。活动前应先评估患者生命体征,若稳定,指导患者循序渐进活动。一般先指导患者双腿搭在床边活动,无头晕、心慌后可协助其下地在床旁原地活动做踏步、抬膝、轻微转臀的动作。逐渐过渡到床旁走行 3～5 分钟,每日 2 次。下地活动前后均需要特别关注测量血压、心率和血氧的变化。如有异常立即停止活动。食管癌术后身上管道较多,肠外营养与肠内营养输注时间又较长,限制了患者的活动,继而影响胃肠的蠕动和排空,易出现腹胀、无食欲、便秘等。在病情允许情况下,可将肠内营养输注泵固定在移动式输液架上,并挂上营养液,在护士陪伴下,在病区内活动。输注泵电力充足情况下可连续使用 2～3 小时,输注管道必须保持通畅。

拔管后,应指导患者进行肩关节活动锻炼,如术侧手臂上举、肩关节向前、向后旋转活动等,以使肩关节活动范围恢复至术前水平,并预防肩下垂。鼓励患者用患侧的手做力所能及的事情。

合理的营养支持配合适当的运动能促进身体内蛋白质的合成,增加肌肉组织和体重,改善全身情况;使参与运动的肌肉群增加,运动强度增大,使身体更有力,还可以增强患者的自信心。

11.饮食的护理

(1)一般排气后开始试饮水,次日开始进半量流质,30～50mL/2h,1～2 天后给予全量流质,逐渐过渡到半流质,在此期间要特别关注患者进食后有无体温升高、腹胀、反流、误吸等症状,如无异常,出院 1 周后开始吃软食。

(2)开始进食时宜小口慢咽。少量多餐,每日 6～8 次。特别要提出的是,要根据个体差异,以能耐受为宜。

(3)进食时半卧位,促进胃排空,防止反流。进食 30 分钟后宜适当活动。进食前后饮适量温水,起到润滑和冲洗食管的作用。晚餐不宜过晚,以免夜间出现反流、误吸。

12.食管癌术后常见并发症的观察与护理

食管肿瘤跨越颈、胸、腹 3 个区域,切除肿瘤后还要消化道重建,手术时间长。加之食管癌患者合并基础病较多,故术后并发症不仅包括呼吸、循环系统,还有消化道和感染等并发症。近年来,随着手术操作方法的改进,外科设备和器械的进步,围术期处理技术的提高,术后并发症大为降低,死亡率也相应减少。

(1)吻合口瘘:食管与胃、空肠或结肠吻合术后,从吻合口有消化道内容物外溢,通常称之为吻合口瘘,但实际上有少数病例瘘口位于吻合口上方的食管壁或下方的胃壁,因此也有人称之为吻合区瘘或吻合术瘘。目前,吻合口瘘仍然是食管癌术后最严重的并发症之一,包括胸内吻合口瘘和颈部吻合口瘘。手术切除食管,重建消化道后,吻合口瘘的发生率在 2.68%～6.4%,一旦发生吻合口瘘,特别是胸腔吻合口瘘,病死率较高。吻合口瘘可根据症状和体征,胸部 X 线检查,胸腔穿刺,口服亚甲蓝、碘油检查做出诊断。

①原因:形成吻合口瘘的因素比较复杂,主要与吻合口张力过大、感染、血液供应差、高龄、贫血、营养差、糖尿病、术前放化疗等因素有关。

②胸内吻合口瘘的类型与表现:吻合口瘘的发生时间早晚不一,最常见于术后 4～6 天,按发生时间的早晚可分为三种。

a.早期瘘:术后 3 天内出现,多因手术操作不当所致。瘘口大者术后 24～48 小时即可从胸引管引出较混浊的引流液。表现为发热、心悸、呼吸困难等。

b.中期瘘:发生于术后 4～14 天,多与感染有关,较常见,表现为持续性高热、面色潮红、呼吸浅促、烦躁不安、口干舌燥、白细胞升高等。胸引管可见混有食物残渣的引流液排出。

c.晚期瘘:术后 2 周以上发生者,主要与营养欠佳有关。常表现为持续性低热,一般降温效果不佳。

③颈部吻合口瘘:多表现为颈部皮肤红肿、压痛、皮下气肿,有脓液引出,伴有或不伴有体温升高。因其位置表浅,易及时处理,预后好。

④处理原则:充分引流,营养支持,控制感染,三者缺一不可。为方便临床护士记忆,将其归纳为"三管一禁"。三管:做好胸引管、胃肠减压管和营养管的护理;一禁:经口禁食水。

(2)乳糜胸创伤或手术造成的胸导管损伤使乳糜渗漏到胸腔,即为乳糜胸。食管癌术后乳糜胸的发生率为 0.06%～2.5%,乳糜胸发生后,多数患者较为危重,如不及时处理,可以造成严重后果并危及生命。

①原因:在食管癌切除过程中,锐器分离肿瘤的操作最易伤及胸导管而未及时发现和处理、在清扫淋巴结时伤及较大的淋巴管等。

②观察要点:乳糜胸典型的症状为胸闷、心慌、气短、活动费力,患侧胸部沉重与不适感,这主要是乳糜漏至胸腔引起的压迫症状。乳糜液渗漏快的患者,短时间内即有脱水、电解质紊乱、循环血量不足、胸闷、呼吸困难等休克前期的表现。乳糜含有卵磷脂或游离脂肪酸,如果病情迁延,连续大量丢失含丰富脂肪和血浆成分的乳糜液,患者出现虚弱、饥饿、口渴等症状,如果出现进行性衰竭,患者在短时间里就会出现消瘦、营养不良、脱水、表情淡漠等症状,还会出现由于低蛋白而导致的水肿。

乳糜胸很少在术后立即出现大量的乳糜液。多出现在术后第 2～15 天,平均术后 7 天出现。胸引量增加每日数百至数千毫升不等。术后早期,因患者禁食水,胸腔渗液渗血和乳糜混合,外观是淡红色,渗血逐渐停止,液体变为橙黄色,透明微混。若患者进食,特别是进食含脂肪和蛋白的食物,由乳糜瘘流出的液体即为乳白色。乳状液存放试管内一般不凝,鉴别方法如下。

a.乙醚萃取试验:乳糜液 5mL 装入试管内加少许乙醚震荡后乳白色液体变为澄清为阳性。

b.苏丹三染色:见脂肪颗粒为阳性。

c.胸引液中的细胞分类计数中细胞总数约为外周血白细胞数的 1/2,淋巴细胞为主。

③措施:包括禁食,补充液体保持水电解质平衡,必要时输注血浆。若每日丢失<1000mL,绝大多数保守治疗后可治愈。保守治疗无效,需要再手术重新结扎胸导管,否则患者很快会因营养衰竭死亡。

(3)术后出血

①原因:开胸术后出血是严重并发症,造成的原因很多,但是根本的原因是术中止血不彻底,特别是胸膜广泛粘连的患者,创面渗出较多,并且胸膜腔内为负压、患者本身有出血性疾病或凝血机制障碍、麻醉清醒前患者躁动等因素,都可以使胸膜腔内渗血增多。

②观察要点:护士应严密监测生命体征,定期检查切口敷料及引流管周围有无出血或渗血,严密观察引流液的颜色、性质、量并做记录。小量出血无明显症状,多表现为胸引管引流量增多。若术后 5 小时内引流量多于 1000mL 或每小时多于 200mL 并持续 4 小时以上,无减少趋势或引流出的血液很快凝固,同时伴有血压下降,脉搏增快,冷汗,则提升胸腔内活动性出血,由于部分血液可能在胸腔内形成血块,故患者实际出血量往往比引流量要多。

③措施:遵医嘱应用止血药物,定时挤压引流管,及时排出胸内积血。加快静脉输血补液速度,胸内活动性出血时,经输血或补液等抗休克治疗后,血压不升或回升后又下降,必要时做好开胸探查的准备。

（4）心律失常：心律失常是开胸术后常见的并发症。

①原因：与手术创伤、年老体弱、原有心血管疾病、术后呼吸功能不全等因素有关。

②观察要点：术后心律失常多以室性期前收缩、心动过速、心房颤动多见，可以是一过性或阵发性，主要是心电图异常。轻者无自觉症状，也可以表现为心慌、气急、烦躁不安、血氧饱和度下降等。

③措施：持续心电监护，根据心律失常类型对症处理，必要时应用输液泵严格控制流速，观察用药后的心律、心率、血压的变化，做好记录。纠正诱发心律失常的原因，如低氧血症，稳定血压，保持电解质平衡，止疼。保持环境安静，减少声、光对患者的不良刺激，加强与患者的沟通，增强信任感和安全感。

（5）肺不张和肺炎

①原因：手术致胸壁软化、膈神经损伤、胸腔积液积气、疼痛、敷料包扎过紧等因素限制了术后呼吸功能的恢复，造成患者不敢咳痰或咳痰无力；术中挤压或牵拉使肺组织损伤、呼吸肌肌力减退、小气道狭窄并易塌陷，分泌物潴留等。

②观察要点：多发生在术后 48 小时以内或术后第 2～5 天，起初有呼吸急促、气短、呼吸浅促、烦躁不安等明显缺氧表现，血氧饱和度下降至 90% 以下，胸引管波动较大。

③措施：首先在于增强患者清除呼吸道分泌物的能力，加强翻身拍背咳痰，环甲膜穿刺、支气管镜吸痰等。酌情选取适宜的雾化吸入药物，增加雾化频次，鼓励患者饮水湿化气道。特别是要注意夜间咳痰情况，既保证患者睡眠，又要见缝插针，协助患者充分咳痰。

（6）吻合口狭窄

①原因：可能与手术操作、吻合口缺血性挛缩、患者瘢痕体质等有关。

②观察要点：吻合口狭窄发生时间从术后 4 周到 1 年或 2 年以上不等，发生率为 1.8%～10.0%，老年人甚至可高达 30%。吻合口狭窄可分为良性狭窄和癌性狭窄两类，引起狭窄的因素较多。良性狭窄主要由于术后瘢痕挛缩所致；术后还可因为反流性食管炎引起纤维瘢痕增生；手术后期进食流食或半流食，使吻合口未得到相应的扩张而挛缩等；癌性狭窄则为癌肿局部复发堵塞所致。狭窄开始时患者一般感到进食不顺，以后逐渐加重。食管钡餐造影可判断狭窄程度。

③措施：除给予全身支持治疗外，还可行有探条扩张术、激光、微波切割术、球囊扩张术、永久性支架扩张术和暂时性支架扩张术，依据不同的情况扩张一次至数次。扩张术前与患者建立良好的沟通关系，对患者进行细致耐心的心理辅导，及时解答患者的疑问，增加患者对疾病的了解，缓解其心理压力，根据患者的实际病情，做好充分的手术前准备。术后需密切监测患者的体温、呼吸、血压等生命体征，并对其呼吸道和口腔进行清洁护理，防止感染及其他并发症的发生；饮食上注意常规禁食 3 天，期间注意对患者进行充分的营养支持，3 天后根据患者的恢复情况补充流食或软食，逐渐过渡到普食，食物选择高蛋白、高营养及易消化食物，进食过程中注意细嚼慢咽，禁食刺激性食物。

（7）反流性食管炎：食管癌术后反流性食管炎的发生率在 1.7%，多出现在术后半年左右，有的甚至在术后几年出现。

①原因：主要与手术切除了贲门的抗反流结构或吻合口较宽有关。另外，由于胃上提入胸并切除迷走神经，使幽门呈痉挛状态，胃酸从胃内向食管腔反流引起吻合口水肿、炎症，甚至

溃疡。

②观察要点:患者常出现反酸、烧灼感、胸骨后疼痛,平卧时加重。饭后恶心、呕吐、吞咽疼痛和困难等。

③措施:应指导患者避免睡前、躺卧时进食,进食速度要慢,不宜过饱,温度40℃～42℃,以免温度过高烫伤食管黏膜。避免酸性饮料、咖啡、可乐等。进食后饮100～200mL温水冲洗食管,减少食物滞留。应用抗酸、抗反流药物后症状减轻或消失。

(8)倾倒综合征食管癌手术后,食物可以更快的通过消化系统,导致倾倒综合征。有两种类型:早期倾倒综合征和晚期倾倒综合征。在食管癌切除术后晚期倾倒综合征更为常见。

①早期倾倒综合征为进食后30分钟内可能发生的症状。患者会感觉头晕、虚弱、心率增快、血压下降等,一些人也会有胃痉挛及腹泻,这些症状可能会持续10～15分钟。这主要是因为食物大量快速进入小肠,肠内高渗状态使体液向肠内转移,循环血量减少,水、电解质紊乱,肠管膨胀、蠕动亢进所致。一旦出现应减慢进食,少量多次进食干燥的食物,在两餐之间饮水,进食鱼、肉类和鸡蛋等高蛋白食物和面条、米饭、面包及土豆等淀粉类的碳水化合物;避免进食含添加糖分高的饮食;在进食后立即休息15～30分钟。随着时间的推移,早期倾倒综合征会逐渐缓解。

②晚期倾倒综合征通常发生在进食几小时后或错过一餐时。患者会突感头晕、不适及摇晃。这是由于低血糖引起的。处理方法同早期倾倒综合征,如果症状依然持续,可以进食糖块。

13.居家护理

(1)食管术后一段时间吻合口还处于水肿状态,进食宜少食多餐,细嚼慢咽。指导患者术后1个月应逐渐过渡到普食,以免造成吻合口狭窄。

(2)食管胃吻合术后的患者,应少食多餐,忌食高脂肪饮食、咖啡、浓茶、糖果和饮酒等;进食后需站立、端坐、慢走半小时,以预防进食后胀满感;饭后2小时内不宜卧床、餐后散步,睡前4小时内勿进食;睡眠时可垫高枕或使床头抬高;平时不穿紧身衣和不扎弹力腰带,以缓解进食后胀满感。

(3)在术后的最初几周内患者会有明显体重下降,随着饮食的恢复,体重下降的速度会减慢。指导患者每周测体重并记录,了解自己的体重变化趋势,如果在正常进食的情况下体重仍然呈下降的趋势,应及时与医生沟通。

(4)术后半年内应每月复查一次,以后视病情定期复查。如有呕血、吞咽困难、持续体重下降、全身不适等情况时,应及时就诊。

(郑生苓)

第三节　乳腺癌

一、概述

乳腺癌已成为危害女性身心健康的常见恶性肿瘤,全球范围内发病率居女性恶性肿瘤的首位。WHO 最新数据统计显示,2012 年全球范围新增乳腺癌病例约 167 万人,占所有新增癌症总人数的 25%。乳腺癌死亡率位居所有癌症死亡率的第 5 位,约 52.2 万人、在发展中国家,乳腺癌死亡率更是高居恶性肿瘤死亡率的首位,约 32.4 万人,占总数的 l4.3%;在发达国家,死亡率仅次于肺癌,约 19.8 万人,占总数的 15.4%。而中国在 2012 年新增乳腺癌病例为 18.7 万人,占全球乳腺癌新增病例总数的 11.2%;乳腺癌死亡约为 4.8 万人,占总数的 9.2%。我国虽属乳腺癌低发国家,但近年来乳腺癌发病的平均增长速度却高出欧美等高发国家 1~2 个百分点,成为乳腺癌发病率增长最快的国家之一。在京沪地区,乳腺癌发病率已经接近西方乳腺癌高发国家的水平。由此可见,我国乳腺癌的预防、早诊、治疗、护理与康复的工作任重而道远。值得欣慰的是,随着乳腺癌基础研究和临床研究的深入,新的治疗理念及方式不断涌现,手术治疗模式从"可以耐受的最大治疗"转化为"有效的最小治疗",保乳术、前哨淋巴结活检术及乳房重建术越来越体现了在治疗的基础上对术后患者的形体、心理及生活质量的关注;化疗内分泌治疗及靶向治疗也是乳腺癌综合治疗的重要组成部分,未来新药的研发也必将为乳腺癌的治疗提供新的方向。

二、病因

国内外学者进行了大量有关乳腺癌病因的研究,但到目前为止,其病因尚未完全清楚。普遍认为乳腺癌是多种因素在一定条件下综合作用的结果。以下介绍几种公认的乳腺癌发病危险因素。

(一)生殖因素

女性的生殖因素是导致乳腺癌最重要的因素之一。卵巢分泌的性激素启动了乳腺的发育,同时通过每月一次的月经周期来调节乳腺细胞的增殖。

1.初潮

初潮年龄越早,患乳腺癌的风险越高,这可能与乳腺细胞暴露在更多的月经周期及更高的性激素水平中有关。

2.妊娠和第一次足月产的年龄

未生育的妇女与生育的妇女相比,乳腺癌的风险更高。第一次足月产的年龄越早,患乳腺癌的风险越小。生育会对乳腺起到保护作用,乳腺癌风险的降低往往发生在第一次足月产的 10 年以后。第一次足月产的年龄越晚,乳腺细胞复制过程中 DNA 越有可能发生错误,进而导致癌细胞的产生。

3.绝经年龄

当绝经年龄(45~55 岁)每延迟一年,乳腺癌的发病风险将平均上升 3%。

(二)内源性激素水平

各类证据都显示性激素在乳腺癌的成因中发挥着重要的作用。在流行病学资料中,较长时间暴露于雌激素或暴露于高浓度的雌激素水平均可增加乳腺癌发病的危险性。乳腺癌的发生率在绝经前增长迅速,而到了绝经后雌激素水平降低时,乳腺癌发病率的增长趋势明显减缓。绝经后妇女体内雌激素的主要来源为脂肪组织,因此肥胖女性体内雌激素水平高,导致患乳腺癌的风险增加。

雄激素也会增加乳腺癌的危险性,其直接作用有可能是因为能够促进乳腺癌细胞的增生,间接作用则是因为它可以转化为雌激素,进而发挥作用。

(三)口服避孕药和激素替代疗法

乳腺癌发病危险度增加与使用口服避孕药无关联或仅有轻微关联。但是一级亲属患有乳腺癌的女性和乳腺癌易感基因(BRCAI)携带者使用口服避孕药则会增加乳腺癌发生危险。

(四)人体测量学

对于绝经前女性,乳腺癌发病风险,随体质指数[body mass index,BMI=体重(kg)/身高(m²)]升高使乳腺癌风险升高,且与向心性肥胖无关。绝经后女性,乳腺癌发病危险的增加与身高、体重、BMI、腰臀比、腰围、体重增加均有关。体重减轻可以降低乳腺癌发病的风险,尤其是在中老年时期。

(五)饮食因素

1.脂肪

饮食营养因素一直被认为是乳腺癌最重要的环境高危因素之一。研究者认为高脂肪摄入有可能增加乳腺癌风险。

2.乙醇

有研究发现,随着乙醇摄入量的增加,乳腺癌的风险也随之提高,这可能与每天增加饮酒量会提高体内的雌激素水平有关,成为乙醇导致乳腺癌的机制之一。

(六)吸烟

吸烟不会增加整个人群的患乳腺癌的风险,但是在生育第一胎前开始吸烟并持续 20 年可能会增加乳腺癌的风险。

三、组织及病理学

(一)乳腺癌的临床分期

临床分期代表肿瘤发展到何种程度,主要决定于三个方面:①肿瘤本身的生长情况,即肿瘤的大小和它的生长浸润范围(以 Tumor 的"T"为代表);②区域淋巴结转移程度,包括第一站淋巴结转移情况以及有无第二站的转移(以 Node 的"N"为代表);③远处脏器有无血行转移(以 Metastasis 的"M"为代表);如果在 T、N、M 三个字母下面再附加 0、1、2、3 等数字表示变化的程度,就可以表示出肿瘤的临床情况,简称为 TNM 分期法,见表 10-3-1。

表 10-3-1　乳腺癌的 TNM 分期

	T	N	M
0 期	Tis 原位癌	N_0	M_0
I 期	$T_1 \leqslant 2cm$	N_0	M_0
IIa 期	T_0	N_1	M_0
	$T_1 \leqslant 2cm$	N_1 腋淋巴结(+)	M_0

	T	N	M
	$T_2 > 2cm$ 但 $\leq 5cm$	N_0	M_0
Ⅱb 期	T_2	N_1	M_0
	T_3	N_0	M_0
Ⅲa 期	T_1	N_2 腋下淋巴结转移	M_0
	T_1	N_1	M_0
	T_3	$N_{1\sim 2}$	M_0
Ⅲb 期 T_4 侵犯胸壁皮肤	任意 N	M_0	
	任意 T	N_3 锁骨上下转移	M_0
Ⅳ 期	任意 T	任意 N	M_1 有远处转移

(二)乳腺癌的组织学分型

1.非浸润性癌

又称原位癌,指癌细胞局限在导管基底膜内的肿瘤。按组织来源可分为小叶原位癌和导管内癌。

2.早期浸润性癌

指癌组织突破基底膜,开始向间质浸润的阶段。根据其形态不同可分为早期浸润性小叶癌和早期浸润性导管癌两型。

3.浸润性癌

癌组织向间质内广泛浸润。可分为浸润性特殊型癌和浸润性非特殊型癌。

(1)浸润性特殊型癌:可分为乳头状癌、髓样癌(伴大量淋巴结浸润)、小管癌(高分化腺癌)、乳头 Paget 病、腺样囊性癌、黏液腺癌、鳞状细胞癌。

(2)浸润性非特殊型癌:可分为浸润性小叶癌、浸润性导管癌、单纯癌、硬癌、髓样癌、腺癌。

(三)乳腺癌的分子分型

在乳腺癌经典的组织病理学分类基础上,随着有关乳腺癌研究的深入,科学家逐渐发现乳腺癌是一类分子水平上具有高度异质性的疾病,即使是组织形态学相同的肿瘤,其分子遗传学改变也不尽相同,从而导致肿瘤治疗和预后的差异。乳腺癌分子分型迅速被应用于指导临床治疗、预测乳腺癌预后及化疗疗效的重要工具。

目前在众多的乳腺癌相关标记物中,ER、PR、HER-2 基因被公认为与乳腺癌关系最为密切,在乳腺癌的发生、发展及临床治疗和预后判断方面起着至关重要的作用。

目前临床上多采用基于免疫组化和原位杂交技术的方法,根据激素受体(ER、PR)表达水平和 HER-2 的扩增状况将乳腺癌分为 4 种分子亚型:Luminal A 型、Luminal B 型、HER-2 过表达型、基底细胞型。

四、临床表现

乳腺癌从发生到出现临床症状通常需要 2～3 年的时间。大多数的乳腺原位癌、早期浸润癌及一部分的浸润癌是没有任何症状和体征的,而是通过乳腺 X 线普查发现的。

(一)乳房肿块

90％以上的患者是无意中发现乳房肿块而就诊的。典型的乳腺癌多为无痛性肿块、质地硬、表面不光滑、与周围分界不清。

(二)局部皮肤改变

随着肿瘤的进展可出现一系列特征性的表现:如累及乳腺悬韧带(Cooper's 韧带),使其短缩造成皮肤凹陷,形成"酒窝征";累及乳头使乳头变平、回缩、凹陷;累及皮下淋巴管致使淋巴回流障碍,出现真皮水肿,皮肤呈"橘皮样"改变。皮肤有卫星结节时会溃破,形成溃疡。

(三)乳头糜烂

是乳头 Paget 病的典型症状,常伴乳头瘙痒。早期可见乳头增厚、变红、粗糙,或者表现为结痂、脱屑,伴有少量分泌物,揭去痂皮可见鲜红糜烂面,经久不愈。进一步发展可侵犯乳晕形成大片糜烂,整个乳头被浸润而消失。约 2/3 患者可伴有乳晕或乳房肿块。

(四)乳头溢液

乳腺癌伴有乳头溢液者为 5％～10％,而乳头溢液为唯一症状者为 1％。乳头溢液多为血性,也可见浆液性或水样。乳头溢液常见于起源大导管的乳腺癌。

(五)乳房疼痛

乳腺癌不常引起疼痛,肿块大多是无痛性的。少数患者可有牵拉感或轻微的疼痛。晚期病例肿瘤侵犯胸壁神经可引起明显的疼痛。

(六)区域淋巴结肿大

最常见的淋巴结转移部位是同侧腋窝淋巴结。淋巴结由小到大、由少到多,从可推动到相互融合、固定。肿大的淋巴结侵犯、压迫腋静脉可使同侧上肢出现水肿。侵及臂丛神经可引起肩部酸痛。

临床上以腋窝淋巴结肿大为第一症状,而临床体检或影像学均未发现可疑病灶的乳腺癌称为隐匿性乳腺癌。

(七)远处转移的临床表现

乳腺癌的远处转移包括淋巴转移和血行转移。75％的转移性乳腺癌发生在原发性乳腺癌的 5 年之内,但也有 25～30 年后发病的报道。常见的转移部位分别是骨(49％～60％)、肺(15％～20％)、胸膜(10％～18％)、软组织(7％～15％)和肝(5％～15％)。

70％的转移性乳腺癌患者或早或晚都会发生骨转移,脊椎、肋骨、骨盆和颅骨是常见的受累部位。通常表现为骨痛和骨质脆弱。其中约 15％的患者会发生病理性骨折而产生剧痛,失去活动能力,甚至缩短生存期。此外,脊椎转移还可引起脊髓压迫症状,甚至截瘫。

85％～95％的肺转移患者起初并无症状。当病变广泛或侵犯肺实质时,可表现为呼吸不畅和咯血。胸膜下的转移灶会发生气胸、胸水等症状。胸痛常提示有胸膜受侵的可能。

乳腺癌肝转移的预后较差,中位生存期不超过 6 个月。多数患者有肝功能损害的表现。

五、诊断

(一)体格检查

临床体检包括视诊和触诊两部分。

1.视诊

观察双侧乳腺是否对称、双侧乳头是否在同一水平,乳头有无凹陷、糜烂、回缩,乳腺皮肤有无改变。

2.触诊

用指腹平坦地在乳房表面按象限触诊。触及肿块时注意部位、大小、边界、质地、活动度。

(二)乳腺 X 线检查

乳腺 X 线检查是目前最有效的早期发现乳腺癌的检查方法,也是普查的主要工具。由于 X 线不易穿透年轻妇女较致密的乳腺且具有辐射作用,故适合 35 岁以上的非妊娠妇女,两次检查的间隔时间不宜短于 6 个月。

(三)B 超

超声检查无痛、无损伤,也无放射线作用,而且简便易行,可反复探测比较和随访。乳腺超声诊断良、恶性的准确度在 85%~90%。在乳腺普查中适合乳腺较致密妇女。

(四)乳管内视镜

对有乳头溢液的患者,除了溢液涂片细胞学检查外还可应用乳管内视镜检查。乳管内视镜可以更直观地观察乳腺导管内深达第 5 或第 6 级分支的病变情况,明确溢液的原因,并能对病变部位进行定位,便于手术活检。

(五)乳腺 MRI 检查

乳腺 MRI 是近年乳腺影像学的一大进展,它利用乳腺癌血供较周围正常组织丰富为基本原理对乳腺病灶的良、恶性做出判断。乳腺 MRI 以其准确地显示病灶范围以及发现亚临床乳腺癌方面的优势,越来越多地被应用于保乳手术前的常规检查和乳腺癌高危人群的普查。

(六)实验室检查

迄今为止尚未发现敏感而又特异性高的血清肿瘤标记来早期发现及跟踪乳腺癌。

(七)病理学检查

上述的检查方法都存在假阴性和假阳性结果的可能,最终要依靠病理学诊断来明确病变的良、恶性质。病理的另一作用是明确病灶的病理类型和特征,为进一步选择治疗方案提供依据。

1.细胞学诊断

包括脱落细胞学检查和细针吸取细胞学检查。

(1)脱落细胞学检查:乳头溢液病例做溢液涂片细胞学检查阳性率可达 50%。乳头糜烂、怀疑为乳头 Paget 病时可做糜烂部位的刮片或涂片检查,阳性率为 70%~80%。

(2)细针吸取细胞学检查:包括乳腺肿块和转移淋巴结穿刺检查两种,具有简便、快速、经济、准确等优点,主要用于确定病变的良、恶性,而不做分型,故而不能代替组织学活检。

2.活组织检查

包括切除活检和空芯针活检。

(1)切除活检:是获得组织学检查最常用的方法。术中行快速冰冻切片可使诊断和治疗在一次手术中完成,标准的石蜡切片是最终的诊断。

(2)空芯针活检:通过电子计算机立体定位引导,对乳腺可疑病灶进行空芯针穿刺活检,可提高早期乳腺癌的诊断率。对局部晚期乳腺癌患者,应用空芯针穿刺活检获取组织可以在新辅助化疗前对肿瘤进行定性、检测组织细胞中的生物学因子、评估肿瘤的生物学特性、预测肿瘤对新辅助化疗的敏感性,从而指导局部晚期乳腺癌的治疗,提高疗效和长期生存率。

六、治疗

(一)外科治疗

乳腺癌的外科治疗有着悠久的历史,至今依然是重要的治疗方式之一。近 20 余年来,分子生物学的研究揭示了乳腺癌的某些生物学特性,使人们认识到貌似相同的乳腺癌有不一样的转归,因而个体化的治疗更适合乳腺癌患者。目前外科手术的方式以改良根治术、保乳术和乳房重建术为主。

1.手术方式

(1)乳腺癌根治术:标准的乳腺癌根治术的手术范围为:①整块切除原发灶及区域淋巴结。②切除患侧全部乳腺组织及表面覆盖皮肤且皮瓣尽可能薄。③切除胸大、小肌。④彻底清扫腋窝淋巴结。该方式主要适用于腋窝有明显肿大淋巴结或肿瘤累及胸大肌的病例。

(2)乳腺癌改良根治术:是目前最常用的手术方式之一,用于临床Ⅰ、Ⅱ期的病例,手术范围较根治术明显缩小。分为保留胸大肌的 Patty 术及保留胸大肌和胸小肌的 Auchincloss 术,而后者更为常用。

(3)乳腺癌扩大根治术:在根治术或改良根治术的同时行内乳区淋巴结清扫。适用于Ⅱ、Ⅲ期病灶位于内侧及中央区的病例。由于术后可行放疗来代替,临床上扩大根治术逐步减少。

(4)保留乳房手术:由于乳腺癌的生物学理论研究认识到乳腺癌是全身性疾病,手术方式仅影响少数患者的预后,同时放射设备及技术的改善、患者对手术后外形和生活质量要求的提高,保留乳房手术逐步增多。欧洲癌症研究和治疗组织(EORTC)、美国国立癌症研究所(NCI)、美国乳腺癌与肠癌外科辅助治疗计划(NSABP)的前瞻性随机试验资料证实了乳腺癌局部治疗方法的差异并不影响乳腺癌患者的生存率。保留乳房手术范围包括:尽可能切除原发病灶并保证切缘阴性,清扫腋窝淋巴结,术后进行全乳放疗。

(5)单纯乳房切除术:适合乳腺原位癌、乳腺原位癌有微小浸润、Paget 病仅限乳头、年老体弱不适合做根治术的患者。切除范围包括全部乳腺组织、腋尾部及胸大肌筋膜。

(6)乳房重建术:乳房重建术起源于 1932 年,有学者将健侧乳房劈分两半,转移到患侧再造乳房。20 世纪 70 年代起有假体植入报道,而后因种种因素,促使人们比较接受自体组织移植乳房再造。目前,常用的有腹直肌肌皮瓣乳房再造、扩大背阔肌肌皮瓣乳房再造、背阔肌肌皮瓣乳房再造、臀大肌肌皮瓣乳房再造、腹壁下动脉穿支皮瓣乳房再造。

(7)前哨淋巴结活检:乳腺癌前哨淋巴结活检的开展使乳腺专科医生有可能选择性地切除那些最有可能发生肿瘤转移的淋巴结,并根据前哨淋巴结的病理检查结果决定进一步的治疗方案,使前哨淋巴结阴性的乳腺癌患者免于行腋窝淋巴结的清扫,从而缩小了乳腺癌的手术范围,同时使患者避免了腋窝淋巴结清扫术后的并发症,减少了手术给患者带来的创伤,提高了生活质量。前哨淋巴结活检适用于临床体检淋巴结阴性的乳腺癌患者,当原发肿瘤小于2cm时,前哨淋巴结预测腋淋巴结有无癌转移的准确性可接近100%。下述患者目前认为不宜行前哨淋巴结活检:①乳腺多原发病灶;②患侧乳腺或腋窝已接受过放疗;③患侧腋窝淋巴结已行活检;④乳腺原位癌;⑤妊娠哺乳期乳腺癌;⑥示踪剂过敏。

2.手术常见并发症

(1)出血:在行肿块切除和根治术后,均可出现此并发症,出血部位常见于乳内血管分支及侧胸壁前锯肌表面肋间血管。

(2)腋窝及皮下积液:有10%～20%的患者会出现皮下积液,形成的原因可能是皮下积液未能彻底引流、皮下淋巴管开放、皮瓣张力过大。

(3)皮瓣坏死:是乳腺癌根治术后常见的并发症,一般在术后24小时即可见皮瓣缺血变白逐步发紫,3～7日后坏死区域界限清晰,皮肤呈黑色。

(4)上肢水肿:乳腺癌根治术后,由于上肢的淋巴及血液回流障碍易引起上肢水肿,发生率为5%～40%。造成水肿的原因通常为:①腋窝淋巴结清扫不当,破坏了局部的侧支循环。②腋窝积液、感染,局部纤维化,妨碍了腋窝淋巴结侧支循环的建立。③术后放疗致结缔组织增生,局部纤维化而引起水肿。

(5)乳房再造术后,根据不同的手术方式会出现腹壁疝、切口裂开、脂肪液化等。

(6)胸膜穿破:在行扩大根治术清扫淋巴结时可能会穿破胸膜,造成气胸。

(7)神经损伤:手术时将臂丛神经表面的鞘膜或神经分支损伤,则会引起上肢相应部位的麻木、肌肉萎缩。多见于尺神经的损伤。

(二)化学治疗

乳腺癌是实体瘤中应用化疗最有效的肿瘤之一。化疗可用于复发病例,也可用于术后的辅助治疗及术前新辅助治疗。对患者基本情况(年龄、月经状况、血常规、重要器官功能、有无其他疾病等)、肿瘤特点(病理类型、分化程度、淋巴结状态、HER-2及激素受体状况、有无脉管瘤栓等)、治疗手段进行综合分析,因时制宜、因人制宜,选择合适的综合治疗手段,个体化用药。

1.化疗方案

首选含蒽环类药物联合化疗方案,常用的有:CA(E)F,A(E)C(C环磷酰胺、A多柔比星、E表柔比星-F氟尿嘧啶);蒽环类与紫杉类药物联合化疗方案:如TAC(T多西他赛);蒽环类与紫杉类序贯方案:如AC-T/P(P紫杉醇)或FEC-T;老年、较低风险、蒽环类禁忌或不能耐受的患者可选用非蒽环类联合化疗方案:常用的有CMF(C环磷酰胺、M甲氨蝶呤、F氟尿嘧啶)或TC(T多西他赛、C环磷酰胺)。

2.化疗注意事项

不同化疗方案的周期数不同,一般为4～8周期,若无特殊情况,不建议减少周期数和剂量,70岁以上患者需个体化考虑辅助化疗;辅助化疗不与三苯氧胺或术后放射治疗同时进行;育龄妇女进行妊娠试验,确保不在妊娠期进行化疗,化疗期间避孕;所有化疗患者均需要先行签署化疗知情同意书。

(三)放射治疗

(1)放疗在乳腺癌治疗中的主要目的包括以下方面:早期乳腺癌保乳手术后的根治性放疗;早期患者选择性的乳房切除术后胸壁和区域淋巴结的术后放疗;局部晚期患者综合治疗的手段之一;局部区域性复发患者的挽救治疗;转移性患者的姑息性放疗。

(2)与新辅助化疗的目的相似,术前放疗也可以在一部分患者中起到降低作用以提高乳房保留比例或使不可手术患者获得手术机会。术前放疗的区域一般包括患侧全乳和锁骨上腋窝淋巴引流区。

(3)乳腺癌放疗主要技术。可选择常规放射治疗或适形调强放射治疗。调强适形放射治疗需在CT图像上逐层钩划靶区和危及器官,以减少乳腺内照射剂量梯度,提高剂量均匀性,改善美容效果;降低正常组织如肺、心血管和对侧乳腺的照射剂量,降低近期和远期毒副作用。采用正向或逆向调强放射治疗计划设计(仍以内切野和外切野为主)。年轻、乳腺大的患者可能受益更大。CT扫描前要用铅丝标记全乳腺和手术瘢痕,以辅助CT确定全乳腺照射和瘤床补量的靶区。和二维治疗相比,基于CT定位的三维治疗计划可以显著提高靶区剂量均匀性,减少正常组织不必要的照射。对于特殊解剖患者的射野衔接具有优势。采用常规定位时,也建议在三维治疗计划系统上优化剂量参考点,选择楔形滤片角度,评估正常组织体积剂量,以更好地达到靶区剂量的完整覆盖,降低放射损伤。

(4)照射靶区:包括锁骨上/下野、胸壁野、腋窝照射野、内乳区。

(5)照射剂量:预防性照射DT 50Gy/5周/25次,可应用电子线和X线混合线照射,以减少肺尖的照射剂量,并与乳腺切线野衔接。电子线照射时可应用全胸壁垫补偿物,以提高胸壁表面剂量。常规应用B超测定胸壁厚度,并根据胸壁厚度调整填充物(组织补偿物)的厚度,并确定所选用电子线的能量,减少对肺组织和心脏大血管的照射剂量,尽量避免放射性肺损伤。

(四)内分泌治疗

乳腺癌是激素依赖性肿瘤,受雌激素及孕激素的调控。大多数肿瘤内有这两种激素受体(ER/PR)的表达。大约50%的乳腺癌ER为阳性。由于PR的表达也受到雌激素的调节,因而大多数PR阳性的乳腺癌其ER也同时为阳性。ER和PR的表达与乳腺癌的发病年龄有关,绝经后患者的受体阳性率明显高于绝经前患者。一般说来,激素受体阳性的肿瘤分化较好,发生内脏转移的概率较低,对内分泌治疗敏感;而受体阴性的乳腺癌通常分化较差,容易发生内脏(尤其是肝脏)及脑转移,对内分泌治疗反应较差。

内分泌治疗通过改变乳腺癌生长所依赖的内分泌环境,降低雌激素水平,使肿瘤生长受到抑制,达到临床缓解,因此是一种全身治疗手段。这种治疗不良反应少,尽管起效慢,但疗效维持时间长,而且患者的生活质量也比较好。

1.内分泌治疗分类

(1)手术:手术切除内分泌腺体,如双侧卵巢、肾上腺、脑垂体等,目的在于进一步降低体内雌激素水平,但是这些疗法有很多不良反应,临床上仅 1/3 患者有效,故目前这些手段已经被内分泌药物所取代而极少使用。

(2)内分泌药物治疗:内分泌药物种类较多,有雌激素、雄激素、孕酮类药物、肾上腺皮质激素、抗雌激素药物、芳香化酶抑制剂、促黄体激素释放激素类似物等。目前临床上应用较多的是后三类药物。抗雌激素类药物有他莫昔芬(三苯氧胺,TAM)、托瑞米芬(法乐通)、氟维司群。芳香化酶抑制剂有:阿那曲唑(瑞宁得)、来曲唑、依西美坦。促黄体激素释放激素类似物有戈舍瑞林。

2.内分泌治疗指征

(1)可手术乳腺癌的辅助内分泌治疗:手术后肿瘤组织免疫学检测结果 ER 和 PR 为阳性者,可服用内分泌药物,一般推荐持续服用 5 年。

(2)复发和转移性乳腺癌的内分泌治疗:绝经后妇女体内雌激素主要来源于外周雄激素向雌激素的转变,这种转变需要有芳香化酶的作用,故而应用芳香化酶抑制剂即可抑制雌激素的生成。绝经后转移性乳腺癌患者的内分泌治疗可首选芳香化酶抑制剂。

(五)生物治疗

生物治疗药物通过选择性作用于肿瘤发生和发展所必需的分子靶点而产生疗效。

癌基因 HER-2,亦称 neu 基因或 c-erbB-2 基因,是乳腺癌中研究的比较透彻的癌基因之一,其过度表达在乳腺癌的发生、发展、转移过程中起重要作用,已成为目前为止第一个可进行针对性治疗的靶基因。药物曲妥珠单抗,即是第一个直接针对 HER-2 受体(即人类表皮生长因子受体)的单克隆抗体,也是第一个应用于乳腺癌临床治疗,并被证实有效的生物治疗药物。它能拮抗生长因子对肿瘤细胞生长的调控,同时加快过度表达的 HER-2 受体的降解,并增加肿瘤细胞对常规化疗药物的敏感性。

曲妥珠单抗临床上一般用于免疫组化结果为 HER-2＋＋/＋＋＋的患者。早期乳腺癌的标准方案是初始 4mg/kg 静脉注射,随后每周 2mg/kg 静脉注射,时间为 1 年。由于严重的注射相关不良反应多见于在第 1 次应用曲妥珠单抗的 2 小时内,建议首剂注射后应至少观察 2 小时。曲妥珠单抗与化疗联合应用可以延缓疾病进展时间、延长无病生存期、提高总体生存期。临床常用紫杉醇与曲妥珠单抗联用。大约 40％的患者在第 1 次应用曲妥珠单抗时会出现类似感冒的症状,如发热、寒战等,但这些症状大部分并不严重,给予普通感冒疗法即可缓解。部分患者会出现心功能不全的表现,而骨髓抑制表现比较少见。

七、护 理

(一)心理社会支持

乳腺癌的治疗和康复往往需要 6 个月甚至 1 年以上,患者的心理反应随着病情和治疗的变化会有不同的表现。

大多数患者是经过手术才确诊为乳腺癌的,因而术前通常存有侥幸心理,希企自己能幸免于患上癌症这一可怕的疾病。而那些在手术之前经病理诊断确诊的患者,她们一方面迫切地希望能够通过手术治疗来拯救自己的生命,另一方面又因为手术切除乳房使躯体功能的完整性受损,使其作为女人的感觉和自尊心受到威胁,因而心理上处于极其矛盾的状态,产生激烈的心理反应。手术结束后,面对既成事实,患者通常会更关注手术后的治疗及治疗效果。由于多数患者需要化疗,而化疗的不良反应如呕吐、脱发等首当其冲地使患者对化疗产生了恐惧,与此同时患者还要担心自己的身体不能耐受连续 6 个疗程的化疗。由于部分患者尚需放疗,对疾病可能进展的恐惧再次使患者认定自己的生命受到了威胁。患者出院前除了对治疗的担心之外,开始对自己能否重新融入社会产生怀疑:乳房的缺失使得患者觉得自己失去女性的魅力;患肢功能障碍使患者觉得自己的自理能力受到限制;性生活也受到前所未有的挑战;家庭和社会是否能认同自己作为癌症患者的角色,婚姻是否能够延续等。有些患者出院后不愿外出,害怕见到熟人、朋友,害怕他人会以异样的眼光看待自己,甚至部分患者宁可搬离自己熟悉的住处,离开熟悉的群体。

在整个乳腺癌的手术治疗过程中,医护人员可应用健康教育、制定专科疾病知识的教育手册、请康复的病友介绍治疗和康复的经验及体会等方式,使患者正确了解疾病的性质,了解可选的治疗方法,治疗后可能带来的问题以及如何解决的方法等,从而取得患者积极地配合治疗和尽早康复。临床护理人员应该经常接触患者,与患者谈心,认真倾听患者的心声,让其不良心理得到发泄,耐心地解释其病情,并且鼓励术前患者去探望术后患者,鼓励她们相互交流,让她们认识到手术并不像自己所想的那么可怕。

患者出院后,家庭的支持尤其是配偶的支持对于患者恢复日常生活极其重要。患者手术后由于肢体活动受限,连续的化疗使得体力不支而性欲下降,导致性生活次数减少,甚至消失。部分患者由于失去了乳房,失去了有性生活意义的身体感官的一部分,感到自己作为女人的吸引力的价值的下降而回避配偶。有相当一部分患者由于不能肯定化疗期间能否进行性生活而干脆停止,或者担心性生活会加速自己癌症的转移或复发而拒绝性生活。作为家庭重要支持成员的配偶,应该鼓励患者吐露自己的心声,经常相互分享心中的感受,同时经常陪同患者进行后续治疗,与患者共同经历治疗过程,使得相互之间的感情更加融洽、亲密。而且,应该明确的是,性生活不会导致癌症的转移或复发,相反,和谐的性生活能使患者的心情压抑得到有效的缓解,从而能更积极地面对生活,提高其生活质量。

乳房切除术后较长的瘢痕、不对称的胸壁使很多患者在手术后一段时间内不敢直面自己已经愈合的手术切口,无法面对自己作为女性的一部分的永久丧失,心理上难以接受自己外形的改变,容易产生自我形象的紊乱,导致她们很难适应乳房切除后生活的变化,并把自己归入残疾人的行列之中。在此过程中,患者家庭及亲友的理解、支持对患者恢复自信心、重新接受自己的新形象起着重要的作用。配偶尤其应该给予患者心理支持,主动关心患者的心理变化,创造一个轻松愉快的家庭环境,使患者感到形体的改变并不会影响配偶和亲友对自己的关爱。而且,形体的改变可以通过假体的佩戴得到弥补,患者应该积极地使自己不良的心理状态得到调整,促进机体尽快康复。

多数乳腺癌患者经过了痛苦的历程后,会比以往更加热爱生命,更珍惜身边的一切。对于医生的建议更加容易遵从,能主动地进行之后的长期随访,对今后生活的信心也更加充足。

(二)围术期护理

1.术前护理

常规术前护理基本上与一般术前护理相近。

乳腺癌术前的专科指导有:①告知患者手术后伤口留置引流管的重要意义,以及手术后如何妥善保护,并保持其通畅,防止扭曲、脱落。②手术前教会患者做功能锻炼操以及如何循序渐进,强度不能超前和滞后,以防止过早活动影响伤口愈合,而滞后锻炼影响肩关节功能的恢复。③告诉患者患肢抬高的意义,加强患者对患肢的保护意识。

2.手术后护理

(1)术后患者的体位、生命体征、排尿及疼痛等情况的观察与一般术后护理要求相差无异,需要指出的是:①建议患侧上臂及背部垫特制的枕头,以尽早开始预防患肢的水肿。②高位硬膜外麻醉、手术后的加压包扎,均易引起对呼吸的压迫和影响,应加强对呼吸和氧饱和度的观察,必要时予以吸氧。

(2)负压引流管的护理是乳腺癌术后相对比较特殊的部分,包括:

①乳腺癌根治术后因腋窝淋巴结清扫致大量淋巴管断离,淋巴液积聚于皮下,皮瓣剥离时的渗血亦可同时积聚在皮下,因此必须予以及时引流,即持续性的低负压吸引,压力为$-80\sim-40mmHg$,压力过大易引起出血,压力过小则不能及时吸出积液,而导致皮瓣飘浮、坏死,影响伤口愈合。应经常挤压引流管,保持引流管通畅。

②24小时内应每小时观察并记录一次引流液的色、质、量,同时观察引流管内有无血带形成,以便及早发现出血现象。通常手术后24小时内引流量为$300\sim400mL$,如果每小时血性引流液大于$100mL$或呈鲜红色、质地黏稠伴有血带且大于$50mL$,则提示有活动性出血,应立即通知医生,并做好手术止血的准备工作。

③应每日更换引流瓶,正确记录引流量。更换引流瓶时,必须用血管钳夹闭引流管,防止空气进入。更换后需重新观察压力表,保持压力的稳定。

④引流管妥善固定,预留出一定的长度,利于患者翻身。告诉患者万一引流管脱出应立即反折引流管,并及时通知护士。

⑤通常术后3日将引流瓶更换为负压吸引器,此时引流量一般小于$50mL/d$,应将负压吸引器固定在病衣下缘,告诉患者负压吸引器不能高于伤口,防止引流液倒流。

目前临床上已开始在手术后直接应用一次性负压吸引器或负压球连接引流管,方便了患者下床活动。

(3)乳腺癌根治手术后使用胸带加压包扎,加压包扎对皮瓣的愈合至关重要,应告诉患者及家属手术后不可随意解开胸带,避免皮瓣移动。

(4)手术后应鼓励患者进行早期活动,因肿瘤患者的高血凝状态使者易于发生深静脉血栓。

(5)患肢的护理

①手术后即给予抬高患侧上肢,并保持内收状态。通常用特制的枕头垫在患侧上臂,可有效预防术后早期水肿。

②应循序渐进地进行患肢的功能锻炼:术后24小时开始活动腕关节,卧床期间练习伸指、握拳、屈腕、屈肘运动;3～5日可练习手摸对侧肩和同侧耳;5～7日可练习肩关节抬高运动。引流管拔除后进行肩关节爬墙运动,逐日递增,14日后可指导进行器械锻炼运动。锻炼过程中要注意双肩高度需尽量保持一致,以免影响体形。

(三)化疗的护理

作为全身性疾病的乳腺癌,化学治疗有着非常重要的意义。规范的操作对确保化学治疗的疗效、减轻不良反应等方面起着非常重要的作用。

乳腺癌化疗的实施,其特殊性在于乳腺癌患者静脉的有限性。乳腺癌患者多为中老年患者,静脉条件本身就较差;术后患侧上肢不行静脉穿刺的护理常规亦减少了可供选择的静脉途径。因此,不管是手术前或是手术后的化疗,在进行首次化疗时,就应对患者的静脉条件、化疗方案及其预后进行评估,做出正确的抉择。

(1)对新辅助化疗(手术前化疗)的患者,应选择患乳腺癌一侧的手臂静脉进行化疗,保留健侧静脉,为后期的化疗做准备。

(2)对中晚期的乳腺癌的患者,预计常规化疗后有可能需要继续进行治疗的(即高危复发的病例),在其首次进行化疗时即应考虑予以中心静脉置管(如 PICC),为其保留长期的静脉通路。

(3)对于双侧乳腺癌的患者,其化疗方案应尽可能地减少输液量。在此前提下,选择手术范围小的一侧上臂静脉作为主要静脉途径,同时做好相应的保护:严格无菌操作以保护穿刺点、严格控制滴速并预防外渗。目前临床上应用的静脉输液港(PORT)也为双侧乳腺癌患者的后续化疗提供了一定的输液途径。

(4)转移性乳腺癌患者的再次治疗,如果外周静脉实在难以找到,而又确实需要化疗,可通过腹壁或腹股沟区静脉进行中心静脉置管。

5.乳腺癌的化疗方案中大多数抗癌药为发疱剂,化学性静脉炎的发生率较高,静脉的保护较为重要。特别是高危复发的患者,应考虑在首次治疗时予以中心静脉置管,既保证了有效的静脉通路,避免了反复穿刺的痛苦,减少化学性静脉炎的发生和化疗药外渗所带来的危害,又保护了外周静脉,为再次治疗提供了静脉途径。目前 PICC 是简单易行而又可靠的方法。

(四)放疗的护理

放疗是乳腺癌的治疗手段之一,在各期乳腺癌治疗中发挥着不同的作用。随着放疗技术的提高,乳腺癌的放疗反应亦有所下降。护理人员应根据乳腺癌患者的特点,做好放疗前准备,进行保护放射野皮肤的宣教,以及出现放疗皮肤反应后的护理和放疗期间的康复指导。

1.放疗前准备

(1)简明扼要地向患者及家属介绍放疗的知识、治疗中可能出现的不良反应以及需要配合的事项,并提供通俗易懂的放疗宣教手册。

(2)除了做些常规检查以了解患者身体状况外,应妥善处理好照射野内的切口,以免影响放疗的进行。

(3)乳腺癌放疗时的体位需要上肢外展和上举,应告诉患者坚持进行患肢的功能锻炼是必需的。

2.保护放射野皮肤的宣教

乳腺癌放疗所产生的皮肤反应重在预防,护理要点为清洁、干燥、避免损害。

3.放疗皮肤反应的护理

乳腺癌放疗皮肤反应的程度与射线的种类、剂量以及手术范围有关,与患者自身的敏感性有关。放疗与化疗同期进行会增加皮肤反应,增加湿性脱皮的发生。

4.放疗后的指导

(1)乳腺癌放疗后最常见的后期反应是放疗的皮肤反应,如纤维化、毛细血管扩张等,还可能出现心肌损害、肺部损害、上肢水肿等。因此需进行定期随访以观察治疗效果,了解放疗的后期反应。

(2)仍要保护好照射野皮肤,持续时间视皮肤的情况而定。

(3)患肢经过放疗更易出现水肿,故仍应继续进行患肢的功能锻炼和保护,必要时进行向心性按摩。

(五)饮食指导

对乳腺癌患者而言,饮食和忌口是大多数患者非常关心的问题。根据中医辨证理论,饮食也可分为扶正和祛邪二类。

1.扶正食品

(1)肉类:建议以猪肉为主,少吃羊肉、牛肉。建议吃农家散养的鸡、鸭。

(2)人参:建议可以饮用西洋参、白参,不宜服用红参。

2.祛邪食品

分三大类。

(1)软坚散结:可选用芋艿、荸荠、橘核、橘络、橘皮、海参、海带、海蜇皮、海蜇头、紫菜、鲍鱼等。

值得说明的是:有许多偏见认为食用海鲜和鸡会导致疾病复发,其实不然。中医治疗药物中有10余味药为海产品,如海藻、昆布、海带等,都有很好的软坚散结作用。而海货不能吃的观点是没有依据的,其中海参有扶正(补元气、滋阴)、祛邪(软坚散结)的作用。

(2)活血化瘀:螃蟹、黄鱼鳔、鱼脑石(黄鱼脑部)、山楂、鱼等。民间有用螃蟹治疗乳腺癌的偏方,但螃蟹性寒不宜多吃,尤其胃病患者更需注意。

(3)清热解毒:豆腐、丝瓜、丝瓜藤汁、绿豆、各种瓜果(冬瓜、黄瓜、西瓜)。豆腐有很好的清热解毒作用,手术后有热象者、患肢水肿者可经常服用。绿豆忌与中药和人参同饮的说法也应纠正,因为绿豆本身就是一味中药。

另外,大豆及豆制品含有植物雌激素与乳腺癌之间并无直接关系,在饮食方面没有禁忌。大蒜、菌菇类食物有抗癌作用,乳腺癌患者可多选用。

需要忌口的是:一忌食油腻,二忌食含致癌物质的食品,三忌食含有雌激素、生长激素的食物,例如蜂王浆、哈士膜等雌激素含量高的食品。

八、康复护理

随着人类社会的进步,医学科学的发展,治愈乳腺癌已不是唯一目的。在治疗疾病的同时,还要更加关注患者的生存质量。乳腺癌患者的疾病诊断、身体残缺、患肢功能受限,放化疗不良反应等都给患者带来极大的身心痛苦,严重影响其身心康复及生存质量。乳腺癌康复护理根据患者的治疗需求,以降低残障,尽快恢复自理和良好社会适应能力为目标,来达到身心的整体康复。

(一)整体康复训练

20世纪中期,国际康复中心大量建立,康复医学的方法逐渐形成体系。80年代初,天津医科大学肿瘤医院率先建立了国内第一家乳腺康复室,在乳腺癌术后肢体功能康复护理方面积累了一定的经验。目前,乳腺癌术后康复护理的理念已从过去仅关注患肢局部功能康复,发展至今以徒手训练、器械训练和全身有氧运动的乳腺癌术后整体功能康复训练,对患者术后的身心健康起到了显著的效果。

1.徒手训练

主要是充分利用三角肌、背阔肌、肱二头肌、肱三头肌代替已切除的胸小肌、腋下组织的作用。指导患者活动肢体,牵拉皮肤以避免瘢痕挛缩引起的不良后果,使患肢恢复到正常状态。方法:术后当天,全麻清醒后,病情平稳的情况下,可指导患者进行握力球运动,柔软的握力球挤压放松运动可分散患者术后注意力,缓解患肢及肩关节的酸痛;术后1~3天做握拳、转腕运动;术后4~5天,指导患者用健侧手托扶患侧肘部做肘关节屈伸运动,通过上肢肌肉的等长收缩,利用肌肉泵作用,促进血液、淋巴回流;术后5~7天,开始肩关节练习,肩关节前屈上举,摸耳,爬墙等运动;术后8~14天,评估无皮下积液,皮瓣贴合良好,可逐步指导患者上举、前伸、外展动作,量力而行,不可操之过急。上述运动一般由护士口述,以4/8拍节奏指导患者进行,每日两次。

2.器械训练

运用多功能康复器进行锻炼,主动运动与被动运动相结合,增加患侧肢体肌群力量和关节活动度。一般术后2周左右,在评估患者伤口愈合良好的基础上,采用多功能康复器训练,按照循序渐进的原则,最大限度恢复患肢的功能。①腕关节屈伸训练器:可以锻炼腕部尺侧和桡侧的屈肌与伸肌,保持与促进腕关节屈曲、伸展的功能;②前臂康复训练器:可以锻炼前臂的旋后运动肌(旋后肌和肱二头肌)和旋前运动肌(旋前方肌和旋前圆肌),促进前臂功能的恢复;③划船器:对腿部、腰部、上肢、胸部、背部的肌肉增强有很好的作用,划船时,每一个屈伸的划臂动作,能使上臂伸肌(肱三头肌)和屈肌(肱肌、肱桡肌和肱二头肌)得到锻炼,同时增加肘关节的活动度;④肩梯、肩关节康复训练器和滑轮环吊环训练器:肩关节是全身最灵活的关节,肩梯、肩关节康复训练器和滑轮吊环训练器不仅可以锻炼肩关节的活动度,而且能锻炼三角肌、冈上肌、旋转肌(内旋:背阔肌、大圆肌、肩胛下肌、胸大肌;外旋:冈下肌和小圆肌)和参与肩胛骨运动的肌肉(内收:菱形肌和斜方肌;外展:前锯肌和胸小肌)。以上四组动作,每组动作重复10遍,器械运动每天一次,每次持续15~20分钟。

3.全身有氧运动

(1)八段锦:健身气功八段锦是整体疗法中的一种,也是一种身心锻炼方法,适合于放化疗期间(术后2~10个月)的患者。它通过自我调节,平衡精神情绪,达到提高机体免疫功能,激发人体自身潜能的作用。八段锦整套动作的编排是将"天、地、人"三合一体的古典养生思想贯穿其中,通过外在肢体的运动和内部气血的运行,使全身筋脉得以牵拉舒展,经络得以畅通,机体充分放松,更好地发挥人体自身的调节功能,从而有利于机体的全面康复。全套练习仅10分钟左右,只要注意配合呼吸,即可在心平气和的状态下完成整套动作。

(2)有氧健身操:有氧健身操可贯穿于乳腺癌根治术后康复期全程。它的特点是活动时间长、强度适中、能有效控制体重,对人体的心肺功能、耐力水平都有很大的促进作用。有氧健身操包括头部运动、头部旋转、单肩上提、双肩上提、向前拉臂、上举侧屈、左右转体、上举前屈、左右摆髋、前后摆髋、左右跳踏、踏步摆臂,共12节。整套动作重复2～3遍,有效锻炼时间为20～25分钟。再进行10分钟整理活动,包括原地踏步、上肢摆动放松等。之后开始24式简化太极拳锻炼,每次连续打2遍太极拳,时间为20～25分钟。

临床中可使用靶心率来评价患者的运动强度,靶心率=(220-年龄-安静心率)×(45%～60%)+安静心率。采用此范围内的运动强度指导患者进行运动锻炼,有利于改善患者体能。

(3)二十四式简化太极拳:患者可以将二十四式简化太极拳与有氧健身操及八段锦相结合进行锻炼。二十四式简化太极拳适合于全程辅助化疗结束后乳腺癌患者,通过轻慢松柔的运动和全身心的放松,削弱、转移和克服七情刺激,有利于经络的疏通、气血的充盈、脏腑的濡养和自我修复能力的加强;同时可以通过对全身300多个穴位的牵拉、拧挤和压摩,活跃经络,激发经气,疏通经络和调整虚实,加强维持并联系各组织脏器的生理功能;还可以改善上肢肌力,有效提高肩关节活动度及日常生活活动能力。

(二)心理康复

乳腺癌根治术后乳房的缺失对患者的身心造成很严重的创伤,因此正确评估患者的心理状态,及时给予心理干预,可有效缓解患者的心理压力。

1.心理评估

使用广泛性焦虑量表、SAS焦虑自评量表、女性性功能量表等对患者进行心理评估。乳腺癌患者康复期常见的心理问题如下。

(1)焦虑:患者虽然做了手术,已经痊愈,仍会担心疾病复发或者有其他的后遗症。一般心理特征中的负性情绪会贯穿于疾病的全过程,也会延续到术后。

(2)自卑:乳腺癌术后患者的自卑表现在社交方面,患者在接受了乳腺切除术后认为自己失去女性的魅力,使得其自我价值感降低。表现在对自己的身体感到羞愧,回避社交往来,每次出门都犹豫不决,鼓起勇气出门,又会想当然地认为大家都用异样的歧视的眼光看自己,更加深了自卑情绪。

(3)性生活障碍:乳房是女性第二性征,在性生活中起着重要作用。乳腺癌根治术后患者失去了自己的乳房,会产生不同程度的自卑心理,她们很在乎配偶对这一改变的态度,在性生活方面她们表现出胆怯、疏远,更有严重者认为配偶与自己有性行为是对自己的怜悯,于是拒绝接受性生活。

2.心理干预

(1)消除焦虑心理

①耐心倾听患者主诉,引导患者说出心中郁结。

②播放轻松、舒缓的音乐,使患者处于身心松弛状态,从而对患者的心理和免疫功能产生积极促进作用。

③促进病友之间良好的人际关系,使患者在轻松乐观的环境中接受治疗。

④满足其健康信息需求:通过书籍、图片等资料,向患者讲解疾病的相关知识,促进康复。对出院患者建立癌症患者联系卡,定期到医院复查登记,进行相应健康指导,使其在出院后尽快适应自己改变的形象,回归家庭与社会。

(2)纠正自卑心理

①外形改变后患者会产生强烈的情绪反应,护士应给予理解,帮助她们认识术后形体上的缺陷,向患者讲解乳房重建的相关知识,并根据患者身心状况与其共同选择最佳的乳房重建术式;对于不适宜或不愿意进行乳房重建术的患者,应帮助并指导她们佩戴合适的义乳。

②积极争取家属的支持与配合,尤其是配偶的关爱会使患者感到家庭的温暖,从而振奋精神,逐渐康复。

③鼓励患者加入乳腺癌康复组织。

(3)缓解悲观失望心理

①告知患者乳腺癌预后信息:乳腺癌是癌症中治疗效果最好的疾病之一,绝大多数患者生命期较长,特别是一些早期乳腺癌,5 年治愈率可达 90% 以上,并且通过规范治疗可重返工作岗位。

②安排其与乳腺癌生存者交谈,增强战胜疾病的信心。

(4)采取正念减压训练改善患者不良心态:正念减压训练是 1979 年由美国马萨诸塞大学医学中心的教授以"正念"为核心概念建立的一种关于压力管理的心理治疗方法,它是通过认知重建纠正消极信息,运用冥想、放松练习减少焦虑,目的是使患者活在当下,释放自我,重塑心灵。

正念减压疗法是通过心理的训练,促进积极情绪的大脑活动,让患者学会体验肌肉紧张与松弛的感觉,并强化人体的免疫功能。正念放松训练和正念认知训练对癌症患者的情绪改善有多方面的效果,包括焦虑、紧张感的降低,愤怒、敌意的减少,抑郁的缓解,乏力的改善等。

方法:首先,让患者处于舒适体位(坐位或卧位),指导患者放松,做深而慢的呼吸,深吸气后屏息数秒时间,然后缓缓呼气,同时放松全身。第二步,指导者用缓慢语调令患者逐一收紧,放松身体各处的大肌群。顺序为:手部—前臂—头颈部—肩部—胸部—背部—腹部—大腿—小腿—脚部。

此外,我们在关注乳腺癌患者心理的同时,不能忽视配偶的心理问题。文献显示,乳腺癌患者配偶的焦虑与抑郁高于患者本人,所以护士应给予患者配偶心理支持。通过言语抚慰、增进夫妻情感互动、鼓励参与健康教育活动,使其维持和谐的伴侣关系。

(三)形体康复

乳房切除、化疗脱发、色素沉着、治疗后身体发胖等都会给患者带来很强的自卑感,表现为性感或性欲降低,影响夫妻生活,帮助患者维持良好的体态,对恢复患者自信,促进康复是非常必要的。常见形体问题的康复方法如下。

1.乳房缺如

护士为其佩戴合适的义乳,既对患侧胸部有保护、保暖作用,同时还能保持身体平衡,体现女性的曲线美。

2.化疗脱发

化疗期间帮助患者制作棉质花帽或指导患者佩戴合适的假发,告诉患者化疗脱发是暂时的,化疗结束1~2个月后会重新长出新头发。

3.皮肤色素沉着

化疗药物治疗期间,会引起皮肤色素沉着,肤色会变灰暗,这一容貌的改变会导致女性的自信心下降,增加自卑心理,影响乳腺癌患者的身心健康。护士应告知患者化疗结束后,随时间的延长,色素沉着也会逐渐消退。在此阶段,护士还应指导患者适当的化妆技术,提高肤色的光泽。临床实践证明,这些措施能在很大程度上增加患者自信心,改善患者健康状态,进而提高其社会适应及人际交往能力。

4.肥胖

乳腺癌患者由于化疗、内分泌治疗,引起患者运动量减少,营养摄入量增加,治疗后易出现肥胖,特别是对于绝经后妇女。有研究表明,肥胖可增加乳腺癌复发的风险,且是正常人的2~3倍。因此指导患者合理饮食、进行全身有氧运动,可以提高机体的免疫力,控制体重,避免癌症复发和其他心血管并发症的发生。

(四)社会适应能力康复

乳腺癌患者康复的目的是能够及早地适应家庭社会角色,因此护理人员在患者住院期间应做到有计划、有目的、及早地给予其相应的康复训练,使其能以最佳的状态回归家庭社会,从而提高生活质量。

1.作业治疗

护士应全面评估患者的康复功能恢复情况,结合职业、年龄、家庭及社会背景指导患者穿着修饰,做家务、写字、绘画、操作电脑、骑自行车等活动,使患者能以较好的应对能力更好地回归家庭和社会。

2.作业治疗方法

(1)上肢功能训练。①手指精细动作训练:乳腺癌患者术后带管期间可进行以穿针引线、嵌插为主的训练,10分钟/次,2次/天;②肌力训练:乳腺癌患者术后拔管早期可进行以拧螺旋积木为主的训练,10分钟/次,2次/天;③关节活动度训练:乳腺癌患者术后拔管可进行以模拟切菜为主,训练肩关节活动度的活动,10分钟/次,2次/天。

(2)日常生活活动能力训练包括:①根据患者恢复情况,为患者制定切实可行的短期目标,术后1~2天,鼓励患者完成洗手、洗脸、进食等活动,40分钟/次,1~2次/天,可在上肢功能训练中穿插进行;②手术3天以后的患者,根据患者自身情况鼓励其自行完成穿脱衣服、如厕、刷牙等日常活动,家属予以协助;③开展集体活动,组织患者进行集体交流,以五子棋、跳棋、象棋等娱乐活动方式,促进患者间沟通交流,实现最大程度地恢复日常生活活动能力及适应社会的能力。

3.鼓励患者加入乳腺癌康复组织

鼓励患者积极加入乳腺癌康复协会等康复组织,为患者提供信息共享的交流平台,使她们互相鼓励,获得情感上的支持。

(郑生苓)

第四节　胃癌

　　胃癌是人类最常见的恶性肿瘤之一,居消化道肿瘤的首位。男性胃癌的发病率和死亡率均高于女性,男女之比约为 2 ： 1。发病年龄以中老年居多,高发年龄为 55～70 岁,在 40～60 岁者中占 2/3,40 岁以下占 1/4,余者在 60 岁以上。一般而言,有色人种比白种人易患本病。我国发病率以西北地区最高,中南和西南地区则较低。全国平均年死亡率约为 16/10 万。

一、病因与发病机制

　　胃癌的发生是一个多因素参与,多步骤进行性发展的过程,一般认为其发生是下列因素共同参与所致。

(一)环境与饮食因素

　　流行病学调查资料显示,从胃癌高发区国家向低发区国家的移民,第一代仍保持胃癌高发病率,但第二代显著下降,而第三代发生胃癌的危险性已接近当地居民。由此提示本病与环境相关。长期食用霉变食品,可增加胃癌发生的危险性。长期食用含高浓度硝酸盐的食物(如烟熏、腌制鱼肉、咸菜等)可增加胃癌发生的危险性。硝酸盐被摄入后能很快被吸收,经唾液分泌,再回到胃内。高盐饮食致胃癌危险性增加的机制尚不清楚,可能与高浓度盐造成胃黏膜损伤,使黏膜易感性增加而协同致癌有关。流行病学研究提示,多吃新鲜水果和蔬菜、使用冰箱及正确储藏食物,可降低胃癌的发生。

(二)幽门螺杆菌感染

　　已证实幽门螺杆菌是胃腺癌与胃淋巴瘤的诱发因素之一,1994 年国际癌症研究中心(IARC)将幽门螺杆菌列为Ⅰ类致癌因子。

(三)遗传因素

　　遗传素质对胃癌的发病亦很重要。胃癌的家族聚集现象和可发生于同卵同胞则支持这种看法,致癌物质对有遗传易感性者或更易致癌。

(四)生活习惯

　　国内外已对吸烟在胃癌发生中的作用进行了大量流行病学研究,大多数研究表明吸烟与胃癌呈正相关。烟草及烟草烟雾中含有多种致癌物质和促癌物质,如苯并芘、二甲基亚硝胺、酚类化合物、放射性元素等,其他严重有害物质包括尼古丁、一氧化碳和烟焦油。研究发现,不同类型的酒与胃癌的相关程度不尽相同,一般认为饮烈性酒的危险性高于饮啤酒等低度酒的危险性,也有学者认为乙醇本身可能不致癌,但可以增强其他致癌物的作用。

　　根据长期临床观察,有五种病易演变成胃癌,称为癌前情况:①慢性萎缩性胃炎伴肠化生与不典型增生;②胃息肉,增生型者不发生癌,但广基腺瘤型息肉＞2cm 者易癌变;③残胃炎,特别是行 Billroth Ⅱ式胃切除者,癌变常在术后 15 年以上才发生;④恶性贫血,胃体有显著萎缩者;⑤少数胃溃疡患者。

二、临床表现与诊断

(一)临床表现

早期胃癌无症状,也无体征。有些轻度非特异性消化不良者,很难归咎于癌肿。

1.症状

没有特异性表现。癌症早期几乎不会有症状,以消瘦为最多,其次为胃区疼痛、食欲缺乏、呕吐等。初诊时患者多已属晚期。早期胃癌的首发症状,可为上腹不适(包括上腹痛,多偶发)或饱食后剑突下胀满、烧灼或轻度痉挛性疼痛,可自行缓解;或食欲缺乏,稍食即饱。发生于贲门者有进食哽噎感,位于幽门部者食后有饱胀痛,偶因癌破溃出血而有呕血或柏油便或因胃酸低、胃排空快而腹泻或患者原有长期消化不良病史,致发生胃癌时虽亦出现某些症状,但易被忽略。少数患者因上腹部肿物或因消瘦、乏力、胃穿孔或转移灶而就诊。

2.体征

(1)早期胃癌可无任何体征。

(2)中晚期胃癌以上腹压痛最常见。1/3 患者可扪及结节状肿块,坚实而可移动,多位于腹部偏右相当于胃窦处,有压痛。胃体肿瘤有时可触及,但位于贲门者则不能扪及。

(3)转移性体征:转移到肝者可使之肿大并可扪及实性结节,腹膜有转移时可发生腹水,出现移动性浊音。有远处淋巴结转移时可摸到 Virchow 淋巴结,质硬而不能移动。直肠指检在直肠膀胱间凹陷处可摸到肿块。在脐孔处也可扪及坚硬结节,并发 Krukenberg 瘤时阴道指检可扪及两侧卵巢肿大。

(4)伴癌综合征:包括反复发作性血栓静脉炎(Trousseau 征)、黑棘皮病(皮肤皱褶处有色素沉着,尤其在两腋)、皮肌炎、膜性肾病、微血管病性溶血性贫血等。

3.并发症

有出血、梗阻、穿孔、胃肠瘘管、胃周围粘连或脓肿等。

(二)诊断

1.实验室检查

(1)血液检查:约 50% 有缺铁性贫血,是长期失血所致,如有恶性贫血,则见巨幼细胞贫血;红细胞沉降率增快。

(2)大便隐血试验:常持续阳性监测方便,有辅助诊断的意义。

(3)肿瘤标志物:目前临床所用胃癌标志物主要有 CEA、CA19-9 等,但特异性均不强,联合检测可增加其灵敏性及特异性。

2.影像学检查

(1)上消化道造影检查:作为胃癌诊断首选常规检查。行气钡双重对比造影有助于观察肿瘤在胃腔内浸润范围、肿块部位及胃腔狭窄程度、有无幽门梗阻等,并可通过观察胃黏膜的形态、胃壁的柔软程度等,与胃炎性病变及胃淋巴瘤等相鉴别。

(2)CT 检查:已广泛应用于临床,有助于观察胃部肿瘤对胃壁的浸润深度、与周围脏器的关系、有无淋巴结转移和远处(如肝、卵巢、腹膜、网膜等)转移。

（3）MRI 检查：受设备、扫描技术及检查费用等因素影响，MRI 检查目前尚不能作为胃癌患者的常规检查，但对于超声或 CT 检查怀疑肝转移的患者，MRI 检查有助于明确诊断。

3.腔镜检查

（1）内镜检查：是胃癌诊断中最重要的手段之一，对于胃癌的定性定位诊断和手术方案的选择具有重要作用。对拟行手术治疗的患者此为必需的常规检查项目。镜下仔细观察各部位，采集图片，对可疑部位应用染色和放大技术进一步观察，进行指示性活检，这是提高早期胃癌检出率的关键。提高胃癌的发现率，是现阶段降低胃癌死亡率的重要手段之一。

（2）超声内镜：可直接观察病变本身，还可通过超声探头探测肿瘤浸润深度及胃周肿大淋巴结，是一种较为可靠的胃癌术前分期方法，有助于胃癌的诊断、临床分期及制订手术方案。

4.细胞学检查

（1）内镜细胞学检查：在纤维镜直视下，用冲洗、擦刷及印片三种方法取细胞，其阳性率较高；或插入胃管用缓冲液反复冲洗胃壁，再收集缓冲液，沉渣后做涂片进行细胞学检查，两种细胞学检查阳性率均可达 90% 以上。

（2）腹水细胞学或术中腹腔冲洗或灌洗细胞学检查：可明确是否存在腹腔游离癌细胞（FCC），对指导临床分期具有重要意义。

（3）穿刺细胞学检查：明确诊断锁骨上淋巴结有无转移。

三、治疗原则

（一）手术治疗

手术效果取决于胃癌的病期、癌肿侵袭深度和扩散范围。对早期胃癌，胃部分切除术属首选，如已有局部淋巴结转移，亦应同时加以清扫，仍有良好效果。对进展期患者，如未发现有远处转移，应尽可能手术切除，有些需做扩大根治术。对已有远处转移者，一般不做胃切除，仅做姑息手术（如胃造瘘术、胃-空肠吻合术）以保证消化道通畅和改善营养。

（二）内镜治疗

以往认为手术是胃癌根治的唯一手段，现随着内镜技术的迅速发展，在内镜下对早期胃癌进行根治已成为现实。

1.内镜下黏膜切除术（EMR）

根据 2001 年日本胃癌协会制订的胃癌治疗原则，EMR 的绝对适应证为隆起型病变直径＜2cm；平坦型或凹陷型病变直径＜1cm；无溃疡或溃疡瘢痕；局限于黏膜内直径＜3cm 的肠型腺癌，无淋巴结转移。随着内镜技术的不断成熟，目前早期胃癌无淋巴结转移者内镜治疗后 5 年生存率可达 95%，有 1~3 组淋巴结转移者 5 年生存率＜90%，3 组以上淋巴结转移者 5 年生存率则＜80%，与手术切除效果相似。

2.内镜下黏膜切割术（ESD）

是在 EMR 基础上发展的新技术，这使得直径＞2cm 的早期胃癌在内镜下一次性完整切除成为可能。

3.腹腔镜下楔形切除(LWR)

是治疗早期胃癌的另一种方法。对胃镜下行 EMR 或 ESD 困难的病例,如病变位于胃体小弯和体后壁处或者应用 EMR 或 ESD 无法完整切除者可以选择在腹腔镜下完成。LWR 不仅可以进行全腹探查,而且操作灵便,切除充分,病理组织检查全面,同时可对胃前哨淋巴结进行切除或活检,基本上可以保证手术的根治性。

(三)化学治疗

中晚期癌能被手术切除者必须给予化疗;未做根治切除的患者或不能实施手术者,应给予化疗。常用的化疗制剂有氟尿嘧啶(5-FU)、卡培他滨、替吉奥、顺铂、表柔比星、多西紫杉醇、紫杉醇、奥沙利铂、伊立替康等。药物单用效果差,联合用药可提高疗效。

对 HER-2 表达呈阳性(免疫组化染色呈＋＋＋或免疫组化染色呈＋＋且 FISH 检测呈阳性)的晚期胃癌患者,可考虑在化疗的基础上,联合使用分子靶向治疗药物曲妥珠单抗。

(四)放射治疗

光子类和粒子类射线对乏氧细胞有杀灭作用,但对胃肠道肿瘤敏感程度较低。有研究证实,术前放疗可使 60% 的肿瘤有不同程度的缩小,有利于提高手术切除率和 5 年生存率。

(五)生物治疗

生物治疗是指通过肿瘤宿主防御机制或生物制剂的作用,来调节机体自身的生物学反应,从而抑制或消除肿瘤生长的一种治疗方法。伴随近年来人类基因组研究取得的丰硕成果,以免疫治疗为主的生物治疗已成为胃癌治疗中最为活跃的研究领域之一,并逐渐成为临床上重要而有效的辅助治疗手段。目前用于临床的细胞因子主要有干扰素(INF)、白细胞介素 2(IL-2)、肿瘤坏死因子(TNF)、集落刺激因子(CSF)等。在胃癌生物治疗中常用的为 INF、IL-2 和 TNF。

(六)中医治疗

中医治疗的主要作用是扶正补虚、活血化瘀、清热解毒、疏肝理气等,对延长患者的生存期、改善生活质量方面有很大的优势,在综合治疗中占有一定的地位。

(七)支持治疗

肠内外营养支持治疗对于改善胃癌患者营养状况,提高手术耐受力,降低术后并发症的发生,提高生存质量,均起到重要的积极作用。

四、护理

胃癌在我国发病趋势连年增加,手术是目前唯一可治愈胃癌的方法。随着手术治疗的不断进展,护理人员必须提高对患者病情的观察能力和分析能力,对每一位患者的围术期做到主动、有序、规范的护理,是保证患者安全渡过围术期的关键。

(一)术前护理

1.心理护理

胃癌术前的患者面对被诊断为癌症,即将进行手术、化疗等治疗的不确定感,极易产生恐惧、焦虑、抑郁等心理障碍,必要的心理干预能有效减轻胃癌患者焦虑、抑郁等不良情绪。①同患者建立良好的关系,详细向患者介绍病情,利用交谈与观察多角度、多层面了解、评估患者的病情及心理状态,找到患者心理问题的关键点,指导患者正确认识疾病,树立战胜疾病的信心;②介绍治疗成功的病例,有针对性地鼓励和引导患者积极面对,鼓励患者宣泄并帮助其认识负性情绪,逐步改变其不良认知;③取得家属的配合,向患者家属讲解疾病的发病机制及预后,使家属了解心理因素对疾病的重要影响,多给患者以积极的信息和支持,解除患者的不良情绪,使患者在愉快、平和的心理状态下接受治疗,以达到促进康复的目的;④加强心理健康教育,通过发放心理知识手册,举办集体讲座等形式,使患者学会日常的心理保健、自我调整,配合治疗,提高预后效果。

2.改善营养状况

胃癌患者尤其伴有幽门梗阻和出血者,术前可由于食欲减退、消耗增加、恶心呕吐等导致营养欠佳。主要表现为体重减轻、低蛋白血症、贫血等。所以在患者入院时,必须科学地评估患者的营养状况,以及患者是否伴有糖尿病、高血压等疾病,为患者制定合理的食谱,并指导患者遵照执行。

一般患者营养状况良好,无进食障碍者可进清淡易消化的高蛋白、高热量饮食(如口服肠内营养制剂);对于营养失调甚至完全不能进食者,应及早遵医嘱静脉补充营养物质,纠正水、电解质的紊乱;对于胃癌伴急性或慢性失血等原因造成贫血者,应及时纠正患者的贫血状况,必要时输红细胞或全血;对于幽门梗阻且伴有胃潴留的患者,遵医嘱行胃肠外营养外,还应给予留置胃管行胃肠减压,清除胃内容物,术前3日开始给予温生理盐水洗胃,以保证手术的顺利进行。

3.呼吸道管理

肺部并发症是腹部手术后最常见的并发症,有资料显示上腹部手术后肺部并发症的发生率为17%~76%。胃癌手术后肺部并发症明显高于其他腹部手术,所以术前做好呼吸道管理越来越受到重视。

(1)首先入院时对患者做好全身状况及生活习惯的评估,对吸烟者告知吸烟对疾病的危害及吸烟对术后康复的影响,劝其戒烟。并向患者讲解预防感冒,减少呼吸道感染的重要性。

(2)对于术前有肺部疾病或合并肺功能受损的患者遵医嘱给予雾化吸入,并给予蛋白溶解药、支气管扩张药等药物进行治疗。

(3)呼吸功能锻炼,采取束腹胸式深呼吸训练方法,具体操作为使用腹带绑住患者腹部,松紧适宜,以制造术后生理状态,进行呼吸功能锻炼。同时训练患者学会双手保护切口以减轻咳嗽引起的疼痛。嘱患者反复练习,直至掌握以保证手术后做到有效的排痰以预防肺部并发症。

4.术前准备

贫血患者血红蛋白<70~80g/L时可遵医嘱予以输血,以提高手术的耐受性;伴幽门梗阻者术前3天应以3%高渗盐水洗胃,以减轻局部水肿。一般不常规肠道准备,可于术前一日服用缓泻剂清洁肠道。术日晨禁食12小时,禁饮4小时,术前30分钟留置胃管、营养管,遵医嘱静脉滴注预防性抗生素。

(二)手术后护理

1.一般护理

(1)生命体征的监测:持续心电监护,观察体温、脉搏、呼吸、血压和血氧饱和度的变化。保持呼吸道通畅,有效吸氧,使血氧饱和度最低保持在90%以上。术后每30分钟测量生命体征一次,平稳后改为1~2小时一次。术后2天内,出现低热,属于"外科手术热",它是腹腔内少量渗液通过腹膜吸收后出现的一过性发热,但如果持续发热,甚至超过38.5℃,应及时报告医生,明确是切口感染、肺部感染、还是吻合口瘘等引起,及时进行处理。对年老、体弱、有心脏病史的患者,尤其加强心电图的观察,发现心房颤动、期前收缩、心率加快、心律失常时,应立即报告医生进行有效处理;对血压不稳定的患者,除了及时报告医生遵医嘱用药外,还应注意用药后效果,要严格根据血压来调节多巴胺或硝酸甘油等药物的滴速。对麻醉未清醒躁动的患者可用约束带保护性约束,防止意外受伤。

(2)患者体位:全身麻醉未清醒者取平卧位,头偏向一侧,麻醉清醒、生命体征平稳后取半卧位,以减轻腹壁张力,减轻伤口疼痛,利于正常呼吸和血液循环。术后6小时始协助患者活动下肢,做屈伸运动,4~6次/天,每次2~3分钟,也可用间歇充气压力泵增加下肢的血液循环,预防下肢静脉血栓的发生。生命体征稳定的患者,术后及早下床活动,活动时间根据患者情况而定,早期活动可促进肠蠕动恢复,防止腹胀、便秘及肠粘连,有利于患者的康复。

(3)疼痛护理:术后患者常有不同程度的疼痛,以术后当天疼痛最为剧烈,24~48小时后疼痛会逐渐减轻。因为疼痛与伤口的大小、伤口的部位、体位和情绪及应用止痛泵等因素有关,所以控制疼痛的措施应包括取合适的体位、药物止痛和减轻焦虑,对执行的各种处理和操作要向患者进行解释,教导患者自我处理疼痛的方法等来缓解疼痛。

(4)保持胃管通畅,根据快速康复外科的理念,护士应认真评估患者的手术情况,尽量早期拔除胃管;对于需保留胃管的患者,应保持胃管的通畅,给予合理的胃肠减压(通常给予自然引流即可,对于引流量较多的患者给予负压引流),预防吻合口水肿及吻合口瘘。保持胃管通畅,用生理盐水定时冲洗胃管,2次/天,每次不得超过20mL,并相应抽出。冲洗胃管时避免压力过大、冲洗液过多,以免引起吻合口出血。注意胃液颜色、性质及量,详细记录,如有鲜红色血性液体流出应及时报告医生,胃管要固定牢固,防止滑出脱落。

(5)保留腹腔引流管通畅:腹腔引流的目的是引流腹腔内渗血、渗液,避免腹腔内液体积聚致继发感染和脓肿形成。护理时注意:麻醉清醒、血压平稳后,协助患者取半卧位,有利于腹腔引流;妥善固定引流管,避免引流管脱落;避免引流管受压、扭曲和折叠,确保有效自然引流或负压吸引,防止引流管堵塞;认真观察并记录引流液的量、颜色和性质;严格无菌操作,每日更换引流袋,防止感染。若术后数日腹腔引流液变浑浊并带有异味,同时伴有腹痛和体温升高,白细胞升高,应疑为腹腔内感染,需及时通知医师并配合给予引流液细菌培养及抗感染治疗等措施。

2.预防感染

(1)防治肺部感染:由于患者术前可能伴有慢性肺部疾病、肺功能减退等,手术可引起呼吸容量减少、呼吸增快变浅,再加上气管插管对呼吸道的刺激、术后患者由于惧怕切口疼痛而不敢咳嗽,均易导致肺部并发症的发生。术后第1~2天开始每日定时协助患者翻身、扣背,指导患者咳嗽、咳痰。如痰液浓稠不易咳出,应遵医嘱应用化痰药以促使痰液的排出。同时做好口腔护理,保持口腔清洁卫生,减少口腔内细菌的生长繁殖,以预防肺部并发症。

(2)预防腹腔感染:胃癌根治术创面大,渗出多,如果引流不通畅,腹腔积液量较多时可引起腹腔积液感染,妥善固定腹腔引流管并注意保持通畅,确保有效自然引流或负压吸引;密切观察并记录引流液的量、颜色和性质;每日更换引流袋并严格无菌操作,防止感染。

(3)预防导管的相关血流感染:因手术后几乎所有患者均需留置深静脉导管给予静脉高营养,加之肿瘤患者免疫力低和手术创伤,极易造成相关血流感染,因此护士在使用导管时应严格执行操作规程,预防感染。

(4)预防尿路感染:胃癌手术时间一般较长,术中为监测尿量需留置尿管。对留置导尿管的患者应注意观察排尿情况,每日清洁、消毒尿道口1～2次,操作时严格遵循无菌操作原则。术后尽早训练膀胱功能,在膀胱功能恢复的情况下尽早拔除尿管,防止尿路感染的发生。

3.合理的营养支持

(1)肠外营养支持:因胃肠减压期间引流出大量含有各种电解质,如钾、钠、氯、碳酸盐等的胃肠液,加之患者禁食,易造成水、电解质和酸碱失衡和营养缺乏。因此术后需及时输液补充患者所需的水、电解质和营养物质或静脉输入 TPN,以改善患者的营养状况促进切口的愈合。同时应详细记录24小时出入液量,为合理输液提供依据。

(2)早期肠内营养支持:根据患者的个体状况,合理制定营养支持方案。对术中放置空肠喂养管的胃癌根治术患者,术后早期经喂养管,实施肠内营养支持,对改善患者的全身营养状况、维护肠道屏障结构和功能、促进肠功能早期恢复、增强机体的免疫功能、促进伤口和肠吻合口的愈合等都有益处。护理时应注意:①喂养管的护理:妥善固定喂养管,防止滑脱、移动、扭曲、受压;保持喂养管的通畅,防止营养液的沉积堵塞导管,每次输入营养液前后用生理盐水或温开水 20～30mL 冲管,肠内营养输注过程中每 4 小时冲管一次。②控制输入营养液的温度、浓度和速度,营养液温度以接近体温为宜,温度偏低会刺激肠道引起肠痉挛,导致腹痛、腹泻;温度过高可灼伤肠道黏膜,甚至引起溃疡或出血;营养液浓度过高易诱发倾倒综合征。③观察有无恶心、呕吐、腹泻、腹胀、腹痛和水电解质紊乱等并发症的发生。

(3)饮食护理:胃癌手术对胃肠道造成了较大的创伤,消化道的重建改变了原有食物储存、走行的通道,胃肠道生理功能受到较大的影响,因此饮食护理是胃癌术后一项极为重要的护理内容。有效的饮食护理可为胃癌术后患者增加营养,提高患者机体免疫力,利于患者康复,提高患者的生活质量。术后4～6天肠蠕动基本恢复,吻合口基本吻合,如患者无腹痛、腹胀,肛门已排气,可拔除胃管给予患者饮水、进食流质,流质饮食以米汤、藕粉为宜;如无不适,3 天后可改为半流质饮食,如稀饭、面汤等,之后逐渐过渡到普通饮食,进普通饮食时,应少食产气食物,忌生、冷、硬和刺激性食物。注意少量多餐,开始时每日 5～6 餐,以后逐渐减少进餐次数并增加每次进餐量,逐步恢复正常饮食。全胃切除术后,肠管代胃容量较小,饮食过度应更加缓慢,开始全流质饮食时宜少量、清淡;每次饮食后需观察患者有无腹部不适,以便随时协助患者调整饮食计划。

4.术后常见并发症的观察及护理

(1)术后出血:胃大部切除术后,可有少许暗红色或咖啡色胃液自胃管抽出,一般 24 小时内不超过 300mL,且颜色逐渐变浅变清。若术后短期内从胃管不断引流出新鲜血液,24 小时后仍未停止,甚至出现呕血和黑便,则系术后出血。发生在术后 24 小时以内的出血,多属术中止血不确切;术后 4～6 天发生的出血,常为吻合口黏膜坏死脱落所致;术后 10～20 天发生的出血,与吻合口缝线处感染、腐蚀出血有关。患者手术后也可表现为腹腔出血,可见腹腔引流管引出新鲜血性液。出血后的临床表现与出血量的多少密切相关,出血较少时,患者生命体征及实验室检查常没有较大的改变,通过静脉输注止血药物、生长抑素等可有效止血;出血量多且伴有生命体征的改变,心率增快大于 120 次/分,收缩压低于 90mmHg,中心静脉压低于 5cmH₂O,甚至伴有伴面色苍白、四肢湿冷、烦躁不安或神志不清,此时,则已达到休克状态,需立即进行抢救。术后一旦出现出血先兆,应立即通知医生,建立静脉通道并确保畅通,必要时可双路或三路输入。遵医嘱及时补充血容量纠正水电解质酸碱失衡,及时输血,准确及时使用止血药及血管活性药物。嘱患者禁食,如果判定为胃出血,应行胃肠减压,可从胃管注入冰生理盐水。若经非手术疗法止血无效时,应积极配合医生完善术前准备。由于术后再出血往往容易造成患者恐慌,护士首先应保持镇静,同时安慰、鼓励患者,讲解配合治疗的方法和注意事项,尽量提高患者的认知和行为能力,稳定患者情绪,促使患者积极配合治疗。

(2)吻合口瘘/十二指肠残端破裂:吻合口瘘、十二指肠残端破裂,均是胃癌手术后早期最严重的并发症之一。其原因与以下因素相关:①术前营养状态欠佳;②手术操作缺陷;③吻合口张力过大血运不佳;④吻合口周围引流不畅合并感染;⑤术后进食过早使无临床症状的微小渗漏发展扩大。通常发生于术后 1 周左右,其表现为上腹忽然剧烈疼痛及腹膜刺激征、高热、白细胞计数增加;自引流管排出胆汁样液体、混浊脓性液或混有肠液的恶臭浓稠液。护士应遵医嘱给予合理的抗感染治疗,对高热的患者给予物理或化学降温,严密观察引流液的性质与量,定时挤压引流管以保持引流管的通畅。尽量为患者取斜坡位(15°~30°)或半卧位,利于呼吸和引流。禁食水,胃肠减压,遵医嘱予以合理的营养支持,局部瘘口因肠液的侵蚀易致皮炎、过敏,应及时清理并保持清洁干燥,可用氧化锌软膏涂抹或使用保护贴、保护粉等保护瘘口周围皮肤防止皮肤破损。

(3)吻合口梗阻:分为机械性梗阻和胃吻合口排空障碍两种。

①机械性梗阻:表现为进食后上腹饱胀,呕吐,呕吐物为食物,不含胆汁,X 线吞钡检查可见钡剂完全停留在胃内,需再次手术解除梗阻。

②胃吻合口排空障碍:多因自主神经功能紊乱而使残胃处于无张力状态。临床较多见,在术后 7~10 天后,已服流质情况良好的患者,在改进半流食或后突然发生呕吐,经禁食后轻者 3~4 天自愈,严重者呕吐频繁,可持续 20~30 天,应禁食、胃肠减压、输液、输血和 TPN 等治疗。5%高渗温盐水洗胃,有助于吻合口水肿的消退。

(4)胃瘫:术后胃瘫综合征是一种比较严重的并发症,发病机制不清目前认为与胃去神经化、消化道的重建、手术创伤、麻醉及镇痛、手术前基础疾病、术后进食、精神神经因素、胃肠激素的分泌及其功能的改变等多种因素有关。一般多发生在手术后 6~8 天开始进流质饮食后或术后 10~12 天进半流质后。发生胃瘫应给予禁食、持续有效地胃肠减压。保持胃管通畅,准确记录引流液的颜色、性质及量。待患者胃管引流液逐渐减少,经残胃造影证实胃蠕动功能好转,残胃功能恢复后,可带管进食少量流质 2~3 天,观察患者无上腹部饱胀感、恶心、呕吐等症状后,方可拔除胃管。由于需长期禁食、胃肠减压,大量消化液丢失加上手术对机体的创伤,使机体对能量、蛋白质、水分及无机盐的需求明显增加,患者处于高代谢状态,营养支持不当可迅速出现酸碱平衡紊乱及重要脏器功能障碍,因此应 24 小时持续输注营养液,以纠正营养不良。同时加强心理护理,因本病是术后难以预料的一种并发症,且病程较长,患者及家属易出现焦虑及恐惧情绪,甚至会对医护人员产生怀疑和责备。因此医护人员应向患者及家属解释本病的特点,介绍治疗的目的、方法及注意事项,以取得患者的积极配合,使患者早日恢复健康。

(5)倾倒综合征:远端胃切除术后,由于幽门被切除,未消化的高渗性食物快速、大量进入小肠内,引起血管内细胞外液向肠管内移动,致使上端小肠扩张伸展。小肠黏膜内的嗜铬细胞向血中释放 5-羟色胺与其他体液因素和消化道激素等共同作用而出现一系列症状。多发生在进食后半小时内,患者循环系统症状主要表现为心悸、心动过速、出汗、全身无力、面色苍白和头晕等;胃肠道症状主要表现有腹部绞痛、腹胀、腹泻、恶心、呕吐等。出现上述情况后立即协助患者卧床休息 10~20 分钟后可自行缓解。护士应指导患者少食多餐,尽量摄取高蛋白、高脂肪、低糖食物,减少液体成分,以稠、固体食物为主。进餐后平卧 10~20 分钟,多数患者经饮食调整后,症状可以减轻或消失。

5.心理支持

胃癌的手术可导致患者生理及心理上产生较强烈的应激反应,尤其术后出现严重并发症、住院时间长、社会支持系统不良时,患者常常出现的各种负性情绪状态,包括焦虑、抑郁、孤独等,其中严重的焦虑可表现为长吁短叹、愁眉不展、烦躁不安、失眠等,孤独、抑郁可表现为疲劳、不愿与人交流等。因此护理人员应做好病房的管理,为患者创造一个安静、优美的住院环境,在建立良好护患关系的基础上,评估患者的心理状况,积极同患者沟通,主动为患者提供关心及帮助,多应用倾听的技巧,即同感、理解、真诚、接纳、尊重患者,鼓励其表达自己的主观感受,并教给其放松的方式,例如深呼吸、放松训练等;术后尽量让患者自理,增加其自我效能感,对患者微小的进步进行鼓励,以增加患者的自信。同时鼓励家属为患者提供更多的支持,增强其战胜疾病的信心,还可鼓励病室内患者之间的沟通与交流,消除患者住院期间的孤独和寂寞感。

6.健康教育

(1)合理饮食:养成定时、定量、细嚼慢咽的饮食卫生习惯,多食蔬菜及水果,少时过冷、过烫、过辣及油煎炸食物,同时应注意:①少食多餐:胃大部切除的患者宜少食多餐,每天进餐 6~7 次,定时进餐可以使胃内不空不充,也可以逐步适宜残胃的消化功能,少食多餐是胃癌切除术后患者的重要饮食原则。②干稀分食:为使食物在胃内停留时间延长,进食时只吃较干食物,不喝水,可以在进餐 30 分钟以后喝水,从而避免食物被快速冲入小肠,引起早期倾倒综合征,促进食物进一步吸收。③限制碳水化合物摄入,预防晚期倾倒综合征的发生。④逐步增加进食量和食物种类,患者应从术后的流食、半流食逐步转为普通饮食,并根据患者的饮食习惯增多花样,提高患者的食欲,有助于患者的康复。⑤远端胃切术术后患者进食后 30 分钟内应采取平卧位,以免食物快速进入小肠内,引起早期倾倒综合征,近端胃切除术后的患者,进食后 30 分钟内应采取半坐卧位,以减轻食物的反流。

(2)告知患者切勿酗酒、吸烟:注意养成劳逸结合、行为规律的健康生活方式。调整自我情绪,保持乐观进取的心境,积极参与社会活动,提高生活质量。

(3)胃癌手术后化疗患者应注意饮食,定期门诊随访检查血象、肝功能等,并注意预防感染。

（4）指导患者定期随诊,病史、体检、血常规、生化检查、肿瘤标志物每3个月一次,共两年,以后每6个月一次,共3年。CT和(或)超声检查每6个月一次,并应于第1、3、5年行胃镜钡餐造影、PET等检查。

（三）居家护理

胃癌患者在达到临床路径的出院标准后仍有较高的护理照护需求,以促进康复、提高生活质量。护理人员对患者的情况做好充分的评估,包括患者自身情况:心理状况、社会支持、饮食情况、自理能力、生活质量;治疗情况:如手术方式、化疗与否及预后,并与所在医院护士做好接洽、衔接,建立居家护理病历,全面掌握患者情况,针对不同的患者采取不同的护理措施。

1.根治性切除术后的患者

（1）饮食指导:胃癌根治性切除术后,大部分乃至整个胃的结构和功能丧失,消化道进行了重建,对机体的消化和吸收食物的功能产生较大的影响;患者在较长时间内,消化功能难以恢复正常,往往因缺乏饥饿感或进食后腹胀等原因,而出现食欲下降,因此应指导患者遵循少食多餐,由稀到稠、由少到多、循序渐进的进食原则;食物要新鲜、营养丰富、搭配均衡,选择易消化、高蛋白、低糖、适量脂肪;避免一次性摄入大量甜食,以防止倾倒综合征的发生;忌食生冷、油炸、酸辣等刺激性食物以及容易引起胀气的食物。

对于反流性食管炎症状较轻者,指导患者饮食勿过酸过碱,忌辛辣刺激食物,不饮用浓茶、咖啡,细嚼慢咽,少食多餐;餐后保持直立或半卧位,避免平卧;晚餐和睡眠间隔时间尽量拉长,睡前3小时内不再进食,采取床头抬高的半坐卧位,减轻夜间反流的情况。必要时遵医嘱合理使用抑制胃酸分泌药物、胃黏膜保护剂、促胃动力药等;经药物治疗不缓解者,应及时就医。

对于幽门部被切除出现早期倾倒综合征的患者,应指导其通过饮食加以调整,包括少食多餐,避免过甜、过咸、过浓的流质饮食;进食低碳水化合物、高蛋白饮食;餐后限制饮水喝汤;进餐后平卧20～30分钟。多数患者经调整饮食后,症状可以减轻或消失,术后半年到1年内能逐渐自愈,症状严重而持久者应及时就医。对于出现晚期倾倒综合征者,少食多餐可防止其发生。饮食中减少碳水化合物尤其是糖类,增加蛋白质的比例即可缓解。

（2）休息与活动:适当运动可使全身系统代谢增加,加速胃肠道功能的恢复,促进肠蠕动,减轻腹胀,同时可缓解患者紧张、焦虑的不良情绪,使患者精神和心理上得到调试,促进全身各系统功能的恢复。指导患者定期进行轻体力活动,如散步、打太极等,活动量以不感到疲劳为宜。日常生活中避免增加腹压的活动,如抬举重物、慢性咳嗽、长期便秘等,以免造成切口疝的发生。对于一些须回归工作的患者,评估患者的活动情况,对于办公室工作等轻度的工作可早期恢复,但需要体力劳动的工作至少在3个月以后恢复,最初要从半天的工作开始,慢慢增加为全天的工作。

（3）合理使用药物:遵医嘱合理使用药物,如多潘立酮、甲氧氯普胺等促胃动力药,金双歧等调节肠道菌群的药物、洛哌丁胺止泻剂等。

（4）定期复查:胃癌手术后发生复发和转移比较常见,患者应遵照医嘱定期复查,以及发现肿瘤的进展、及时确立治疗方案。

2.胃癌化疗的患者

(1)饮食指导:胃癌化疗的患者化疗同一般化疗患者的饮食,但应注意选择易消化、高蛋白、低糖、适量脂肪,坚持少量多餐,进食温和性食物的原则。做到合理搭配,避免刺激、高渗、过冷过热及产气性食物。多食用新鲜的绿色蔬菜以补充膳食纤维;食物中多添加红枣、花生、动物血等升高血细胞的食物。此外,还应多吃枸杞、香菇等提高免疫力的食物,难以进食者应及时就医,采取措施保证营养支持。

(2)化疗毒副反应的应对:居家期间虽然停用化疗药,但药物的某些毒副作用可持续存在。间歇期也是机体修复正常组织的有利时机,做好化疗间歇期居家护理工作,可迅速调整机体状况,有利于下一次化疗药物的按时应用。常见的反应有胃肠道反应,如恶心、呕吐及食欲缺乏等,做好相应的饮食指导,必要时遵医嘱使用止吐药、镇静剂或健脾胃的中药;口腔溃疡,做好口腔卫生,严重时可局部点滴或喷雾利多卡因、涂以冰硼散、溃疡散等;骨髓抑制,定期检测体温,避免去人群密集的场所,出门戴口罩,避免接触传染期的传染病患者及病原携带者,使用柔软的牙刷,避免使用锐器,以免引起机体损伤,可服用生白细胞、血小板药物或中药益气养血类制剂,定期监测血常规等,一旦出现发热等症状应立即就诊。

(3)PICC 导管的维护:一些化疗患者在化疗间歇期保留 PICC 导管,针对此类患者,应指导患者密切评估导管的情况,定期到导管维护场所进行换药和更换接头指导患者可从事日常轻体力活动,置管侧手臂避免抬举重物;洗澡时应用保鲜膜完全包裹,避免浸水;睡觉时避免压迫,以免影响血流速度;穿衣宜选择袖口宽松的服饰,勿过分保暖以免出汗导致贴膜松脱;指导患者穿刺点或穿刺侧手臂出现红、肿、热、痛、活动障碍等不适时或敷料污染、潮湿、卷边、脱落,导管回血、脱出、折断等异常情况时,及时就诊处理。

(郑生苓)

第五节　胰腺癌

胰腺癌在全世界均有逐渐上升的趋势,目前已成为较常见的消化系统癌瘤之一,全球每年有 20 万人死于胰腺癌,发达国家尤甚,国内胰腺癌发病率占恶性肿瘤总数的 2%,居第 13 位,从流行病学资料看,胰腺癌在我国总体发病水平呈上升趋势。

一、胰腺解剖与形态

胰腺自右向左分为互相连续的四部:胰头、胰颈、胰体及胰尾。胰腺的形态多为蝌蚪形,弓形次之,其余 S 形、波浪形、三角形及哑铃形等依次减少,还有一些不规则形。胰腺位于腹上部和左季肋部腹膜后间隙中,全长 15～20cm,重 70～100g,横跨第 1～2 腰椎体的前方。大部分被网膜囊后壁的腹膜所覆盖,属腹膜后器官,胰尾则全被腹膜包绕,有一定的活动度。胰头嵌于十二指肠的左侧,被十二指肠降部和下部所环抱,因而,胰头癌常压迫十二指肠引起梗阻。

二、病因

(一)饮食因素

饮食在胰腺癌发病中有影响,美国学者,对华盛顿已婚男性喜肉食及高蛋白饮食者做过调查研究,证明胰腺癌致死率比一般人增加 2.5 倍。胰腺癌发病和摄取高热量有重要关系,即多摄取糖类碳水化合物者易发,而多摄取高纤维食者少发,多进食生的菜汁和蔬菜能预防胰腺癌的发生,油炸食物可增加发病率,多摄取维生素 A 和 C 可降低多数癌瘤发病率,咖啡致胰腺癌的发生尚未得到证实。

(二)化学因素

与某些化学物品接触的工人和技术人员,胰腺癌的发病率较一般人口高。

(三)吸烟与饮酒

能增加胰腺癌的患病率,吸烟饮酒者,胰腺癌发病率为非吸烟饮酒者的 2~2.5 倍。

(四)疾病

据有关统计,糖尿病患者患恶性肿瘤的发病率为 2.6%,其中胰腺癌占全部癌症病例的 12.4%,死亡率为正常人群的 2~4 倍,表明胰腺癌的发生可能与碳水化合物耐量不正常有一定关系;慢性胰腺炎的患者较正常人群的发病率要高。

三、病理分型

(一)胰腺癌分型

胰腺癌的组织学类型以导管腺癌最多,约占 90%。大约 70% 的导管腺癌位于胰头部。黏液性非囊性癌、印戒细胞癌、腺鳞癌、未分化癌、巨细胞癌及肉瘤样癌被认为是导管腺癌的变异体。其他少见类型还有腺泡细胞癌、胰胚细胞癌等。

(二)胰腺癌分期

胰腺癌的病理分期对于术式选择和疗效判定有重要意义,将胰腺癌的肉眼所见分为四期,由于简练、明确、实用,已被人们广泛接受,Ⅰ期为限局性病变;Ⅱ期为侵入周围组织(十二指肠,门静脉,肠系膜血管);Ⅲ期为局部淋巴结转移;Ⅳ期为癌扩散。

四、临床表现

胰腺癌无特征性症状,会出现上腹饱胀不适,食欲缺乏,上腹痛,腰背部疼痛,极易和胃肠、肝胆疾病相混淆,甚至以腰椎间盘疾病就诊,患者确诊时,大多已是晚期。

(一)疼痛

疼痛对早期诊断有重要价值,部位多为上腹部,其次为右季肋部,一般和饮食无关,早期多为无痛性或伴轻微上腹胀痛,往往是饱胀不适,钝痛乃至剧痛,常随着病情的发展,腹痛加剧,并出现腰背部疼痛,后期患者呈强迫体位,入睡困难。

（二）黄疸

胰腺癌引起胆管堵塞和梗阻性黄疸的程度，由不完全堵塞发展到完全堵塞。黄疸随着病情的进展呈进行性加重，并伴发皮肤瘙痒、皮肤抓痕或皮肤感染，与黄疸出现的早晚和癌瘤的位置有关，位于胰头部的肿瘤，压迫胆、胰管，较早出现黄疸。

（三）消化道症状

据有关统计，患者在入院时会伴随有食欲缺乏、恶心、呕吐，腹泻、便秘或黑便等消化道症状。

（四）消瘦、乏力

胰腺癌患者在患病初期即有消瘦、乏力、体重减轻症状，与肿瘤发生的部位无明显关系，与疼痛、精神紧张、食量减少有关。

五、诊断

（一）症状和体征

根据胰腺癌出现的症状和体征进行初步的排查，胰腺癌的体征和症状较为相似，常见的有：进行性加重的黄疸、腹部包块、消瘦；晚期出现肝大、腹水，浅表淋巴结肿大等。

（二）实验室检查

1.血、尿淀粉酶、血糖和糖耐量

胰腺癌患者和患胰腺炎疾病同样存在血清、尿淀粉酶升高，有的患者会现糖耐量异常，而发生糖尿病。

2.肝脏功能检查

胰腺癌由于胆道阻塞或肝转移等会出现肝功能异常。

3.肿瘤标志物（TM）

肿瘤标志物是指肿瘤组织产生并可以反映肿瘤细胞存在于宿主体内的化学分子，又称肿瘤标记物。胰腺癌的 TM 包括 CA19-9、CA242、CEA、K-ras 等，临床上应用最广、最具临床价值的是 CA19-9。

（1）糖抗原 CA19-9：CA19-9 是一种消化道肿瘤相关抗原，除了胰腺癌和胆管疾病患者血清 CA19-9 明显升高外，其他消化道肿瘤（如胃癌、结直肠癌等）部分患者也可升高。血清 CA19-9 测定对早期胰腺癌诊断价值不大。对小胰腺癌诊断阳性率仅为 $30\% \sim 40\%$，进展期达 $80\% \sim 90\%$。

（2）癌胚抗原 CEA：CEA 在正常胰腺组织表达较弱，而在大多数胰腺癌组织表达较强，并与分化程度有关。综合文献报告，CEA 对胰腺癌诊断敏感性为 $30\% \sim 68\%$，缺乏特异性，但 CEA 水平与肿瘤的大小、扩散和转移有一定的相关性，癌肿复发时可见 CEA 增高，可作随访监测用。

（3）胰腺肿瘤胎儿抗原 POA：1978 年证实 POA 是异于 CEA 的另一种糖蛋白，存在于胎儿胰腺和胰腺癌组织中，但在正常人胰腺组织中未发现这种抗原物质，在肺癌、胃癌、结肠癌、良性肿瘤，甚至正常人血清中均含有 POA，只是胰腺癌患者 POA 水平较高。测定胰液中的

POA 浓度对胰腺癌诊断有意义。胰腺癌阳性率为 42％,慢性胰腺炎 5％,可以作为胰腺癌好转的辅助诊断方法。

(4)CA242:是一类唾液酸化的鞘糖类抗原,在胰腺癌、胆管癌、结肠癌、肺癌、食管癌、乳腺癌等都有不同程度表达,消化道恶性肿瘤时,血液 CA242 水平明显增高。

(5)其他:与胰腺癌关系较密切的肿瘤标记物还有 CA494、弹性蛋白酶、结肠黏膜来源的胰腺癌相关抗原(PCAAc)、胰腺癌特异性抗原(PaA)等,联合检测 3～4 种肿瘤标记物有助于提高准确性。

(三)影像学检查

影像学检查在胰腺癌诊断和治疗中的价值和意义是所有肿瘤中最大的,影像学检查可以发现病灶,判断肿瘤性质,临床分期,可切除性,指导治疗,评估预后等。

1.B 超

＜2cm 的肿瘤多表现为胰腺内均匀或不均匀低回声,边界多不光整,中晚期胰腺癌则大部分表现为局限性肿物,肿瘤呈结节状,团块多不规则。

2.CT 检查

因其无创、密度分辨率及重复性好的优点是胰腺癌最重要的影像学检查手段,CT 诊断胰腺癌的阳性预测值＞90％,多层螺旋 CT,提高了胰腺肿瘤 CT 诊断和分期的准确率,也提高了对胰腺小病灶的发现及诊断的准确性。

3.MRI

除 B 超和 CT 外,MRI 也可显示正常和病理变化的胰腺。早期用 0.35～0.6T 磁共振检查。近几年在重 T_2 成像的基础上成功应用的 MR 胰胆管造影(MRCP)技术,MRCP 的基础是胆管和胰管内的水成像同时抵制其周围结构的信号,它无需对比剂,安全、无创、诊断准确性高,是极有效的影像学检查手段,因此,RI 内镜新技术可对胰腺肿瘤提供更精确的诊断,可用于早期胰腺癌的检测。

4.ERCP

是在内镜下经十二指肠乳头插管注入造影剂,从而逆行显示胰胆管的造影技术,对于胰胆结石、肿瘤、狭窄有重要的诊断价值。

六、治疗

胰腺癌是消化系统中恶性度最高的肿瘤,如不及时治疗,一般生存期半年,首选治疗方法为手术切除,但由于早期诊断困难,而导致手术切除率较低,仅为 5％～15％。据报道胰腺癌根治手术后 5 年生存率在 2.3％～15.8％,平均为 3.4％,国内报道根治术后平均生存 17.6 个月。

(一)手术治疗

胰腺癌预后差,手术切除率低,早期易出现远处转移及局部浸润,术后易复发转移。Whipple 手术即经典胰十二指肠切除术,是治疗胰头癌的基本手术方式。其他方法还有根治性胰十二指肠切除术、区域性胰腺切除术、保留幽门的胰十二指肠切除术、全胰切除术、胰体尾切除术。

（二）放射治疗

放射治疗是局部晚期胰腺癌的主要治疗手段之一。以吉西他滨或5-氟尿嘧啶类药物为基础的同步放化疗可以提高局部晚期胰腺癌的中位生存期、缓解疼痛症状，是局部晚期胰腺癌的标准治疗手段。

（三）化学治疗

化疗在胰腺癌综合治疗中占有重要地位。胰腺癌化疗分为术前化疗和术后辅助化疗。常用的化疗药是氟尿嘧啶、吉西他滨、白蛋白紫杉醇等。

（四）^{125}I粒子植入

失去根治手术机会的晚期胰腺癌患者可采取手术过程中植入放射性粒子进行内照射，表面用钛合金包裹的封闭性放射性1251源，能释放X线及γ射线，其半衰期为59.43天，组织穿透力为1.7cm。手术暴露胰腺肿块，测量胰腺肿瘤大小，根据实际情况计算植入粒子的数量，在直视下应用粒子植入枪和专用施源器（有刻度的植入针，规格为外径1.35mm，长200mm）穿入肿瘤，将粒子植入肿瘤表面下0.5～1cm，以粒子间等距离间隔（1.5～1.8cm），平衡呈直线排列植入瘤体内，内照射可以使肿瘤明显缩小，减轻疼痛，具有创伤小，并发症少等优点。

七、护 理

（一）手术前护理

1.心理支持

由于胰腺癌手术范围广，手术后引流管多，并发症多，因此帮助患者了解手术治疗过程，积极配合治疗，减少术后并发症尤其重要。

2.饮食指导

严格进行饮食管理，对出现如厌油、厌食、恶心呕吐者，应指导患者禁食油炸、辛辣食物，杜绝烟酒，控制每日饮食中蛋白质、脂肪、糖类，摄入量应分别占总热量的15％～20％、20％～35％、50％～60％。

3.营养及水、电解质的补充和纠正

胰腺癌患者长期食欲不佳，严重营养缺乏。因此术前应纠正脱水、低蛋白血症和贫血，保持水、电解质平衡，必要时行完全胃肠外营养支持（TPN）。有严重黄疸者术前静脉补充维生素K及其他凝血因子，以改善凝血机制。

4.预防皮肤感染

胰腺癌患者常因伴随的黄疸而出现皮肤瘙痒，抓挠可能会引起皮肤破损和感染。应告诉患者尽量穿以丝、棉为主的内衣；每日用温水擦浴1～2次，擦浴后涂止痒剂；出现瘙痒时，可用手拍打，切忌用手抓；瘙痒部位尽量不用肥皂等清洁剂清洁；瘙痒难忍影响睡眠者，按医嘱予以镇静催眠药物。术前常规应用抗生素。

5.肠道准备

术前2日患者应进流质饮食，术前1日晚灌肠后禁食、禁水。

（二）手术后护理

1.体位

术后应平卧,待生命体征平稳后改半卧位,将床头抬高不得低于40°角,以利于各种引流管的引流,避免膈下积液,并可减轻腹肌张力,减轻疼痛,有利于深呼吸,避免肺不张和肺部感染。要经常调节患者卧位,防止坠床和压疮的发生。

2.监测生命指征

由于胰腺癌手术范围大且复杂,术后应予以心电监护,密切观察血压、脉搏、呼吸、中心静脉压(CVP)、氧饱和度、体温及神志变化。气管插管的患者还要注意观察血气的变化。

3.保持呼吸道通畅

可进行雾化吸入每日2～3次,指导并鼓励患者深呼吸,主动咳嗽协助排痰。

4.监测和预防休克

胰腺癌手术时间长、创面大,加上手术后大量失液,均可造成血容量减少。术后应严密监测血压和CVP。如患者出现脉搏细速、血压下降、面色苍白、尿量减少、呼吸急促、烦躁不安或意识淡漠,要警惕低血容量性休克的可能性,应立即通知医生,分析休克的原因并根据具体情况开始止血、补充血容量、应用血管活性药物等治疗措施。

5.检测血糖、电解质

胰腺癌术后由于胰腺功能的部分缺失,加上手术创伤的强烈应激、胰岛功能的抑制,静脉营养的调整过程,均可引起患者的血糖改变。因此术后应每4小时常规监测血糖,以了解胰腺功能,及时调节胰岛素用量。一般将血糖控制在6.8～10.0mmol/L。另外,应及时记录出入液量,隔日检测监测生化指标和电解质指标,发现异常及时纠正,以保持水、电解质、酸碱平衡。

6.饮食和术后营养支持

为减少消化液的分泌及胆、胰、肠瘘等并发症的发生率,术后一般需禁食72小时,期间需肠外营养支持(静脉营养)。待胃肠排气畅通后,才能拔除胃管,可以少量饮水,如无胰瘘等并发症发生,4日左右可根据病情实施肠内营养,再逐渐过渡到正常饮食。静脉营养支持期间的监测如前文所述;肠内营养液的温度一般保持在37℃左右,输注量从500mL/d逐渐增加到1000～1500mL/d,输注速度可以达80～100mL/h。如患者出现腹痛、腹泻,应立即减慢或暂停输注,调整输注的成分、浓度和速度。

7.引流管的护理

行胰、十二指肠切除术者,术后引流管较多,包括胃肠减压管、胆汁引流管(T管)、胰液引流管、腹腔伤口引流管等。这些导管关系到手术的成败以及并发症的观察和防治,因此术中、术后要妥善固定各导管,保持引流管的通畅,防止其打折、扭曲、滑脱或意外拔除。同时做好标识,以利于观察记录。

严密观察各引流液的量、性状十分重要。过多、过少的渗出均不正常,应根据手术的方式、各引流管放置的部位等加以综合分析。准确把握拔管的时间,以及拔管的指征甚为重要。过早拔除达不到引流的目的,腹腔内积液得不到引流,则易发生腹内感染;胰液等消化液渗出将腐蚀四周的脏器;拔除过晚不但引流管被纤维蛋白堵塞,更会成为易感染灶。

(1)胃管:术后6～12小时可以吸出少量血性或咖啡色液体,之后颜色逐渐变淡。一般术后5~7日排气后,停止肠内营养输注后拔除。

(2)胰头、十二指肠床引的引流管:在术后72小时渗液逐渐减少,即可拔除。或先退出一部分,观察12小时,若仍无渗液即可完全拔除。

(3)胰管空肠吻合口四周的引流管:胰液引流管留置时间应在10日左右,旨在使其成为一个纤维窦道,即使有胰漏亦可沿此引流管流出。10日后若无胰液外渗,则可将胰液引流管逐渐退出。胰管空肠吻合口支撑管术后要妥善保护,它不但起着支撑作用,而且把胰液引流到肠内、体外,从而减少了吻合口瘘的发生率。术后48小时内胰液减少,后逐日可引流出数百毫升(300~800mL)。拔除时间以术后2周左右为宜。

(4)胆管空肠吻合口的外引流管:若渗液减少,通常在术后48小时即可拔除。

(5)T形管:放置T形管不但减少胆管瘘的发生,还可减少胰瘘的发生。通常在术后2~3周拔除。拔管前应先夹管1~2日,如无发热或胆管梗阻表现再予以拔除。

8.加强术后基础护理、预防各类感染

胰腺癌手术大、引流管多、患者术后活动严重受限,加上黄疸,机体组织抵抗力差,极易导致感染,加强基础护理至关重要。

(1)保持口腔卫生:每日口腔护理2次。有条件的尽量刷牙。

(2)预防压疮:胰腺癌极易发生皮肤压疮,因此必须认真做好皮肤护理,定时协助患者翻身更换体位,并有效地按摩皮肤受压部位,保持床单整洁、干燥、无皱褶。皮肤瘙痒时处理同术前。勤剪指甲,避免抓破皮肤。腹腔渗出液较多时,为避免皮肤因长时间浸泡在渗出的消化液中腐蚀发红,产生水疱,甚至溃烂,应及时更换渗湿的敷料和腹带。

(3)防止尿路感染:术后一般留置尿管5~7日。每日2次做好导尿管护理,注意勿使尿液倒流。

(4)做好各导管的护理:妥善固定,防止压迫皮肤。换药时严格无菌操作,按时排空和更换引流容器。

9.疼痛护理

因手术范围大,患者术后疼痛剧烈,可出现内脏钝痛、放射痛、顽固性骨痛,可使用自控止痛泵,口服或静脉用镇痛剂。有效缓解疼痛有利于患者充分休息和迅速恢复。

(三)术后并发症的观察和护理

1.出血

是术后早期的严重并发症,发生率3%~15%,包括腹腔内出血和消化道出血。早期的腹腔内出血多发生在术后24~48小时,多为止血不彻底或凝血功能障碍所致。表现为伤口渗液和腹腔引流管引流出鲜血。迟发的腹腔内出血通常与腹腔内感染、胆瘘、胰瘘等造成血管糜烂有关。应激性溃疡一般术后1周或者2周内发生,表现为呕血、柏油便,或从胃管内引出大量血性液体,经过积极的抗酸、止血、抗休克等治疗,一般患者可转危为安。护理要点如下。

(1)仔细观察各引流管引流液的颜色和量,以及伤口渗液情况和生命体征变化。一般术后24小时内腹腔引流液为淡红色血性,不超过300mL,如出现伤口大量渗血和腹腔引流管短时间内引流出大量血性液体,或伴有脉搏细速、血压下降、尿量减少等低血容量休克症状,则提示腹腔内出血。应立刻通知医生采取抢救措施,如输血、止血剂、抗休克治疗等,保守治疗后血压不能恢复或继续下降者,应把握时机采取手术探查和止血。

(2)消化道出血者,应保持胃肠减压管通畅,采用冰盐水加去甲肾上腺素灌注,促使胃黏膜血管收缩,同时按医嘱积极进行 H_2 受体阻滞剂、质子泵拮抗剂等抗酸、止血治疗,多数患者可转危为安。

2.胰瘘

发生率高,常在 10% 左右,且病死率高达 40%。胰瘘及其所致的腹腔内感染、出血是胰十二指肠切除术的严重并发症。胰瘘通常来自胰管空肠吻合处,以及胰腺的断面,开始为胰液漏出,继而形成窦道而成为瘘。一般发生在术后 5～10 日,患者表现为发热、恶心等症状,同时置于胰腺附近的引流管内引流出清亮、无色的水样胰液渗出,且量逐渐增加。若漏出液弥漫腹腔,可表现为全腹肌紧张、压痛、反跳痛等腹膜炎体征。护理要点如下。

(1)引流液观察:引流液检测淀粉酶明显升高、血淀粉酶升高,均提示胰瘘可能。

(2)一旦发生胰瘘,应立即予以禁食,留置胃肠减压,保持充分有效的引流,同时积极给予抗感染、生长抑素或奥曲肽抑制胰液分泌、完全胃肠外营养支持治疗等措施,胰瘘多能自行愈合。

(3)胰腺的断面瘘则经充分引流,数日即可停止,若为胰腺空肠吻合处瘘,应予以负压引流,或改用双套管引流。大部分病例 3～4 周可以愈合。

(4)加强瘘口皮肤护理,保持局部清洁、干燥,避免随意搔抓瘘口。可用鞣酸软膏、氧化锌软膏或水解蛋白粉与蛋清制成的糊剂涂擦于瘘口周围皮肤,防止皮肤被胰酶消化。

3.胆漏和胃肠吻合口瘘

胆漏主要表现为腹腔引管中引流液含有胆汁,伤口渗液为胆汁样液体;胃肠吻合口瘘发生率低,表现为腹腔引流液中含有胃液、胰液和胆汁等成分。严重时两者均可出现化学性腹膜炎,导致腹腔内感染和组织脏器侵蚀出血。护理要点如下。

(1)术后密切观察胆汁引流量、色泽及患者黄疸消退情况,维持 T 形管引流管通畅,以便充分引流胆汁,降低胆管内压力。

(2)一旦发生胃肠吻合口瘘,除加强腹腔引流外(如双套管),应同时做空肠造瘘,以促进瘘口愈合。

(3)其他如抗感染、生长抑制胰液分泌、抑制胃酸分泌、静脉营养支持、瘘口和引流管周围皮肤护理同胰瘘。

4.胃肠功能紊乱

该病是胰十二指肠切除术后最常见的并发症,发生率高达14%～30%。发生原因与长时间手术和麻醉、广泛的淋巴结清扫、保留幽门的手术方式、腹腔并发症(特别是胰瘘)等有关。表现为腹胀、恶心、呕吐、肠麻痹等。术后经胃肠减压 3～7 日,大多能缓解。如胃肠减压引流量大于 800mL/d,持续 1 周左右,可诊断为胃排空延迟。护理要点如下。

(1)维持胃肠减压有效引流,观察引流液的量和性状。

(2)经胃管灌注胃动力药如多潘立酮10mg 或西沙比利 10mg,每日 2～3 次。

(3)胃排空延迟患者应予肠内营养。从低浓度、低容量的营养液开始,逐渐增加浓度和容量,并注意观察患者有无恶心、呕吐、腹泻、腹胀等不良反应。

5.腹腔感染

腹腔感染是胰十二指肠切除术后死亡的主要原因。其发生与胰瘘、胃肠吻合口瘘及肺部感染有关。表现为持续高热、腹胀及脓毒血症。一旦确诊,应首先保证各引流管的充分引流,加强静脉营养支持,纠正水、电解质、酸碱失衡,同时按照医嘱应用大剂量广谱抗生素,必要时手术引流。护理要点如下。

(1)协助患者取半卧位或间歇坐位以利于引流。

(2)术后尽早协助患者下床活动,促进肠蠕动恢复,减少腹腔内感染和肺部感染的机会。

(3)注意保持引流管附近皮肤和伤口的清洁和干燥,避免细菌滋生。

(4)保持引流管通畅,定时更换引流袋。

(5)积极处理各种吻合口瘘或胆、胰瘘。

(郑生苓)

参考文献

[1]蔡晶,季斌.临床肿瘤放射治疗学[M].北京:科学出版社,2019.

[2]陈金宝,刘强,姜桂春.肿瘤护理学(第2版)[M].上海:上海科学技术出版社,2016.

[3]李少林,周琦.实用临床肿瘤学[M].北京:科学出版社,2019.

[4]陈绍水,李宝生.肿瘤学(第2版)[M].北京:人民卫生出版社,2019.

[5]韩俊庆.临床肿瘤学指南[M].济南:山东科学技术出版社,2016.

[6]赫捷.肿瘤学概论(第2版)[M].北京:人民卫生出版社,2018.

[7]季加孚.肿瘤学概论[M].北京:北京大学医学出版社,2016.

[8]李桂源.现代肿瘤学基础[M].北京:科学出版社,2019.

[9]李惠艳,曹国芬.肿瘤护理[M].北京:人民卫生出版社,2018.

[10]李少林,吴永忠.肿瘤学[M].北京:科学出版社,2019.

[11]李晔雄.肿瘤放射治疗学(第5版)[M].北京:中国协和医科大学出版社,2018.

[12]强福林,杨俐萍,葛艺东.临床肿瘤学概论[M].北京:科学出版社,2017.

[13]强万敏,姜永亲.肿瘤护理学[M].天津:天津科技翻译出版社,2016.

[14]秦继勇,郎锦义,李文辉.肿瘤放射治疗学精要[M].北京:科学出版社,2018.

[15]王霞,王会敏.实用肿瘤科护理手册[M].北京:化学工业出版社,2019.

[16]徐波、陆宇晗.肿瘤专科护理[M].北京:人民卫生出版社,2018.

[17]徐瑞华,万德森.临床肿瘤学(第5版)[M].北京:科学出版社,2020.

[18]徐向英,曲雅勤.肿瘤放射治疗学(第3版)[M].北京:人民卫生出版社,2017.

[19]杨顺娥.临床肿瘤学(第2版)[M].北京:科学出版社,2019.

[20]应杰儿.消化道肿瘤临床诊治策略[M].杭州:浙江大学出版社,2020.

[21]刘连科,束永前.实用食管肿瘤诊断学[M].北京:科学出版社,2015.

[22]陈振东,王雅杰,唐金海,等.肿瘤综合治疗学[M].合肥:安徽科学技术出版社,2014.

[23]高献书.食管癌放射治疗临床规范[M].北京:人民卫生出版社,2018.

[24]周际昌.实用肿瘤内科治疗(第2版)[M].北京:北京科学技术出版社,2016.

[25]石远凯,孙燕.临床肿瘤内科手册(第6版)[M].北京:人民卫生出版社,2015.

[26]王绿化.肿瘤放射治疗学[M].北京:人民卫生出版社,2018.

[27]秦继勇,郎锦义,李文辉.肿瘤放射治疗学精要[M].北京:科学出版社,2017.

[28]孙燕.临床肿瘤学高级教程[M].北京:中华医学电子音像出版社,2017.

[29]胡丽华.临床输血学检验技术[M].北京:人民卫生出版社,2015.

[30]陈文明,王学锋.临床血液与检验学[M].北京:科学出版社,2017.